# 저자 서문

임상간호리더(Clinical nurse leader, CNL)는 2003년 미국간호대학협회와 병원 간호 관리자의 파트너십을 토대로 역할이 개념화된 이후 상당한 발전을 이루었습니다. CNL은 간호분야에서 40년만에 처음으로 등장한 간호사 역할이라 할 것입니다. 현대의학은 급속한 발전을 거듭하여 의학지식과 기술의 비약적인 증가로 의학분야는 더욱 세분화되고 전문화 되었습니다. 이러한 보건의료체계에서 요구되는 독보적인 역할자인 CNL은 환자간호접점에서 전환 관리에 중점을 둡니다.

이 책은 CNL 역할에 대한 지식과 근거를 제시하며, 간호조정을 위한 다학제적 협력과 환자간호 결과에 대한 절차 설명, 비용과 질, 접근성과 관련된 사항을 다루고 있습니다.

여러 저자들을 대표하여 서문을 쓸 기회를 갖게 되어 기쁩니다. 나는 버밍햄의 알라바마 대학교 간호대학 학장으로 있으며, 간호교육을 비롯하여 인력개발, 보건 정책, 전문직종간 교육 발전에 관심을 갖고 참여하고 있습니다. 이러한 경험은 CNL이 간호의 안내자로 현 의료체계에서 환자와 가족이 가야 할 방향을 탐색하는 것을 도울 수 있다는 확신을 갖게 하였습니다. 2009년 미국의학협회보고서 '간호의 미래: 변화 선도, 건강증진'을 통해 간호사는 계속 교육받을 것과 교육받은 전 범위를 실무에 적용할 것을 요구하고 있습니다. 첨단 과학기술과 특화된 의학 치료 및 임상 서비스가 발전하면서 간호사는 의료 조정, 보건체계 운영, 근거기반 실무, 질과 안전, 팀워크, 의사소통술, 멘토링, 코칭 등의 역량과 지식, 기술을 갖추고 간호의 계속성을 유지하고 서비스를 전환하는 능력을 요구받게 됩니다.

앞서 언급한 바와 같이 CNL은 간호대학과 병원의 공동작업으로 탄생한 새로운 간호사 역할입니다. 나는 간호대학의 리더로서 교육과 실무의 파트너십이 간호를 강화시키는데 중요한 역할을 한다는 것을 확신합니다. CNL 역할은 병원의 간호관리자가 간호수행과 보건의료 전달체계의 격차를 확인하면서 만들어진 대학과 병원의 파트너십의 결과로 만들어졌습니다. 비교적 짧은 기간 활동했지만, CNL은 환자의 임상결과와 재정 성과를 향상시키는데 긍정적인 영향을 미치는 것으로 나타났습니다.

2010년 미국은 의료개혁과 적정가 보장법(오바마케어)의 환경에 처해 있습니다. 나는 앞으로 10년간 CNL 역할에 대한 요구가 가속화될 것으로 생각합니다. 의료 조정과 간호 연속성, 높은 자질의 의료팀에 대한 요구도 더 증가할 것입니다. 각 장의 저자들은 본문에서 CNL 역할 관련 지식과 역량을 설명하고 개발방법을 제안하였습니다. CNL은 환자 간호의 질과 안전을 향상시키고, 불필요한 의료오류를 줄이며, 과도한 지출을 관리하는 재정 역할을 담당할 것입니다. 각 저자들은 임상현장에서 간호 재설계의 방안으로 CNL을 제안하였습니다. CNL은 환자 중심의 간호전환을 안내하는 임상 지식과 역량을 통합하는 역할을 수행합니다. 나는 앞으로 10년 동안 CNL 역할이 계속 발전할 것으로 기대합니다. CNL 역할은 간호와 보건의료 현장에서 환자, 가족 및 대중에게 더 밝은 미래를 반드시 선사할 것입니다.

저자 대표<br>Doreen C. Harper

# 역자 서문

첨단 의료장비와 기술, 정보시스템의 도입은 치료 발전과 의료 환경의 변화를 가져왔고 보건의료시스템의 세분화와 복잡성으로 의료서비스에 대한 관심이 높아졌습니다.

환자안전과 질 향상에 대한 국민적 관심의 증가로 도입된 의료기관 평가인증제는 2010년 10월부터 급성기병원 인증 평가가 시작되어 올해로 3주기 평가를 앞두고 있습니다. 또한, 2016년 7월 29일 환자안전법이 시행되어 각 의료기관마다 환자안전위원회를 두고 전담인력을 배치하여 환자안전지표를 관리하고 의료 질 향상을 위한 활동을 하고 있습니다.

간호사는 환자에게 간호를 제공하고 치료 과정을 조율하며, 다학제적 팀과 협업합니다. 이 과정에서 여러 문제를 해결하고 환자가 안전하고 질적인 간호를 받을 수 있도록 의사결정합니다. 미국의 경우, 간호사의 이러한 역할 요구를 충족시키고자 간호대학과 의료기관이 협력하여 '임상간호리더(CNL)'라는 전문가 역할이 제시되었으며, 이미 10여년 전부터 CNL에 대한 교육, 검증과정이 정착되고 자격증이 부여되는 직무로 자리잡고 있습니다. 아직 국내 임상현장에는 CNL 역할이 소개될 기회가 없었지만, 2015년 울산대학교 임상전문간호학전공 석사과정으로 '임상간호리더 과정'이 신설되어 CNL 역할을 이해하는 기회를 갖고 있습니다.

국내 각 병원마다 질 관리를 위한 활동을 하고 있지만 병동단위를 중심으로 전문적이고 주도적으로 수행할 수 있는 역량을 갖춘 CNL 역할의 필요성이 강조되고 있습니다. 병원의 재원일수, 낙상, 욕창 등의 지표뿐만 아니라 병동에 맞는 임상지표를 개발하고, 질향상 방법론에 입각한 활동을 계획하며 개선활동 후 성과를 측정하고 평가하는 역할이

CNL이라고 할 수 있습니다.

본교의 임상간호리더 과정을 기획하는데 도움을 준 'Initiating and sustaining the Clinical Nurse Leader role : a Practical guide'는 미국 CNL 과정의 필수 교재로 활용되고 있는 책으로 2014년에 임상간호리더의 실제 경험과 구체적인 실무지침을 추가하여 제2판이 출판되었습니다. 이 책은 임상간호리더의 등장 배경부터 교육과정 틀과 핵심 역량과 역할, 성과를 자세하게 다루고 있습니다.

이 번역서가 CNL에 대한 이해를 높이고, CNL 역할을 임상 실무에 적용하기 위한 지침서로 활용되길 바라며, CNL 교육과정을 준비하는 대학 관계자들에게 충실한 교재가 되길 기대합니다.

짧지 않은 시간 동안 역자 모두 각자의 업무에서 시간을 쪼개어 번역에 몰두해준 결과가 CNL에 대한 이해와 국내 임상현장에서의 역할 정립에 작은 도움이라도 되길 기대합니다. 촉박한 시간에도 번역서로서 완전하게 역할을 할 수 있도록 애써주신 주영일 대표님을 비롯한 계축문화사 편집부 여러분께 깊은 감사의 마음을 전합니다.

역자 대표

**박 정 윤**

# 차 례

**제1편 임상간호리더 역할 정의와 발전**

제1장 임상간호리더 : 과거, 현재, 그리고 미래 ······ 3

보건의료환경 변화 4
간호교육의 새로운 비전, 선도하는 전문가 5
임상간호리더의 탄생 5
임상간호리더 역할 7
임상간호리더의 기본 가정 8
임상간호리더 교육과정 8
임상간호리더 교과과정틀 9
임상간호리더 교과과정모델 11
임상간호리더의 임상현장 11
임상간호리더 역할이 환자간호결과에 미치는 영향 12
임상간호리더 교육과 미래 14

제2장 임상간호리더 : 간호 발전을 위한 기폭제 ······ 17

간호의 미래 : 변화주도, 건강증진 19
보건계 리더로서의 임상간호리더 23
단원요약 24

## 제2편 임상간호리더 역할 구현을 위한 준비

제3장 대학, 병원, 지역사회와의 파트너십 구축과 유지 ........ 29
대학, 병원, 지역사회 파트너십 구축 31
단원요약 34

제4장 임상간호리더 역할에 대한 모범사례 작성 ........ 37
개선의 시작 38
모범사례 작성의 실제 41
단원요약 44

제5장 임상간호리더 기획의 확산 ........ 47
임상간호리더 기획 확산을 위한 활동 : VHA 사례 48
임상간호리더 역할 지원을 위한 주요 활동 50
의사소통을 이용한 임상간호리더 기획 확산 58
임상간호리더 기획 확산의 결과와 평가 59
단원요약 62

제6장 임상간호리더 핵심 역량 : 효과적인 의사소통과 팀 협업 ........ 65
임상간호리더의 필수 자질 67
임상간호리더의 전문직관 70
임상간호리더의 리더십 기술 72
단원요약 91

제7장 간호관리자와 임상간호리더 ........ 97
간호관리자의 역량 99
임상간호리더의 역량 103
임상간호리더의 역할 및 책임 106
단원요약 108

제8장 임상간호리더 통합실습을 위한 프리셉터 준비 ........ 109
프리셉터와 핵심 역량 110
프리셉티와 핵심 역량 111
임상간호리더 통합실습의 성공 조건 112
임상간호리더 통합실습을 위한 학습 환경 조성 113
임상간호리더 통합실습 프로젝트 개발 115
단원요약 120

제9장 임상간호리더 자문회의 ........ 123
임상간호리더 자문회의의 기능 123
임상간호리더 자문회의의 구성과 역할 124
임상간호리더 자문회의의 설립 과정 126
총 회 127
임상간호리더 자문회의의 평가 128
단원요약 130

제3편 임상간호리더 역할의 실무 적용

제10장 고신뢰조직(High-Reliability Organization) ........ 135
고신뢰조직 구현 전략 137
프로세스 엑설런스 교육과정 141
단원요약 143

제11장 질 향상 활동과 임상간호리더 통합실습의 연계 ........ 145
위험관리 148
질 향상과 질 향상 단계 150
질 향상의 최소 단위 미시체계와 평가 155
질 향상 활동 157

임상간호리더 통합실습과 질 향상 연계 158
단원요약 162

제12장 자료 분석 및 관리 ......... 167
문제의 원인 169
과정 연구: 해결책 찾기 170
혼동요인 평가 172
데이터 분석: 통계적 유의성 검증 174
데이터 분석: 상관관계 177
데이터 제시 180
단원요약 183

제13장 정보학과 임상의사결정지원 ......... 187
정보학과 임상간호리더 역할 189
임상간호리더의 정보학 핵심 역량 190
임상의사결정지원 192
정보, 지식 및 지혜 생성을 위한 데이터베이스 사용 193
임상의사결정지원 시스템 195
소비자 의사결정지원 197
단원요약 198

제14장 근거의 사용 ......... 203
근거기반실무 핵심 역량 : 여러 데이터베이스에서 주요 연구를 찾아내는 검색 수행 206
근거기반실무 핵심 역량 : 다양한 출처에서 임상실무지침 정리 206
근거기반실무 핵심 역량 : 여러 출처로부터 근거기반실무의 맥락에서 실무 적용을 위한 근거 요약 보고서 검색 207
근거기반실무 핵심 역량 : 기존의 표준을 사용하면서 근거기반실무의 209
맥락에서 실무 적용에 대한 근거 요약을 비판적으로 평가 209

근거기반실무 핵심 역량: 선정된 주제에 대해 여러 출처에서 추출한 근거 자원을 참고문헌 관리 소프트웨어로 정리 216
단원요약 217

제15장 근거기반실무 참여 ······ 221
근거기반실무의 구성 요소 223
근거기반실무의 중요성 234
근거기반실무 외 개선 활동 235
단원요약 235

제16장 근거기반실무의 적용 ······ 239
인프라 구축 241
근거기반실무 문화 구축을 위한 전략 245
단원요약 249

제17장 개선 과학과 팀 과학: 혁신, 효과성과 안전의 연계 ······ 253
용어 검토 255
연구 우선순위 정립 259
개선 연구 우선순위에 대한 합의 개발 260
단원요약 263

제4편 임상간호리더 역할의 확대

제18장 지역사회 자원 인식과 자문을 통한 네트워크 조성 ······ 269
환자옹호와 네트워크 조성 역할에 대한 도구와 모형 270
지역사회 평가하기 275
단원요약 276

제19장 건강증진과 질병 예방 ········· 279
건강의 세계적 추세 280
Health People 2020 사업과 보건의료 사업 285
보건의료사업과 임상간호리더 역할 289
건강증진과 질병예방에서의 임상간호리더 역할 293
환자 중심 간호 295
단원요약 298

제20장 실무현장에 따른 임상간호리더 역할 변화 ········· 305
급성 치료환경에서의 임상간호리더 역할 307
외래 치료환경에서의 임상간호리더 역할 309
장기 치료환경에서의 임상간호리더 역할 311
단원요약 313

## 제5편 임상간호리더 발전 과제

제21장 임상간호리더 통합실습(Clinical Immersion) ········· 319
자료 및 자원의 이용 321
비즈니스 모델 적용 323
포트폴리오 324
단원요약 326

제22장 임상간호리더 실무전환 ········· 329
실무전환 프로그램 개발 330
임상간호리더 실무전환 프로그램 사례 335
단원요약 341

제23장 임상간호리더십 ······ 345

임상 리더십 346

패러다임 바꾸기 348

리더십 관련 이론 352

임상간호리더십의 실천 355

단원요약 357

찾아보기 ······ 361

# 제1편

# 임상간호리더 역할 정의와 발전

# 제1장

# 임상간호리더 : 과거, 현재, 그리고 미래

## 학습목표

- 변화하는 보건의료환경에서 의료조정에 기여하는 임상간호리더 역할에 대해 논의한다.
- 임상간호리더의 과거, 현재, 미래에 대해 설명한다.

불확실성과 비용이 증가하고, 생의학기술의 급속한 성장과 인구분포 변화와 노동력 부족 및 최상의 성과에 대한 요구가 높아지면서 보건의료도 중요한 시점에 있다. 보건의료는 새로운 보건의료체계와 미래형 건강전문가 육성을 위한 새로운 방법을 요구한다. 과거 10년 동안 전문직이 변화하였고, 간호분야도 의료의 세분화, 간호직의 승진 정체, 의료현장 곳곳에서 간호사 활약이나 보건의료시스템의 복잡성 증가에 따라 이를 충족시킬 지식과 기술을 갖춘 간호사 육성에 대한 과제에 직면하였다. 전문직종 내 또는 전문가 간의 협업은 이러한 도전과제를 해결하는 핵심요소이다. 효과적인 해결책을 제시하기 위해 의료기관과 대학기관의 혁신적인 파트너십은 매우 중요하다. 미국간호대학협회(American Association of Colleges of Nursing, AACN)는 실습기관과의 파트너십을 통해 임상간호리더(Clinical Nurse Leader, CNL) 역할을 개발하였다. 이는 지난 40년 동안 처음으로 출현한 간호 역할이다. CNL은 급속도로 변화하는 보건의료 환경에서 도전과제를 해결하기 위한 준비된 간호사이다.

## 보건의료환경 변화

'To Err is Human: Building a Safer Health System'1) 보고서에서 년간 98,000명이 의료오류로 사망한다고 추정하였다(Institute of Medicine, 1999). Leape과 Berwick(2005)는 이 수치보다 더 높을 수 있음을 지적하였다. 예방가능한 유해사고(상해를 가져온 의료오류)로 인한 국가 비용은 수십억 달러로 추정되었다. 실제적으로 해를 입히지 않은 투약관련 오류도 비용이 많이 들고 의료의 질과 보건의료 성과에 중요한 영향을 미친다. 지난 20년 동안 미국병원협회(American Hospital Association: AHA, 2002)와 의료기관평가기관(The Joint Commission, 2002), 로버트 우드 존슨재단(the Robert Wood Johnson Foundation, RWJF)(Kimball & O'Neil, 2002), 미국의학협회(Institute of Medicine, IOM)(IOM, 2003)는 의료오류 감소를 포함하여 환자안전 향상, 실무전문가의 훈련 및 교육 재평가 등 새로운 보건의료시스템 구축을 위해 노력을 기울여 왔다.

2012년 2월 미국 노동부가 발행한 보고서에 따르면, 간호직의 규모가 모든 직종 중에서 가장 컸다. 고용 간호사의 수를 보면, 2010년 274만명에서 2020년 345만명으로 26%의 전례 없는 증가폭을 보일 것으로 예측하였다. Buerhaus 등(2009)은 간호사 부족 규모가 2025년에는 26만명으로 이전 부족의 2배 크기로 증가할 것으로 예측하였다. 이러한 간호사 부족은 간호의 질과 간호 결과에 심각한 해를 입힐 것이다. Needleman 등(2002)도 간호인력 배치 수준이 낮을수록 높은 폐렴 발생과 요로 감염, 재원일수 증가, 회복 실패 등 부정적인 환자결과와 관련됨을 보고하였다. Aiken 등(2002)도 간호사-환자 비율이 낮은 임상현장에서 30일 사망률과 회복실패율이 높아지고, 간호사들은 소진을 더 경험하고 직무만족도가 낮음을 보고하였다.

간호사 부족에 대한 예측과 보건전문가 교육과 훈련 방식에 요구뿐아니라 여러 연구를 통해서 교육수준이 높은 간호사가 낮은 사망률과 실패율 등 더 나은 간호성과를 가져온다는 것을 보여주었다(Aiken et al., 2003; Estabrooks et al., 2005). '간호의 미래' 보고서에 의하면, 2020년까지 간호사의 80%가 적어도 학사학위를 취득할 것과 모든 간호사들이 국가의 보건의료체계의 도전과제를 해결하고 대처하기 위해서 교육받은 전 영역에서 일할 수 있도록 보장받아야 함을 제안하였다(Institute of Nursing, 2010).

---

1) 역자주 : 한국에서는 '사람은 누구나 잘못할 수 있다: 보다 안전한 의료시스템의 구축'(이상일 역, 2010)으로 발간됨

## 간호교육의 새로운 비전, 선도하는 전문가

미국간호대학협회(AACN)는 세계 인구변화, 보건의료체계의 혼란, 간호사 부족에 대처하기 위해 기존의 간호교육을 조사하고 개선을 위한 대화의 장을 마련하였다. 지난 10여년 동안 간호계 대표자들은 보건의료체계의 요구를 충족시키기 위해 간호사에게 필요한 지식, 기술, 역량을 파악하는데 중점을 두고 논의하였다. 여기에서 간호의 새로운 모델뿐만 아니라 간호에 대한 더 큰 시각을 제시하였다. 간호교육은 학사학위 수준에서 박사학위 수준에 이르는 모든 수준을 아우른다(Stanley, 2008). 핵심 사항은 석사학위 수준의 CNL이 보건의료현장에서 질향상, 전문가내 의사소통, 근거기반실무, 의료 조정 등에 초점을 두고 실무를 수행한다는 것이다.

1999년 미국간호대학협회 이사회는 전문간호실무를 위한 교육과 규정에 관한 팀(Task Force on Education and Regulation for Professional Nursing Practice, TFER)을 구성하였다. 이 TFER은 새로운 면허와 법적 직무 범위를 가진 4년제 학사학위 이상으로 교육받은 간호사가 될 졸업생 혹은 '신규 간호사'를 위한 새로운 교육 모델을 개발하였다. 간호행정가, 규제기관이나 주요 이해관계자들과의 협의 후에 TFER은 전문 간호실무 범위를 차별화하는데 새로운 역할이 필요하다고 결정했다. 미국간호사시험주관기관협의회(National Council of State Boards of Nursing, NCSBN)도 역할이 차별화되지 않는다면 3년제와 학사학위 수준의 초급 간호사를 위한 별도의 면허증을 만들 수 없음을 지적하였다.

이후 2002년 미국간호대학협회 이사회는 환자간호 결과 향상을 위해 보건의료체계에서 요구된 역량을 검토하는 TFER II를 구성하였다. 간호교육과 실무, 의학, 보건의료 행정, 약리학, 공중보건 등의 대표자들에게 '새로운 간호' 역할에 대한 의견을 구했다. 그 결과를 2007년 '임상간호리더 역할에 대한 보고서'로 출판하였다. 이에 새로운 간호사의 역할과 필요한 역량과 교육내용에 대해 논의되었다.

## 임상간호리더의 탄생

미국간호대학협회 이사회는 새로운 간호사 역할에 대한 개념화 초기 단계부터 임상간호리더가 실무현장에 적용되기까지 교육과 실무에 참여했다. 2003년 새로운 간호사 역할 개발 검토를 위해 대학과 의료기관의 대표자로 태스크포스(Implementation Task Force,

ITF)가 구성되었다. 파트너십의 중요성을 부각시키고자 미국 간호행정기구(American Organization of Nurse Executives, AONE)도 ITF에 참여하였으며, 중요한 파트너십으로 미국 보훈병원(Department of Veterans Affairs, DVA)도 참여하였다. Cathy Rick은 당시 간호부서장으로 CNL 역할 개발을 적극 지지했다. DVA는 CNL 역할 설계와 수행의 모든 단계에 참여했다. 대학과 의료기관의 협력적 참여는 CNL 성공의 핵심요소이다. 2007년 1월 ITF는 미국간호대학협회 이사회에 최종 보고서와 권고안을 제출했다. 이는 CNL 계획을 추진하는데 도움이 되었으며, 미국간호대학협회의 계속된 지지와 러더십 역시 CNL 성장에 중요했다. 2007년 3월 ITF 권고안에 따라 미국간호대학협회 이사회는 CNL위원을 임명하였으며, 이들은 대학과 의료기관 대표자로 CNL 역할의 가시화와 지속성을 높이고 환자간호 결과와 비용에 대한 CNL의 영향을 측정하는 임무를 가졌다.

### 주요 연혁과 결정적 사건

2003년 10월 미국간호대학협회는 간호대학 학장들을 초청하여 현 교육프로그램을 점검하고, 보건의료전달모델 수정 및 CNL 역할을 탐색하는 회의를 개최하였다. 학장 이외에 최소 한 명 이상 실습기관의 간호관리자도 초청되었으며, 100여개 실습기관의 대표자 280명이 참여했다. 2004년 3월 미국간호대학협회 산하 모든 간호대학과 실습기관에 CNL 역할 제안요청서를 보냈으며, 요청서에는 석사학위 수준의 CNL 교과과정과 실습기관의 한 부서에서 CNL 역할 통합에 관한 내용이 포함되었다. 2004년 6월부터 ITF는 CNL 프로젝트에 참여하는 모든 대학과 실습기관을 대상으로 CNL 개발 회의를 지원하였으며, 79개 간호대학과 136개 실습기관이 참여하였다.

2006년에는 87개 기관과 파트너십을 형성하여 93개의 간호대학이 참여했고, 191개의 실습 장소가 생겼으며, 2015년 현재 점점 증가하여 98개 대학과 200개 이상의 실습기관이 참여하는 것으로 나타났다. 최근 미국간호대학협회 산하 간호대학 조사에 의하면, 124개 간호대학에서 CNL 프로그램을 이미 개설하였거나, 향후 개설 계획이 있다고 답하였다. 2004년 6월 제1차 CNL Summit를 개최한 이후 매년 CNL 관련 포럼이나 각종 회의를 열고 있다. 제4차 CNL Summit는 미국간호대학협회와 보훈병원이 공동으로 개최하였으며, 간호대학 교수, 학장, 간호부서장, CNL, 학생, 보건의료 행정가와 의사 등 400여명이 참여하였다. 제5차 CNL Summit은 2013년 1월 루이지애나주의 뉴올리언즈에서 열렸다.

2009년 제1차 CNL Summit 개최 기간에 의료기관의 CNL과 간호대학 CNL 석사과정생이 중심이 되는 CNL 협회(CNL Association, CNLA)가 창립되었다. CNLA 회원은 계속 증가하고 있으며, 매년 주 학술대회를 지원하고 홈페이지를 운영하여 온라인 교육을 제공하고 있다.

무엇보다 가장 놀랄만한 성과는 CNL 자격시험과 명칭 개발이다. CNL 자격시험은 석사학위 졸업생과 석사후 CNL 과정생에게 주어지는 기회이다. 2006년 11월부터 2007년 1월 동안 CNL 자격시험이 12개의 간호대학에서 시범 운영되었다. 2007년 4월과 5월에 1차 CNL 자격 시험이 열린 이후 정기적으로 시험이 운영되어 2015년 현재까지 2,500명의 CNL이 자격을 받아 CNL이라고 불리고 있다. 2007년에는 간호자격심사위원회(Commission on Nurse Certification, CNC)가 설립되었으며, 선출된 위원과 직원이 모든 자격과 관련된 활동과 정책을 검토하고 있다.

미국간호대학협회도 CNL 명칭과 자격시험에 CNL 상표를 등록하였으며, CNL 자격시험에 합격한 자만이 CNL 명칭을 사용할 수 있다. 또한 상표 기호는 CNL 명칭, 명칭에 대한 참조 또는 CNL 인증 시험을 인용할 때 함께 사용된다.

## 임상간호리더 역할

임상간호리더 역할은 보건의료체계 대표자들과 협력을 토대로 구상되었다. 간호사 역할 개발 과정에서 여러 실무관리자들은 임상간호리더가 갖춘 기술과 지식을 이미 요구하고 있음을 확인할 수 있었다. 이미 비슷한 역할이 개발되고 있었고, 전국적으로 임상현장에서 임시방편으로 역할을 수행하고 있었다. 간호사는 임상경험이나 자신의 선택 혹은 필요에 따라 이 역할 수행을 위해 채용되고 있었다. 그러나 대부분의 경우 역량 훈련을 위한 수업을 끝까지 마치지 못한 채 종료하였다. 또한 표준화된 필수 역량이나 실습과정도 없어 임상현장마다 다르게 활용되었다. CNL은 배치된 임상현장에 한해 역할을 수행하도록 제약하였기 때문에, 다른 임상현장으로 이동할 수 없었고 간호결과에 영향을 미치는지를 평가하기 어려웠다.

## 임상간호리더의 기본 가정

미국간호대학협회는 임상간호리더 역할 역량을 기술하고, 교과과정을 개발하면서 다음의 기본 가정을 제시하였다.

1. 실무는 병동/소단위(미시체계) 수준에서 이루어진다.
2. 환자 간호의 결과는 양질의 실무로 측정된다.
3. 실무지침은 근거에 기반한다.
4. 환자 중심 실무는 직종내 및 타전문직종간 협력으로 이루어진다.
5. 정보는 자기간호와 환자 의사결정을 극대화할 것이다.
6. 간호사정은 이론과 지식 개발의 기초이다.
7. 양호한 재정관리는 양질의 의료제공을 위한 조건이다.
8. 사회 정의는 핵심적인 간호가치이다.
9. 통신기술은 간호의 연속성과 포괄성을 촉진시킬 것이다.
10. CNL은 간호전문직의 수호자 역할을 해야 한다(AACN, 2007).

'임상간호리더의 역할' 보고서에서 실무 역량에 대해 구체적으로 설명하였다(AACN, 2007). 또한, 임상간호리더의 교육, 실무, 자격시험 분야의 전문가 패널을 중심으로 CNL 교과과정의 기대 결과를 검토하고 개정했다. 2011년 간호협회에서 수행한 직업분석과 임상간호리더 관련 문헌고찰, 전문가의 경험을 토대로 검토작업이 이루어졌으며, 과거 간호사와 임상전문간호사 역량을 개발할 때 사용했던 국가적인 합의 과정을 활용하였다(Department of Health and Human Services, 2002).

## 임상간호리더 교육과정

새로운 역할을 수행하고 고유한 역량을 갖춘 인력을 양성하는데 필요한 교육수준을 논의하였다. CNL 자격(Stanley, 2008)과 전문간호사 핵심역량(AACN, 1998)을 갖추기 위해 지식, 기술, 임상 실습이 요구되며, 이는 4년제 간호학사 교육과정으로는 부족하다. 이에 대표자들의 의견과 역할 검토를 토대로 미국간호대학협회 이사회는 CNL 교육 수준을 석사학위 또는 석사후 과정으로 결정하였다.

2007년 1,270명이 70개 대학의 CNL 교육과정에 등록했으며, 2006-2007학년도에 265명의 학생이 졸업했다(Fang, Li, & Bednash, 2008). 2011년도에는 2,817명이 97개 대학의 교육과정에 등록해서 2010-2011학년도에 926명이 졸업했다(APRN Consensus, 2008). 그리고 2012년 2,300명 이상이 CNL 자격증을 취득하였다.

## 임상간호리더 교과과정틀

CNL 대학원 교육 프로그램에 대한 기본 가정은 다음과 같다.

1. 교육과정 수준은 간호 석사과정이나 석사후 과정을 졸업하는 것이다.
2. CNL 학생은 모든 의료현장에서 질 향상과 간호조정에 중점을 둔 상급 일반간호사(advanced generalist)로 육성된다.
3. CNL 학생은 환자간호 접점에서 간호를 제공할 역량을 갖춘다.
4. CNL 학생은 보건의료전달체계 전반에서 실무를 위한 임상적 리더십을 갖춘다.
5. CNL 학생은 실무 혹은 연구 중심의 박사과정에 입학할 자격을 갖춘다.
6. CNL 학생은 상급 간호지식과 기술을 갖추나, 전문간호사에게 요구되는 수준을 필요로 하지 않는다(Institute of Nursing, 2010).
7. CNL 학생은 CNL 자격시험에 응시할 자격을 갖는다.

CNL 교과과정틀은 간호리더십, 임상성과관리, 간호환경관리의 세가지 핵심 요소가 있다. [그림 1-1]에서 보는 바와 같이 각 핵심요소 아래에 주요 영역이 있다. 교육과 임상경험에 대한 전반적인 교과과정을 통합하는 10개 항목을 갖춘다. 실제적인 교과과정은 간호대학의 교수진이 설정한다. 학생은 CNL 역할 수행을 위한 역량을 갖추도록 교육되며, 필수적으로 임상실습을 하게 된다. 통합실습은 CNL 교과과정의 중요한 부분이다. 학생은 임상현장의 프리셉터와 교수와 함께 CNL 역할을 실습하게 되며, 최소 300시간 이상 이수해야 한다. 대부분의 임상실습은 실습기관의 프리셉터가 담당하고 있지만, CNL 교과과정에서는 다양한 인적 자원이 포함될 수 있으며, 재무 담당자나 질향상 담당자, 환자안전 담당자, 간호교육자 등이 참여할 수 있다.

### 간호리더십

Ⅰ. 수평적 리더십
Ⅱ. 효과적인 자기 사용
Ⅲ. 옹호
Ⅳ. CNL 역할에 대한 개념분석
Ⅴ. 간호의 다각적인 통합

### 임상성과관리

Ⅰ. 질병/질환 관리
  A. 간호관리
  B. 환자결과
  C. 학사과정 구축과 확장 :
    1. 약리학
    2. 생리학/병태생리학
    3. 건강사정
Ⅱ. 지식 관리
  A. 역학
  B. 통계학
  C. 환자결과의 측정
Ⅲ. 건강증진과 질병 예방 관리
  A. 위험사정
  B. 건강정보 이해력
  C. 보건교육과 상담
Ⅳ. 근거기반 실무
  A. 임상 의사결정
  B. 비판적 사고
  C. 문제 확인
  D. 성과 측정

### 간호환경관리

Ⅰ. 팀 조정
  A. 위임
  B. 감독
  C. 다학제적 간호
  D. 그룹 과정
  E. 어려운 환자의 취급
  F. 분쟁 해결
Ⅱ. 보건의료 재정/경제
  A. 메디케어와 메디케이드 보상
  B. 자원 배치
  C. 보건의료 기술
  D. 보건의료 재정과 사회경제성 원리
Ⅲ. 보건의료체계와 조직
  A. 부서단위 보건의료
  B. 전달/ 환자접점부서
  C. 복합 이론
  D. 변화 이론의 관리
Ⅳ. 보건의료 정책
Ⅴ. 질 관리/위험감소/ 환자 안전
Ⅵ. 정보학

### 교과과정 전반을 통합하는 핵심 요소

Ⅰ. 비판적 사고/임상적 의사결정
Ⅱ. 의사소통
Ⅲ. 윤리
Ⅳ. 인간의 다양성/문화적 역량
Ⅴ. 세계적인 보건의료
Ⅵ. CNL 역할의 전문성 개발
Ⅶ. 책임감
Ⅷ. 평가
Ⅸ. 간호기술과 자원관리
Ⅹ. 사회 정의를 포함한 전문적 가치

**[그림 1-1] 교과과정틀**

출처: AACN. (2007). White paper on the role of the clinical nurse leader (p. 32). Washington, DC: Author.

## 임상간호리더 교과과정모델

CNL 대학원교육과정에는 5가지 교육모델이 있으며(표 1-1), [그림 1-2]는 각 교육모델별로 대학에 개설되어 있는 비율을 제시하고 있다.

**[표 1-1] 임상간호리더 교육모델**

| 모델 | 프로그램 설명 |
|---|---|
| 모델 A | 학사 졸업생을 위한 과정 |
| 모델 B | 학사 학위자를 위한 과정: CNL 학위를 위한 석사 학점으로 인정되는 학사 후 전문 실습(post-BSN presidency)을 포함함 |
| 모델 C | 간호학 이외의 학사 학위를 받은 자를 위한 과정 |
| 모델 D | 2-3년제 간호전문대 졸업생을 위한 과정 |
| 모델 E | 석사 후 과정 |

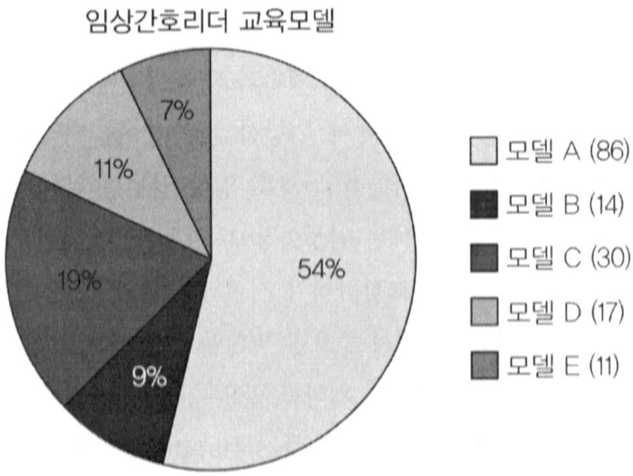


**[그림 1-2] 임상간호리더 교육모델 개설 비율**

출처: AACN CNL database 10/2012.

## 임상간호리더의 임상현장

임상간호리더 역할 보고서에서는(AACN, 2007) 임상현장의 모든 간호사를 임상간호리

**[표 1-2] 임상간호리더의 업무 현장**

| 근무자(N=535) | |
|---|---|
| 병원급 | 304 |
| 지역사회/ 공공의료 | 11 |
| 가정간호 | 6 |
| 학교/대학 보건실 | 24 |
| 너싱홈/장기 간호 시설 | 7 |
| 호스피스 | 1 |
| 외래 | 7 |
| 클리닉이나 수술센터 | 22 |
| 의사 실무보조 | 2 |
| 간호 관리 실무 | 2 |
| 학교 간호 | 89 |
| 기타 | 60 |

출처: CNC Certification Database, 3/09.

더로 육성할 것을 권고하였다. 초기에 CNL 역할과 역량에 관한 보고서 검토를 한 대표자들은 한 목소리로 CNL이 임상현장에서 귀중한 자산이 될 거라고 말했다. 그러나, CNL 역할 수행은 임상현장에 따라 다양하고 CNL 일상 업무는 임상현장이나 환자 특성, 의료전달모델에 따라 다를 수 있다. 모든 임상현장에서 CNL이 성공하려면, 의료전달체계가 개선되어야 하며, CNL은 환자간호접점에서 지식과 기술을 충분히 활용할 수 있어야 한다. 현재 CNL은 다양한 임상현장에서 중요한 역할을 수행하고 있다. 초기에 졸업한 학생들 대부분은 급성기 간호의 병원급에서 일하고 있으며, 그외 학교보건이나 장기간호, 재활시설, 외래 클리닉, 가정간호, 응급실, 주 보건국(state health department) 등에서 일하고 있다. [표 1-2]에 CNL 자격증 가진 간호사가 고용된 업무현장을 제시하였다.

## 임상간호리더 역할이 환자간호결과에 미치는 영향

임상현장에서 일하는 CNL이 증가하면서 환자간호결과에 미치는 영향이 선명해졌다. 몇몇 사례에서 비용 효과나 경계적 효과를 보고하였으며, 학술대회나 저널을 통해 보고하는 성과도 점점 증가하였다. Stanley 등(2008)은 CNL의 임상성과로 메디케어와 메디케이드 서비스 핵심 지표(예: 통증 관리, 급성 심근경색, 울혈성 심부전, 폐렴 등)와 의료 조정 향상, 의사-간호사 협동 향상, 환자만족도 증가, 간호사 이직 감소 등 질적 향상을 보고하였다. Gabuat 등(2008)도 관상동맥집중치료실과 내외과부서에서 시범 운영된 CNL 역할 성과로 간호이직 감소, 환자와 의사 만족도 증가, 핵심지표 향상(급성 심근경색증, 울혈성 심부전증, 폐렴)을 보고하였다. Hartranft 등(2007)은 몇몇 부서에서 CNL 역할 수행 이후 외상, 병원성 감염, 욕창과 관련한 낙상 제로, 환자 만족도 향상, CMS (Center for Medicare and Medicaid Services) 핵심지표의 100% 달성 등 환자안전 향상을 가져왔다고 보고하였다. CNL의 성과 중 양적 측정으로 나타나지 않은 것도 많았음을 지적하였다. 예를 들면, 조기에 중재를 함으로써 고비용의 시술없이 환자를 치료함으로써 얻는 비용 절감이 병상 수에 따라 1일 약 1,150 달러임을 확인하였다(Stanley et al., 2008, p. 263). 그 외 목표 달성 향상이나 간호직원들의 프로젝트 참여 확대, 의사와 간호사의 만족도 향상이 있다. 이러한 성과를 빠트리지 않기 위해 CNL은 일일 업무와 질적 성과물을 기록하고 있다.

초기부터 보훈병원은 CNL 프로그램에 참여하였다. 2016년까지 전국 보훈병원에서 CNL 프로그램이 정착되도록 지원하였다(James Harris, verbal communication, March 6, 2009). 테네시주의 보훈병원(Tennessee Valley Healthcare System, TVHS)은 처음 CNL 프로그램이 수행된 병원 중 하나이다. 미국간호대학협회와 TVHS는 병동에 CNL을 배치하고 임상성과를 비교하기 위한 평가도구를 개발하였다(Harris et al., 2006). 이 예비조사에서 울혈성 심부전증 환자는 재입원율과 재원일수가 감소하였고, 급성내과병동의 울혈성 심부전증 환자는 퇴원지시 비율이 증가하고, 낙상환자가 감소하였으며, 외과병동 수술 후 30일내 감염률이 감소하는 결과를 보여주었다. 이후에도 테니시주 보훈병원 5개 병동에서 성과가 보고되었다. 슬관절 전치환술 후 수혈받는 환자가 20% 감소하였으며, 인공호흡기 환자에서 정맥혈전 예방이 28.6% 증가하였고, 음식섭취훈련 참여 환자가 8% 증가하는 주목할만한 성과가 있었다(Hix, McKeon, & Walters, 2009). 그 외에도 중환자간호일수의 18.2% 감소가 있으며, 장기 인공호흡기 삽입 환자를 대상으로 한 CNL 주도의 다학제적 회진 후 중환자실 복귀가 40% 감소되어 총 $800,000 절감 효과를 보고하였다. 또한, 성형외과팀, 혈액은행과 연합하여 고관절수술 환자의 재수혈을 예방하여 감염 기회를 감소시키고 $100,00의 비용절감 효과를 나타냈으며, 말초삽입형 중심정맥관(peripherally inserted central catheter, PICC) 감염을 '0'으로 줄여 년간

$500,000 비용 절감의 효과를 보였다(Wiggins, 2008). 이 결과가 CNL 역할 수행의 효과로만 설명할 수 없으나, 의료의 질에 대한 긍정적인 성과와 비용 효과는 CNL 역할 수행 중인 보건의료현장에서 증가하고 있다. 대부분 병원급의 급성간호현장에서 보여주는 성과이나 비슷한 성과가 다양한 현장에서 보고되고 있다.

## 임상간호리더 교육과 미래

CNL 역할 수행으로 보건의료전달체계의 많은 문제를 해결할 수 없다. 그러나 여러 임상현장에서 효과적인 유망한 전략 중의 하나라고 볼 수 있다. 보건의료서비스 제공 방식과 의료인 교육과 훈련에 대한 개선 요구가 간호교육에도 영향을 주었으며, 미국간호대학협회를 중심으로 새로운 비전 개발을 시도하게 되었다. CNL은 질 향상과 의료조정에 초점을 둔 상급의 일반간호사로, 임상전문간호사(Clinical nurse specialist, CNS)나 간호실무전문가(Nurse practitioner, NP), 간호관리자, 일반간호사와는 차별화된 역할을 수행한다. 단지 해당 간호역할을 대신하는 대체 간호사가 아니다. 오히려 CNL은 다른 간호역할을 상호보완하며(Spross et al., 2004; Ott & Haase-Herrick, 2006), 양질의 간호와 환자 중심 간호를 제공하기 위해 이들과 협력한다. 보건의료관리자들은 CNL이 부서단위와 환자간호접점에서 질 향상을 위한 미래의 리더간호사가 될 것으로 확신하였다. CNL은 미국 건강관리향상기구(Institute for Healthcare Improvement, IHI)나 RWJF에서 수행하는 질 향상 프로젝트를 보완하며, 다양한 임상현장에서 질 향상과 환자 안전을 위해 노력하고 있다. 대학과 의료기관의 파트너십의 주요성이 CNL 역할로 입증되었다.

"임상간호리더 역할" 보고서 출판 이후 9년 만에 CNL 역할은 괄목상대할 만한 성장을 보였다. CNL 석사과정과 석사후 과정을 개설한 간호대학이 증가하였으며, 여러 대학에서 과정 개설을 고려하고 있다. 또한, 대학의 대표 과정으로 CNL 과정이 꼽히기도 하며, 일부 전문간호사 석사과정이 간호실무 박사학위 과정(doctor of nursing practice, DNP)으로 전환됨에 따라 CNL 과정도 변화를 고려하고 있다. CNL 과정 대학과 실습 의료기관도 늘고 유형도 다양해졌다. 급성이나 만성간호를 비롯하여 보건의료현장에서 CNL 역할을 의료전달모델에 통합하고 있다. CNL 역할이 환자안전과 질 향상, 의료 조정, 비용 효과 등에 영향을 미치면서 확산되고 있다. 이러한 추세는 기하급수적으로 증가할 것으로 예상된다. 특히 보건의료 개선이나 비용 감축 및 보상 정책의 변화 요구가 커지면서 CNL은 임상현장 전반에서 해결을 위한 긍정적인 수단이 될 것이다.

미국간호대학협회는 CNL 역할 지지를 선언하고 있다. 그러나 CNL이 보건의료전달시스템 내에서 추진력을 유지하기 위해 지속적인 네트워킹과 전국 및 지역 협력체계를 구축하는 것이 중요하다. 또한 CNL이 다양한 보건의료현장에서 보여준 성과를 문서화하고 확산시키는 것도 중요하다.

## 참고문헌

AHA Commission on Workforce for Hospitals and Health Systems. (2002). *In our hands: How hospital leaders can build a thriving workforce*. Chicago, IL: American Hospital Association.

Aiken L. H., Clarke S. P., Cheung R. B., Sloane D. M., & Silber J. H. (2003). Educational levels of hospital nurses and surgical patient mortality. *Journal of the American Medical Association, 290*(12), 1617-1623.

Aiken, L. H., Clarke, S. P., Sloane D. M., Sochalski J., & Silber J. H. (2002). Hospital nurse staffing and patient mortality, nurse burnout, and job dissatisfaction. *Journal of the American Medical Association, 288*(16), 1987-1993.

American Association of Colleges of Nursing. (1998). *The essentials of baccalaureate education for professional nursing practice*. Washington, DC: Author.

American Association of Colleges of Nursing. (2007). *White paper on the role of the clinical nurse leader* (pp. 6-11). Washington, DC: Author. Retrieved from http://www.aacn.nche.edu/Publications/WhitePapers/ClinicalNurseLeader07.pdf

APRN Consensus Work Group & National Council of State Boards of Nursing APRN Advisory Committee. (2008). Consensus model for APRN regulation: Licensure, accreditation, certification & education. Retrieved from http://www.aacn.nche.edu/Education/pdf/APRNReport.pdf

Buerhaus, P. (2009). The recent surge in nurse employment: Causes and implications. *Health Affairs*, 28(4), 657-668.

Department of Health and Human Services, HRSA, BHP, DON. (2002). *Nurse practitioner primary care competencies in specialty areas: Adult, family, gerontological, pediatric, and women's health*. Washington, DC: Author.

Estabrooks, C. A., Midodzi, W. K., Cummings, G. C., Ricker, K. L., & Giovannetti, P. (2005). The impact of hospital nursing characteristics on 30-day mortality. *Nursing Research, 54*(2), 74-84.

Fang, D., Htut, A. M., & Bednash, G. D. (2008). *2007-2008 enrollment and graduations in baccalaureate and graduate programs in nursing*. Washington, DC: American Association of Colleges of Nursing.

Fang, D., Li, Y., & Bednash, G. D. (2012). *2010-2011 enrollment and graduations in baccalaureate and graduate programs in nursing*. Washington, DC: American Association of Colleges of Nursing.

Gabuat, J., Hilton, N., Kinnaird, L. S., & Sherman, R. O. (2008). Implementing the clinical nurse leader role in a for-profit environment. *Journal of Nursing Administration, 38*(6), 302-307.

Harris, J. L., Walters, S. E., Quinn, C., Stanley, J., & McGuinn, K. (2006). The clinical nurse leader role: A pilot evaluation by an early adopter. Retrieved from http://www.aacn.nche.edu/cnl/pdf/VAEvalSynopsis.pdf

Hartranft, S. R., Garcia, T., & Adams, N. (2007). Realizing the anticipated effects of the clinical nurse leader. *Journal of Nursing Administration, 37*(6), 261-263.

Hix, C., McKeon, L., & Walters, S. (2009). Clinical nurse leader impact on clinical micro-systems outcomes. *Journal of Nursing Administration, 39*(2), 71-76.

Institute for Health Care Improvement. (2013). Home page. Retrieved from http://www.ihi.org/Pages/default.aspx

Institute of Medicine. (1999). *To err is human: Building a safer health system* (p. 1). Washington, DC: National Academy Press.

Institute of Medicine. (2003). *Health professions education: A bridge to quality*. Washington, DC: National Academies Press.

Institute of Nursing. (2010). *The future of nursing*. Washington, DC: National Academies of Science.

Joint Commission on Accreditation of Healthcare Organizations. (2002). *Health care at the crossroads, strategies for addressing the evolving nursing crisis*. Chicago, IL: Author.

Kimball, B., & O'Neil, E. (2002). *Health care's human crisis: The American nursing shortage*. Princeton, NJ: The Robert Wood Johnson Foundation.

Leape, L. L., & Berwick, D. M. (2005). Five years after to err is human. *Journal of the American Medical Association, 293*(19), 2384-2390.

Needleman, J., Buerhaus, P., Mattke, S., Stewart, M., & Zelevinsky, K. (2002). Nurse-staffing levels and the quality of care in hospitals. *New England Journal of Medicine, 346*(22), 1715-1722.

Ott, K. M., & Haase-Herrick, K. (2006). *Working statement comparing the clinical nurse leader and nurse manager roles: Similarities, differences and complementarities*. Washington, DC: AACN. Retrieved from http://www.aacn.nche.edu/cnl/pdf/roles3-06.pdf

Robert Wood Johnson Foundation. Transforming care at the bedside (TCAB) tool kit. Retrieved from http://www.rwjf.org/en/grants/national-program-offices/T/transforming-care-at-the-bedside.html

Spross, J. A., Hamric, A. B., Hall, G., Minarik, P. A., Sparacino, P. A., & Stanley, J. M. (2004). *Working statement comparing the clinical nurse leader and clinical nurse specialist roles: Similarities, differences and complementarities*. Washington, DC: AACN. Retrieved from http://www.aacn.nche.edu/CNL/pdf/CNLCNSComparisonTable.pdf

Stanley, J. M. (2008). AACN shaping a future vision for nursing education. In B. A. Moyer & R. A. Wittmann-Price (Eds.). *Nursing education: Foundations for practice excellence*, Philadelphia, PA.

Stanley, J. M., Gannon, J., Gabuat, J., Hartranft, S., Adams, N., Mayes, C., . . . Burch, D. (2008). The clinical nurse leader: A catalyst for improving quality and patient safety. *Journal of Nursing Management, 16*(5), 614-622.

U.S. Department of Labor, Bureau of Labor Statistics. (2012). Economic news release. Retrieved from http://www.bls.gov/news.release/ecopro.t06.htm

Wiggins, M. (2008, June 8). The clinical nurse leader demands in healthcare require new innovation. Presentation made to the Joint Commission-Nursing Advisory Council. Oakbrook, IL.

제2장

# 임상간호리더 : 간호 발전을 위한 기폭제

### 학습목표

- 미국의학협회 보고서: '간호의 미래'에서 제시한 핵심 메시지와 권고사항에 대한 이론적 근거를 설명한다.
- 핵심 메시지와 권고사항이 어떻게 임상간호리더 실무와 관련되는지를 이해한다.

임상간호리더(CNL)는 환자와 가족 중심 간호를 발전시킬 강력한 잠재력을 가지고 있다. 간호는 지식과 신체적, 정서적 요구를 융합하는 관계 기반의 예술이자 과학인 학문이다. 가족과 지역사회를 통합하여 사정, 중재, 평가하는 유일한 보건 학문이다. 간호사가 해결해야 할 임상 문제는 인간 반응에서부터 치료법을 찾는 의료서비스와 회복을 돕는 지역사회 자원 활용에 이르기까지 다양하다. 또한 간호는 의사의 조력자로서 공공의 이익에 기여하며, 의학과 인접 역할을 수행하고자 질병 지식을 공유한다. 지난 몇십년 동안 간호과학은 발전해왔다. 오늘날 간호사는 건강과 질병에 반응하는 인간을 물리적, 심리사회적, 영적 차원에서 전인적 접근을 하였다. 간호사와 학자는 건강의 환경적 요인과 가족의 역할에 관심을 집중하였다. 간호사는 임종 시점에서 개인과 가족이 심리사회적-영적 안녕의 욕구가 충족될 수 있음을 알고 있다. 이는 간호가 건강에 기여하는 본질이며, '임상 간호사'가 무엇인지를 의미한다(Bleich, 2012).

간호사의 역할에 리더십이 추가되었을 때 효과가 배가 된다. 간호과학의 발전과 의료시스템 내 다양한 간호현장(급성환자 치료, 장기치료, 가정간호, 학교간호, 외래, 군간호, 교정간호 등), 의료시스템의 세분화, 간호사의 안내자로서 역할, 교육과 간호정책의 증가 등으로 간호사에게 리더로서의 성장을 요구하였으며, CNL 역할 출현을 가져왔다.

초기에 CNL 역할은 프로세스 기반 관리 개선과 임상치료와의 가교 역할을 위해 계획되었다. CNL은 환자간호접점에서 의료조정 효율성을 높이고, 환자안전과 환자와 가족 중심 결과에 초점을 맞출 수 있도록 간호중재를 연계하였다. CNL은 환자와 가족, 치료팀, 기관의 상호 이익을 위해 과도한 비용 발생을 줄이고, 경제성 있는 간호를 제공하는 지식과 기술을 갖춘다. 간호사 역할과 리더십 개념의 합성을 강조하기 위한 것이 CNL이며, 이번 장에서는 CNL 역할 탄생에 기여한 미국의학협회 보고서인 '간호의 미래: 변화주도와 건강증진'에서 언급한 핵심 메시지와 권고사항을 검토하고자 한다.

1863년 국회의 승인을 받은 미국국립과학원은 과학, 공학 및 의학에 관해 국가에 의견을 제출하는 기관이다(The National Academies, 2013). 1970년에 보건의료와 관련된 문제를 검토하고 정확한 근거 기반의 작업을 통한 정책을 마련하고자 미국의학협회가 설립되었다. 미국의학협회의 구성원은 다양한 사회문제에 여러 분야의 전문가가 관련분야에서 활동하였다. 예외적으로 과학적인 자료를 사용하여 엄격한 외부 검토를 거쳤기에 미국의학협회 연구는 타당하고 신뢰성 있는 연구로 평가되었으며, 연구결과와 권고사항은 대중적으로 높은 신뢰를 받았다.

간호분야를 포함한 사회문제는 미국의학협회에서 다뤄왔지만 최근까지 사회 정책의 관점에서 학문이 포괄적으로 연구되지는 않았다. 2009년이 되어서야 국가차원에서 보건의료와 보건정책 개선의 필요성에 관심을 갖고 조사하기 시작했다. 주로 보험적용, 간호에 대한 접근 및 세분화된 의료기관과 관련된 것이었다. 보건의료와 질병예방에 대한 문제는 보건의료 비용이 계속 급증하면서 관심을 끌었다. 보험소비자로서 보험회사는 소비와 비용 모두 글로벌 시장에서 수익성을 침식하여 위기에 처해 있었다. 미국 보건의료의 고비용과 전체적으로 암울한 보건의료 성과에 대해 대중의 관심이 높은 상태였다.

이러한 암울한 보건의료 성과와 높은 의료비용에도 불구하고 미국은 고비용 기술의 사용 및 새로운 치료요법의 개발로 세계 의료 발전의 선두자리에 있다. 이러한 의료발전은 의료시스템의 복잡성과 새로운 치료를 개발하고 실행하는데 필요한 지식을 증가시켰으며, 보험 적용 대상자에게 미치는 영향을 해석하고 평가하는데 새로운 인력을 요구하였다(Arrow et al., 2009). 간호사는 그 중심인물이며, 광범위한 차원에서 숙련된 가장 큰 규모의 의료인력이라고 할 수 있다. 이를 염두에 두고 로버트 우드 존슨 재단은 미국의학협회와 함께 간호 전문직을 개혁하기 위해 처음으로 간호에 대한 포괄적인 검토를 수행하는 것에 합의했다. 2년 후 2011년 10월 5일 '간호의 미래: 변화주도, 건강증진'이라는 제목의 보고서가 출판되었다(IOM, 2011). 이 보고서는 간호의 역사를 바꾸는 역할을 하였으며, 전문직 재구성에 대한 중대한 청사진이 되었다.

## 간호의 미래 : 변화주도, 건강증진

간호에 대한 포괄적 검토를 위해 18명으로 구성된 위원회(대표: 도나 샤랄라 박사)가 소집되었다. 과거 보건의료서비스 비서관이자 미국의학협회 회원인 샤랄라 박사는 의료체계의 변화를 검토하면서 위원회를 주도했다. 보고서 1장은 연구 배경이다. 간호는 의료계에 있어 중심체이다. 그러나 학문은 현실과 단절된 상태에서 기능하지 않는다. 보고서는 간호사가 어디에서, 어떻게 대중에게 최적화된 서비스를 제공할 수 있을지에 대해 논의하였다. 공공 서비스에 대한 논의가 간호 자체에 대한 것보다 간호나 간호사가 어떻게 더 큰 공공의 미션을 수행하는가에 초점을 두었기에 전반적으로 공감을 이끌어낼 수 있었다.

위원회는 4가지의 핵심 메시지와 8개의 권고사항을 제시하였다. 핵심 메시지는 다음과 같다.

**핵심 메시지 1 : 간호사는 교육과 실무 영역의 전 범위에서 활동해야 한다.**

간호사는 해당 기관의 정책이나 실무표준, 간호윤리에 따라 수행하는 지식, 기술, 능력을 갖춘다는 전제를 기반으로 한다. 간호사는 보건의료서비스를 받을 여유가 없는 대상자들에게 건강과 질병 요구를 충족시키는 가장 중요한 인적자원이다. 의료인의 수행 능력을 제한하는 불필요한 장애물이 존재한다. 의료 수행에 대한 우려, 언론에서 보여지는 부정적인 이미지, 실제와 어긋나는 사회적 규범 등이 그것이다. 예를 들어, 대중은 최근에야 간호사가 일반적인 건강 문제를 처방하고 치료할 수 있음을 알게 되었으며, 간호학자가 대중의 건강과 복지에 실질적인 기여를 했다는 사실은 전혀 모른다. 이러한 요소가 간호의 기여와 실무 범위를 제한한다.

**핵심 메시지 2 : 간호사는 대중의 기대에 맞게 계속교육으로 역량과 지식을 갖춰야 한다.**

보건의료 제공자가 계속 자신감을 유지할 거라는 대중의 기대에 부응할 것을 간호사에게 권고한다. 교육을 통해 간호의 범위가 확대될 수 있으며, 간호를 제공하는데 큰 영향을 줄 수 있다. 고령화와 다인종, 사회 경제적 다양성, 기술적 진보 및 과학 지식의 폭발적 증대는 역량 개발을 요구한다. 간단한 예로 유전체 지도를 들 수 있다. 기본적 건강관리가 엄격한 프로토콜 기반 지식에서 개별화된 지식으로 바꾸어 맞춤형 치료를 유도하였다. 나이와 체중(과거 역량)에 근거한 약물 투여와 관련된 오랜 전통(과거 역량)은 사라지고 개별화된 투약 기준(의사결정의 결과와 새로운 역량)이 생겼다.

또 다른 요소로 간호인력의 인구학적 변화이다. 간호사의 수와 학위 소지자 수를 증가시키는 것이 필요하다. 계속 교육(continuing education)은 지식을 유지하는 방법이고, 대학원이나 박사과정의 정규 교육과정이 학문 분야나 의학 분야에서 중요하다. 미국의학협회 보고서는 리더십, 학과 및 학제 운영에 필요한 간호인력이 부족하며, 간호계가 대책 마련을 위한 전환점이 될 수 있음을 강조하였다.

**핵심 메시지 3 : 간호사는 개선된 보건의료체계에서 타의료진과 파트너가 되어야 한다.**

간호활동 영역이 넓어지고 교육수준이 높아졌으므로, 간호사가 의사결정 자리에서 동등한 책임을 맡을 것을 요구한다. 간호사는 개인, 가족 및 지역사회에 초점을 맞추고, 의료조정이나 제공 방식에 대한 조예깊은 지식을 갖고 보건의료 개선의 목소리를 내야 한다. 정책과 실무 결정이 이루어지는 보건의료관련 논의자리에서 지배적인 역할을 해온 담당자는 역사적으로 의사, 행정가, 보험사였다. 간호사의 목소리는 지극히 제한적이었다. 하스밀러 등(2012)은 간호사들이 의료서비스, 질, 자원 배치 등과 관련된 전략적 의사결정에 있어 더 큰 역할을 갖고 보건의료위원회에서 일할 것을 요청하였다. 기능적 구조 재설계 측면에서 간호사를 강화하고 참여시키기 위해 많은 프로그램이 개발되어 왔다. 이러한 노력은 간호사 리더십에 대한 유망한 결과를 보여준다. 그러나 이러한 결과는 리더가 간호사 참여를 격려하는 조직에서만 존재하고, 아직은 미미하다. 간호사가 조직의 미시수준에서 거대수준에 이르기까지 다양하게 투입되어 재설계하는 것이 필요하다.

**핵심 메시지 4: 효과적인 인력계획과 정책결정은 더 나은 자료수집과 정보기반 기술을 요구한다.**

타당한 간호인력 자료가 적절한 의사결정을 위해 중요하다는 것을 제시한다. 오늘날 중요한 정책을 결정하는데 있어 인력과 제반 조건 등은 충분하지 않다. 공급과 수요 자료는 지역이나 지방 및 국가 수준에서 모두 중요하다. 예를 들면, 간호대학은 간호사 부족과 관련된 요구를 만족하기 위해 입학 등록을 독려해왔다. 그러나 관련된 구체적인 자료는 거의 갖고 있지 않았다. 가끔 고용기회의 부족으로 과잉 공급된 졸업생을 실망시키기도 하였다(Mancino, 2011). 한편으론 고용 제약으로 학생들이 학교를 그만두기도 했으며, 그 당시 학문에 대한 적합성과 관련된 개인의 속성이나 동기에 관한 구체적인 자료는 거의 없다. 미래에 누가 그리고 얼마나 많이 간호가 필요한지에 대한 수요에 대한 변수를 계산하는 것은 훨씬 어렵다. 수요에 영향을 주는 변수에 대한 지식은 의료시스템의 어떤 부분을 재구성할 것인지, 서비스에 대한 지불을 어디로 옮길지, 그리고 인력시장에서 요구되는 역량이 무엇인지에 대한 결정을 내리는데 도움이 될 수 있을 것이다.

CNL은 특별한 간호 역할로 미국의학협회의 '간호의 미래' 보고서에 있는 주된 권고사항을 만족시키는 특수한 간호 역할자이다. CNL 역할의 임상리더십에 대한 관심은 미국의학협회 권고사항의 성공적 중재에 부합하며, CNL 역할 수행을 위한 동기부여가 될 것이다.

### 간호사의 학력신장과 임상간호리더

미국의학협회 보고서에서 권고사항 4(학사졸업생 수의 증가) 권고사항 5(박사과정 간호사 수의 2배 증가)는 간호사의 학력을 높이자는 요구를 분명하게 기술하고 있다. 권고사항 4는 CNL과 같은 역할을 수행할 간호사를 더 확보하는 방법이다. CNL 프로그램은 직접적으로 석사수준의 간호사를 준비하는데 기여한다. 미국의학협회 보고서와 일치하는 CNL 역할에는 모든 환경에서 환자 간호를 위한 리더십 발휘, 다양한 인구집단을 위한 건강증진과 위험 감소 서비스 설계와 제공, 개인이나 임상 집단/단위, 지역사회를 위한 대상자 맞춤 보건의료, 위기관리, 대중 맞춤 간호나 팀관리와 다른 보건의료직종과의 협력(AACN, 2017)을 포함한다. 또한 CNL은 독창적으로 수행하는 것을 준비하며, 건강 증진, 위험 감소, 질병 예방, 의료 개혁의 주요 측면에 중점을 둔다. CNL의 의사소통 역량은 상급수준이며, 타전문직종의 기능과 일치하고, 필요하면 환자와 보호자의 옹호자 역할자가 되어 근거기반실무를 수행한다. 질병과 질환 관리 역량은 재입원이 되지 않도록 위험관리와 질적인 삶 성과를 목표로 내적/외적 간호 요구를 의료전달시스템에 연계한다. 미국의학협회 보고서에서 언급한 인간 다양성의 영역에서 CNL 프로그램은 사회경제적, 언어적, 종교적 생활양식의 다양성 등 문화적 역량을 육성한다. 미국의학협회는 간호사에게 의료시스템 재설계에 참여를 요청하였다. 이는 CNL이 질향상의 원리와 시스템 지식, 정책 개발 기술을 사용하여 보건의료정책을 기획하고 평가하는 능력이 필요함을 의미하며, 통합된 보건의료시스템에 대한 이해가 포함된다. 의료기관 내에서 혹은 필요에 따라 정치적인 영역에까지 확장될 수 있다. CNL은 석사수준의 역량을 기반으로 하지만, 개인적 목적에 따라 박사수준의 교육까지 받을 수 있다.

### 협력적 개선 주도와 확산

CNL은 보건의료팀에서 리더십에 대한 인지적 및 경험적 역량을 갖춰야 한다. 병동단위의 운영 설계는 간호대상자에게 영향을 미칠 수 있으며, CNL이 책임을 가진다. CNL은 환자를 통합적 치료수준으로 연계하여 자주 누락될 수 있는 간호를 제공한다. 환자간호접점에서 CNL이 간호를 안내하고 이끄는 능력을 발휘하는 것도 중요하지만 효율성과 효과성을 위해 표준화된 실무와 같이 간호에 있어서의 패턴이나 경향을 감지하는 교육과 기술도 중요하다. 목표는 맞춤형 간호제공이지만, CNL은 다른 간호사와 의료팀원을 도와 개별간호를 제공하고, 서비스를 최적화하는 시스템을 설계하고 조정한다. 미국의학협회 권고사항 2에서는 의료기관이 간호사가 환자 중심의 의료 모델을 개발하고 채택하는데 앞장설 수 있도록 지원하며, 물품 개발자나 제조업체와 협력하여 정보제공할 수 있도록 최전선에 배치할 것을 요구하다. 이 권고사항은 메디케어 및 중개 서비스 센터가 근거기반실무를 확보하면서 간호성과를 향상시키고 비용을 줄이기 위해 간호사의 역할을 확대하고, 리더십 역량을 발휘하여 지불 및 간호 전달 모델의 개발과 평가를 지원해야 한다는 것이다. CNL은 새로운 치료 모델에 영향을 줄 수 있는 기획 및 평가 역량을 갖고 한다.

### 적정 노동력 보장

CNL은 간호사 발전에 중요한 역할을 해왔다. 미국의학협회는 간호사가 계속교육에 참여할 것을 요구하고, 신규간호사가 임상실무 환경에 적응할 수 있는 방법의 하나로 간호사 레지던시 프로그램(residency program)(권고사항 3)을 제안하였다. CNL 역할이 확대되면서 여러 조직에서 신규간호사의 역량을 개발하는데 CNL이 간접적인 역할을 한다고 보고하였다. 이는 의도하지 않은 결과이나, CNL 역할은 낮은 연차의 간호사에게 상급교육을 받는 기회를 만들어 주었다. 권고사항 6은 계속교육에 대한 내용에 속하며, CNL이 잠재적인 동기부여자로서 동료 간호사의 역할 모델이 될 뿐아니라 확대된 실무수행을 통해 계속 교육의 성과를 보여준다.

## 보건계 리더로서의 임상간호리더

보험적용이 확대되면 더 많은 사람들이 의료서비스를 이용할 수 있을 것이다. 연장된 삶은 어린이나 대중에게 영향을 미칠 수 있다. 보험 적용이 의료 접근을 보장하는 만병통치약은 아니다. 그러나 많은 미국인들은 보건의료시스템에 대한 경험이 없으며, 편안하게 제공받는 의료를 찾는데 문화, 인종, 사회경제적 집단과 그 외 다양한 변수에 민감성이 부족하여 의도하지 않은 장벽이 될 수 있다. 지방과 신도시는 의료 접근 시 지리적 장벽이 있을 수 있다. 따라서 기술과 재배치를 이용하여 도시 중심의 서비스와의 연결고리를 만들어야 한다. 보건계의 리더로서 CNL은 많은 질병은 예방될 수 있고 질병치료가 의료전달시스템의 시작이 아니라는 생각을 가져야 한다. 현재 대부분의 CNL은 현 병원급 조직에 배치되어 있으나 반드시 그럴 필요는 없다. CNL은 간호의 연속선상에서 간호를 이끄는 역량을 갖고 있으며, 변화하고 있는 역할에 목소리를 내어 그들 자신의 강인함과 의지를 통해 이를 보여주겠다고 결의에 차 있다. 이러한 점에서 CNL은 간호실무 범위의 확대를 요구하는 권고사항 1에 신빙성을 부여한다. CNL은 교정 간호, 공중보건 외에도 급성, 장기 간호에서 요구를 충족시킬 수 있는 잠재력이 있다. 보건시스템 개혁 중 간호의 영역내에서 공공의 요구를 만족시킬 기회는 미국의학협회 권고사항 7과 일치하는 것으로 간호사가 임상실무를 비롯하여 비즈니스 실무를 가지고 리더십 이론을 통합하는 책임을 수행할 것을 요구한다. 미국의학협회 보고서에서 CNL이 구체적으로 언급되는 것은 아니지만, 보고서 작성시점에서 오바마케어(환자보호 및 부담적정보험법)가 통과되고 역할이 개발되었다는 것은 분명하다. 근거기반 보고에서 참고할 역할에 대한 것은 불충분하였다. CNL 출현 원칙, 역할에 부합하는 역량, 미국의학협회 보고서에서 제신된 핵심 메시지와 권고사항에 대한 면밀한 검토결과 CNL이 현재와 다음 25년 동안 대중의 기대를 충족시킬 것임이 명확하다. 미국 대중은 서비스에 대한 예상된 요구를 만족시킬 역량을 갖추고, CNL의 역할을 반영하는 자격을 갖춘 간호사를 적절히 공급함으로써 이득을 얻을 것이다.

## 단원요약

- CNL 역할은 미국의학협회 보고서인 '간호의 미래: 변화 주도, 건강증진'과 일치한다.
- CNL 역할은 미국의학협회 보고서에서 제시한 4개의 핵심 메시지와 8개의 권고사항에 맞춰진다.
- CNL은 미국의학협회 보고서에서 제시한 청사진에 부합하며, 리더십, 시스템 설계, 상급 역량 달성, 환자 중심 임상간호를 통해 국가 건강을 향상시킬 것이다.
- 간호사 고유의 관점을 가지고 의사결정 자리에 참여한다; CNL은 개별간호와 특정 인구 집단 및 근거기반의 관점을 접목시킬 기회를 잡아야 한다.

### 생각해보기

1. 보건의료 개혁의 시대에서 CNL은 대중적 요구에 어떻게 반응할 것인가?
2. CNL은 미국의학협회의 핵심 메시지와 권고사항에서 제시한 해결책에 어떻게 영향을 미칠 수 있을 것인가?

### 학습활동

1. 미국의학협회 권고사항 한 가지를 선택하고 CNL이 그것을 만족하기 위해 어떻게 행동조치를 취할 수 있을지를 확인하자. 동료와 생각을 나누고 충돌하는 집단과 내

용을 공유하고 행동조치 사항을 작성하자.

## 참고문헌

American Association of Colleges of Nursing. (2007). *White paper on the role of the clinical nurse leader*. Retrieved from http://www.aacn.nche.edu/publications/ white-papers/cnl

Arrow, K., Auerbach, A., Bertko, J., Brownlee, S., Casalino, L. P., Cooper, J. . . . van de Ven, W. (2009). Toward a 21st-century healthcare system: Recommendations for healthcare reform. *Annals of Internal Medicine, 150*(7), 493-495.

Bleich, M. R. (2012). Certification as an emerging force in competence development and attainment. *AHNA Beginnings, 32*(1), 5. Retrieved from www.national-academies.org

Hassmiller, S. B. (2012). Professional development: Nurses on boards. *American Journal of Nursing, 112*(3), 61-66.

Institute of Medicine. (2011). *The future of nursing: Leading change, advancing health*. Washington, DC: The National Academies Press.

Mancino, D. J. (2011). Inaction is not an option. *Dean's Notes, 33*(2), 1-3.

The National Academies. (2013). Who we are. Retrieved from http://www.national-academies.org/about/whoweare/index.html

# 제2편

# 임상간호리더 역할 구현을 위한 준비

제3장

# 대학, 병원, 지역사회와의 파트너십 구축과 유지

## 학습목표

- 파트너십을 정의한다.
- 파트너십의 주요 구성요소를 설명한다.
- 임상간호리더 역할 구축을 위한 대학, 병원, 지역사회의 파트너십 중요성을 설명한다.
- 임상간호리더, 대학, 병원, 지역사회의 파트너십 구축 과정을 설명한다.
- 대학, 병원, 지역사회 파트너십과 관련하여 단위분석과 분석의 중요성을 논의한다.

대학과 병원, 지역사회는 간호사의 인력부족의 원인, 영향, 해결책을 찾는데 고심하였다. 여러 연구에서 대학과 병원간의 파트너십 구축을 권고했다. 1998년 피우 의료전문가협회(Pew Health Professionals Commissions)는 지역사회 요구를 충족시키고 보건의료전달시스템을 통합하기 위해 보건의료전문가를 육성하는 파트너십 개발을 강조하였다. 또한, 미국의학협회(Institute of Medicine, IOM)도 환자 안전을 강화시키는 방법으로 기관들간의 협력 증진을 권고하였다. 로버트 우드 존슨 재단(Robert Wood Johnson Foundation)은 교육과 실습 파트너십 강화를 위한 새로운 실무 모델을 요구하였다(Kimball & O'Neil, 2002). 미국간호협회도 교육자, 학생, 소비자단체의 대표자들에게 학습과 교수법을 대대적으로 바꾸고 학생, 교수, 연구자, 임상가들 간의 파트너십 구축을 강조하였다.

전문적인 간호실무와 간호교육 개선에 대한 요구에 부응하고자 미국간호대학협회(AACN)는 4개의 전담팀을 만들었다. 이 중 한 팀에서 병원과 학교의 파트너십 구축으로 임상간호리더(CNL) 역할을 출범시켰다. 그리고, 의료환경의 변화에 대한 해결책으로 새로운 교육모델을 만들어냈다(AACN, 2007). 교육자, 병원, 지역간의 파트너십은 성공적인 CNL 역할수행을 위한 필수 요소이며 교육과 실습을 위한 기초이다.

2010년 미국의학협회의 보고서 '간호의 미래: 변화 주도, 건강증진'에서 양질의 계속적인 간호 제공을 위해 간호사, 정부, 보건의료기관, 기타 간호교육계의 대표자들이 협업해야 한다는 권고안을 제시하였다. 환자간호결과를 최대화하기 위해 임상가, 교육자, 환자, 기타 지역사회 기관들과 파트너십을 형성하는 환경에서 CNL프로그램이 수행되는 것이 CNL 역할 성공을 위한 핵심이라 할 수 있다.

파트너십은 14세기 중세 영어의 'partner'에서 유래했다. 원래 의미는 '공동 상속인 또는 부분소유자'를 지칭했고, 분할 또는 몫을 지칭하는 Anglo-French 단어 'parcener'에서 나왔다(Merriam-Webster, Incorporated, n.d.). 파트너십의 개념과 밀접하게 관련된 용어로는 'partner, partnering, part, partnered, partial, partition'가 있다. 또한, 이들 단어는 'partner'라는 단어로부터 발생했으며, 일반적으로 권리나 책임같이 더 큰 전체의 분할 및 공유가 존재하는 관계를 기술할 때 사용한다. 파트너십이라는 단어는 많은 방식으로 사용되는데 기업체에서 볼 수 있는 법률적 거래를 기술하기 위해, 두 개인 간의 유대 상태를 표현하는 사적인 관계를 기술하기 위해, 심지어 춤과 같은 특정 활동에 참여하는 개인을 표현할 때에도 사용된다.

파트너십은 특별한 목표를 달성하기 위한 상호 협조와 공동 책임을 특징으로 하는 개인이나 집단의 동맹으로 정의될 수 있다(American heritage Dictionary, 2007). Gallant 등(2002)과 Hook(2006)은 의료인과 환자간의 파트너십에 초점을 두었으며, 공유된 의사결정, 관계, 전문역량, 공유 지식, 자율성, 의사소통, 참여, 공유 권력과 같은 파트너십에 기여하는 요인을 연구했다. Steinhart과 Alsup(2001)는 성공적인 파트너십 구축을 위한 필수적인 항목으로 신뢰, 효과적인 의사소통, 공유 가치, 프로그램 감시, 장기간의 관계를 뽑았다. 보건의료에 대한 유럽 질관리재단(European Foundation for Quality Management, EFQM) 모델에서 질향상의 8가지 요소로 파트너십 개발을 제시하였다(Vallejo te al., 2006). 다음은 모델의 한 부분인 파트너십 관련 구성 요소이다.

- 분명하게 확인된 상호 이득
- 공유 목표
- 전문성, 자원, 지식의 지지
- 최적화된 핵심 역량에 의한 이해관계자에의 가치 전달
- 신뢰와 존중, 개방성으로 기반된 지속적 관계 구축

## 대학, 병원, 지역사회 파트너십 구축

CNL은 파트너십 개발을 위해 각 기관에서 충족되지 않은 요구 사항이 무엇인지 확인한다. 대학은 교수 부족, 공간 제약, 장비나 자원의 부족, 다양한 문화배경을 가진 인구의 증가, 이용가능한 실무 모형의 부족으로 미충족 요구가 있다(Stanley, Hoiting, Burton, Harris & Norman, 2007; Stark, 2003). 병원은 의료환경의 복잡성이 증가하고, 과학 기술의 급속한 발전과 인구 고령화로 숙련된 의료인력을 확충하기 위한 면허나 인증에 대한 미충족 요구가 있을 수 있다(Bartels, 2005; Bartels & Bednash, 2005; Zahner & Gredig, 2005). 파트너십 구축은 간호사 교육지원 관련 병원계획을 검토하는 과정에서 실무와 교육간의 균형을 유지하기 위한 방안이나 계속교육과 학사수준, 석사수준의 간호사 확보, 간호사 채용과 유지 비용 감소에 대한 압박에 대한 해결책으로 필요하였다(Cheung & Aiken, 2006).

지역사회에서는 고용주와 재화, 서비스 공급자 관계 외에 병원과 대학과의 파트너십을 통해 생산성이나 안전에 긍정적인 영향을 미치고, 자원봉사자의 배출로 추가적인 도움을 줄 수 있다. 동시에 자동차 산업과 같은 기업과 인간공학적 접근이 반영되어 건강 관리에도 기여할 수 있다(Kerfoot, Rapala, Ebright, & Rogers, 2006).

대학과 병원, 지역사회에서 미충족 요구를 인정하면, 파트너십의 적합성 평가가 진행될 수 있다. CNL은 어떤 수준이든 파트너십을 구축하여 요구사정이나 갭분석(그림 3-1)을 시작해야 한다. 목표설정, 중재 계획 수립, 자원배정, 지표설정을 위해 체계적인 정보수집이 반드시 필요하다.

파트너십을 형성하기 위해 신뢰, 존중, 개방성, 공유 가치 등 필수 속성이 제시되어야 한다. 이들 중 하나라도 빠지면 파트너십이 구축되지 못한다. 다 만족한다면, 공동 목표를 수립하고, 의사소통전략을 세우고 공유 자원과 감시프로그램을 진행한다(Gallant et

**[그림 3-1] 갭분석**

1. 조직 또는 단위의 현재 상태 확인 : 이용가능한 자원, 수행, 목표, 가치, 지식, 내적 혹은 외적 제약들, 이해관계자 의견, 직원 반응이나 그 외 자료
2. 기대 또는 요구 상태 확인 : 이해관계자 의견, 벤치마크 자료, 지역사회의 기준, 또는 다른 비교 자료
3. 현재 상태와 기대(요구) 상태 간의 차이(갭) 분석 : 문제, 기회, 강점, 약점 또는 그외 관심사
4. 요구의 우선순위와 중요도 확인 : 조직의 목표 충족, 비용효과, 이해관계자에 대한 영향력, 그외 다른 목표
5. 잠재적 해결책과 개선을 위한 기회 확인

al., 2002).

CNL은 파트너십 구축을 자극하며 전략을 세운다. 시작 시점에서 조직의 이해관계자와 정보를 공유하는 것이 중요하다. 대학, 병원, 지역사회간의 파트너십을 통해 각 기관은 임파워먼트, 통합, 협업, 효과성, 만족도 증가, 질향상, 혁신, 학습, 개선과 더 질높은 서비스를 가져올 것이라고 믿고 있다. 이러한 결과가 실현되면, 긍정적인 성과는 지속적인 파트너십을 위한 기반을 형성하게 된다. 기대한 결과를 달성하지 못했을 경우는 파트너십의 재평가를 통해 파트너십의 필수 속성을 재확인하고 계속해서 미충족 요구를 확인해야 한다. [그림 3-2]에서 파트너십 구축 과정을 모델로 제시하였다.

환자 요구가 복잡해짐에 따라 보건의료전달체계도 개선이 필요하지만 충분한 진전을 보이지 못하는 이유는 상호의존성에 대한 인식이 부족한 탓이다(Wiggins, 2006). 파트너십을 통해 각 기관은 상호의존성 인식의 기회 뿐 아니라 상호의존성을 수용하는 기회를 가진다. 이는 긍정적인 변화에 영향을 주는 메커니즘을 제공한다. CNL 역할 수행과정에서 성공적인 파트너십의 요소를 살펴보면, 이들 관계를 지속하고 유지할 수 있는 잠재력을 제공하는 전략에 대한 통찰력을 얻을 수 있다. 파트너십 성과에 대한 평가는 주로 임상현장, 대학기관, 제공된 치료결과에 미치는 영향으로 측정된다. 또한, 대학의 임상실습지로 많은 병원이 참여하고 있는 만큼 대학과 병원의 파트너십이 다른 파트너십에 미치는 영향을 고려하는 것이 중요하다.

임상현장에서 학생 배정에 대한 협의는 실무지침의 개발이나 검토와 같은 근거기반 실무 성과를 통합할 수 있는 기회가 된다. 간호행정가는 주요 임상문제나 관리문제에 대한 논의를 통해 교과 내용에 영향을 줄 수 있다(Newhouse, 2007).

대학-병원 연합 저널모임은 임상현장에서 직원들이 근거기반실무에 대한 인식을 강화

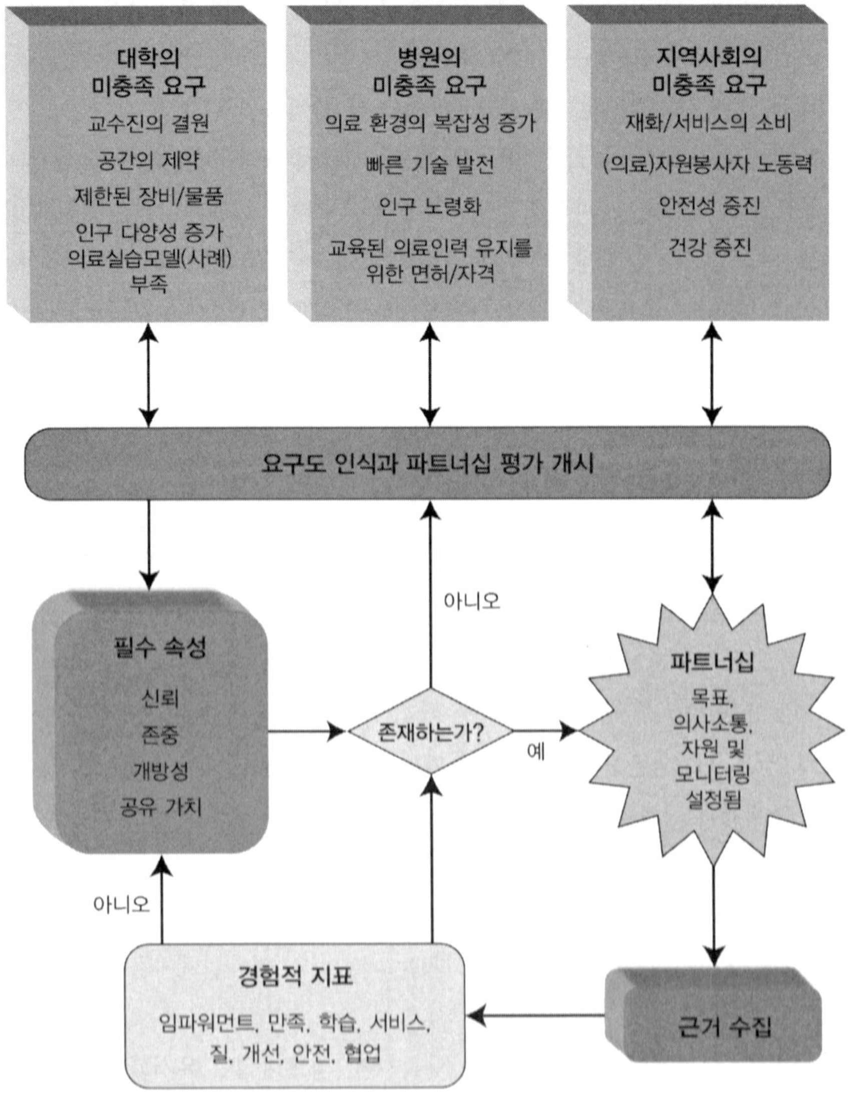


[그림 3-2] 파트너십 구축 과정

하며, 리더십 개발을 증진시키고, 조직의 학습 환경을 향상시키는데 이용될 수 있다(Duffy, Thompson, Hobbs, Niemeyer-Hackett & Elpers, 2011). 예를 들어, 헌터돈 메디컬 센터(Hunterdon Medical Center)와 Ewing 지역의 뉴저지 대학은 개방적 대화, 학습 개방 및 긴밀한 협력을 통해 파트너십 구축에 이르렀다. 특기할 만한 권장사항으로 매월 또는 정기적으로 회의를 개최하고, 수간호사, 진료과 교수, 그 외 대학 관계자와 학생 및 실무 이해 관계자가 서로 만나서 교육이나 중재에 관련된 피드백을 제공하는 것이 있다(Rusch & Bakewell-Sachs, 2007).

대학, 병원, 지역사회까지의 파트너십은 각 조직 참여자의 문화와 가치관을 이해하려는 노력에 대한 투자에 달려 있다. 이 때문에 각 기관의 대표자들간의 계속된 성과 향상을 위한 목표가 필요하다. 교과과정 개발, 학생과 교수진 오리엔테이션, 수행평가와 개선과 같은 활동이 평가와 중재에 중요하지만 파트너십 내의 관계에 초점을 두고 유지하는 것도 그 만큼 중요하다. 또한, 성공을 축하하고, 업적을 인정하며, 공로를 나누는 것은 공통의 문화를 수립하고 파트너십 정신을 유지하는데 필수적이다.

## 단원요약

- 파트너십은 대학, 병원, 지역사회라는 각각의 개체(entity)들 내부에서 그리고 상호간에 '미충족 요구'와 도전과제를 인식하는 것에서 시작한다.
- 자료수집과 의사결정자의 의견은 파트너십에 대한 협상을 위해 이용하는 '갭 분석'의 기초가 된다.
- 파트너십은 신뢰, 존중, 가치 공유, 개방성이 존재할 때만 진전될 수 있다.
- 실행 단계에서 파트너십의 목표, 의사소통전략, 자원, 모니터링(추적관찰) 방법 등이 결정된다.
- 파트너십이 진행되면서 성과 평가에 사용되는 근거가 수집된다.
- 파트너십 결과의 지표인 경험적 참고치는 파트너와 이해관계자들 간에 평가, 분석되고 공유된다.
- 파트너십의 본질적인 속성이 제대로 갖춰지면, 파트너십이 유지되면서 목표 수정과 요구도 검토의 과정이 이루어진다.
- 기관들과의 파트너십 유지에 있어 수행 결과의 출판이나 공로한 직원 격려, 성공 축하식 등과 같은 활동은 매우 중요하다.

## 생각해보기

1. 이 장은 간호조직과 지역사회 간의 협력 관계를 수립하고 유지하는 데 초점을 두고

있다. 만약 대학과 병원간에 발생하는 것처럼 파트너십이 전문직종간이라면, 파트너십 모델에서 어떤 변화가 예상되는가?

2. 기관 간의 공식적인 관계가 항상 가능하거나 필요한 것은 아니다. CNL이 지역사회의 다른 의료기관과 어떤 유형의 비공식적인 협력전략을 세울 수 있는가? 경험적 참고치로서 사용할 수 있는 지표는 무엇이 있는가?

## 학습활동

1. [그림 3-1]의 갭분석을 이용하여 병원의 요구도를 평가하자.
2. CNL 프리셉터와 대학과 병원과의 관계에서 파트너십이 어떻게 이득을 얻는지 확인하자.

## 참고문헌


American Association of Colleges of Nursing. (2007). White paper on the role of the clinical nurse leader. Retrieved from http://www.aacn.nche.edu/Publications/WhitePapers/ClinicalNurseLeader.htm

American Heritage Dictionaries. (2007). *American heritage college dictionary* (4th ed.). Boston, MA: Houghton Mifflin.

Bartels, J. (2005). Educating nurses for the 21st century. *Nursing and Health Sciences, 7* (4), 221-225.

Bartels, J., & Bednash, G. (2005). Answering the call for quality nursing care and patient safety. *Nursing Administration Quarterly, 29*(1), 5-13.

Cheung, R., & Aiken, L. (2006). Hospital initiatives to support a better-educated workforce. *Journal of Nursing Administration, 36*(7/8), 357-362.

Davies, S. M., & Bennett, A. (2008). Understanding the economic and social effects of academic clinical partnerships. *Academic Medicine, 83*(6), 535-540.

Duffy, J. R., Thompson, D., Hobbs, T., Niemeyer-Hackett, N. L., & Elpers, S. (2011). Evidence-based nursing leadership. *Journal of Nursing Administration, 41*(10), 422-427.

Gallant, M. H., Beaulieu, M. C., & Carnevale, F. A. (2002). Partnership: An analysis of the concept within the nurse-client relationship. *Journal of Advanced Nursing, 40*(2), 149-157.

Glazer, G., Erikson, J. I., Mylott, L., Mulready-Shick, J., & Banister, G. (2011). Partnering and leadership: Core requirements for developing a dedicated education unit. *Journal of Nursing Administration, 41*(10), 401-406.

Hix, C., McKeon, L., & Walters, S. (2009). Clinical nurse leader impact on clinical microsystems outcomes. *Journal of Nursing Administration, 39*(2), 71-76.

Hook, M. L. (2006). Partnering with patients—a concept ready for action. *Journal of Advanced Nursing, 56*(2), 133-143.

Institute of Medicine. (2000). *To err is human: Building a safer health system*. Washington, DC: National Academies of Science.

Institute of Medicine. (2010). The future of nursing: Leading change, advancing health. Retrieved from http://www.iom.edu/Reports/2010/The-Future-of-Nursing-Leading-Change-Advancing-Health.aspx

Kerfoot, K. M., Rapala, K., Ebright, P., & Rogers, S. M. (2006). The power of collaboration with patient safety programs: Building safe passage for patients, nurses, and clinical nurses. *Journal of Nursing Administration, 36*, 582-588.

Kimball, B., & O'Neil, E. (2002). *Health care's human crisis: The American nursing shortage*. Princeton, NJ: Robert Wood Johnson Foundation.

Merriam-Webster, Incorporated. (n.d.). *Merriam-Webster online dictionary*. Retrieved from http://www.merriam-webster.com

National League for Nursing Board of Governors. (2003). Position statement: Innovation in nursing education: A call to reform. Retrieved from http://www.nln.org/aboutnln/PositionStatements/innovation.htm

Newhouse, R. P. (2007). Collaborative synergy. *Journal of Nursing Administration, 37*, 105-108.

Pew Health Professions Commission. (1998). *Recreating health professional practice for a new century: Fourth report of the Pew Health Professions Commission*. San Francisco, CA: Author. Retrieved from http://www.futurehealth.ucsf.edu/Public/Publications-and-Resources/Content.aspx?topic=Recreating_Health_Professional_Practice_for_a_New_Century

Rusch, L., & Bakewell-Sachs, S. (2007). The CNL: A gateway to better care? *Nursing Management*, 32-40.

Stanley, J. M., Hoiting, T., Burton, D., Harris, J., & Norman, L. (2007). Implementing innovation through education-practice partnerships. *Nursing Outlook, 55*(2), 67-73.

Stark, P. (2003). Clinical teaching and learning in the clinical setting: A qualitative study of the perceptions of students and teachers. *Medical Education, 37*(11), 975.

Steinhart, C. M., & Alsup, R. G. (2001, May). Partnerships in health care: Creating a strong value chain. *Physician Executive, 27*, 50-56. Available at http://findarticles.com/p/articles/mi_m0843/is_3_27/ai_75451945

University of Maryland School of Nursing, Office of Communications. (2007). *Nursing: Leadership, partnership, innovation* (pp. 1-30). Baltimore, MD: Author. Retrieved from http://nursing.umaryland.edu/sites/default/files/uploads/docs/publications/UM-NURSING-Sprg07.pdf

Vallejo, P., Saura, R. M., Sunol, R., Kazandjian, V., Urena, V., & Mauri, J. (2006). A proposed adaptation of the EFQM fundamental concepts of excellence to health care based on the PATH framework. *International Journal for Quality in Health Care, 18*(5), 327-335.

Wiggins, M. (2006). The partnership care delivery model. *Journal of Nursing Administration, 36*(7/8), 341-345.

Zahner, S., & Gredig, Q. (2005). Improving public health nursing education: Recommendations of local public health nurses. *Public Health Nursing, 22*(5), 445-450.

# 제4장

# 임상간호리더 역할에 대한 모범사례 작성

## 학습목표

- 모범사례를 규정한다.
- 모범사례 개발 단계를 설명한다.
- 모범사례를 위한 조직/시스템 준비의 중요성을 설명한다.
- 모범사례의 구성요소를 설명한다.
- 조직/시스템내에서 임상간호리더 역할의 경제적 가치를 환산하는 방법을 설명한다.
- 모범사례의 질, 안전, 재정적 성과를 설명한다.

임상간호리더(CNL) 역할은 간호 분야에 새로운 비전을 제시한다. CNL은 새로운 시각으로 간호전달체계를 보는 능력을 갖고 기회를 놓치지 않고 변화에 유연하게 대처한다(Ratcliffe, 2010). 또한 병상에서의 간호 수행을 개선하여 미국의학협회에서 언급한 안전문화 조성에 기여한다(IOM, 1999, 2001, 2004). 오늘날 간호전달시스템이 복잡한 건강 요구를 만족시킬 수 없고, 개선이 요구된다(AACN, 2007; IOM, 2010). 맨토로 준비된 변혁적 간호관리자와 환자간호결과 향상과 직원, 환자, 의사 만족도에 초점을 준 간호관리자, 파트너십과 협력과 최상의 실무를 구축하려는데 전념을 다하는 간호관리자는 성공적인 CNL 역할 정립을 위한 기폭제가 된다.

환자간호모델에 CNL이 성공적으로 투입되기 위해 모범사례를 개발해야 한다. 모범사례는 질을 측정하여 경제적인 수치로 보여준다. 재정적 통찰력과 임상적 우수성으로 이러한 변화가 임상과 경영에 긍정적인 영향을 미칠지 예측할 수 있다. 오늘날 보건의료환경에서는 간호관리자가 인력증원이나 새로운 역할 출현이 재정상 이득을 주는지를 증명해 보여야 한다. 많은 의료기관은 수백만 달러의 성공을 거둔 것처럼 간호행정가도 CNL 역할 수행에 있어 성공을 확인하였다. 주요 지표와 측정가능한 성과를 포함한 모범사례는 환자간호 영역이나 대중 혹은 프로그램에서 지원을 받을 때 필요한 재정적, 임상적 영향력을 제공할 것이다. 측정항목 수가 중요한 것은 아니다. 현명하게 선택하고 크게 양보하는 것이 중요하다. 가장 가능성 있는 목표부터 시작하는 것을 명심해야 한다.

## 개선의 시작

### 준비 단계

처음 전략수립 단계에서는 구성원의 인식을 높이고, 조직의 준비 상태를 점검하며, 지원을 얻는 것이 중요하다(Moore, 2006). 그리고 교육과 의사소통계획을 수립한다. 첫 번째 단계는 CNL이 다른 간호직종이나 전문간호사와 어떻게 차이가 있는지 간호관리자를 이해시키는 것이다. 그리고 CNL 역할에 대한 이점을 설명할 수 있어야 한다. 옹호자로서 CNL에 대한 핵심 역할을 생각해야 하며, 효과적이고, 간단명료하게 그리고 현명하게 메시지를 다듬는다.

일단 간호관리자가 CNL 역할을 이해하고 환자 간호를 향상시키는데 얼마나 효과적인지를 알게 되면 조직에 있는 간호직원, 의사, 행정가들을 포함하여 그 외 주요 이해관계자의 지원을 찾기 시작해야 한다. 조직 문화를 아는 것이 필수적이다. 개인적 지원을 얻는 능력과 관계는 매우 중요하다. 지금은 완벽한 재무 분석이 필요하지는 않지만, 기회가 지금이며, 성공 사례를 강조할 필요가 있다.

### 심사숙고 단계

조직에서 간호관리자는 매년 목표의 우선 순위를 설정하다. 만약 올해 간호관리자가 최우선 순위로 CNL 역할 수행을 염두에 두고 있다고 가정하자. 회의나 다른 사람들과의 네트워크 조성, 다양한 문헌고찰을 통해 CNL 역할에 대한 지식을 향상시킬 수 있다. 조직에 가장 적합한 모델을 선택해보자. 경우에 따라 경영과 임상 방법론을 통합하는 것이 유용할 수 있다.

### 맥킨즈의 7-S 개념틀

1980년대 초기에 톰 피터, 로버트 워터맨, 안토니 아토스는 맥킨즈의 7-S 개념틀을 개발하였다. 조직의 효과성을 사정하고 평가하는데 사용하거나 조직이 전략을 달성하는데 얼마나 잘 짜야져 있는지를 평가하였다. [그림 4-1]에서 제시한 맥킨즈의 7-S 개념틀은 전략이 적합한지를 검증한다. (1) 구조, (2) 전략, (3) 직원, (4) 시스템, (5) 양식, (6) 기술, (7) 하위 목표(공유 가치)의 7가지 요소가 있다. 이들 요소는 계층 구조는 없으며, 모든 요소가 상호관계가 있고, 모든 요소가 빠짐없이 평가된다. 이는 크게 2가지로 구분되며, 첫 번째에는 전략, 구조, 시스템이며, 정의하기 쉽고 관리에 영향을 받는다. 두 번째는 공유 가치, 기술, 양식, 직원이며, 정의가 어렵고 관리보다는 기관의 문화에 의해 영향을 받는다(Ginter, Swayne, & Duncan, 2004; Waterman, Peters, & Phil, 1980).

다음은 CNL 역할을 적용하여 7가지 요소를 부연 설명하였다.

1. **구조(Structure)** – 어떤 조직의 보고구조가 계획을 잘 지원할 것인가? CNL은 누구에게 보고할 것인가? 간호관리자나 감독자에게 보고할 것인가?
2. **전략(Strategy)** – CNL 역할 수행은 조직에 경쟁력을 제공할 것인가?

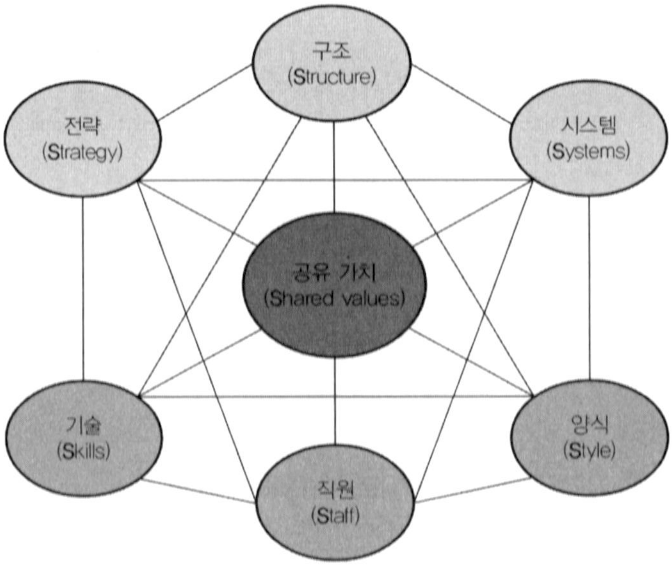


**[그림 4-1] 맥킨즈의 7S 개념틀**

출처 : Waterman, R. H., Peters, T. J., & Phillips, J. R. (1980, June). Structure is not organization. Business Horizons, 14-26.

3. 직원(Staff) – 관리팀이 CNL 역할 수행과 지속적인 성공을 보장하기 위해 필요한 추가 기술과 지식은 무엇인가?
4. 시스템(Systems) – 업무를 달성하기 위해 시스템이 잘 갖춰져 있는가? 조직 전반에 걸쳐 개선된 결과를 어떻게 전파시킬 것인가?
5. 양식(Style) – 간호부는 어떤 양식인가?
6. 기술(Skills) – 계획을 지지하기 위해 직원에게 추가적인 역량을 요구하는가?
7. 공유 가치(Shared values) – 조직 문화는 어떠한가? CNL 역할 통합을 지지하는 문화인가?

### 로스웜-라라비(Rosswurm-Larrabee) 모델

간호관리자와 직원이 따르기 쉬운 근거기반 모델이다. 최상의 근거를 합성하고 실무에의 적용에 대한 중요성을 교육받고 이해한 간호사가 환자간호를 향상시키기 위해 연구를 활용하며, 간호에 대한 옳은 결정을 하도록 지식을 연마한다. [그림 4-2]는 근거기반 모델의 구성요소와 흐름도를 제시하고 있으며, 선택 검토, 최상의 근거 비교, 행동 계획 개발과 변화 지속의 전 과정을 용이하게 하는 방법을 보여준다.

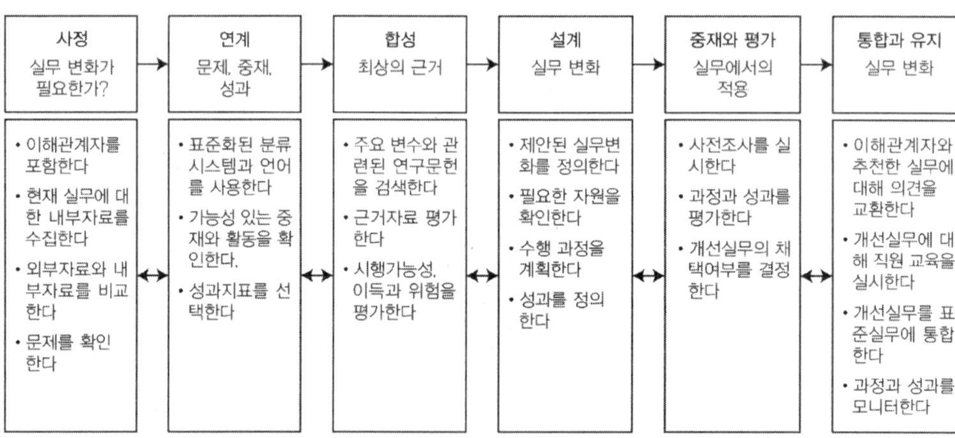


**[그림 4-2] 로스웜-라라비 모형**

출처 : Rosswurm, M. A., Larerabee, J. H. (1999). A model for change to evidence-based practice. Journal of Nursing Scholarship, 31(4). Reproduced with permission of Blackwell Publishing, Inc.

## 모범사례 작성의 실제

### 견고한 토대

간호학의 기초는 리더십과 전문직 실무모델에서 시작되었다. 전문직 실무모델은 간호의 사명과 비전을 지지한다. 측정할 수 있는 근거를 토대로 혁신과 새로운 역할 출현을 지지하는 모델을 선택한다(Smith, Manfredi, Hagos, Drummond-Huth, & Moore, 2006). 실무모델은 직원이 쉽게 이해할 수 있어야 하며, 고신뢰, 평생 학습, 협업과 팀워크, 만족과 서비스 우수성, 환자 결과 향상의 환경을 촉진하고 지지해야 한다.

바람직한 환경을 조성하는 실무모델의 예로 관계기반 간호모델이 있다. Koloroutis (2004)는 환자와 가족을 모델의 중심에 둔다. 다른 간호제공자와의 밀접한 관계를 형성하고, 자기자신을 돌보는 것은 환자나 가족간호에 필수적인 것을 만들어낸다. 관계기반 간호모형은 환자와 가족, 환자와 다른 간호 제공자, 환자와 환자 자신의 관계에서 만들어지며, 긍정적인 관계는 협력을 촉진시킨다. CNL 역할 성공은 리더십, 관계, 신뢰, 기술 구현, 조정과 다각적 통합, 공유된 관리를 토대로 한다. 역할 수행에 선정된 간호사는 리더십과 인력배치를 위해 안정적인 환경을 유지해야 한다.

### 전술과 전략

견고한 모범사례는 CNL 역할 수행을 위한 기반이 된다. 논의과정에서 이것이 마지막 기회가 될 수 있다는 각오로 준비해야 한다; 간결하고 전략적으로 구성되어야 한다. 모범사례는 아이디어를 보여줄 수 있도록 구체적인 사항과 누가, 무엇을, 왜를 포함해야 한다. 성공적인 모범사례는 전략적 계획과 부합하며, 실무에서 개선을 유도하고, 안전과 질, 서비스 우수성의 문화를 뒷받침하는 근거를 기반으로 구축되어야 한다(Simerson, 2011; Harris & Ott, 2008). CNL 역할은 기존 전략과 전술을 지지해야 한다. 소비자의 기대, 시장 경쟁성, 공중보건 성과와 규제로 간호관리자는 간호전달모델을 재설계하고 개선하였다(Rutherford, Lee, & Greiner 2004).

조직이 원하는 성과를 얻기 위한 CNL 활동 사례를 강조하는 것은 우리의 대상자들이 CNL 역할에 대해 익숙해지게 한다. CNL 역할수행 모범사례에 대한 문서 작성 순서는 다음과 같다.

- 겉표지
- 목차
- 요약
- CNL 역할을 강조한 주제 문장
- 간호의 새로운 역할 출현에 대한 배경
- 역할 구분 :
  - 병동관리자와의 차이점
  - 사례관리자와의 차이점
  - 전문간호사와의 차이점
- 질관리와 환자안전
  - 개선된 간호전달모델을 이용한 우수성
    - 간호사 지원
    - 팀워크 육성
    - 관계 향상
  - 고신뢰조직 육성
  - 성과와 운영 목표
  - 간호 통합
  - 시스템 개발
  - 중재를 위한 임상전문가 선택
  - 성공 확산
- 모범사례 목표
  - 기회
  - 측정가능한 지표를 가진 목표와 비교할 사전조사 기간
  - 기대 목표와 비용 절감
- 투자와 재정 분석 개요
  - 1회성 비용
  - 예상된 비용 절감
  - 투자 수익

## 주요 지표 선택

CNL 역할 계획에서 중요한 단계는 우선 순위를 결정하는 것이다. 이 과정을 시작할 때 몇 페이지에 달하는 프로젝트 목록이 있을 수 있다. 현명하게 지표를 선택하라. 간호관리자는 CNL이 다른 프로젝트 수행에 배정되지 않도록 코치하며, 자원을 제공하고 장애요인이나 업무량을 관리해 주어야 한다. CNL은 여러 조직에서 필요로 하는 인력이 될 것이며, 그들이 가지고 있는 전문 기술과 조직 기술도 여러 조직에서 필요로 할 것이다.

가장 최상은 전산으로 지표 관련 정보가 쉽게 접근하는 것이며, 이 방법은 덜 노동집약적이다. CNL은 자료수집보다 병동에서 동료간호사나 다른 직원들과 일하는데 많은 시간을 보내야 한다. 교육받은 응용 프로그램을 이용하여 CNL 스스로 보고서를 만들어낼 수 있으면 역할 성공이라 할 수 있다. 이러한 업데이트된 자료접근으로 다른 시각의 분석 능력을 부여하고, 정보를 신속하게 처리할 수 있게 한다.

## 지표 측정

운영관리나 점수카드 작성, 정기 모임은 CNL 수행 성공이나 수립된 목표를 달성 및 기대한 재정 충족에 매우 중요하다(Ratcliffe, 2010). 세부수준에서 자료를 단순히 검토하는 것 이상의 의미가 있다. CNL과 주요 이해관계자는 포럼을 열어 성과를 검토하거나 점수를 매기거나, 방해요인이나 성과를 논의할 수 있다. CNL이 모임에서 솔직하게 대화할 수 있도록 권한을 부여한다. 이 모임은 최소한 간호행정가와 CNL, CNL 소속 간호관리자로 구성되어야 한다.

계획된 간단한 발표는 주요 이해관계자에게 CNL 수행을 직접적으로 인식할 수 있는 기회를 제공한다. Corbett, Hurko, Vallee (2012)는 계획의 효과성을 결정하기 위해 얼마나 디브리핑이 중요한지를 설명하였다. 계획된 디브리핑은 과정 중 발생한 부산물을 제거한다. 가장 최대의 과제 중에 하는 각 지표에 대한 보고를 어떻게 설계할 것인가를 결정하는 것이다. 이 보고서는 측정된 성공을 시각할 것이기 때문에 초기에 정하도록 한다. 진행사항에 대한 의사소통은 점수카드나 챠트를 이용한다. 목표를 달성하거나 중요한 이정표에 닿으면 매우 축하해 주어야 한다.

## 단원요약

- 간호행정 책임자는 CNL이 간호전달모델에 어떻게 투입되고 경제적 효용가치를 보여줄 준비가 되어 있는지 명확한 비전을 가지고 있어야 한다.
- 주요 이해관계자는 CNL 역할과 조직의 사명과 목표를 어떻게 지원하는지에 대해 교육을 받아야 한다. 역할 수행을 할 때 핵심 메시지를 설명하는 엘리베이터 스피치가 중요하다.
- 첫 번째 CNL이 성공하게 되면 이후 성공을 용이하게 할 수 있다. 지속적인 성공을 위해 오리엔테이션 프로그램을 개발한다.
- CNL 역할 수행에 앞서 임상 조직의 준비성을 평가하는 것이 필수적이다. CNL 역할에 대한 질문에 대한 답을 준비하고, 장애물을 제거하고, 보고체계를 결정하는 것도 성공과 지속성에 매우 중요하다.
- 환자 간호에 수치를 부여하는 지표를 선택하는 것은 CNL 역할 수행에 대한 성공에 매우 중요하다.
- 주요 이해관계자와 정기적인 모임을 개최하여 진행 상황을 검토하고 기회와 장애물을 토의한다.
- 주요 이해관계자와 정기적으로 성공에 대해 의사소통하는 것은 많은 정보와 피드백을 제공한다.
- 지표와 침상에서의 간호 향상에 중점을 두는 것은 CNL 역할을 증진시킨다.
- 지표에 초점을 맞추고 침상(bedside)에서의 간호를 향상시키는 것은 CNL 역할을 증진시킨다.

### 생각해보기

1. 여러분의 기관에서는 CNL 역할에 대해 어떻게 생각하는가?
2. 간호 전략 계획을 가지고 있는가? 그 계획에 CNL 역할이 포함되어 있는가?
3. CNL 역할과 기회를 구현할 곳은 어디인가? 이 환자접점 부서의 문화는 CNL 역할을 지지할 것인가?

## 학습활동

1. CNL 역할에 대한 조직의 준비상태를 평가하자. 조직이 CNL 역할 수행을 지지할 기반을 가지고 있는지, 주요 이해관계자의 지원이 있는지 살펴보자. 그렇지 않다면 역할 수행에 앞서 제거할 장애물은 무엇인지 생각해보자.
2. 역할 수행에 적절한 환자접점 부서를 확인했다면, 지표 목록을 만들어 보자. 성공을 어떻게 측정하고 기대 목표를 어떻게 설정할지 작성하자. 간호와 절차를 개선하고 최대 경제적 가치를 창출하는 계획을 선택해보자.

## 참고문헌


American Association of Colleges of Nursing (AACN). (2007, February). *White paper on the role of the clinical nurse leader*. Retrieved from www.aacn.nche.edu/publications/white-papers/cnl

Corbett, N., Hurko, P., & Vallee, J. T. (2012). Debriefing as a strategic tool for performance improvement. *Journal of Obstetric, Gynecologic, & Neonatal Nursing, 41*(4), 572-579. doi: 10.1111/j.1552-6909.2012.01374.x

Ginter, P. M., Swyane, L. E., & Duncan, W. J. (2004). *Strategic management of health care organizations* (4th ed.). Malden, MA: Blackwell Publishing.

Harris, J. L., & Ott, K. (2008, August). Building the business case for the clinical nurse leader role. *Nurse Leader, 6*(4), 25-28.

Institute of Medicine (IOM). (1999). *To err is human: Building a safer health system*. Washington, DC: National Academies Press.

Institute of Medicine (IOM). (2001). *Crossing the quality chasm*. Washington, DC: National Academies Press.

Institute of Medicine (IOM). (2004). *Keeping patients safe: Transforming the work environment of nurses*. Washington, DC: National Academies Press.

Institute of Medicine (IOM). (2010). *The future of nursing: Leading change, advancing health*. Washington, DC: National Academies Press.

Koloroutis, M. (2004). Professional nursing practice. *Relationship based care: A model for transforming practice* (pp. 117-158). Minneapolis, MN: Creottative Healthcare Management, Inc.

Moore, R. (2006). Take seven successful steps to align your organization. *Plant Engineering, 25*, 33-34.

Ratcliffe, C. J. (2010). Getting to the core of opportunity: Using operational levels of control to improve and sustain compliance. In J. Harris, L. Roussel, S. Walters, & C. Dearman (Eds.), *Project planning and management: A guide for CNLs, DNPs, and nurse executives* (pp. 270-278). Sudbury, MA: Jones & Bartlett Learning.

Rutherford, P., Lee B., & Greiner A. (2004). *Transforming care at the bedside*. IHI Innovation Series white paper. Boston, MA: Institute for Healthcare Improvement. Retrieved from www.IHI.org

Simerson, B. K. (2011). *Strategic planning: A practical guide to strategy formulation and execution*. Santa Barbara, CA: Praeger.

Smith, S. L., Manfredi, T., Hagos, O., Drummond-Huth, B., & Moore, P. D. (2006). Application of the clinical nurse leader role in an acute care delivery model. *Journal of Nursing Administration, 36*(1), 29-33.

Waterman, R. H., Peters, T. J., & Phillips, J. R. (1980, June). *Structure is not organization. Business Horizons, 23*(3), 14-26.

# 제5장

# 임상간호리더 기획의 확산

### 학습목표

- 협력적 실무 모델 내에서 미시체계를 정의한다.
- 보건의료시스템 내에서 임상간호리더를 확산시키는 것과 관련된 필수 단계, 활동 및 획기적 사건을 확인한다.
- 임상간호리더 기획 확산을 위한 의사소통 계획 활동과 방법을 논의한다.
- 임상간호리더 기획 확산을 위해 예산을 수립하고, 고려사항을 확인한다.
- 의료시스템 내에 임상간호리더 확산 결과를 파악한다.

임상간호리더(CNL) 역할의 성공적 수행과 유지는 기회를 창출하고 장애물과 도전을 예상하고 이를 해결하는 전략적 접근에 의해 잘 이루어진다. 이 장에서는 Veteran's Health Administration (VHA)을 예로 들어 거대한 국가 보건의료시스템 전반에 걸쳐 CNL 역할의 구현을 지원하기 위한 전략적 접근의 구성 요소에 대해 설명한다. CNL 확산 전략의 개발, 수행 및 평가에 포함될 구체적 활동들의 예와 중요한 구성 요소가 기술되어 있다.

2010년 VHA의 간호부(Office of Nursing Services, ONS)는 5년 동안 시스템 전반에 걸친 모든 간호 제공 시점에서 CNL 역할의 완전한 구현을 지원하기 위해 CNL 확산 계획서를 작성하였다(ONS, 2010). 초창기에 이 계획은 범위, 프로젝트수행주기, 구체적 활동, 연간 비용 및 성공의 지표를 정의했다. 포트폴리오의 구체적 내용은 다음과 같다.

- CNL 역할 수행 및 유지 중 발생하는 장애물을 극복한다.

- CNL 역할을 환자 간호 모델에 적용하고 완전히 통합한다.
- 질, 안전 및 효율성을 환자 간호 전달 체계에 객관적으로 포함시킨다.
- 간호대학 및 다른 직종의 실습기관과 협력적 파트너십을 강화한다(ONS, 2010).

CNL 확산 계획을 미국 내 VHA 시스템 전반에 완전히 이행시키는데 있어 예산의 제약, 미국 내 지역에 따라 CNL 역할에 대한 이해와 경험에서의 일관성 부족, 역할 수행 중 병원에 대한 지속적인 컨설팅 지원 부족 등 다양한 어려움이 있었다. 다년간의 CNL 확산 계획은 이러한 문제들을 해결하고 미시체계 수준에서 의료 전달 및 임상 프로세스를 크게 향상시키도록 설계되었다(ONS, 2010). CNL 역할에 현재와 미래의 인력 배치 계획과 중요한 파트너십을 형성하는 것이 포함되어 있는데 이것은 VHA와 의료계 내에 CNL 역할을 받아들이고 통합시키도록 하는데 기본적인 사항이었다.

이 장의 나머지 부분에서는 VHA의 CNL 보급 계획 구성 요소의 활동을 설명하고 컨설팅 지원을 위한 핵심 활동과 중점 영역을 간략하게 설명한다. 의사소통 및 자원의 영향에 대한 우선적 관심 사항과 시스템, 조직 및 미시체계 수준에서 평가 방법의 예가 제시되어 있다. 이 장의 내용은 컨설팅 활동 및 모든 수준의 이해관계자의 참여로부터 얻은 통찰력을 통합하고 있다. CNL 역할 수행 및 유지를 지원하는 CNL 확산 계획의 중요성이 강조되었으며, 미시체계 수준의 전문직 종사자 팀에 대한 내용이 강조되었다.

## 임상간호리더 기획 확산을 위한 활동 : VHA 사례

이 부분에서는 VHA의 CNL 확산 계획 구성 요소에 따른 활동에 대해 설명한다. 포함된 활동은 다음과 같다:

- 관리지원팀(Management Guidance Team) 구성
- CNL 역할 수행 및 평가 자문 서비스의 구축
- 미시체계 개선을 위한 교육조직(Academy for the Improvement of Microsystems, AIM)
- 실무에서 CNL로의 전환을 위한 교과과정 개발 및 실행
- CNL이 되기 위한 필수 사항(requirements)을 이행하고자 하는 VHA 직원에 대한 자금 지원과 자금 확보를 위한 협력

초기 활동으로 조직 전반의 미시체계 수준에서 CNL 역할을 재설계하기 위해 다양한 이해관계자 그룹이 하루 종일 소집되었다(Harris, 2011). CNL 확산 계획의 이론적 토대와 2016년까지 시스템 전반의 모든 시설에서 CNL의 비전을 검토했다. 장애물을 파악하고 건전한 모범 사례의 요소를 도출하고 마케팅 전략을 제안하고 확산 측정 방법에 대해 논의했다. 미시체계 개선을 위한 교육조직(AIM)이 처음으로 만들어졌는데 이는 CNL 확산 계획의 여러 구성 요소 활동을 통합하는 역할을 하였다. 관리지원팀은 다양한 확산 계획 활동에 대한 피드백을 고려하고, CNL 역할 수행에 관한 결정을 내리고, 5년간의 확산 계획 기간 동안 정기적인 모니터링과 감독을 하기 위해 만들어졌다. 국가적 리더십 지원의 중요성은 충분히 인정받았다. 심층적 초기 이해관계자 모임에 이어 CNL의 역할이 현재와 미래의 간호사 인력 배치 계획에 포함될 것이라는 기대가 모든 의료 센터 책임자에게 전달되었다.

VHA의 CNL 확산 계획의 둘째 활동은 VHA 의료 센터, CNL 교과과정을 제공하는 학술 단체, 개별 CNL 학생 및 프리셉터에 대한 상담 및 지원을 제공하기 위해 CNL 수행 및 평가 서비스를 수립하는 것이었다. 보다 구체적으로 말하자면, 임상 및 학업 파트너십 육성, CNL 역할 수행 및 유지를 위한 환경 준비, CNL 프리셉터 발굴, CNL 역할의 영향과 관련된 측정 항목의 개발 및 향후 분석, 확산 계획에서의 다른 활동과의 협력, 조사 결과 보급 및 경과 보고서 제출이다(ONS, 2010).

CNL 역할 수행 및 평가 서비스의 핵심 활동은 시스템의 요구 사항을 사정하고, 성공의 척도를 수립하며, 이해관계자의 요구에 반응하는 것이었다. 이러한 활동은 CNL 보급 계획의 전 과정 동안 진화하였다. 2012년 4월에 실시된 시스템 수준의 갭 분석(gap analysis)을 통해 병원의 간호 행정가들이 자문 활동과 성과 지표를 개발하도록 하였다. 요청한 시설의 필요에 따라 개별적으로 협의된 현장 방문은 효과적인 전략과 실무를 공유하고 시스템 전반에 지원 네트워크를 구축할 수 있는 기회를 제공했다. 공통 요구 사항을 해결하고 CNL 역할 수행의 표준화를 촉진하며 효과적인 실무를 보급하기 위해 개발된 자원 도구 키트(resource tool kit)에의 접근을 통해 온라인 상담 지원을 할 수 있었다. CNL의 국내 가상커뮤니티(virtual national community)는 CNL 및 미시체계 이해관계자에게 문제를 논의하고 접근 방식을 공유할 수 있는 기회를 제공하는 온라인 작업 공간과 매월 열리는 생생한 CNL 회의를 중심으로 성장했다. CNL 활동과 성과의 보급은 단계별 훈련과 작문 코치의 도움을 제공하는 가상 원고 개발 워크샵(virtual manuscript development workshop)을 통해 지원을 받았다.

CNL 확산 계획의 셋째 활동은 간호부와 MidWest Mountain Veterans Engineering Resource Center (VERC) 간의 협업으로 미시체계 개선을 위한 교육조직(AIM)을 만든 것이었다. AIM 협력의 목표는 시스템 재설계와 업무 흐름 개선을 강조하는 전문직간 접근(interprofessional approach)을 통해 CNL 역할의 발전을 촉진하는 것이었다(ONS, 2010). AIM 협업을 위한 비전과 실행 가능한 목표는 시스템 재설계 원칙 및 프로세스를 사용한 심층적인 워크숍에서 만들어졌다. VHA 의료센터의 모든 의료팀과 협력한 AIM은 안내된 학습 세션과 미시체계의 지속적인 개선에 중점을 둔 활동에 참여했다. CNL 팀 구성원 또한 가치, 질, 접근성 및 만족도에 대한 분석기반 의사결정(analytics-driven decisions)의 중요성을 강조하기 위해 현장기반 분석과정(field-based analytics course)을 완료할 수 있는 기회를 제공받았다.

CNL 확산 계획의 넷째 활동은 새로운 CNL이 될 사람들을 대상으로 6개월 동안 CNL 실무전환 프로그램과 교과과정을 개발하고 실행시키는 것이었다. 이 실무전환 프로그램은 경험을 하는 동안 병원 기반의 프리셉터 또는 CNL 멘토로부터 촉진(facilitation)과 멘토링을 받는 것이다. 이 프로그램은 환자 간호의 조정(coordinating care), 근거기반 실무 적용, 전문 간호 환경에서의 간호 제공, 프로세스 개선, 혁신적인 리더십 시연, 정보학과 데이터 분석을 실무로 이행하는 데 필요한 CNL의 지식, 기술 및 능력을 향상시키기 위해 만들어졌다.

CNL 확산 계획의 다섯째 활동은 CNL 학생들이 학업 프로그램을 마칠 수 있도록 필요한 재정적 지원을 제공하는 직원을 위한 VHA 국가 교육 프로그램(VHA National Education for Employees program, VANEEP)을 모델로 한 파일럿 장학금(pilot scholarship) 프로그램을 만든 것이다. 파일럿 장학금 프로그램은 CNL 학생들에게 급여 대체 비용을 제공하여 CNL 학업 커리큘럼의 최종 요구 사항인 400시간의 통합실습을 마칠수 있도록 했다.

## 임상간호리더 역할 지원을 위한 주요 활동

국가 시스템 전반에 걸쳐 CNL 역할 수행을 지원하는데 중추적인 역할을 한 몇몇 자문 활동 및 초점 분야가 있었다. 가장 중요한 점은 공유된 비전과 역할의 개념화를 개발하고 검증하는 일이었다. 간호부(ONS)의 강력하고 잘 표현된 국가적 비전에도 불구하고 개별 시설 및 일부 지역들은 병원 수준의 다양한 이해관계자들 사이에서 공유된 지역 비전을 수립하는 데 종종 어려움을 겪었다. 컨설팅 지원을 위한 기타 주요 초점 분야는 현지(local level)의 핵심 이해관계자 파악, 모범사례 채택, CNL 역할 수행을 위한 병원 계획을 지원하는 능력, 자원이 제한된 환경에서 이해관계자의 지원을 활용하고, 실무 네트워크 공동체(community of practice networks)를 구축하며 성공과 혁신을 공유하기 위한 가상 자원 저장고(virtual resource repositories)를 만드는 것이었다.

## 공유된 비전의 개발 / 검증 및 임상간호리더 역할의 개념화

조직의 맥락에서 먼저 CNL 역할에 대한 이해와 공유된 비전을 만들고 이를 검증함으로써 CNL 수행에 접근하는 것이 중요하다는 사실을 강조하지 않을 수 없다. 이는 시스템의 수준이 전체 국가 의료 전달 시스템인지, 단일 조직이나 개별 간호제공 시점에서의 미시체계의 수준인지에 관계없이 적용된다. 초기에 CNL 역할에 대한 이해와 공통된 비전을 갖지 못하면 오해와 일치하지 않는 기대로 이어질 수 있으며, 초기 시도가 실패할 경우 이를 극복하기 어려울 수 있다(Moore & Leahy, 2012, Vestal, 2011). VHA 시스템에서 간호 리더십에 의해 확인된 장애물 중 특히 문제가 되는 장애물은 CNL 역할 수행에 대한 실패 경험이었다(ONS, 2010).

공유된 비전을 만들고 CNL 역할을 이해하는 것은 초기 성공, 성장 및 지속가능성을 위한 강력한 토대를 제공하는 일련의 활동을 포함한다(Scott & Mensik, 2010). 이러한 활동은 주요 이해관계자가 조직의 맥락에서 역할을 보고, 합리적인 기대치와 의미 있는 결과를 예상하고 정의하며 효과적인 CNL의 특성, 역할 설명 및 역량에 대한 초기 아이디어를 만들어 내는 것을 말한다.

비전을 공유하고 이해하기 위한 효과적인 전략은 CNL 역할의 기원과 CNL 역할의 기원이 조직이 직면한 도전들과 어떤 관계를 맺고있는지에 대한 명확한 이해를 하는 것이다. 일부 조직의 리더는 간호 자원이 조직의 문제를 어떻게 해결하는가를 살펴 보는 경향이 있다. 이것은 CNL 실무의 여러 영역과 CNL 역할이 미시체계 수준의 실무, 절차, 성과에 미치는 잠재적인 이점을 이용하지 않는 역할 구현으로 이어질 가능성이 매우 높다. CNL 역할의 기원에 대한 명확한 설명과 함께 간호 제공 시점에서 일반간호사로서의 역할을 명확히 하는 것은 중요한 기본 전략이다. [표 5-1]은 미시체계 수준에서의 실무에

**[표 5-1] 임상간호리더 역할 개발 요구의 배경**

- 보건의료 전달체계의 질과 안전 문제를 확인하고 질과 안전의 향상을 위한 구조를 개선하고 있음에도 불구하고, 질향상이 더디고(Patrician et al., 2012) 개선 활동들은 현장과 단절되어 있다(Reid & Dennison, 2011).
- 보건의료 요구, 지식, 전달(delivery), 전달체계의 복잡성은 증가하고 있으나(Newhouse & Spring, 2010), 의료환경은 여전히 파편화되어 있고 업무 중심적(task oriented)이다(Bender, Connelly, Glaser, & Brown, 2012; Stavrianopolis, 2012).
- 안전하고 효과적인 돌봄을 제공하기 위해서는 학제간 팀워크와 협동이 기본이나(Bender et al., 2012; Buxton, Chandler-Altendor, & Puente, 2012; Herbert, 2005; Norsen, Oplanden, & Quinn, 1995), 보건의료 인력은 다학제간 실무를 할 수 있는 준비가 잘 되어 있지 않은 상태이다(Newhouse & Spring, 2010; Patrician et al., 2012; Wagner, Liston, & Miller, 2011).

초점을 두고 CNL 역할을 만들게 된 핵심 요소를 보여준다.

미시체계에 초점을 맞추어 환자간호 최전선의 일반간호사로서 CNL 역할을 명확히 하는 것은 CNL 역할 구현의 중요한 초기 단계이다. 이 단계는 기대치를 수립하고 전달하고 평가 척도를 묘사하는 기초 단계이다. 미시체계 및 전문직간 실무(interprofessional practice)라는 용어가 보건의료 분야에서 일상적인 언어의 일부일지라도 CNL 역할 구현에 접근할 때 이 개념의 정의를 명확히 하는 것이 중요하다. [표 5-2]는 서술적 정의를 보여준다. [표 5-3]은 미시체계 초점의 중요성을 분명히 하기 위한 추가적인 사항을 제공하고 있다.

**[표 5-2] 보건의료 미시체계와 전문직간 실무의 서술적 정의**

- 미시체계는 "환자를 포함하여 특정 하위 집단에 보살핌을 제공하기 위해 정기적으로 함께 일하는 소수의 사람들이다. 미시체계는 임상적 목적과 업무 목적, 연결된 과정, 공유된 정보 환경이 있고 수행 결과(performance outcomes)를 생산한다. 시간이 지나면서 진화하며 보통 더 큰 시스템/조직(organization)에 포함되어 있다" (The Dartmouth Institute, 2011).
- 전문직간 실무(interprofessional practice)는 "학문 간 경계를 넘어서 새로운 공통된 방법이나 지식 또는 관점을 창출하는 상호작용을 가져 오는 학문 간 조율되고 응집력있는 연결"이다 (Newhouse & Spring, 2010).

## 주요 이해관계자 확인하기

비전과 이해가 진정으로 공유되기 위해서는 주요 이해관계자들을 확인하고 가능한 빨리 모이도록 해야 한다(Dearman & Davis, 2011). 이해관계자 그룹이나 CNL 역할에 동

[표 5-3] 미시체계의 중요성에 대한 주요 포인트

- 미시체계는 환자와의 실제 만남이 발생하는 환경이다.
- 미시체계는 문화와 실무 패턴이 환자 결과에 직접적으로 영향을 미치는 환경이다.
- 미시체계는 일에 대한 자부심이 번성하거나 훼손되는 환경이다.
- 미시체계는 간호사가 포함된 팀이 탁월한 조건을 조성하고, 보건의료 전달의 변화를 테스트하며, 발견된 사항을 환자 중심 치료에 적용하고, 안전하고 효율적인 치료를 제공하며, 개인이 잠재력에 도달하도록 지원하고, 소매를 걷어붙이고(적극적으로) 일하는 환경이다.

Shinn, J. K., & Ott, K. M. (2010). The clinical nurse leader: Excellence at the microsystems level [PowerPoint slides]. Retrieved from the VHA-ONS shared drive

의하지 않았던 사람들, 그리고 CNL 역할 구현 초기에 예기치 못했던 장애물을 해결했던 사람들에게 적절한 관심을 기울이지 못했을 경우 종종 실패한다(Harris & Roussel, 2011). 이해관계자 확인을 위한 질문은 다음과 같다: 누가 이것의 영향을 받는가? 이것이 그들에게 어떻게 영향을 미치는가? 의도하지 않았지만 영향을 받게 되는 사람은 누구인가? 다른 이해관계자 그룹에 영향을 줄 수 있는 주요 이해관계자는 누구인가? 지원을 극대화하고 장애물을 최소화하기 위해 어떻게 이해관계자 참여를 이끌어 낼 수 있는가?

### 모범 사례(business case) 채택하기

공통된 이해와 공유 비전이 정의되면 견고하고 의미 있는 모범 사례가 이해관계자 참여를 강화하고 구체적으로 바라는 목표의 윤곽을 그리는데 도움이 될 수 있다. 모범 사례를 활용하면 다음과 같은 중요한 질문을 해결하는 데 도움이 될 수 있다: CNL이 무엇을 성취할 수 있는가? CNL 역할 수행이 실제로 무엇을 성취할 것으로 예상하는가? 조직에서 우리가 기대하는 바를 가장 많이 필요로 하는 곳은 어디인가? 예상되거나 기대되는 성과를 달성하는 능력을 극대화시키는 요소는 무엇인가? [표 5-4]는 CNL 역할이 어떻게 미시체계 수준에서 조직에 가치를 더해주는지를 보여준다. 가치 진술문은 모범 사례의 중요한 구성 요소이며 예상되는 CNL 성취도를 다양한 이해관계자들에게 제시하기 위한 틀을 제공한다(Bleich, 2011).

### 임상간호리더 채용을 위한 간호사 모집하기

CNL 역할 구현의 초기 단계에서 많은 조직이 당면한 공통적인 과제는 CNL 모집 기반이 부족하다는 것이다. 조직이 CNL 역할을 받아들이기로 결정할 때 중요한 초기 문제는

**[표 5-4] 미시체계에 가치를 부여하는 CNL 역할**

- CNL 역할은 의료전달모델에 통합되어 있다.
- CNL 역할은 돌봄 제공 시점에서 미시체계에 필요한 상급 기술(skill)을 포함하고 있다.
- CNL 역할은 미시체계 현실의 맥락에서 실시간으로 문제를 사정하고 다룬다.
- CNL 역할은 실무와 결과에 영향을 미치는 패턴을 관찰하고 평가한다.
- CNL 역할은 간호 관리자들과 협력한다.
- CNL 역할은 직접 간호를 하는 직원들을 지원한다.
- CNL 역할은 간호 현장의 문화(point-of-care culture)에 영향을 준다.

그 역할을 수행할 간호사를 어디서 찾을 수 있느냐는 것이다. CNL 역할 구현을 위해간호사를 구하는 두 가지 옵션은 외부 후보자를 모집하는 것과 현재 있는 직원을 CNL 역할로 키우는 것이다. 두 가지 옵션 모두 훌륭한 기회이지만 일반적인 함정을 예견하고 피할 수 있는 사려 깊은 접근이 필요하다. 앞서 언급했듯이 공유된 비전을 개발하고 검증하는 활동 중 하나는 효과적인 CNL의 특성, 역할 설명 및 역량에 대한 초기 아이디어를 공식화하는 것이다(Moore & Leahy, 2012). 이 활동은 외부에서 CNL 후보자를 채용하거나 CNL이 될 사람을 내부에서 선택하고 그를 CNL 역할을 할 수 있는 사람으로 교육시키는 일 모두에서 중요한 활동이다. 두 가지 접근방식 모두에서 마찬가지로 중요한 것은 CNL 교과과정을 제공하는 학계와의 강력한 파트너십이다(Walters, 2011).

VHA 시스템 내의 많은 병원들은 CNL의 역할을 인력 개발의 기회로 생각했으며, 환자 간호를 직접 제공하기를 원하는 실력 있는 간호사 임상가(nurse clinician)를 키울 수 있는 기회로 여겼다. 자문 서비스는 병원이 직원이 CNL 역할로 성장하는 것을 돕는데 필요한 주요 구조, 절차, 관계 및 자원을 확인하고 수립하는 일을 하는 데 도움을 주었다. 성공적인 접근법과 교훈을 공유했으며 미국 내 VHA 병원 전역 및 학계 파트너와의 중요한 연계를 많이 맺었다. 현재 CNL이 없는 지역에서는 (다른 지역 VHA의) 경험 많은 CNL 및 CNL 프리셉터가 온라인상 제공되었다. "자기만의 CNL로 성장"하는데 도움이 되는 질문은 다음과 같다: 우리는 이 작업을 수행하기 위해 무엇이 필요한가? 우리는 현재 이를 지원하기 위해 무엇을 가지고 있는가? 이것을 할 수 있으려면 무엇을 획득하고 개발해야 하는가? 이 과정의 단계는 무엇인가? 각 단계 및 전반적인 프로세스의 시간 프레임(time frame)은 무엇인가? 대안은 무엇인가?

## 이해관계자 활용하기

CNL 역할을 채택하겠다는 결정이 리더십에 의해 내려지더라도 간호사 인력 자원(nurse staffing resource)은 제한적일 수 있다. 자원 환경(resource environment)은 이해관계자 그룹간의 경쟁에 의해 더욱 제한적일 수 있으며 추가적인 간호사 인력의 투입없이 새로운 역할을 창출하는 문제는 간호부 내에서 새로운 저항을 야기할 수 있다(Moore & Leahy, 2012). 자원이 문제가 될 때 생각할 수 있는 중요한 이슈는 조직이 어디에서 지원을 얻고, 얻은 지원을 저항에 영향을 미치기 위해 어떻게 사용하는가이다. 자원경쟁(resource competition, 간호사 확보경쟁)은 의료전달체계 모델이나 접근방식의 변형을 통해서는 충족되지 못하는 요구를 해결하기 위해 CNL의 역할 수행이 필요하다는 것을 드러내는 기회가 될 수 있다. 일단 장애물이 확인되면, 장애물이 어디에 있는지, 그리고 조직이 장애물을 해결하기 위해 누구와 파트너가 되어야 하는지 알아야 하며, 이는 CNL 역할 수행에 대한 조직의 적극적인 지원을 받을 수 있는 기본적인 전략 접근이다.

해결해야 할 또 다른 문제는 자원 거래(resource deals)를 어디서 하는가이다. 이 문제를 통해 자원이 재협상되고 간호가 제공되는 시점으로 자원이 재배치됨에 따라 혁신과 변화를 위한 기회를 확인할 수도 있다. 이해관계자를 활용하는 전략적 접근법은 CNL 역할 구현을 지원하는 일련의 과정에서 특정시기에 특정 이해관계자 그룹을 대상으로 정보의 성격과 타이밍을 설계하는 계층화된 단계적 마케팅 계획이다. 영향력 있는 이해관계자들이 먼저 우위를 차지하는 것은 다른 그룹들 사이에서 저항을 해결하는 데 도움이 될 수도 있다. 만약 같은 방법으로 같은 시간에 모든 그룹을 동시에 참여시키려 한다면, 역으로 이해관계자들이 장벽을 견고하게 하는 결과를 가져올 수도 있다.

VHA에는 여러 프로그램에서 CNL 역할 구현을 지원하는 협력 파트너십의 가치를 보여주는 몇 예가 있다. AIM 협업이 이것의 한 예이다. VHA의 VERC의 사명은 "시스템 엔지니어링이라는 원칙을 보건의료 전달이라는 옷감에 통합"하고 미시체계 과정 및 문화의 개발을 통해 지속적인 향상과 간소한 시스템 설계를 촉진하는 것이다(VERC, 2012). VERC 임무의 초점이 CNL 역할에 특별히 초점을 맞추지는 않지만, 미시체계에서 CNL은 VERC가 팀의 맥락에서 미시체계 과정에 영향을 줄 수 있는 도구를 CNL에게 제공할 수 있는 기회를 준다. 반대로, CNL이 없는 미시체계 팀을 CNL이 있는 팀과 같은 코호트에 노출시키면 CNL 역할에 대한 지식이 강화되고 전문직간(interprofessional) 미시체계 환경에서 팀은 CNL의 특정 포커스 및 기술을 가진 팀원을 소중히 여길 수 있게 된다.

임상 및 근거기반실무 프로그램을 통한 파트너십은 혁신적인 간호 전달 모델에 대한 논의에서 CNL 역할을 유지할 수 있는 기회를 제공하고 소규모 테스트 또는 파일럿 프로젝트를 위한 자원 재배치 고려 사항 또는 제안에 참여할 수 있도록 한다. 이러한 활동은 모범 사례에 대한 근거를 구축하고, 조직의 지식을 향상시키며 가치와 문화에 영향을 준다. 근거기반실무 프로그램 활동과의 제휴는 CNL 및 미시체계 팀이 최선의 근거, 임상 전문 지식 및 환자 선호도에 근거한 실무 변화를 고려하도록 한다. CNL을 포함한 팀을 위한 워크샵은 미시체계의 근거기반실무를 촉진시키는 영역에서 CNL의 역량 개발을 지원한다. [표 5-5]는 CNL이 어떻게 미시체계에게 영향을 줄 수 있는지에 대한 예를 보여준다.

**[표 5-5] 미시체계에 영향을 주는 CNL 실무**

- 지정된 미시체계의 환자 결과(patient outcomes)
- 안전성, 효과성, 적시성(timeliness), 효율성, 질 및 환자 중심의 정도
- 임상 결과의 다양성
- 위험에 대한 비판적 평가 및 완화
- 요구 패턴과 맞춤형 중재 제공
- 근거기반실무 수행
  - 돌봄을 촉진하고 조정하고 제공하기 위해 근거기반실무 실천
  - 환자의 결과에 영향을 미치는 근거기반실무에 다른 간호사들을 참여시킴
- 매일의 기능으로써 질과 안전 고려
  - 실무 재설계, 업무 흐름 개선, 과정 조율
- 결과에 의해 도출된 변화 수행
- 다학제팀 환경 조성
- 학습 및 문제해결 커뮤니티를 만들기 위한 협력

## 실무 공동체 만들기

의료시스템에서 CNL 역할 구현을 확산시키기 위해 고안된 활동들의 일차적 고려 사항은 전체적인 노력의 규모이다. VHA와 같은 전국적 시스템에서 시스템의 다양한 구성 요소 전반에 이해관계자들을 참여시키는 것은 어려운 도전이다. CNL 실무라는 가상 공동체는 적응 변화를 지원하는 연결(connections) 및 의사소통을 향상시키는 수단을 제공하며(Harris & Roussel, 2011) 지리적 경계를 넘어선 조직의 지식을 구축한다. 처방하는 식의 하향식 기틀(prescriptive top-down frameworks)보다는 가상 커뮤니티를 사용

하는 것이 다양한 관계를 조성하고 현장에서 발생한 행위에 대한 토론을 활발하게 한다(Harris & Roussel, 2011).

VHA CNL Practice SharePoint 사이트는 VHA에서 CNL의 역할, VHA 이니셔티브 및 VHA 전역에서 CNL의 실무에 대한 정보에 쉽게 접근할 수 있도록 하기 위해 만들어졌다. 이 자원 저장소는 CNL 역할 구현을 지원하는 다양한 도구를 포함한다. 공유 작업 공간은 실무전환 프로그램에 참여하는 새로운 CNL 및 원고 작문 워크샵에 참여하는 CNL과 같은 특별 그룹에게 제공된다. CNL Practice SharePoint 사이트는 주로 CNL 및 CNL 학생을 위해 만들어졌지만 이 사이트의 정보 및 도구는 다른 이해관계자들에게

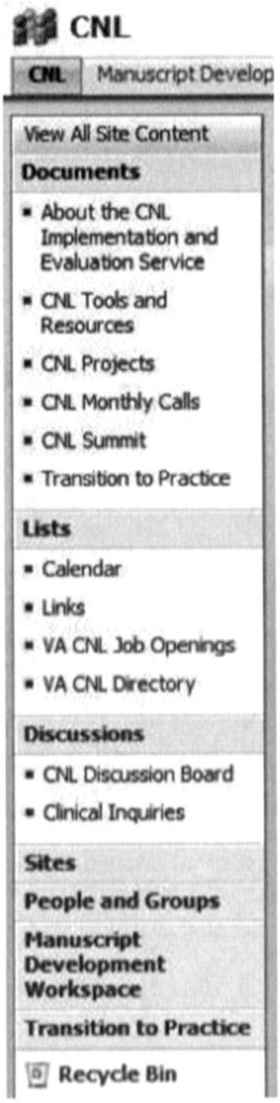


[그림 5-1] VHA 사례 : CNL 정보공유 싸이트 메뉴

도 매우 유용하다. [그림 5-1]은 VHA의 CNL SharePoint 사이트 메뉴이다.

AIM 협업은 또 다른 CNL 온라인 커뮤니티를 제공한다. 지리적으로 분산된 (VHA) 병원들의 간호제공 팀들은 생방송 또는 실시간 Blackboard 온라인 학습 기술을 사용하여 함께 배우고 일한다. 교수진은 시스템 재설계와 지속적인 개선에 대한 지침을 제공하고 치료 시점에서의 간소한 원칙을 강조한다. 팀은 시스템 재설계 코치, 교수 컨설턴트 및 해당 분야 전문가들의 전국적 네트워크에 접근할 수 있다. 특정 요구 사항을 충족하는 프로젝트를 완료한 팀원은 Yellow Belt 인증을 취득하기 위해 시험에 응시할 자격이 생긴다. 팀 프로젝트에 대한 설명은 낭비를 줄이고 처리량을 향상시키며 양질의 치료를 제공하는 실무의 보급을 촉진하기 위해 다른 팀이 이용가능하다.

## 의사소통을 이용한 임상간호리더 기획 확산

의사소통은 모든 대규모 시스템에서 변화가 성공하는데 근본이 된다. 복잡한 적응 시스템의 변화는 정보의 교류와 흐름을 촉진시키는 연결(connections)과 네트워크를 통해 영향을 받는다(Crowell, 2011). 의사소통이 어떻게 생기는지, 의사소통이 되어야 할 필요가 있는 것이 무엇인지, 어떤 이해관계자가 어떤 의사소통에 관여해야 하는지, 의사소통의 장벽을 다루는 전략에 주의를 기울여야 한다(Harris & Roussel, 2011). 많은 병원이 있는 전국의 보건의료시스템에서 존재할 수 있는 다양한 의사소통 유형에 대한 고려를 해야 한다. 의사소통 계획의 핵심 요소는 무엇이 가장 잘 작동하는가 그리고 의사소통의 효율성이 어떻게 검증되는가이다. 공유할 비전을 만들고 검증하기 위해서는 시스템 내에서 그리고 시스템 전반에 걸쳐 효과적인 의사소통 채널이 필요하다. 마케팅 전략의 성공 여부는 정보 전달의 시기와 순서에 달려 있다. 적절하고 효과적인 의사소통 양상에 지속적으로 관심을 기울이지 않는다면 지속 가능한 파트너십과 지지적인 네트워크가 불가능하다.

[표 5-6]은 VHA 시스템에서 CNL 역할 구현을 지원하기 위해 여러 내부 이해관계자 간의 의사소통을 처리하기 위해 사용되는 전략을 보여준다.

포괄적인 의사소통 계획은 내부 및 외부 이해관계자 모두의 의사소통 요구를 확인하는 것이다. 예산은 변화를 확산시키는데 중요하다. 제안된 변화의 경제적 영향을 예측하기 위해서는 조직의 모든 수준에서 존재하는 재정 문제를 고려해야 한다. 국가 보건의료시스템 전반에 걸친 CNL 역할 수행의 명백한 경제적 영향에는 CNL 급여 및 훈련과 관련

[표 5-6] 국가 임상간호리더 지원을 위한 내부 의사소통 기획 예시

| 주요 이해관계자 그룹 | 의사소통 방법 | 빈도 |
|---|---|---|
| 기관의 장 | 리더십 미팅/요약 보고(briefing)<br>전략적 계획 미팅<br>간호 행정가 전화 회의<br>엘리베이터 발언 | 이슈에 따라 표시된 대로<br>연간 보고<br>매월<br>즉석에서 |
| 간호 제공 시점에 함께 일하는 다학제 팀 | 학문 분야별 회의<br>정보 웹 세미나<br>집담회<br>포스터 세션<br>웹 페이지 | 매년<br>분기별<br>매월<br>반기별<br>상시(ongoing) |
| CNL과 CNL 학생 | 전화 회의<br>SharePoint 커뮤니티<br>국내 회의 | 매월<br>상시<br>매년; 반기별 |

된 비용이 포함된다. 이 주요한 변화의 확산과 정착을 위해 필요한 비용은 추가 급여, 기술 및 공동체 구축 비용이 있다. 기대되는 비용을 예측하는 것과 마찬가지로 중요한 것은 CNL 역할 확산과 정착 기간 동안 발생할 수 있는 자원 경쟁과 관련되어 이해관계자가 받을 수 있는 불이익의 영향을 해결하는 것이다. 필요한 자원 배분에 대한 잠재적인 장애물을 해결하기 위한 전략도 예산 계획의 중요한 구성 요소이다. [표 5-7]은 VHA CNL 확산 계획의 구성 요소 비용의 예를 보여주고 CNL 확산 과정 동안 예상되는 경제적 영향을 보여주고 있다.

## 임상간호리더 기획 확산의 결과와 평가

국가 의료시스템 전반에서 CNL 역할을 수행하기 위한 전략적 접근방식에는 바람직한 결과를 평가하기 위한 기틀(framework)을 포함해야 한다는 것이다. VHA의 ONS 비전은 CNL 확산 계획의 주요 목적을 5년 이내에 시스템 전반에 걸쳐 모든 간호 시점에서 CNL을 확보하는 것으로 설정했다. 주요 목표 외에도 추가적인 결과, 이정표 및 성공의 척도가 평가 틀에 포함되어 있다. 확산 계획 구성 요소의 효과, 학업 및 전문 직업 분야 파트너십의 성장 및 개발, 인력 개발, 작업 환경 개선 및 미시체계 성과 향상과 관련된 부가적 척도들도 있다. 여기에는 미시체계 실무의 패턴 변화, 혁신적 변화의 정도, 변화

**[표 5-7] 국가 시스템에 CNL 이행을 지원하기 위한 예산 계획 예시**

| CNL 확산 계획 활동 | 프로젝트 구성별 비용 | | | | |
|---|---|---|---|---|---|
| | 1년차 | 2년차 | 3년차 | 4년차 | 5년차 |
| 미시체계 개선을 위한 교육조직(AIM) (교수, 협력, 과학기술, 면허, Yellow Belt [YB] 인증, 면대면 만남) | 급여<br>스타트업 (start-up)<br>출장 | 급여<br>가상 라이센싱<br>YB 검사하기 | 급여<br>가상 라이센싱<br>YB 검사하기 | 급여<br>가상 라이센싱<br>YB 검사하기 | 급여<br>가상 라이센싱<br>YB 검사하기 |
| 이행과 평가 컨설팅 서비스 (컨설팅 팀 직원, 현장 방문) | 급여<br>출장 | 급여<br>출장 | 급여<br>출장 | 급여<br>출장 | 급여<br>출장 |
| 실무전환 프로그램 (transition-to-practice program) (교과과정 개발, pilot, CNL 학생과 프리셉터당 0.2명의 정규직 직원 필요) | 스타트업<br>출장<br>FTEE offset | FTEE offset | FTEE offset | FTEE offset | FTEE offset |
| 기관 수준 (비용이 영향을 미치는) | 국가 | 국가와 기관 | 국가와 기관 | 국가와 기관 | 국가와 기관 |

FTEE = Full Time Equivalent Employee(정규직 직원)

의 지속가능성, 투자 수익, 새로운 지식의 생성 등이 포함된다.

전략적 행동 계획을 통해 구성 요소 활동의 진행 상황과 이정표 달성을 확인하고 추적했다. AIM 협력에 대한 측정에는 CNL 훈련을 완료한 시설 및 미시체계 팀의 수와 Yellow Belt 인증을 획득한 CNL 수가 포함된다. 실행 및 평가 자문 서비스에 대한 측정에는 현장 방문 횟수 및 병원이 필요로 한 모임이 이루어진 정도가 포함된다. CNL 시행 장벽을 해결한 병원을 도운 것에 대한 성과는 인증된 CNL의 수가 증가하고 실패 기록이 있는 영역에서 새로운 성장 패턴이 나타나는 것이다. 실무전환 프로그램의 성과 측정에는 교육 과정을 성공적으로 마친 새로운 CNL의 수뿐만 아니라 효과적인 실무로의 성공적인 전환을 보여주는 지표들도 포함된다. 이것은 새로운 CNL이 지도력과 CNL 실무의 특정 영역을 통해 미시체계 패턴 및 실무에 영향을 미치는 능력을 통해 입증된다.

이상적으로는 일하는 CNL들이 실무에 영향을 미치기 시작하고 의사소통 및 처리량이 향상되며, 유능하고 일관된 고품질 진료, 부작용 및 병원 내 발생 질환(hospital acquired conditions)의 위험 감소, 환자의 간호에 환자 자신의 참여 증가, 보다 효율적이고 비용 효과적인 간호 실무를 하게 되면서 조직의 성과에 대한 지표들은 향상될 것이다. 보건의료 혁신의 지표는 보다 협업적이고 혁신적이며 근거기반의 치료 팀에서 나올 수 있으며 실무 네트워크를 통한 연결 및 에너지의 증가로 혁신의 확산이 가속화 될 수 있다.

성공을 입증하고 시간과 지출을 정당화하기 위해 예상되는 바람직한 성과를 계획하는 것이 중요하다. 다양하고 참신한 관계(connections)에서 나오는 예기치 않은 결과에 열린 자세를 유지하는 것도 똑같이 중요하다. 보건의료 혁신은 똑같은 일을 더 잘 하는 것이 아니라 오히려 새로운 방식, 상상하지도 못했던 방식으로 일을 하고 이러한 방식에 개방된 자세를 갖는 것이다.

VHA의 CNL 확산 계획이 예상된 주기 동안 진행됨에 따라 교훈을 얻고 지식을 습득하게 된다. 혁신이 자체 발전을 촉진함에 따라 변화의 반복을 수용하기에 충분한 유동성과 적응성을 갖는 방식으로 나아가는 것이 중요하다. 관측에 따르면 특정 CNL 프로그램에서 특정 특성이 일반적으로 나타나고 성공적인 프로그램은 공통적인 강점을 가지고 있음을 알 수 있다. [표 5-8]은 성공적인 CNL 구현 및 지속가능성을 설명해 주고 있으며 [표 5-9]는 CNL 프로그램의 강점을 보여주고 있다.

**[표 5-8] 성공적인 CNL 이행과 유지를 위한 열쇠**

- 비전과 기대를 이해하고 공유하며 CNL 역할을 지원하는 리더십
- 지식이 풍부하고 역할의 가치를 보고, 환자 중심의 양질의 효율적이고 성과 지향적인, 데이터 기반 돌봄으로 특징지어지는 안전한 환경을 조성하기 위해 CNL과 협력할 의사가 있는 미시체계 직원
- 다각적 통합 및 효과적인 의사소통을 위해 CNL과 적극적으로 협력하는 학제 간 팀원
- CNL과 적극적으로 파트너 관계를 맺고 역할 분화를 돕는 전문간호사(advanced practice nurse)
- 시설 직원 및 리더십을 발휘하는 위치에 있는 사람들을 알고 CNL 역할에 대한 지식을 쌓으며 CNL 학생과 프리셉터를 지원하는 학문분야 협력자
- 조직에서 CNL 역할을 구현하기 위한 전략적이고 사려 깊은 접근방법 :
  역할이행으로 가장 이익을 얻을 수 있는 미시체계 공략
  CNL 역할에 적합한 후보자 발굴 및 양성
  성공적인 역할 수행을 위한 임상환경 조성
  조직에 중요한 성공지표 설정 및 평가

[표 5-9] CNL 프로그램의 강점

- CNL 역할 수행은 미시체계에 초점을 두고 통합성을 유지한다.
- CNL과 간호관리자는 진정한 파트너이다.
- CNL 활동은 주로 미시체계 요구에 기반을 두고 있다.
- CNL 역할은 전략적으로 시스템 관점에서 미시체계 성과에 결정적인 것으로 간주된다.
- CNL 프로그램은 인력 개발 이니셔티브를 대표한다.

## 단원요약

- VHA와 같은 주요 국가 의료시스템을 위한 CNL 역할 기획 확산을 지원하고 역할 구현에 대한 장벽을 줄이기 위해 고안된 여러 가지 활동으로 구성되어 있다.
- CNL 기획 확산의 초점은 (1) 시설이 CNL 역할 구현 및 실무를 지원하기 위한 하부 구조를 구축하도록 돕는 것, (2) 시스템 재설계 및 지속적인 리더십향상을 통해 실무에 영향을 미치는 지식과 기술을 현장 진료 제공 팀에 제공하는 것, 그리고 (3) 시스템의 현장 진료 제공 시점에서 새로운 CNL의 효과적인 실무로의 전환을 지원하는 것이다.
- 이해관계자간의 공유할 비전을 수립하고 검증하는 것은 CNL 기획 확산 성공의 핵심이며 조직이 핵심 이해관계자가 조직의 맥락에서 역할을 수행하고 합리적인 기대치와 의미 있는 결과를 예측 및 정의하며 효과적인 CNL의 특성, 역할 설명 및 역량에 대한 초기 아이디어를 공식화하는 데 도움을 준다.
- CNL 역할 수행을 지원하기 위한 협의 전략에는 능력 창출, 이해관계자 활용 및 CNL 실무 공동체 창출 등이 포함된다.
- 잘 계획된 의사소통 계획은 효과적인 의사소통의 장벽뿐만 아니라 정보 요구와 의사소통 패턴을 식별하는 데 도움이 된다. 국가 시스템 전반에 걸친 혁신의 채택과 보급은 교환, 연결 및 네트워크의 성격에 영향을 받는다.
- 예산 고려 사항에 대한 예측은 성공의 열쇠이다. CNL 기획의 비용은 목표, 이정표 및 성공의 척도를 확인하는 기틀(framework)의 맥락에서 평가되어야 한다.

## 생각해보기

1. 이 장의 단원요약에 설명된 CNL 확산 계획의 개별 구성 요소를 검토하자. 당신의 시스템 또는 시설이 지원할 수 있는 요소는 무엇인가?
2. 귀하의 시설이나 시스템은 멘토를 개발하기 위해 어떤 전략을 가지고 있는가?
3. 귀하의 시설에는 CNL의 역할에 대한 공유된 비전이 있는가? 그렇지 않은 경우 공유 비전을 수립하거나 작성하기 위해 어떤 전략을 채택할 수 있을까?

## 학습활동

1. 당신의 조직의 주요 이해관계자를 확인하고 각 조직의 요구를 충족시키는 의사소통 계획을 작성하자. 각 이해관계자가 알 필요가 있는 정보, 정보를 알아야 할 때, 정보를 가장 잘 얻는 방법, 예상해야 할 장벽을 생각하자.
2. 조직이 비즈니스 계획을 사용하여 CNL 역할 수행의 경제적 영향을 투자 수익과 어떻게 관련시킬 수 있을지에 대해 생각하자.

## 참고문헌


Bender, M., Connelly, C. D., Glaser, D., & Brown, C. (2012). Clinical nurse leader impact on microsystem care quality. *Nursing Research, 61*(5), 326-332.

Bleich, M. R. (2011). Measuring the value of projects within organizations. In J. L. Harris, L. Roussel, S. E. Walters, & C. Dearman (Eds.), *Project planning and management*. Burlington, MA: Jones & Bartlett Learning.

Buxton, J. A., Chandler-Altendorf, A., & Puente, A. E. (2012). A novel collaborative practice model for treatment of mental illness in indigent and uninsured patients. *American Journal of Health-System Pharmacology, 69*, 1054-1062.

Crowell, D. (2011). *Complexity leadership: Nursing's role in healthcare delivery*. Philadelphia, PA: F. A. Davis Company.

The Dartmouth Institute. (2011). Background. Retrieved from http://www.clinicalmicrosystem.org/about/background/

Dearman, C., & Davis, D. (2011). Planning a project for implementation. In J. L. Harris, L. Roussel, S. Walters, & C. Dearman (Eds.), *Project planning and management* (pp. 51-63). Burlington, MA: Jones & Bartlett Learning.

Harris, J. L. (2011, August 11). Chicago Deep Dive. Meeting minutes. Retrieved from personal files on VHA shared drive.

Harris, J. L., & Roussel, L. (2011). From project planning to program management. In J. L.

Harris, L. Roussel, S. Walters, & C. Dearman (Eds.), *Project planning and management* (pp. 1-18). Burlington, MA: Jones & Bartlett Learning.

Herbert, C. P. (2005). Changing the culture: Interprofessional education for collabo- rative patient-centered practice in Canada. *Journal of Interprofessional Care, 19* (Suppl. 1), 1-4.

Moore, L. W., & Leahy, C. (2012). Implementing the new clinical nurse leader role while gleaning insights from the past. *Journal of Professional Nursing, 28*(3), 139-146.

Newhouse, R. P., & Spring, B. (2010). Interdisciplinary evidence-based practice: Moving from silos to synergy. *Nursing Outlook, 58*(6), 309-317.

Norsen, L., Oplanden, J., & Quinn, J. (1995). Practice model: Collaborative practice. *Critical Care Nursing Clinics of North America, 7*(1), 43-52.

Office of Nursing Services, Veteran's Health Administration. (2010). CNL spread plan. Retrieved from the VHA ONS shared drive.

Patrician, P. A., Dolansky, M., Estrada, C., Brennan, C., Miltner, R., Newsom, J., . . . Moore, S. (2012). Interprofessional education in action. *Nursing Clinics of North America, 47* (3), 236-241.

Reid, K. B., & Dennison, P. (2011). The clinical nurse leader (CNL): Point-of-care safety clinician. *The Online Journal of Issues in Nursing, 16*(3), 1-11. Retrieved from http://www.nursingworld.org/MainMenuCategories/ANAMarketplace/ANAPeriodicals/OJIN/TableofContents/Vol-16-2011/No3-Sept-2011/Clinical-Nurse-Leader-and-Safety.html

Scott, K., & Mensik, J. S. (2010). Creating conditions for breakthrough clinical performance. *Nurse Leader, 8*(4), 48-52.

Shinn, J. K., & Ott, K. M. (2010). *The clinical nurse leader: Excellence at the microsystems level* [Powerpoint slides]. Retrieved from VHA ONS shared drive.

Stavrianopoulos, T. (2012). The clinical nurse leader. *Health Science Journal, 6*(3), 392-401.

Vestal, K. (2011). Why transformational change often fails. *Nurse Leader, 9*(5), 22-24.

Veterans Engineering Resources Center. (2012). Home page. Retrieved from http://www.newengland.va.gov/verc/

Wagner, J., Liston, B., & Miller, J. (2011). Developing interprofessional communication skills. *Teaching and Learning in Nursing, 6*(3), 97-101.

Walters, S. E. (2011). Foundations of project planning and program management. In J. L. Harris, L. Roussel, S. E. Walters, & C. Dearman (Eds.), *Project planning and management*. Burlington, MA: Jones & Bartlett Learning.

제6장

# 임상간호리더 핵심 역량: 효과적인 의사소통과 팀 협업

## 학습목표

- 서면 및 구두 의사소통, 대인관계, 다양성, 윤리 원칙, 전문적인 간호와 관련된 자아의 효과적인 활용에 대한 개념을 탐구한다.
- 위임 및 감독(supervision), 다학제간 치료 협력, 집단 역학 및 갈등 해결에 대한 개념을 사용하여, 의료환경관리에 대하여 토론한다.
- 강점기반 조직개발(appreciative inquiry, AI), 관계 기반 치료, 결정적 순간의 대화(crucial conversations), 직면과 같은 다양한 의사소통술, 전략과 방법을 설명한다.

임상간호리더(CNL)는 의료 연속선상 전반에 걸쳐 근거기반 치료를 구현할 수 있는 광대한 기회를 가지고 있다. 이 역할의 성공은 효과적인 의사소통술과 환자 중심의 돌봄(care)을 추진하는 대인관계에 달려 있다. 또한 성공적인 정착을 위해 인간 상호작용, 의사소통, 문제해결능력, 갈등 관리, 협업 또는 팀 조정에 대한 기본적인 이해를 필요로 한다.

모든 관계의 질은 타인의 권리를 인식하고 관심을 가지며, 효과적으로 의사소통하는 데에서 기인한다. 효과적인 의사소통은 임상 환경이나 역할에 관계없이, 간호의 모체이며 CNL에게 중요한 도구이다. 특히 소셜미디어, 이메일, 어플리케이션, 블로그, 페이스북, 트위터 등과 같이 비언어적 상호작용을 상당히 신뢰하는 현 시대에 효과적인 의사소통은 더욱 중요하게 여겨지고 있다.

디지털 커뮤니케이션의 출현으로 간호사와 환자간 대면하는 상호작용이 줄었고, 전자제품과 전자 의사소통이 일상이 되어버렸다. 전자제품과 소셜미디어를 통해 건강정보를 접근하여 공유하며 사이버상 연결되는 소비자가 점점 더 많아질수록, 간호사와 환자의 관계를 향상시키고, 즉각적으로 의료를 제공할 수 있는 이러한 사회적 장을 활용한 창의적이고 혁신적인 발전이 불가피해졌다. 디지털 커뮤니케이션의 급증으로 직접적인 서비스가 제공되고, 비용 절약적이며, 의료정보와 피드백을 즉각적으로 제공하게끔 한 반면에, 환자와 간호사간 치료적 교류의 자연스러운 과정과 발전을 더디게 할지도 모른다. 게다가 기술의 발전은 의료진에게 새로운 윤리, 비밀보장, 전문적인 이슈를 제기했다(Ginory, Sabatier, & Eth, 2012; Moubarak, Guiot, Benhamou, Benhamou, & Hariri, 2011).

기술발전의 급증과 관련된 윤리, 비밀보장, 전문적 이슈와 별개로, CNL은 인구통계학적인 변화에 대처하기 위해 준비되어야 한다. 가령 젊은 의료소비자들은 의사소통의 초기 수단으로 소셜 미디어와 다른 디지털 기술 장비를 활용한다. 이러한 결과 이들은 효과적으로 자신의 감정과 의견을 표현하거나, 비판으로부터 대처하는 것이나, 의미있는 관계를 형성하는 등의 성숙한 상호작용 능력을 갖추지 못했을 것이다. 따라서 CNL이 이러한 잠재적인 커뮤니케이션의 장벽에 대해 인식하는 것은 효과적인 상호작용 기술을 형성하고, 젊은 소비자와 가족들에게 건강정보에 대하여 교육하기 위해 대면 상호작용과 다른 기술 활용을 가능하게 한다. 그러나 대조적으로 노화와 감각 손상, 심리적인 상실감, 신체적 변화를 겪는 몇몇의 노년층에게는 토론에 참여하여 그들의 감정을 표현하고 의학적 심리학적 상태를 설명하는데 충분한 시간을 필요로 할지도 모른다. CNL은 전 연령층을 대상으로 일하기 때문에 원격의료, 의료와 관련된 블로그, 휴대폰, 인터넷 등과 같은 기술 발전을 논의할 수 있게 되었다. 연령에 따라 소통하는 방법을 고려하는 것은 CNL에게 아주 중요하다. 그리고 반드시 사람 중심적 접근을 하도록 중재해야 하며, 생애주기에 따른 각 개인의 독특성과 요구(needs)에 부응하고자 하는 의지와 미숙한 대인관계 기술에 대한 존중을 필요로 한다.

신입 CNL의 도전과제는 장단점의 균형을 잘 맞추어 대인관계의 질을 높이는 혁신적인 소통 과정을 만드는 것이다. 건강한 인간 상호작용은 CNL이 소비자의 요구를 처리하고 해결하며 근거기반의 중재를 구현하고 의료 연속체 전반에 걸쳐 개발하고 개선하는 효과적인 구두 및 비언어적 의사소통 기술을 통해 양질의 대인관계를 형성할 수 있는 장을 제공한다.

이 장에서는 효과적인 의사소통, 대인관계, 윤리적 원칙 및 전문직관과 관련하여 광대한 사회적 장에서 자아의 효과적인 활용에 초점을 맞추고 있다.

초반부에는 의사소통, 대인관계술 및 전문직관을 토대로 한 CNL이 지녀야 할 본질적 특성에 중점을 둔다. 후반부에서는 위임, 감독, 다학제 간 협조 조정, 팀 협력, 집단 역학 및 갈등 관리 전반에 필요한 리더십 능력과 의료환경 관리에 대한 원칙들을 통합한다.

## 임상간호리더의 필수 자질

CNL이 어떤 의료시스템에 속해 있느냐와 상관없이, 리더 및 팀원, 팀 리더, 의료 연속체에 걸친 중개인으로서 효과적으로 일하는 의미있는 관계를 신속하게 구축할 수 있는 필수적인 자질 또는 역량을 갖추어야 한다. 필수적인 자질은 나이, 문화, 성별, 언어, 영적 및 종교적 신념, 민족성, 교육 및 사회 경제적 요인에 따라 형성된다. 구두 및 비언어적 의사소통이 적절하고 정확하게 전달되고 수신되도록 내부 및 외부 고객과 대화할 때 이러한 요소를 고려해야 한다.

필수 자질 또는 핵심 역량은 효과적인 의사소통 및 대인관계 구축의 기본 요소이다. 필수 자질은 치료적 자기 이용, 진실성, 온화, 공감, 수용, 성숙 및 자기 인식이다(Antai-Otong, 2008). 우수한 필수 자질은 존중과 사람 중심, 강점 강화, 긍정적인 태도, 인간 존엄 유지를 촉진시키고, 돌봄과 수용을 나타내며 건강한 상호작용 관계를 유지하게 한다.

### 치료적 자기 이용

치료적 자기 이용은 간호의 필수 자질이다. 이는 신뢰와 수용을 싹트게 하고 개인의 경험을 기꺼이 나누게 한다. 개인의 느낌을 나누는 것은 간호사가 다른 사람의 경험에 대한 통찰을 갖도록 한다. 이러한 상호작용 과정은 적극적으로 경청하는 기술(예, 정중함, 인내, 언어적 비언어적 소통의 일치, 상호존중)을 요구한다. 이를 통해 CNL은 지지, 안심, 건강 교육을 제공하고, 적절한 의사결정을 내릴 수 있도록 중요한 자료를 수집할 수 있다.

### 진실성

진실성은 두 번째 필수 자질로, 정직과 신뢰와 관련되어 있으며 방어적인 태도 없는 개방성을 말한다. 진실성과 개방성은 사려깊고 재치있고 신중하고 적절해야 한다. "지금은 당신에게 힘든 시기임에 분명합니다. 어떻게 도와드릴까요?"라고 한다면, 진실성이 구두로 전달될 것이다. 비언어적 의사소통은 악수, 포옹, 적극적 경청태도, 눈 맞춤 및 팔을 접지 않거나 다리를 꼬지 않는 등의 개방적인 신체 행동에서 비롯한다. 진실성을 나타낼 때에는 구두 및 비언어적 의사소통이 일치해야 한다.

### 온화

온화는 세 번째 필수 자질로, 이것은 공감, 인내, 친절, 다른 사람에 대한 관심과 관련 있다. 미소, 악수하는 것 또는 눈 맞춤과 같이 표현될 수도 있다. 온화와 진실성은 종종 동시에 발생하며, 치료적 자기 이용, 양질의 대인관계, 높은 고객 만족과 신뢰, 긍정적인 치료 결과에 중요한 핵심 요소이다. 온화가 부족하면 차갑고 무관심하며 냉혈한처럼 보인다. 이는 불신, 분노, 적의, 형편없는 치료 결과, 낮은 소비자 만족을 유발할 수 있다.

### 공감

공감은 네 번째 필수 자질로 다른 사람의 상황과 감정 및 동기를 자신의 일부가 되지 않고도 간접적으로 경험하며 동일시하는 능력이다. 이것은 다른 사람의 분노, 슬픔, 기쁨, 비통, 그리고 다른 격한 감정들의 의미를 이해하게 한다. 공감은 CNL이 극도로 감정적으로 긴장된 상황을 평가하고 해결하기 위해 객관적인 접근방법으로 활용하게 한다. 다른 사람의 느낌과 동기를 자기의 것으로 간주하는 동정(pity)과는 대조적이다. 동정은 객관성을 떨어뜨리고 타인의 감정을 분리하는 것을 어렵게 하기 때문에 비생산적이다. 이것은 원조하는 형태로 행동하게 되고, 경계가 흐려지며 부적절한 관계로 이끌게 된다.

### 수용

수용은 다섯 번째 필수 자질로, 호의적인 수용과 타인에 대한 신념 또는 인정, 다름의 가치와 관련 있다. 수용 범위는 개인의 가치관, 신념, 성숙, 비심판적 태도 또는 관용, 자기 인식에서 비롯된다. 특히 인종, 연령, 민족, 성별, 종교적 신념 및 의료관행 및 빠른 인구통계학적 변화는 다양성의 가치와 인식, 수용을 더 필요로 한다. 수용의 본질은 존중, 인간 존엄 및 도덕성이다.

예를 들어, 간호사가 "처방전 작성이 잘 되지 않았기 때문에 당신이 꽤 화가 났다는 것을 이해합니다. 그러나 당신이 이렇게 소리치신다면 도움을 드리기가 어렵습니다. 약국에서 무슨 일이 일어났는지 확인하겠습니다. 몇 분 후에 다시 말씀드리겠습니다."라고 하였다고 하자. 이 접근법은 치료적 자기 이용, 진실성, 온화와 배려, 수용을 포함하지만, 확고하고 침착한 태도이다.

### 성숙

성숙은 여섯 번째 필수 자질이다. 성숙은 개인이 신뢰하고 의미있는 관계를 형성하는 것을 수월하게 하고, 공감과 온화를 나타내며, 적절한 판단과 의사결정, 문제해결능력에 활용된다. 성숙의 본질적 속성에는 자신과 타인에 대한 신뢰, 개인의 강점과 약점에 대한 인식, 자기주장적 태도와 자신과 타인에 대한 전반적인 존중을 포함한다. 이러한 성숙한 태도가 부족한 개인은 자신의 실수로 다른 사람을 비난하고, 논쟁적이고 방어적이며, 다른 사람의 긍정적인 면을 보지 못하고, 공적 및 사적 요구를 충족시키기 위해 조작적인 행동을 한다. 또한 타인의 불신과 강한 부정적 감정이 종종 생겨나고, 건강한 대인관계를 형성하는 것이 어렵다.

### 자기 인식

자기 인식은 일곱 번째 필수 자질로, 이는 성숙한 행동에 의해 결정되고, 인간의 강점과 특성, 단점과 약점을 인식하고 이해하는 것과 관련 있다. 사람의 강점과 개선점을 인정하는 것은 다른 사람의 특성을 바르게 파악하는데 도움이 된다. 그것은 개인, 집단 및 조직 영역 내에서 사회가 어떻게 적응할 수 있는지에 대한 객관적인 초상화를 그릴 수 있게 한다. 의미있는 관계를 형성하기 위해 나 자신을 이해하는 것과, 개인적 가치와 전문적 가치를 인식하는 것, 다른 사람들과 타협하는 것은 절대적이다.

자기 인식의 부족은 방어적인 태도를 나타내고, 부정적이거나 건설적인 피드백을 개인화하며, 타인의 이야기를 듣고 차이점을 협상하는 것을 회피하는 결과를 낳는다. 이것은 부적절한 대인관계와 잘못된 소통, 낮은 고객 만족, 열악한 치료 결과를 가져온다.

개인, 그룹 및 시스템과의 복잡성으로 인해 CNL은 앞서 이야기한 필수 자질들을 습득해야 한다. 성공적인 CNL 정착은 효과적인 의사소통술로 자아를 성장시키고, 개인의 균형을 유지하며, 의료 연속체 전반에 걸쳐 연합을 맺고, 기관의 가치와 미션을 발전시킨다. 당연하게도 불신, 성급함, 의미있는 관계 형성 실패, 미성숙한 행동은 적대적인 업무

관계, 갈등, 자원의 소진, 형편없는 치료 결과를 초래한다.

신입 CNL이 자신을 이해하고, 개인, 그룹, 조직 내에서 함께 일하기 위해 필수 자질을 활용하기 시작함에 따라, 개인적 및 전문가적 가치는 사람들과 소통하는 법, 개인의 책임, 개인의 도덕성과 윤리 원칙에 근거한 올바른 판단 및 의사결정을 활용하도록 할 것이다. 다음 장에서 이러한 개념과 CNL 역할에 미치는 영향에 대해 설명하고자 한다.

## 임상간호리더의 전문직관

CNL은 타고난 속성, 지식, 교육 정도, 사회경제적 요인 및 조직의 기대, 가치, 신념과 일치하거나 불일치하는 임상전문지식에 기반한 개인적, 전문직관과 신념 목록을 가지고 있다. 직원과 조직의 가치 불일치는 갈등과 불통의 결과를 초래하고, CNL 역할의 성공적인 정착에 부정적인 영향을 미칠지도 모른다.

전문직관이란 사회적 환경적 책임, 의무, 숙련을 이끌어내는 개인과 조직의 기대와 생각들이다. 이 가치들은 의사결정, 문화적 소통, 판단, 매일의 업무, 실무에 영향을 미친다. 또한 원칙들은 조직의 정책과 미션, 의사결정, 문화, 내부 외부고객과 의료전달에 대한 수용성에 근간을 두고 있다(Lloyd, Wise, Weeramanthri, & Nugus, 2009). 더욱이 성공적인 건강증진 프로그램은 지역사회와 구조, 문화적 가치, 의사소통에 반응하고, 조직의 지역사회 참여와 리더십을 환영한다(Barnett & Kendall, 2011).

CNL 역할에 성공적인 정착을 촉진하기 위한 전문직관에는 이타주의, 책임, 도덕성, 윤리적 원칙을 포함한다. 전문직관과 개인의 가치관은 다음과 같은 개인의 행동 방식을 결정한다.

- 의사소통한다.
- 상호작용관계를 형성한다.
- 갈등에 반응하고 관리한다.
- 의료/간호를 제공한다.
- 실패에 대처한다.
- 민족성과 문화 등 다른 사람과의 차이점을 고려한다.
- 스트레스에 대처한다.
- 성공을 수용한다.
- 다른 사람에게 공감과 관심을 나타낸다.

### 이타주의

이타주의란, 개인적인 보상이나 이익 없이 타인의 행복을 위해, 사심없는 관심 또는 헌신에 대한 관행을 말한다(Yalom & Leszcz, 2005). 진정한 이타주의는 타고나는 것이며, 타인과의 상호작용 속에서 자연스럽게 나타난다. 이는 쉽게 다른 사람을 가치있게 여기고 인정하는 것이 특징적이다. 이타주의의 토대는 개방성, 공감, 진실성 및 다른 사람의 요구에 민감성이다(Watson, 1988).

### 책임/책무

책무와 책임은 상호 연관성이 있다. 책임감있는 사람들은 자신이 무엇을 해야 하고 어떻게 행동해야 하는지 알고 있다. 다른 사람들과 함께 또는 개별적으로 효과적으로 일하고, 예측된 결과를 달성하기 위해 마무리하는 것이 일반적이다. 예상된 결과를 성취하기 위해 전념할 때, 책무와 책임감은 신뢰를 창출한다. 심지어 기대치가 달성되지 못했을지라도, 약속을 지키기 위해 애쓰고, 책임지려는 행동들에서 신뢰가 생긴다. 책임감은 조직의 신뢰와 중요한 리더십 기술을 구축하고 유지하는 믿을 만한 방법이다. 리더십 기술은 이 장의 후반부에서 논의한다.

### 도덕성

도덕성은 다른 전문가적 가치와 비슷하게도 윤리적인 의사결정을 가이드하기 위한 책무와 이타주의의 핵심 요소이다. 이것은 개인이 항상 일관되게 높은 도덕적 특성을 유지하고 나타내는 것을 의미한다(즉, 사회적 문화적 규범과 기대, 전문 표준 지침을 따르는 것이다). 강한 도덕성은 윤리적인 원칙과 도덕적 특성에 통제받는다. 또한 이는 신뢰, 존중, 개인의 자신감, 자존감을 촉진시킨다.

### 윤리 원칙

윤리 원칙과 성실성은 서로 연관성이 있으며, CNL이 실무에 활용가능한 도덕적인 틀을 구성한다. 전문적인 관점에서 볼 때 이것은 직업, 양심, 조직의 최상위 표준과 미션에 따라 행동하는 윤리 강령을 포함한다. 전문가적 실무 원칙에는 도덕성, 정직성, 진실성, 대중의 신뢰를 지키는 의무 준수가 포함된다. 또한 윤리적 원칙에는 다른 사람들의 안녕에 대한 관심을 보이고 보장하도록 전문적 지식과 역량을 발전하고 유지하는 것, 모든 효력이 있는 법과 규정을 준수하는 것, 문화적 다양성과 다원론적 가치를 익히고 존중하는 것, 존엄성과 존중으로 모든 사람을 대하는 것을 포함한다.

CNL 역할이 배치된다면, 의료기관은 그 비용을 정당화 해야 한다. 신입 CNL은 필수적인 자질과 능숙한 의사소통 능력, 전문적 가치, 기꺼이 배우려는 의지에 의해 형성된 비전을 끌어내기 위한 직무 준비를 추구해야 한다. 조직의 미션, 가치, 기대를 이해하는 것은 필수적이며, 이는 외부 조사 결과(The Joint Commision, 의료전달체계 모형, 안전 이력, 임상적 치료 결과, 소비자 만족, 직원 만족 등)로 입증되어야 한다. CNL은 조기 성공을 확보하고, 환경적 및 정책적 요구에 조직적으로 조정하는 연합기구를 수립해야 한다(Watkins, 2003). 가장 성공적인 조직은 지속 가능한 경쟁적 이점과 자산으로써의 리더십을 중요시한다. 이러한 장점은 타고난 리더, 미래의 리더가 될 CNL에게 좋은 장을 열어 준다. 다음으로 신입 CNL에서 전문가 리더로 성장하는 방법에 대해 설명하고자 한다.

## 임상간호리더의 리더십 기술

간호에서 리더십은 필수적인 요소이다. CNL의 역할에서 리더십은 요구되고 장려되기 때문에, 다른 간호사 역할보다 이점을 가지고 있다. 능력 있는 리더는 조직의 성공의 영향을 미친다. 리더는 소통 전문가이고, 연합을 만들어 내고, 문화적으로 민감하고, 기술적인 발전에 능숙하다. 신입에서 전문가로의 전환은 시간이 지남에 따라 나타나고, 리더십 개발을 촉진한다.

전문가의 리더십 발전에는 자신감과 비전, 리더로서, 조직의 가치와 미션 기여자로서 자기에 대한 확신이 필요하다. 일반적으로 초기 리더십 역할은 엄청난 불안과 불확실성을 초래한다. CNL은 효과적인 의사소통 및 비판적 사고 기술을 활용하고, 초기 성공을 널리 알리고, 자신 또는 타인에 대한 건설적인 평가를 통해 불안, 불확실성, 두려움을 극복하는 개인적 특성을 양성해야 한다. 뛰어난 리더는 개인, 그룹, 시스템 공통목표를 향하여 동기부여해 나간다. 경영과 리더십의 핵심역량과 관련된 긍정적이고 현실적이며 자신감 있는 태도는 성공을 예견한다. 핵심 역량에는 조직 신뢰, 의사소통, 문제해결과 의사결정, 문화적 민감성 및 팀 협업 등이 포함된다.

## 조직 신뢰

조직의 신뢰는 입증된 책임, 신뢰성, 개인의 도덕성, 효과적인 의사소통능력, 타인과 협력할 수 있는 능력, 긍정적인 결과를 나타내는 전략 수행 능력을 바탕으로 얻게 된다. 신뢰는 건강한 관계와 효과적인 의사소통이 핵심이다. 신입 CNL에게 즉시 신뢰를 부여하지는 않는다. Baker (1992)에 따르면, 조직 신뢰는 처음부터 타고난 것이 아니라, 모든 교류와 상황을 통해 획득되고 양성된다. 조직 신뢰는 역할 이론에 기반한다.

역할 이론은 조직의 구성원이 시스템 내에서 책임과 역할을 맡게 된다는 것을 가정한다(Biddle, 1986). 리더의 역할 기대는 특정 관점(예; 리더 개인 스타일을 정의한 조직)에서 광범위한 관점(예: 역할이 개인과 다른 사람들이 가지고 있는 조직의 기대에 따라 결정)까지 다양하다. 신입 CNL은 목표, 행동, 결과 뿐만 아니라 성과 및 숙련도를 포함하여 조직 내 역할과 기대를 숙지해야 한다. 이것은 주어진 상황과 교류속에서 필요하다. 신뢰는 실제 또는 예상되는 역할 수행을 기반으로 예측된 행동에서 구축된다. 조직 신뢰의 상당 부분은 역할을 수행하는 개인의 관찰 가능한 일일 사회적 상호작용을 통해 양성된다.

신뢰를 세우는 것은 기본적인 원칙과 행동을 필요로 한다. CNL은 자신감과 인내를 보여주고, 효과적인 의사소통기술을 사용해야 하며, 역할 개발의 일환으로 부여된 기술 숙련도를 검증해야 한다. 데이터 관리, 컴퓨터 활용과 같은 기술적인 역량은 CNL에게 중요하다. 또한 CNL은 다음을 수행해야 한다.

- 주제에 대한 지식과 임상적 역량을 나타내는 것
- 적절한 질문을 하고, 멘토로부터 조언을 구하는 것
- 약속을 지키고 현실적이고 측정가능한 결과를 수립하며, 기한을 지키는 것
- 다른 사람의 위치/지위에 대한 이해를 구하는 것
- 자신감있는 의사소통기술을 사용하는 것
- 일관성과 신뢰를 보여주는 것
- 주제에 대한 진정한 관심과 열정을 표현하는 것
- 다른 사람의 감정과 생각을 수용하는 것(무조건 동의하는 것을 의미하지는 않음)
- 의사결정에 적극적으로 참여하도록 격려하는 것
- 단호하고 건설적인 접근방식으로 지속적인 피드백을 제공하는 것
- 강점과 성공을 인정하고 칭찬하는 것

- 약점을 인식하는 것
- 실패와 약점에 대해 책임을 지고, 경험으로부터 배우는 것
- 결정적 순간의 대화를 효율적으로 관리하여 의사소통 및 관계를 구축하는 것

결정적 순간의 대화(crucial conversation)란, 격한 감정이나 반대 의견, 높은 이해관계 상황으로 인해 발생하는 자발적 또는 비계획적 상호작용을 말한다(Patterson, Grenny, McMillan, & Switzler, 2011). 결정적 순간의 대화 동안, CNL은 종종 이런 상황에 취약하고 적절히 대응할 준비가 되어 있지 않다고 느낀다. 결정적 순간의 대화의 효과적인 관리법은 상황의 본질과 직면하기 전 준비 상태에 달려있다. 예컨대 술 냄새가 나는 동료에게 말하거나, 지속적으로 과제를 마치지 못하는 팀원과 대면하거나, 육아에 간섭하는 친척을 대할 때가 있다. 이러한 상황에 대한 전문적 대응은 종종 개인적인 상황에 대한 대응과 유사하다.

Patterson 등(2011)은 이러한 상호작용에서 어렵거나 또는 감정적으로 격앙된 이슈를 공개적으로 솔직하게 말하고 이것들을 해결하며 동시에 의미있는 관계를 형성하고 유지하는 능력이 정말 중요하다고 주장한다. 이런 의사소통기술을 완벽하게 하려면, 개인적으로나 직업적으로 실습과 전문지식이 필요하다. 자기주장적 의사소통(Assertive communication)이란, 심호흡이나 다른 스트레스 감소 운동을 통해 생리적인 스트레스 반응을 인식하고 효과적으로 관리하고, 또한 극도로 감정적인 상황에서 인지적 또는 지식적 반응을 유지하는 접근법에 기초한다. 이러한 접근법은 CNL이 다른 사람들의 방어적인 태도와 분노를 누그러뜨리면서 설득력있게 자신의 의견을 말하고 표현할 수 있게 해준다.

긍정적이든 부정적이든 모든 상황과 직면은 배우고 성장하는 기회가 된다. 성장은 시간이 지남에 발생하며 간호사 리더의 역할과 기대에 대한 이해에 기반한다. 타인과 함께 효과적으로 협력하고 조직의 사명과 가치를 발전시키며 긍정적인 결과를 도출하기 위해서는 강력한 리더십이 필요하다는 것을 입증하는 연구들이 증가하고 있다. 이러한 개념의 좋은 예가 바로 결정적 순간의 대화이다.

CNL의 조기 성공과 정착을 위해서는 근거기반간호의 역할과 구현에 내제된 조직의 장벽을 확인하고 해결해야 한다. 중요한 장벽으로는 시간 부족, 부적절한 자원, 간호 자율성과 권한 부여(empowerment)의 부족, 문화적인 요인 등이 있다. 이러한 장벽과 근거기반간호와 관련된 실무, 지식, 태도 간의 유의미한 상관관계가 있음을 나타내는 연구들

이 증가하고 있다. 이러한 장벽을 극복하기 위한 해결책으로는 학습 기회, 멘토링, 문화 및 관계 구축, 비용효과적인 결과 등이 있다(Hauck, Winsett & Kuric, 2012; Melnyk, Fineout-Overholt, Gallagher-Ford, & Kaplan, 2012).

최초로 변혁적 리더십과 관련된 간호 자문가의 역할 수행에 초점을 둔 질적 연구에서, 연구 참여자(N=4)가 기술적 역량과 인지적 및 대인관계기술, 위기관리능력이 상당히 부족하다고 결론을 내렸다(McIntosh & Tolson, 2009). 이 연구결과로, 업무에 대한 비전 개발, 멘토 및 챔피언 역할, 자기주장적 의사소통과 대인관계기술을 포함한 변혁적 리더십 기술과 프로세스를 촉진하는 몇 가지 접근방법이 시행되었다. 조직의 지원과 교육 기회를 통해, 역할 개발과 성과 달성 능력을 촉진시키는 효과적인 의사소통과 대인관계기술 개발에 주안점을 두었다(McIntosh & Tolson, 2009).

또한 조직의 신뢰는 CNL의 독특한 공헌, 특히 선도적인 연구중심활동과 실천에 의해 유도된다. 임상간호실무에 대한 연구의 통합은 양질의 의료서비스 제공에 중추적인 역할을 한다(Cummings, Hutchinson, Scott, Norton, & Estabrooks, 2012; Kajermo et al., 2008). CNL은 연구결과를 실무에 활용해야 한다. 이를 위해 CNL은 더 많은 연구를 투명하게 수행하고, 필요한 리더십을 제공하며, 조직 내 모든 직원의 참여를 도모하고, 연구의제를 수립하고, 결과를 개선하기 위해 근거기반실무를 실행해야 한다. 때때로 CNL이 다른 직원들과 함께 연구중심활동을 이끄는 충분한 시간을 제공받지 않았고, 연구를 검토하고 실무에 적용하기 위한 동기부여가 부족할 지라도, 조직의 신뢰를 증진하고 결과를 개선하기 위해 이러한 주도력을 고려하는 것이 중요하다(Chummun & Tiran, 2008). 변혁적 리더십 연구의 결론에 따르면, 성공적인 조직의 신뢰는 효과적인 의사소통과 대인관계기술, 자신감과 인내, 복잡한 상황과 직면에 참여하고 이끄는 임상적인 역량을 필요로 한다.

탁월한 리더들은 조직의 활성화에 대한 목적, 비전, 조정의 중요성을 정확히 이해한다. 리더는 조직의 성공과 기대를 이끌어내는 요소를 분별해야 한다. 의료, 내·외부 고객, 질, 안전에 대한 조직의 기대가 무엇인가? 의료진은 근거 중심의 중재와 임상 결과를 개발하고 실행할 것으로 기대되는가? 복잡한 환자 문제를 해결하고 관리하고, 질개선 활동에 대한 적절한 모니터링을 하는데 어떤 의료 모델이 마련되어 있는가? 조직이 근거기반실무를 받아들이는가? 그렇지 않다면, 이유는 무엇인가? 이러한 질문에 CNL이 자문자답함으로써, 아이디어를 창출하고 조직의 사명과 비전, 기대와 일치하는 틈새시장을 발전시킬 수 있다. 이러한 지식들이 어떻게 CNL 근거기반실무의 이행을 촉진하는 주도력을 발휘하도록 할 수 있는가? 리더십 기술을 활용하여 한 부서, 다른 여러 부서, 더 나아가 전체 조직에서 이러한 실무를 착수하는 방법은 무엇인가? 팀의 성공적인 수행과 이후 긍정적인 결과는 CNL이 연합 구축과 긍정적 결과 수립을 통해 다른 사람들을 참여하는 리더십 발휘 활동 기회를 창출할 수 있음을 보여준다.

탁월한 리더는 조직의 사명과 가치를 발전시키고 개인적이고 전문적인 목표를 개발하는 기민하고 숙련된 의사소통가이다. 분명히 조직의 신뢰는 효과적인 의사소통에 구축되고 이끌려 간다. 다음 장에서는 효과적인 의사소통의 주요 원리에 대하여 살펴보겠다.

## 의사소통

의사소통은 일상에서 기본이고, 뜻밖의 만남과 상황 속에서 나타난다. 이것은 사람사이에 느낌과 태도, 생각, 행동을 전달한다. 의사소통은 복잡하고, 수많은 요소들이 관여하는데, 언어적 비언어적 의사소통, 적극적인 경청, 자기주장, 갈등 관리, 개인과 상황에 대한 독특한 의사소통 이슈가 포함된다. Maxwell (1999)은 효과적인 의사소통가의 필수자질 4가지를 서술하였다.

1. 간단하게 하라 / 간결하고 간단한 메시지를 알려라 – 의사소통은 무엇을 말하는지, 어떻게 메시지를 전달할 것인지를 포함한다. 그것을 단순하게 하는 것이 다른 사람들과의 소통을 돕는다.
2. 다른 사람들에 대한 존경과 믿음을 모두 보여라. 적극적인 경청기술을 활용하라.
3. 신뢰성을 보여주어라 / 진실을 보여라 – 무엇을 말하는지에 대한 자신감과 신뢰를 나타내어라.
4. 정확한 메시지가 전달되는 것을 설명하는 것을 청하라. 의사소통의 목표는 수신자의 어떤 느낌이나 생각, 기억들을 전달하고 다른 사람을 동기화하는 활동이다.

급변하는 오늘날, 의사소통은 대면하는 것 보다는 기술을 통해 전달될 가능성이 높다. 점점 더 많은 사람들이 페이스북, 트위터, 블로그, 스마트 폰, 문자 메시지, 이메일, 전화, 화상 회의 등 소셜 미디어를 통해 소통하고 있다. 또한 점점 더 많은 소비자들이 정보 채팅방과 블로그를 통해 정보를 얻고, 만성질환자들은 인터넷, 휴대 전화, 온라인상 지원 단체를 비롯한 전자기기를 통해 진료를 받고 있다(Kaufman & Woodley,

2011). 장소에 상관없이 의사소통은 많은 수준에서 이루어진다. 의사소통은 건강한 업무 관계를 촉진하고, 정보를 전달하고, 존중을 전달하고, 소비자와 조직의 요구를 충족시키는 기술을 필요로 한다. 이메일에 대한 사려 깊지 못한 메시지나 반응은 단순히 전화를 끊어버리는 것보다 관계에 더 치명적일 수 있다. 기술은 감정, 따뜻함, 눈 맞춤의 인적 요소를 빼앗아 가고, 발신자와 수신자가 구두나 비언어적인 단서보다는 단어를 해독하게 하였다. 대조적으로 대면 상호작용은 언어적 비언어적 의사소통의 장을 제공하여, 메시지를 전달하고 잘못 해석된 비언어적 신호를 명확히 한다. 상호 이해와 존중에 기초한 언어적, 비언어적 의사소통은 CNL이 개인, 가족, 동료 및 조직을 지원할 때 필요하다.

임상 간호사들은 다른 사람들의 반응과 관련된 언어와 비언어적인 메시지를 해독하는 매일의 도전에 직면해 있다. 효과적인 의사소통을 통해 CNL은 인간 상호작용의 복잡성을 인식하고 다른 사람과의 의미 있는 관계를 형성할 수 있다. 병상에서 혹은 환자 또는 가족과, 또는 동료 그룹내에서 상호작용 하거나, 상급자에게 데이터를 제공할 때 CNL은 명확한 메시지 전달을 위해 효과적인 의사소통기술을 구사하고 언어적 및 비언어적 단서를 사용해야 한다. 질적 연구와 양적 연구 모두 임상에서 효과적인 의사소통의 이점에 대한 근거를 제시했다(Engströom & Söoderberg, 2010; Papastavrou, Efstathiou, & Charalambous, 2011).

의사소통 방식은 발달 단계, 성별, 사회 경제적 지위, 성적 취향, 가치관, 종교, 정신적 신념, 건강 관행, 심리학적 요인, 문화, 민족성, 언어 등을 포함한 개인의 차이에 따라 영향 받는다. 사회인구통계학적 변화는 메시지가 어떻게 소통되고 해독되는지에 대한 중요한 역할을 한다. 이러한 변화들은 간호사 리더들이 다른 사람들과 의사소통할 때, 개인적인 특성, 신념, 가치와 다른 사람들의 차이점을 인식할 수 있도록 해 준다. 흔한 의사소통 오류는 경청에 실패한 것이고, 다른 사람의 마음을 읽거나 우리의 마음을 그들이 읽을 것을 기대하지 않는 것에서 비롯된다. 다른 사람들이 우리의 요구 사항과 아이디어에 대응하기 위해 우리는 그들이 무엇을 이해하고 그들이 이해하고 있는 방식으로 그것들을 전달하고 적절하게 반응할 수 있는 방법으로 전달해야 한다(표 6-1 참조).

목소리 톤, 이마나 손바닥에 땀, 복장, 위생상태, 얼굴 표정, 자세, 걸음걸이 등의 몸짓 언어 또는 비언어적 의사소통 또한 잘못 해석될 수 있다. 발신자의 메시지에 대한 정확한 해석을 확실히 하기 위해 비언어적 의사소통을 명확히 해야 한다. 언어적, 비언어적인 메시지는 일치해야 한다. 예를 들어, 만약 사람의 목소리 톤이 크고 그의 이야기가 빨랐다

**[표 6-1] 피드백을 주고 받는 법**

| |
|---|
| • 당신의 의도를 명확히 진술하라<br>• 긍정적으로 공감하라<br>• 구체적으로 하라<br>• 사람보다는 행동에 초점을 맞춰라<br>• 변할 수 있는 행동에 주목하라<br>• 평가하는 것 보다는 설명하라<br>• 방어를 줄이기 위해 "you" 메시지보다는 "I" 메시지로 진술하라<br>• 항상 또는 결코와 같이 일반화 하는 것을 피하라<br>• 조언하는 것을 피하라 |

면, 수신자들은 발신자가 불안하거나 화가 났다고 생각하게 될 것이다. 만약 누군가가 화를 낸다면, 방어적인 태도를 취하는 것보다는 메시지가 전달되는 방식을 평가하는 것이 반드시 필요하다. 언어와 보다 일치된 비언어적 신호들은 더 명확한 메시지를 전달한다. 이는 팽팽한 긴장감이 도는 상황이거나, 논란이 많거나 중요한 결과, 문제 또는 요청을 의사소통하게 될 때 특히 중요하다.

언어적 의사소통은 사람사이에 대화하고 글로 작성된 언어의 교환을 의미한다. 메시지의 발신자는 수신자가 메세지 이해하였는지 추측할 수 없다. 정확한 메시지를 듣고 이해하였는지 언어적 비언어적 단서를 살펴보는 것이 중요하다.

언어적 의사소통은 다음이 필요하다:

- 서두르지 않고 자신감 있는 접근
- 주제에 대한 지식과 준비
- 좋은 눈 맞춤
- 개인적인 공간을 확보하는 것(자신과 타인 사이에 충분한 거리)
- 자신감 넘치는 자세
- 교육, 발달 단계, 성별, 문화, 민족성, 인지적 기능에 기초한 간단하고, 명확한 표현
- 경청 기술(Antai-Otong, 2008)

경청(active listening)은 상호작용하는 것이고, 특히 다중 작업이나 기타 활동을 잠시 중단하고 집중하는 것과 고개를 끄덕이거나 몸을 앞으로 움직이는 것과 같은 적절한 언어적 비언어적 반응이 필요하다. 신체 언어나 비언어적 의사소통은 수신자가 적극적으로

경청하고 있는지에 따라 정의한다. 청취자는 방해하지 않고 그 사람의 생각과 완성된 문장을 말하는 것을 허락해야 한다. 이는 타인의 관점을 충분히 파악하고, 정보를 처리하고, 존중하는 것으로 매우 중요하다. 효과적인 청취자는 집중하고 들은 내용을 요약하며 주제나 핵심 포인트를 경청하고, 증거를 분석하고, 이를 의사소통과정에 통합하고, 적절히 반응한다.

메시지가 명확하게 이해되었다는 증거로 바꿔 말하기, 중심 생각을 재언급하기, 주요 아이디어를 이해하는 질문하기를 통해 전달될 수 있다. 이러한 기법은 비언어적이고 언어적인 의사소통에 대한 가정을 확인하거나 검증하는 훌륭한 방법이다. 메시지 교환의 중요한 요점을 기억하는 쉬운 방법은 당신이 안심했고 편안하게 느끼고 들으며 당신의 감정과 생각을 전달했던 상황을 회상하는 것이다. 다음의 자질들을 활용하는 것으로 효과적인 의사소통을 할 수 있다:

- 치료적 자기 이용
- 진실성
- 온화와 수용
- 가치를 공유하는 것
- 문제를 해결하기 위한 능력에 대한 확신

다음 만남에는 이러한 요인들을 고려해라. 자기 인식은 개인이 다른 사람들과 대화하고 의사소통하는 데 있어 중요하다. 적극적인 경청은 효과적인 의사소통의 핵심이다. 적극적인 청취자는 사려 깊고 공감하며 비심판적이다.

부족한 청취자는 무관심하고, 온화 혹은 유대감이 부족하고, 만남과 상황을 이용하여 개인적인 의제나 가치를 획득한다. 잘못된 듣기 기술은 잘못된 의사소통을 일으킨다. 오해는 언어적 비언어적 단서가 불일치하는 것, 적극적 경청 기술 사용 실패, 상황에 대한 흥미 부족에서 결과로 나타난다. 이것은 비용이 많이 들고, 비생산적이고, 소비자 만족도와 생산성을 떨어뜨린다. 오해는 또한 수동적이고 공격적인 의사소통 기술과도 연관이 있다. 사실상, 유능한 지도자들은 적극적인 의사소통 기술을 사용한다.

자기주장적 의사소통은 모든 사람은 욕구를 충족시키고, 자기 자신을 신뢰하고, 다른 사람들에게 상호 존중하며 느낌과 생각을 표현할 권리를 가지고 있다는 전제에 기초한다. 자기주장은 학습되어지는 것이고, 몇몇 사람들에게는 어려운 것이다. 높은 자존감과 자기 가치, 자기 인식, 그리고 자신감은 자기주장의 지표이다. 비록 단어는 신중하게 표현되어야 하지만, 자기주장과 동일시하라는 것은 아니다. 자기주장적 의사소통 또한 언어적, 비언어적 의사소통과 일치해야 한다.

스트레스는 메시지를 전달받는데 영향을 준다. 일반적으로 극도의 긴장 상태 혹은 스트레스 받은 상황들은 청취자들이 듣고 발신자로부터 메시지를 해석하는 것을 방해한다. 관심이 줄어드는 것은 스트레스와 높은 불안과 긴장과 연관되어 있다. 심박 수와 호흡을 억제하여 스트레스 반응을 줄이기 위한 심호흡 운동을 함으로써 개인의 불안이나 스트레스를 조절하는 것이 중요하다.

불안감이 줄어들면 생각이 더 명확해지고 더욱 집중된다. 스트레스 반응을 관리하는데 실패한 결과 비효과적인 언어적 비언어적 의사소통이 나타나고, 명확하고 공손한 방법으로 메시지가 전달되지 못한다. 고함치고 소리지르고 화내는 반응은 종종 다른 사람에게도 역시 부정적인 반응을 일으킨다. 자기주장적 의사소통의 이점은 다음과 같다:

- 자존감과 자신감을 강화시킨다
- 존중을 촉진시킨다
- 스트레스와 불안을 감소시킨다
- 모든 건강을 촉진시킨다
- 죄책감없이 'No'라고 할 수 있게 한다
- 명확히 느끼는 것, 사고, 생각의 표현을 진술하도록 돕는다
- 다른 사람을 화나게 하는 것 없이 느낌과 생각을 포현하도록 하는 것
- 개방적이고 정직한 의사소통과 상호 존중을 일으키는 것
- 모두에게 유리한 결과(win–win outcome)를 촉진하는 것(더 자세한 것은 [표 6–2] 참조할 것)

대체로 의사소통은 우리 삶의 필수적인 부분이다. 의사소통의 효과성은 다양하고, 당사자들 간의 상호 존중적인 기술, 자기주장적 의사소통술, 언어적, 비언어적 의사소통, 문화적 요소, 자기 인식, 자긍심, 자아존중감에 의해 이끌어준다. 의사소통은 풍요롭고, 진실되고, 정직하며, 개방적인 건강한 대인관계를 촉진한다. 효과적인 의사소통 기술은 긍정적이고 명확한 방법으로 아이디어와 생각을 전달하기 위해 지속적인 미세 조정을 필요로 한다. 또한 진보된 의료환경에서도 긍정적인 결과를 도출하는 문제해결과 의사결정

[표 6-2] 자기주장적 의사소통 테크닉

- 심호흡 또는 다른 스트레스 이완방법을 통해 분노와 격한 감정을 조절
- 단호하지만 친근하게 자신있는 목소리 톤을 사용하라
- 눈맞춤을 포함하여 비위협적인 몸짓 언어를 사용하라(문화적 요인과 적절한 거리를 고려하라)
- "I" 진술문을 활용하라
- 구체적으로 말하라
- 당신이 어떤 의미로 말하는지 진술하라. 예를 들어
  - 직원 회의 때마다 내가 질문할 때 당신이 나를 무시하는 것이 유감이다.
  - 당신이 나를 무시할 때 나는 화가 나고 모욕감을 느낀다.
  - 앞으로는, 내가 질문할 때 당신이 나의 질문에 반응하거나 답해준다면 정말 감사하겠어요.
- 너의 느낌과 사고, 생각을 소유하라("I" 진술문 활용)
- 적극적인 경청기술을 사용하라
- 다른 사람이 그 생각과 말을 완성하도록 허락해라
- 존중을 표하라

기술을 활용하는 효과적인 의사소통이 필요하다(표 6-3 참조).

## 문제해결 및 의사결정

대다수의 CNL은 전문가와 개인적인 가치, 조직 및 소비자에 의해 정의된 문제해결과 의사결정에 참여한다. 문제해결의 계획과 실행에서 올바른 사람들을 개입시키는 것이 중요하다. 문제에 대한 자연스런 반응은 신속하게 대응하는 것이다. 하지만 일부 문제들은 쉽게 해결하기 어렵고, 시간과 자원을 더 필요로 한다. 몇 가지 가이드 라인이 신중한 문제해결 과정을 촉진시킬 것이다.

1. 내부 외부 소비자, 주요 이해관계자의 의견과 리더십으로 인한 문제를 정의하라. 복잡한 문제들을 평가하고, 현재 문제를 면밀히 조사하는 것 때문에 압도당하거나 겁내는 것을 회피한다.
2. 문제의 근본적인 원인을 파악하고, 다른 사람들로부터 의견을 구하라. 브레인스토밍이나 문제에 대한 우선순위를 포함한 다양한 접근방법을 사용함으로써 나타날 수 있다.
3. 우선순위, 필요한 자원, 다른 사람들의 의견 제공, 시간표 등에 근거한 대안을 조사하라.
4. 접근방법을 고려하라.

**[표 6-3] 자기주장적, 수동적, 공격적 의사소통 비교**

| 자기주장적(assertive) | 수동적(passive) | 공격적(aggressive) |
|---|---|---|
| 자신감, 자기존중을 보여줌, 목표 중심적 | 자신보다 다른 사람의 요구에 기울이는 것 | 친밀함, 다른 사람을 조작, 버릇없이 행동하는 것, 위협하는 것을 목적으로 다른 사람을 통해 개인의 필요에 기울이는 것 |
| 적극적인 경청 | 자존감이 낮음 | 자신의 뜻대로 조종하는 |
| 선택 | 버릇없는 몸짓 언어를 사용 | 분노 |
| 개방적이고 정직함 | 자신감 부족 | 복수심을 나타내는 |
| 직접적 | 무력함 | 의심이 많은 |
| 신뢰 | 불신 | 다른 사람 비난하는데 초점 |
| 사람이 아니라, 수용할 수 없는 행동에 초점을 맞춤 | 자신과 다른 사람에게 분노 | 크고 위협적인 몸짓 언어, 강요하는 |
| 몸짓언어와 일치<br>(평범한 목소리 톤, 눈맞춤, 적절한 거리 유지) | 부족한 눈맞춤<br>자기존중 부족<br>죄책감 중심의 의사결정 | 공정한, 경멸적인 |
| Win-win positions | Lose-win positions | Win-lose positions<br>(어떤 희생을 치르더라도 이김) |

5. 실행계획을 수립하라 :
   - 측정가능한, 현실적인, 달성할 수 있는 목표
   - 전략 또는 활동
   - 목표
   - 책임자
   - 자원/예산
6. 계획을 실행하라.
7. 달성을 위한 규명된 문제, 자원, 책임자, 시간에 근거한 과정을 모니터하라.

문제해결 및 의사결정은 조직 내의 모든 수준에서 발생한다. CNL은 핵심 팀원, 내부 및 외부 소비자, 기타 이해 당사자로부터 의견을 획득하는 데 중요한 역할을 하며, 실행 계획, 동향, 추적 데이터 및 결과를 구현하고 문제를 해결하기 위해 관련 정보를 수집한다.

## 문화적 민감성

문화적 민감성은 모든 만남과 상황의 필수적인 리더십 자질이다. 이것은 조직의 신뢰, 의사소통, 문제해결에 영향을 미친다. 본문에서는 문화적 민감성에 대한 개괄적인 개요만을 제시하였다.

인종, 민족, 성별, 나이, 종교, 건강습관, 문화, 언어, 성적 취향, 사회경제학적 지위, 교육정도, 출생지 등과 같이 다양한 고려 사항들이 있다. 모든 만남과 상황에 딱 맞는 접근방법은 없다. 문화적 민감성은 존엄성, 수용성, 인내심과 굴욕과 착취를 피하는 것을 보장하는 개별화된 접근법을 뜻한다. 문화적 민감성은 개인의 소망, 강점, 능력, 선호, 신념, 가치와 일치한다. 사람 중심 접근법은 건강한 대인관계의 필연적인 것이고, 이것은 환자와 의료진 모두를 위한 사회적 맥락과 치료 계획 내에서 고려되어야 한다.

## 팀 협업

통합된 의료전달시스템은 진료조정팀(care coordination team)에 강력한 지원을 제공하여 비용 절감할 수 있는 기회를 제공한다는 합의가 부상하고 있다(Scheetz, Bolon, Postelnick, Noskin, & Lee, 2009). 효과적인 팀은 효과적인 의사소통과 팀 구축 기술 멤버십, 집단 역학을 기반으로 한다.

팀 협업은 상호 업무수행을 향상시키는 발달 단계와 과정을 수반한다. 대인관계와 유사하게 협업은 시간이 지남에 따라 진화하며, 조직의 변화와 성과를 촉진시키기 위해 특정 사람과 자원이 필요하다. 팀 협업의 효과성과 효율성은 팀의 목적, 팀원 구성 및 참여에 의해 결정된다. 비공식적인 팀에서 공식적인 팀까지 팀 편성에서 CNL의 역할은 개별적이고 조직의 요구에 기초한다. 협력하는 팀은 조직에 매우 유용한 기여하는 것으로 밝혀졌다(Palmer, Bycroft, Healey, Field, & Ghafel, 2012; Schoen et al., 2012). 린 씽킹(lean thinking)과 시스템 재설계 방법론을 구현함으로써 팀의 효율성과 효과성을 강화할 수 있다(Zokaei et al., 2010).

린 식스 시그마(lean six sigma)는 대개 “린 씽킹(lean thinking)”으로 알려져 있다. lean의 원칙은 대체로 광범위하게 인식되어 적용가능성을 가지고 있다. 점점 더 많은 조직이 이러한 모델을 구현하여 서비스의 단편화를 줄이기 위한 효율적인 프로세스를 구축하고, 접근성 및 소비자 만족도를 높이고, 줄어드는 의료 자원에 효과적으로 대응한다. 린 식스 시그마의 성공적인 수행은 조직의 모든 수준에서 적절한 팀 구성원을 선발, 훈련, 기획하는 경영진의 리더십과 투자를 필요로 한다.

다음 장에서는 이러한 원칙 이행에 있어 팀 연합의 효과성을 보여 주는 식스 시그마와 연구의 주요 원리에 초점을 두고 있다. George, Rowlands와 Kastle (2004)은 다음과 같이 린 식스 시그마의 4가지 핵심을 설명하였다.

1. 품질과 속도를 향상시킴으로써 고객 만족을 높여라.
2. 낭비와 단편화, 변동을 없애고 흐름을 개선하는 프로세스를 구축하라.
3. 커뮤니케이션과 아이디어의 공유를 촉진하는 팀 협력을 장려하라.
4. 모든 의사결정이 데이터 중심인지 확인하라.

많은 논문에서 환자 진료 과정의 효율성 측면에서 린 식스 시그마 방법과 일차 진료 및 응급 의료와 같은 임상 영역 내에서의 접근 증대에 대한 긍정적인 영향을 나타내고 있다. 또한 다른 연구에서는 협력하는 팀은 연합하여 린 씽킹 방법을 통한 효율성과 임상적 결과를 개선할 수 있는 기회와 허비가 무엇인지 입증하였다(Palmer et al., 2012; Schoen et al., 2012; Scott et al., 2011). 의료 연속선 상에 걸친 환자 여정을 활용하여 질 관리 이슈를 포함한 여러 가지 관심 영역을 조사하였다(Scott et al., 2011). 환자의 여정을 통해, 팀 연합은 의료 연속체에 다양한 관점에서 문제점, 해결책을 식별하고 질 향상 주기(예, plan-do-study-act)를 사용하여 과정을 평가하기 위해 활용되었다. 이러한 자료로부터 나온 정보와 성공과 개선의 영역 모두 정기적으로 모든 팀에게 전달되었다.

팀 협업의 적극적인 일원으로서 CNL은 낭비를 줄이고 고객 만족을 높이고, 협업팀의 가치를 높이기 위해 다양한 구성원들과 함께 협력할 자세를 취해야 한다. 최종 목표는 의료시스템을 재설계하고 지속적으로 유지하는 것이다. 팀 협업을 확립하고 유지하는 전략은 다음 4가지 영역으로 분류된다.

1. **개인 역량** – 개별 역량 개발 ; 공유 프로세스를 수립하고 이해한다.
2. **대인관계 기술** – 그룹 역동성 향상 ; 공통의 목적과 의지를 불러일으킨다.
3. **조직의 구조** – 조직내에 다양한 서비스 사이에서의 장벽을 해결한다(세력권 문제).
4. **조직의 환경** – 더 큰 조직내에서 구별된 특성이 있는 팀을 구축한다.

성공적인 팀 협력은 상호 신뢰와 개방적이고 효과적인 의사소통, 구성원 참여, 명확한 측정 가능한 목표 또는 성과라는 4가지 필수 요소를 필요로 한다(Antai-Otong, 1997).

효과적인 팀 구성을 위해 적절한 구성원의 선발이 필요한데, 이는 기꺼이 참여하고 자신감이 있고 이전 팀에서 입증된 경력이 있으며 효과적인 커뮤니케이션 기술을 사용하는지를 근거로 해야 한다. CNL은 다양한 상황에서 이러한 행동들을 이끌고 팀 구성원으로 참여하고 모델링 하는 능력이 있어야 한다.

성공적인 팀 구축의 중요한 특징은 구성원 참여이다. 구성원 참여는 팀에 대한 헌신과 팀 멤버들에 대한 존중, 팀 역동이해에 대한 열정을 나타낸다. 참여하는 팀원들은 다양성, 진실성, 개방적 태도를 중요시 한다; 그들은 공감을 나타내고, 팀과 목표 달성을 위해 노력한다. 팀원은 더 큰 조직과 연계되어 있음을 느끼며, 다른 사람들과 기꺼이 협력하고 협상할 의향이 있다. 그들이 자신의 역할과 팀에 대한 기여를 중요하게 여기지만, 그들은 공통의 목표에 도달하려는 의도로 자기 자신을 전체의 일부분으로 인식한다(Antai-Otong, 1997).

팀원들은 각기 다양한 개인적인 목표를 가지고 있더라도, 팀은 하나의 공통의 목표를 향해 일하는 집단이다. 팀은 비공식적이거나 공식적으로 형성될 수 있으며, 의료전달시스템내 다양한 분야의 팀원이 포함될 수 있다. 다학제간 팀과 진료 계획은 흔히 전문 분야에서 나타나고, The Joint Commission과 다른 국가의료표준을 준수하도록 요구된다. 이러한 팀은 종종 다양한 규칙, 환자, 가족, 이해관계자 등을 포함한다(Meltzer et al., 2009).

대체로 팀 구성원들은 방대한 기술력과 임상전문지식을 보유하고 있으며, 다재 다능함과 적응력을 길러 주고 전반적인 팀에 가치를 더해 주는 새로운 기술을 개발하도록 격려받고 있다. 팀원들은 팀원에게 문제 해결 작업을 위임하고 목표 달성을 위한 전반적인 프로세스를 모니터링, 동향 및 추적할 책임이 있다. 성공적인 팀은 신뢰, 창의성, 위기 관리 능력을 갖추고, 비난 없이 그들의 생각과 느낌을 공유하는 환경을 조성한다(Pype et al., 2012).

개인적인 목표에도 불구하고, 그 목표들은 더 높은 공통의 목표로 발전시킨다. 예를 들어, Joint Commission 팀은 한 환자의 의료서비스 경로에 따라 추적 조사를 시행하고, 질관리 경영 위원회에 참여할 수 있다. 성공적인 Joint Commission 조사에 대한 준비는 모두가 책임이 있다. 실증적 데이터를 증가시키는 것은 긍정적인 임상 결과가 자기주도적인 팀과 연관되어 있음을 나타낸다. 의료자원의 감소, 복합적 건강문제, 긍정적인 임상 결과를 강조하는 현 시대에서, 팀은 검증된 환자안전 이행률에 대한 비용효과적인 접근을 제공한다(Palmer et al., 2012; Schoen et al., 2012; Scott et al., 2011).

### 팀 선정

팀과 협업 구축의 성공은 선정과정에 달려있다. 협업과 팀 구축은 기존의 지지적 관계를 활용하고, 주요 관계자들과 함께 새로운 관계를 수립하며, 권력의 지위에 있는 사람들과 제휴하고 자원을 동원하는 것을 포함한다. 신입 CNL은 조직 내에서 권한의 위치를 파악하고, 권력의 지위에 있는 사람들과 연합해야 한다. 또한 어떻게 회의가 진행되고 차이점에 대응하며 자원을 관리하고 통제하는지 관찰해야 한다. 마찬가지로 지지적이고 능력있는 멘토나 사람을 찾아내어, 그로부터 조직 내에서 권력과 영향력을 발휘하는 방법을 배우는 것도 중요하다. 조직 내의 영향력 있는 인력은 CNL에 대한 중요한 자원이며 다음을 제공한다.

- **전문적 식견**: 지식, 경험, 역량
- **정보 접근성**: 정보 기술; 컴퓨터, 소프트웨어
- **지위**: 조직 내에서의 영향력과 권력의 수준
- **통제**: 예산, 자원, 재정
- **충성도**: 신뢰할 수 있고, 믿을 만하며, 지지적임(Watkins, 2003)

Watkins (2003)는 협업 구축에 대한 다음의 원칙을 제시하였다.

- **영향력에 대한 맵을 그려라.**

  새로운 리더들의 흔한 실수 중 하나는 수평적 차원(동료, 동기)보다 수직적 차원(감독관, 선임자) 내에서의 영향력 행사에 과도한 시간을 소비하는 것이다. 가장 기본적인 관계는 동료, 학제간 그룹, 소비자 사이에서 수평적인 차원에서 이루어져야 한다. 이러한 관계는 조기 성공을 달성하고, 조직의 수직적 영역에 대한 인프라를 구축할 가능성이 높다.

- **중심인물을 확인하라.**

  팀 구성은 효과적인 문제 규명, 의사결정, 계획 및 결과에 매우 중요하다. 초기 협업 구축시, 내부 및 외부 팀원, 소비자, 이해관계자가 참여해야 한다. 팀원 선발시 개별적인 강점, 교육정도, 해당 영역에 대한 전문적 식견을 갖추었는지 고려해야

하고, 그의 전문적 및 조직의 가치를 지지해야 한다. 그리고 행동, 책무, 책임감과 대인관계 및 의사소통 기술에 대한 기본 원칙들은 집단의 화합을 만들고 유지하는 데 필요한 시간을 줄여 준다. 집단 응집성(Group cohesiveness)은 널리 연구되고 있으며 집단의 기본적인 구성 요소이다. 이는 '우리'라는 의식과 공통의 가치를 창출하고 결속을 다지며, 내부 및 외부 위협으로부터 보호하고 상호 지지를 제공한다(Yalom & Leszcz, 2005).

지지자들은 미래와 공통 가치관에 대한 비전을 공유하며, 전문적이고 조직적인 목표에 대한 상호 존중한다. 그들은 효과적인 대인관계 기술과 팀워크 지향적인 결과를 가진 변화주도자들이다. 일반적으로 반대자들은 무엇이든 반대한다 ; 그들은 변화를 거부하고 미래에 대한 제안된 비전을 거절한다. 또한 팀의 목표가 그들의 영향력이나 권력, 가치, 그리고 목표에 대한 위협이라고 인식한다. 그들은 종종 일반 대중이나 미시체계에서 권력을 행사하는 비공식적인 리더들이다. 협업을 구축하는 과정에서 반대자를 참여시키는 것은 건전한 대인관계를 통해 참여를 유도하는 데 있어 중요한 역할을 하는데, 이는 반대와 저항을 대처하는데 사용되는 에너지를 최소화한다.

- **설득의 도구를 활용하라.**

이러한 도구는 일반적으로 효과적인 의사소통 기술, 특히 적극성 및 조직 내에서 영향력 있는 연합이다(Watkins, 2003). 이것은 다양한 위원회에 의제를 제시하고, 영향력을 확보하고, 의료계 전반에 걸쳐 가시성 및 신뢰성 제고 등을 위해 활용하는 것이 시급하다. CNL은 의료계의 다양한 분야와 교류하기 때문에, 집단 역학의 가치와 원리에 대해 이해하는 것이 중요하다.

### 집단 역학

팀원 또는 리더로서 시작하는 CNL의 흔한 실수는 계획 부족, 비현실적 목표, 부적합한 팀원, 부적절한 자원과 조직의 지지, 그리고 그룹 역동에 대한 지식 부족 때문에 기한 내 목표한 결과에 도달하는데 실패하는 것이다. 이러한 실수를 피하기 위해 팀과 관련된 조직의 조율을 평가하여, 이를 의사결정, 계획 및 중재시 활용하는 것이 중요하다. 다음의 질문을 통해 이러한 목표를 달성하기 위한 전략을 세울 수 있다.

1. 조직의 가치, 목표, 결과와 관련된 팀의 조율은 무엇인가?
2. 팀의 목표, 수행, 기한, 결과가 조직의 목표, 미션, 가치와 일치하는지 확인하려면 어떠한 의사결정이 필요한가?
3. 상호 목표를 달성하기 위한 작전이 무엇인가?
4. 어떻게 하면 의료 영역 전반에 걸친 계획을 구현할 수 있을 것인가?

만약 팀이 올바른 방향으로 나아가거나, 팀의 방향과 초점을 변경해야 한다면, 이러한 질문에 답하는 것이 도움이 될 수 있다. 신입 CNL은 대부분 소단위 부서의 팀원이 되거나 리더가 될 가능성이 크다. 따라서 조직이 미션, 가치 및 목표를 달성하기 위해 팀을 어떻게 활용하는 방법에 대한 지식이 필요하다.

협업과 팀 구축은 효과적인 의사소통, 대인관계 기술, 집단 역학의 지식이 필요하다. 성공적인 집단은 나타난 성과와 그 집단의 조직 효율성, 효과성, 고객 만족도, 비용 절감에 영향력으로 판단될 것이다.

집단 역학은 집단 맥락 내에서의 각 개인들의 상호작용 행동이다. 다른 중요한 대인관계와 마찬가지로, 집단 역학은 각 개인들과 집단 전체를 포함한다. 집단 응집성은 시간이 지남에 따라 진화하고, 이전에 논의된 다양한 이슈에 기초한다. 집단 역학은 사람들이 동의하거나 동의하지 않을 때 모임 그 이상으로 확대된다. 그리고 팀의 목적, 규명된 목표와 성과, 기한, 멤버십에 대한 합의에 도달한다.

집단 발달(group development)에 대한 실증적인 자료는 집단 형성 과정에 대한 일련의 이론들을 보여 준다. 또한 여러 문헌에서 집단의 생존이 다양한 단계를 거치는 자연스러운 과정을 바탕으로 한다는 것을 나타낸다. 예를 들어, 대부분의 사람들은 팀 구성원에 대해 알고 싶어 하고, 팀과 개인의 목표를 이루기 위해 어느 정도의 상호 의존성을 형성하고, 갈등을 효과적으로 관리한다.

Bruce W. Tuckman(1965)의 발달 과정 모델이 가장 많이 인용되며, Tuckman의 모델 및 각 단계는 다음과 같다.

- **형성기(forming)** : 구성원들이 대인관계의 경계와 업무 행동을 정의하는 오리엔테이션 단계
- **혼돈기(storming)** : 집단의 영향력과 업무 요구사항에 저항하고, 사람 사이의 갈등이 특징적이다(내부 갈등).

- **규범기(norming)** : 저항이 줄어들고 집단 응집력이 발생하고 새로운 기대가 나타나며 새로운 역할이 받아들여진다. 구성원들은 자유롭게 느끼고 개인의 의견과 생각들을 나누는데 편안해 한다.
- **성취기(performing)** : 구성원들은 생산적이 되고, 집단의 공동 이익을 위해 일한다. 대인관계는 활동과 성과를 촉진한다(Tuckman, 1965).
- **해산기(adjourning)** : 업무의 완결과 역할의 종결과 관련 있다. 집단은 성공적으로 목표를 달성하였다(Tuckman & Jensen, 1977).

Tuckman (1965) 모델의 개요는 형성기에서부터 집단의 화합과 성과가 발생하는 혼돈기, 규범기, 성취기와, 목적을 달성한 후 집단이 종결되는 단계인 해산기로 변화하는 집단 역학의 정상 상태를 이해하는데 도움이 된다.

조직 내와 통합 관리팀의 발달 단계는 조직과 의료기관의 미션을 발전시키는데 유용하다. 직무 및 전략을 포함한 집단 또는 팀의 의사결정은 건강증진 계획, 교육, 정책 개발 및 조직 지원에 의해 착수될 수 있다.

## 갈등 관리

갈등은 두개 이상의 가치, 믿음 및 의견이 불일치할 경우 나타나고, 각 차이에 대한 조화가 이루어질 때 발생하지 않는다. 갈등은 대게 문화, 성별, 종교, 나이, 건강 습관, 사회경제학적 지위, 교육 정도와 같은 다양한 원인들과 관련된 스트레스와 감정적인 상황에서 자주 발생한다. 갈등의 원인과 상관없이, 모든 관계에 있어서 갈등은 자연스러운 부분이다. 게다가 갈등은 건강, 개인적 발전, 그리고 조직 성장에 필요하다. 의료시스템 변화에 대한 저항은 종종 현재 상황에 만족하고, 변화나 새로운 아이디어에 두려움이 있는 사람들에 의해 나타난다. 사회 및 인구통계학적 변화는 갈등과 이로부터 배울 기회에 대한 경향을 증가시켰다.

당연히 해결되지 않은 갈등은 생산성을 저하시킨다; 이것은 비용이 발생하고, 의욕과 자존감을 낮추고, 무관심을 증가시키며, 종종 폭력이나 다른 부적절한 반응을 야기한다. 갈등 관리를 회피하는 것은 수동적인 행동, 비효과적인 의사소통 기술, 무관심, 갈등이 존재하지 않거나 해결할 가치가 없는 체하는 태도로 나타난다(표 6-2, 6-3 참조).

## 의료환경 관리

마지막 장에서는 위임, 감독(supervision), 학제간 진료 통합을 통한 의료환경 관리에 대해 논의하겠다. 의료환경 관리는 리더십 기술, 효과적인 의사소통, 전문직관, 집단 역학, 갈등 관리의 주제를 포함하여 이 장의 이전 부분에서 광범위하게 논의되었다. 조직내 신입 CNL의 영향력에 대한 이슈들은 다양하고, 이는 교육 수준, 임상전문지식, 리더십에 따라 달려 있다.

조직 관리는 의료시스템 내/외부에서 진화하는 "큰 그림"과 복잡성을 살펴보아야 한다. 또한 CNL은 의료시스템 내에서 의사소통 과정과 강점에 기반한 실무를 향상시키기 위한 새로운 접근방법을 더 잘 이해하고 발견하는 전략을 탐색하는 기회를 제공한다. 그러한 접근법 중 하나가 강점기반 조직개발(appreciative inquiry, AI)이다.

Cooperrider and Whitney (2005)은 AI를 4D Cycle (Discover, Dream, Design, Destiny; 강점 발견, 바람직한 꿈꾸기, 새로운 조직의 설계, 변화의 실행)을 포함하는 건설적이고 인간 긍정의 과정으로 기술했다. AI는 주로 인간관계와, 각 개인과 조직 전체에게 최선을 식별하는 관계형성에 중점을 둔다. 이러한 원칙에 근거하면, 문제를 규명하고, 성공을 분석하고, 현 업무를 기술하고, 가능성을 발견하며, 변화를 위한 시스템, 과정, 전략의 유형을 결정하고, 꿈을 실현하고 지속하는 강점 중심 조직문화를 이룩할 때 긍정적인 조직의 변화가 나타날 것이다. 이러한 원칙들을 준수하는 것은 소단위 부서 수준을 포함한 각 조직내 모든 계층에서 나타나야 한다.

CNL 역할의 성공적 구현은 종종 "참신한 시각"과 능력, 소단위 부서에서 강점기반 접근관리와 리더십 수준에 달려있는 경우가 많다. 이러한 긍정적인 상호작용은 영리한 CNL이 역할의 기본적인 표준 운영과 기대에 대한 정보를 모으기 위해, 연합하는 것을 가능하게 한다. 예를 들어, 주로 관리자로서 주된 업무가 할당된 CNL은 환자를 돌보는 일과 다학제간 팀들과의 협업과 관련된 일상적 문제를 이해할 수 있는 전문적인 임상 기술을 갖춰야 한다. 정신건강 분야에서 전문적 실무 경력을 갖춘 CNL의 경우, 그 역할의 임상 및 행정적 구성 요소로 소단위 부서와 전문 분야 및 조직에서 효과적인 관계를 형성하고 다학제간 집단을 선도하는데 도움이 될 것이다.

또한 중환자 간호실무 경력을 가진 CNL의 경우, 이러한 역량을 통합하고 조직 내의 모든 분야의 직원들과 함께 일할 수 있다. 예를 들어, 시간 관리와 적시에 업무를 완수하는 데 어려움을 겪는 중환자실 신입간호사가 자신의 업무개선과정에 참여하게 되었다.

CNL은 자신의 전문 간호 지식과 행정능력을 활용하여, 신입간호사가 업무개선과정을 이수하면서 그와 함께 개선할 영역과, 시간관리 및 임상기술을 향상하는 방법을 모색할 수 있다. 또한 CNL은 간호관리 측면에서, 간호관리자(unit manager)와 함께 협력하여 그의 강점을 발견하고, 기대된 업무를 수행하지 않은 직원에게 사전 대책을 확립하는 리더십 기술을 강화하는 방법을 규명하기 위해 돕는 역할을 할 수 있다.

종종 임상 영역에서 관리자와 함께 언급되기 때문에, CNL이 다른 사람을 감독하기 위해서는 임상과 관리 측면의 책무 통합을 필요로 한다. CNL은 책임과 의무를 위임하고, 다학제간 팀 연합을 촉진한다. 위임은 간호에서 널리 사용된다. 위임은 특정한 업무를 수행하기 위해, 다른 사람이나 대게 동기 또는 하급자에게 권한과 책임을 부여하는 것을 말한다. 위임을 한 사람은 여전히 책임을 갖고 있고, 위임된 업무에 대한 결과에 대해서도 책임이 있다. 위임하는 결정은 어떤 직무에 위임 받은 사람이 이것을 완수할 능력이 있다는 것을 의미한다. 만약 어떤 절차를 수행하는 것과 같은 기술적인 업무인 경우, CNL은 반드시 자신이 부재시에도 위임받은 개인이 그 할당된 업무를 수행할 수 있는 능력을 갖추었는지 관찰하고 판단해야 한다. 또한 위임된 업무를 수행하는 역량은 위임에 동의한 개인의 책임이기도 하다. 예를 들어 CNL이 중요한 검사결과를 보고해야 하는 책무가 있을 경우, 구두, 서면 기록 및 관찰을 통해 증명하는 것이 중요하다. 관리 행정상 할당된 업무의 위임에도 같은 원칙이 적용된다.

다학제간 팀 연합의 개념은 이 장에서 논의된 팀 구축, 리더십 기술 및 의사소통과 전반적으로 얽혀있다. CNL이 신입에서 전문가로 성장함에 따라, 의사소통 및 필수적인 자질은 팀 구축, 긍정적인 성과를 유지하고, 의료 영역 전반에 걸쳐 내부 및 외부 소비자의 요구를 충족한다.

## 단원요약

- 역할이나 실무 환경과 관계없이 CNL은 의료 영역 전반에 걸쳐 개인들과 소비자들과 함께 연합을 수립하는 기회를 갖는다.
- 효과적인 의사소통은 많은 문을 열어주고, 조직의 신뢰를 촉진시킨다.
- 의사소통은 복잡하고, 상호작용과정이다.
- 소셜 미디어와 커뮤니케이션의 디지털 시대는 CNL이 혁신적인 의사소통 장을 만

들 수 있는 도전과 기회를 제공한다.

- CNL은 다른 사람들을 동기를 부여하고 변화를 야기한다.
- 필수적인 자질은 간호의 기초이다.
- 경청은 중요한 의사소통 도구이다.
- 자기주장(Assertiveness)은 연습과 미세 조정이 필요한 예술이다.
- 자기주장적 의사소통은 상호간에 존중하는 것이고, CNL이 다른 사람의 권리에 침해하지 않고 개인의 요구를 충족하게 한다.
- 전문직관은 우리가 다른 사람을 존중하고 우리 자신을 존중하며, 우리의 실무와 의사결정을 이끌어 내는 방식을 지시한다.
- 리더십 기술은 의료기관 전체에 CNL 역할에 대한 다양한 기회를 제공한다.
- 팀 협업은 내부 및 외부 소비자와 조직의 요구를 촉진함으로써 성공과 비용 효율성을 입증한다.

## 생각해보기

1. 의료서비스, 내부 및 외부 소비자, 질 향상 및 안전에 대해 조직은 무엇을 기대하고 있는가?
2. 공급자는 근거기반 중재와 임상적 성과를 발전하고 수행하는가?
3. 복잡한 환자 문제를 해결하고 관리하고, 질 향상 활동에 대해 적절한 모니터링, 추적 및 경향 분석을 보장하기 위한 의료 모델은 무엇인가?
4. 조직은 근거기반실무를 수용하는가? 그렇지 않다면 이유는 무엇인가? 이러한 질문에 답변함으로써, CNL은 조직의 미션, 가치, 기대와 부합하는 아이디어를 생성하고 이를 개발할 수 있다.
5. 이 지식은 어떻게 CNL이 근거기반실무를 수행하는 것을 주도하고, 이끌어 낼 수 있는가?
6. 어떻게 리더십 기술이 소단위 부서, 궁극적으로 조직 전체 실무에 활용되는가?

## 학습활동

1. 행정관리 또는 다학제간 집단 회의에서 강력한 리더십을 보이는 멘토를 선정하고, 그로부터 배우자.
2. 다학제간 조정팀에서 나타나는 집단 역학을 관찰하고, Tuckman의 모델에서 개발 단계를 적용하자.
3. 고위급 경영진과 함께 신입 직원 오리엔테이션에 참석한다. 조직의 미션, 가치 및 직원의 기대에 대한 논의를 경청하자.
4. 자문위원간사와 같은 리더 역할을 하는 전문간호사를 따라다니면서, 환자, 가족, 직원들 사이에서 이루어지는 적극적 의사소통 기술을 관찰하자.
5. 지역사회기반 클리닉을 방문하여, 행정관리자를 따라다니며 질 지표를 어떻게 관리하는지 배워라. 환자만족도 조사를 시행하자(낮은 만족도 점수를 나타내는 항목을 검토하고, 실행계획을 세우자).

## 참고문헌


Antai-Otong, D. (1997). Team building in a healthcare setting. *American Journal of Nursing, 97*, 48-51.

Antai-Otong, D. (2008). Therapeutic communication. In D. Antai-Otong (Ed.), *Psychiatric nursing: Biological and behavioral concepts* (pp. 149-175). Albany, NY: Delmar Thomson Learning.

Barker, A. M. (1992). *Transformational nursing leadership*. New York, NY: National League for Nursing Press.

Barnett, L., & Kendall, E. (2011). Culturally appropriate methods for enhancing the participation of Aboriginal Australians in health-promoting programs. *Health Promotion Journal of Australia, 22*(1), 27-32.

Biddle, B. J. (1986). Recent development in role theory. *Annual Review of Sociology, 12*, 67-92.

Chummun, H., & Tiran, D. (2008). Increasing research evidence in practice: A possible role for the consultant nurse. *Journal of Nursing Management, 16*, 327-333.

Cooperrider, D. L., & Whitney, D. (2005). *Appreciative inquiry: A positive revolution in change*. San Francisco, CA: Berrett-Koehler Publishers, Inc.

Cummings, G. C., Hutchinson, A. M., Scott, S. D., Norton, P. G., & Estabrooks, C. A. (2012). The relationship between characteristics of context and research utilization in a pediatric setting. *Bio Med Central (BMC) Health Services Research, 10*, 168. doi: 10.1186/1472-6963-10-168

Engström, A., & Söoderberg, S. (2010). Critical care nurses' experiences of follow- up visits to an ICU. *Journal of Clinical Nursing, 19*, 2925-2932.

George, M., Rowlands, D., & Kastle, B. (2004). *What is lean six sigma?* New York, NY: McGraw-Hill.

Ginory, A., Sabatier, L. M., & Eth, S. (2012). Addressing therapeutic boundaries in social networking. *Psychiatry, 27*, 40-48.

Hauck, S., Winsett, R. P., & Kuric, J. (2012). Leadership facilitation strategies to establish evidence-based practice in an acute care hospital. *Journal of Advanced Nursing, 69* (3), 664-674. doi: 10.1111/j.1365-2648.2012.06053.x. [Epub ahead of print]

Kajermo, K. N., Undéen, M., Gardulf, A., Eriksson, L. E., Orton, M. L., Arnetz, B. B., & Nordströom, G. (2008). Predictors of nurses' perceptions of barriers to research utilization. *Journal of Nursing Management, 16*, 305-314.

Kaufman, N. D., & Woodley, P. D. (2011). Self-management support interventions that are clinically linked and technology enabled: Can they successfully prevent and treat diabetes? *Journal of Diabetes Science and Technology, 5*, 798-803.

Lloyd, J., Wise, M., Weeramanthri, T., & Nugus, P. (2009). The influence of professional values on the implementation of Aboriginal health policy. *Journal of Health Services Research & Policy, 14*, 6-12.

Maxwell, J. C. (1999). *The 21 indispensable qualities of a leader*. Nashville, TN: Thomas Nelson, Inc.

McIntosh, J., & Tolson, D. (2009). Leadership as part of the nurse consultant role: Banging the drum for patient care. *Journal of Clinical Nursing, 18*, 219-227.

Melnyk, B. M., Fineout-Overholt, E., Gallagher-Ford, L., & Kaplan, L. (2012). The state of evidence-based practice in US nurses: Critical implications for nurse leaders and educators. *Journal of Nursing Administration, 42*, 410-417.

Meltzer, L. J., Steinmiller, E., Simms, S., Grossman, M., Complex care consultation team, & Li, Y. (2009). *Patient Education Consultants, 74*, 77-83.

Moubarak, G., Guiot, A., Benhamou, Y., Benhamou, A., & Hariri, S. (2011). Facebook activity of residents and fellows and its impact on the doctor-patient relationship. *Journal of Medical Ethics, 37*, 101-104.

Palmer, C., Bycroft, J., Healey, K., Field, A., & Ghafel, M. (2012). Can formal collaborative methodologies improve quality in primary healthcare in New Zealand? Insights from the EQUIPPED Auckland Collaborative. *Journal of Primary Healthcare, 4*, 328-336.

Papastavrou, E., Efstathiou, G., & Charalambous, A. (2011). Nurses' and patients' perceptions of caring behaviours: Quantitative systematic review of comparative studies. *Journal of Advanced Nursing, 67*, 1191-1205.

Patterson, K., Grenny, J., McMillan, R., & Switzler, A. (2011). *Crucial conversations tools for talking when stakes are high* (2nd ed.). New York, NY: McMillian.

Pype, P., Symons, L., Wens, J., Van den Eynden, B., Stess, A., Cherry, G., & Deveugele, D. (2012). Healthcare professionals' perceptions toward interprofessional collaboration in palliative home care: A view from Belgium. *Journal of Interprofessional Care*. 2012 Nov 27. [Epub ahead of print]

Scheetz, M. H., Bolon, M. K., Postelnick, M., Noskin, G. A., & Lee, T. A. (2009). Cost-effectiveness analysis of an antimicrobial stewardship team on bloodstream infections: A probabilistic analysis. *Journal of Antimicrobial Chemotherapy 63*, 816-825.

Schoen, C., Osborn, R., Squires, D., Doty, M., Rasmussen, P., Pierson, R., & Applebaum, S. (2012, November 15). A survey of primary care doctors in ten countries shows progress in use of health information technology, less in other areas. *Health Affairs*

*(Project Hope)*. [Epub ahead of print]

Scott, I. A., Wills, R. A., Coory, M., Watson, M. J., Butler, F., Waters, M., & Bowler, S. (2011). Impact of hospital–wide process redesign on clinical outcomes: A comparative study of internally versus externally led intervention. *British Medical Journal of Quality and Safety, 20*, 539-548.

Tuckman, B. W. (1965). Developmental sequence in small groups. *Psychological Bulletin, 63*, 384-399.

Tuckman, B. W., & Jensen, M. A. C. (1977). Stages of small group development revisited. *Group and Organizational Studies, 2*, 419-427.

Watkins, M. (2003). *Critical success strategies for new leaders at all levels: The first 90 days*. Boston, MA: Harvard Business School Publishing.

Watson, J. (1988). *Human science and human care, a theory of nursing*. New York, NY: National League of Nursing (originally published by Appleton & Lange).

Yalom, I. D., & Leszcz, M. (2005). *The theory and practice of group psychotherapy* (5th ed.). New York, NY: Basic Books.

Zokaei, Z., Elias, S., O'Donovan, B., Samuel, D., Evans, B., & Goodfellow, J. (2010). Lean and systems thinking in the public sector: Report for the Wales Audit Office. Wales, U.K.: Lean Enterprise Research Centre, Cardiff University. http://www.wao.gov.uk/assets/englishdocuments/Systems_Thinking_ Report_eng.pdf

# 제7장

# 간호관리자와 임상간호리더

## 학습목표

- 최근 의료환경에 영향을 미치는 요인과 간호관리자와 임상간호리더의 역할에 대해 토론한다.
- 관리자가 임상간호리더와 함께 협업, 설득, 조정 및 교류를 통해 이익을 얻을 수 있는 이유를 파악한다.
- 관리자 역할과 기능을 보완하는 임상간호리더의 역량을 파악하고 논의한다.
- 관리자의 리더십과 임상간호리더의 리더십을 구별한다.
- 간호관리자, 임상간호리더와 관련된 장벽과 기회를 파악하고 논의한다.

최적의 상황이라도, 어떤 기업이나 조직에서 미래를 계획하는 것은 어려운 일이다. 환경이 역동적일 때, 도전 과제는 기하급수적으로 증가하고 있으며, 유감스럽게도 21세기에는 보건의료보다 예측 불가능한 환경이 거의 없었다(Huston, 2008). 예측 불가능한 환경은 의료환경에서 용납할 수 없는 예측 불가능한 결과를 초래하였다. 전통적 관리 대책은 더 이상 적용되지 않으며, 의료기관에서 강력한 리더십의 부족은 미래에 발생할 새롭고 복잡한 문제에 대한 해결책을 도출하는데 필요한 혁신을 제한하였다(Marquis & Huston, 2009).

하지만 이러한 도전 과제들은 간호사들에게도 변화를 주도할 수 있는 기회를 제공하였다. 일차 진료소, 외래 부서, 입원 병동 부서, 장기요양시설 및 환자가 간호를 받는 어느 곳에서나, 환자 간호의 접점에 있는 간호부가 가장 효과적으로 변화를 이끌 수 있다. 오늘날의 복잡하고 역동적인 의료 관리 환경에서, 간호관리자는 반드시 기관에서 직접 환자를 돌보는 영역내 간호 리더십을 더욱 주목할 필요가 있다(Downey, Parslow, & Smart, 2011). 그러나 간호관리자는 관리 의무의 양과 복잡성에 있어, 임상간호리더(CNL)와 같은 임상가와 협력하여 관리 문제보다 환자 진료에 더 큰 주의를 기울이도록 해야 한다.

의료기관 내의 행정 및 임상 리더들은 간호관리자와 CNL의 역량, 역할 및 책임을 명확히 구분하는 것이 시급하다. 두 역할 간의 방대한 차이를 인식하지 못하면 상당한 혼란이 발생하고, 역할을 완전히 활용하지 못하게 된다. 또한 두 역할이 서로를 보완하는 방법을 주목하고, 직원과 환자를 위한 협력적 지원 체계로서 역할을 수행하는 것도 중요하다.

이 장에서는 간호관리자와 CNL의 핵심 역량과 역할과 책임을 파악한다. 개별 의료기관에서는 이를 활용하여 의료서비스 제공 시스템 내의 그 역할을 더욱 구체적으로 정의할 수 있다. 본 장에서 구별된 역량은 전문 의료기관에 의해 개발되고 구현되었으며, 전문적 실무 및 교과과정의 토대로 활용된다. 또한 CNL역할이 구축된 환자 진료 영역을 위한 행정 및 임상팀의 통합과 그 공유된 책임을 탐구하는 데 도움이 된다.

간호사의 역할과 마찬가지로, 간호관리자와 CNL의 역할은 그들만의 독특한 역량을 가지고 있다. 이러한 역량은 교육 및 실무 기준에 기초한 전문 기관에 의해 수립되었으며,

**[표 7-1] 간호관리자와 임상간호리더의 역량**

| 간호관리자 | 임상간호리더 |
|---|---|
| • 커뮤니케이션과 관계구축<br>• 보건의료환경에 대한 지식<br>• 리더십<br>• 전문성<br>• 비즈니스 기술 | • 비판적 사고<br>• 커뮤니케이션<br>• 사정(assessment)<br>• 기술 및 자원관리<br>• 건강증진, 위험관리, 질병예방<br>• 정보 및 의료기술<br>• 윤리<br>• 인간의 다양성<br>• 글로벌 헬스케어<br>• 의료시스템 및 정책<br>• 간호 제공자 및 관리자<br>• 간호 설계/관리/조정<br>• 전문직 일원 |

출처: American Organization of Nurse Executives. (2011). The AONE nurse executive competencies. Retrieved from http://www.aone.org/resources/leadership%20tools/nursecomp.shtml; American Association of Colleges of Nursing. (2007). White paper on the role of the clinical nurse leader. Retrieved from http://www.aacn.nche.edu/publications/white-papers/cnl

실무 경험을 바탕으로 이루어졌다. 미국간호행정가협회(American Organization of Nurse Executives, AONE)는 2004년에 간호 임원에 필요한 역량을 확립했다(AONE, 2011). 간호관리자들은 할당된 행정 책임내의 부서 또는 소단위에서 동일한 역량을 갖출 것으로 예상된다. CNL 역량은 미국간호대학협회의 보고서에 의해 입증되었다(AACN, 2007). 간호 교육자와 간호 리더들은 이러한 확립된 역량을 간호관리자와 CNL을 위한 교과과정과 임상경험 개발에 대한 토대로 삼았다.

[표 7-1]은 간호관리자와 CNL의 역량을 나타낸다. 처음 검토한 바와 같이, 많은 역량이 동일한 것으로 보이지만, 각 역량에 대한 보다 철저한 검토는 두 역할을 구분하는 데 도움이 된다.

## 간호관리자의 역량

AONE는 2004년 간호 임원들에게 필요한 역량을 확립했다. AONE에 의해 확립된 역량은 각기 다른 기관에서의 교육 수준이나 직위에 상관없이 공통적으로 요구되는 행정 업무 기술을 설명하였고, 차세대 리더로서 개인적인 준비를 계획하는 간호사들이 활용할 수 있게 되었다(AONE, 2011). 간호관리자의 역량에는 다섯 가지 주요 범주가 있는데, 커뮤니케이션과 관계 구축, 보건의료환경에 대한 지식, 리더십, 전문성, 비즈니스 기술 등이 있다. 여기에서 기술된 간호관리자의 각 역량은 CNL과의 유사성을 구별하기 위하여 정의되었다.

### 커뮤니케이션과 관계 구축

AONE (2011)와 AACN (2007)은 간호관리자 및 CNL에 대한 필수 역량으로 커뮤니케이션과 관계 구축이라고 밝혔다. AONE는 다음과 같이 특정 기술과 지식을 나타내는 각 역량에 대해 상세히 기술하였다.

- **효과적인 커뮤니케이션** : 전문적인 구두 프레젠테이션을 성공적으로 준비하고, 효과적으로 서면 자료를 작성하며, 갈등을 관리하고 해결하는 것
- **관계 구축** : 동료, 상사, 하급자, 내부 및 외부 이해 관계자와의 신뢰 관계를 성공적으로 구축하는 것
- **영향력 있는 행동** : 공유 비전을 창출하고 나누며 획득하는 역량 ; 부적절한 행동에

직면하고 관리할 때 기대에 부응하는 적절한 보상과 인정과 함께 행동을 개발하고 소통하며 통제하는 것

- **다양성** : 간호실무 환경에서 환자들의 다양성을 인정하고 가치를 부여하는 환경을 조성하는 것, 성별, 인종, 종교, 민족성, 성적 취향, 연령 및 기타 요소에 대한 다양성을 규정하는 것, 문화적 역량을 정의하고 이를 조직 전체가 보장할 수 있도록 하는 것, 문화적 신념을 치료에 반영할 수 있도록 하는 것, 다양한 집단에 대한 부적절한 행동과 태도를 효과적으로 관리하는 것
- **의사결정 공유** : 직원과 다른 사람이 의사결정에 참여하는 업무 환경을 조성하고, 직원이 의견을 나누는 것을 편안해 하고, 환자 중심 조직에 대한 결정을 내리는 업무 환경을 조성하는 것
- **지역사회 참여** : 지역사회의 일원으로 적극적으로 활동하고, 전문가를 대표하며, 지역사회에 필요한 자문을 제공하고, 지역사회 또는 전문위원회/단체에 참여하는 것
- **의료진 또는 직원과의 관계** : 의료진과 함께 관계를 형성하고 유지하는 것, 위원회와 이사회에서 간호사를 대표하는 것, 의료진과 협력하여 환자 진료 요구, 프로그램, 물품을 규정하는 것, 의사, 간호사, 그 외 다른 분야에서 논의를 제기하는 것
- **학술적 관계 형성** : 현재와 미래의 간호 수요 및 공급을 지속적으로 파악하는 것, 현재 및 미래 간호 인력의 교육 요구 사항을 파악하고 이러한 요구 사항을 충족하기 위한 전략을 개발하기 위한 교육 파트너로서 협력하는 것, 학회 활동에 참여하고 간호연구자와 협력하며 이 연구를 간호실무에 통합하는 것

### 보건의료환경에 대한 지식

몇 가지 하위 범주가 있다. 일부 하위 범주는 CNL의 역량에도 포함되기도 한다. 그러나 이러한 역량은 간호관리자가 임상적 관점보다는 관리적 관점에서 보건의료환경에 접근해야 한다는 점에 유의해야 한다.

- **임상실무지식** : 현재의 간호실무와 환자 진료 팀원의 역할에 대한 지식을 유지하는 것, 간호사 이사회, 간호사 협회 등에서 제정한 간호실무 표준을 이해하고 지키는 것, 적절한 정책 및 절차를 수립하고 시행하는 것
- **전달 체계/직무 설계** : 환자 진료전달체계 모델에 대한 지식을 유지하고 확립하며, 필요시 조직의 시스템을 적절히 재설계하는 것

- **의료 경제학** : 정부 제도, 개인 납부 규정 등의 문제점과 조직에 미치는 영향을 명확히 파악하는 것
- **의료 정책** : 환자 진료 제공에 영향을 주는 지역을 명확히 파악하고, 이러한 정책들을 다른 의료진 팀원에게 교육할 수 있는 능력
- **거버넌스(Governance)** : 운영위원회의 역할을 명확히 하고, 이사회에서 간호와 환자 진료 요구를 옹호할 수 있는 것
- **근거기반실무/성과 측정 및 관리** : 연구에서 정보를 해석하고, 표준, 실무, 환자 치료 모델 확립에 연구결과를 활용하는 것, 성과 측정 조사에 참여하는 것
- **환자안전** : 비처벌적 보고 환경을 지원하고, 새롭게 향상된 환자안전 세부 원칙을 지속적으로 학습하도록 격려하는 범조직적 환자안전 프로그램의 개발과 구현을 적극적으로 지원하는 것
- **이용도/사례 관리** : 조직에서 채택된 모델을 명확히 표현하고, 관리 실무에 의사가 참여하도록 하며, 환자 관리를 위한 진료 연속성을 설계하는 것
- **질 향상** : 환자 진료 질 향상 목표를 결정하고, 결과를 모니터하고, 결과를 기초로 필요시 업무를 개선하며, 적절히 벤치마킹을 활용하는 것
- **위험관리** : 위험 요소를 파악하고, 잠재적 위험을 줄이기 위한 활동을 하며, 위험관리 및 규정 준수 문제에 대한 직원 교육을 시행하는 것

## 리더십

리더십은 간호관리자 역할과 연관된 역량이지만, 이것은 구체적으로 CNL의 역량에 해당되지 않는다는 점을 유념하는 것이 중요하다. CNL이 리더십을 가지고 있지 않다는 것을 의미하지는 않는다. 그러나 간호관리자는 행정적 리더십을 발휘할 수 있는 중요한 역량을 보유하고 있지만, CNL은 임상적 리더십을 발휘할 수 있는 역량을 내포하고 있다. 간호관리자의 리더십 역량의 핵심 요소는 다음과 같다.

- **기초 사고 능력** : 방법을 인정하면서, 신중하게 고려해야 하는 아이디어, 신념, 관점을 다루는 것
- **개인 학습 과정** : 개인적인 의사결정에 대한 피드백을 토대로 가치를 부여하고 실천하는 것, 평생 학습의 가치를 입증하는 것
- **시스템적 사고** : 간호 조직의 가치에 따라 시스템적 사고를 촉진하는 것, 전체 의료

기관 의사결정에 대한 간호의 영향을 고려하는 것

- **승계계획(succession planning)** : 미래의 간호 리더들을 위한 전문가적 역할 모델과 멘토 역할을 수행하는 것, 가치 있는 전문 영역으로 간호 관리를 발전시키는 것, 리더십 잠재력을 지닌 직원을 식별하기 위한 메커니즘을 수립하는 것
- **변화 관리** : 조직 변화의 구현을 계획하기 위해 변화 이론을 활용하는 것, 변혁가로 역할을 하는 것, 변화를 통해 다른 사람들을 지지하는 것, 상황에 맞는 리더십을 조정하는 것

### 전문성

전문성은 간호관리자와 CNL 모두에게 필요한 역량이다. 주된 차이점은 CNL이 개인의 전문적 실무와 책임을 갖는 반면, 간호관리자는 다른 간호사와 전문직간 팀 구성원의 전문성을 관리하고 지도하는 개별적 책임을 갖는다.

- **개인 및 전문가의 책무** : 팀이 결과를 도출할 수 있도록 지원하는 환경을 조성하는 것, 자기 자신과 다른 사람들이 행동에 대해 책임을 지는 것
- **경력 계획** : 계획에 따라 개인 경력 계획을 수립하고 진행 상황을 평가하는 것, 경력 계획을 발전시키며 코칭 및 멘토로 활동하는 것, 전문가적 개인 성장이 기대되는 환경을 조성하는 것
- **윤리** : 높은 윤리 기준과 핵심 가치를 일상 업무 활동에 통합하고, 높은 윤리 기준으로 명성 있는 환경을 조성하는 것
- **근거에 기반한 임상 및 관리 업무** : 입증된 모범 사례 활용을 권장하고, 정기적으로 근거기반 자료 및 연구의 활용을 교육하고 조언하는 것
- **옹호** : 조직의 의사결정이 임상적 관점이 포함되었는지, 실무에 영향을 미치는 결정에 간호사가 적극적으로 참여되었는지를 보장한다.
- **전문기관의 적극적인 구성원** : 전문적 조직에 개별적으로 참여하는 것, 다른 사람들이 참여하도록 독려하는 것

### 비즈니스 기술

이 역량은 간호관리자의 역량이며, CNL 역량으로 구분되지는 않는다. 이는 CNL 역할의 성과가 조직의 비즈니스 측면에 영향을 미치지 않을 것임을 의미하지는 않지만, CNL

업무상 필수적인 역량은 아니다. 이 역량의 구체적 구성 요소는 다음과 같다.

- **재무 관리** : 의료기관을 위한 비즈니스 모델을 명확히 설명하고 활용하는 것, 재무제표를 분석하고, 사업 계획을 수립하는 것, 환자 진료 결정의 재정적 영향에 대해 진료팀을 교육하는 것
- **인력 자원 관리** : 인력 배치 및 고용 결정에 참여하는 것, 직장 내 문제 행동을 줄이고, 모범 성과를 보상 및 인정하는 것, 근로자의 부상 및 피로를 방지하기 위해 인체공학적 작업환경을 구현하는 것
- **전략적 관리** : 상황을 분석하고 전략적 방향을 파악하며, 격차 분석을 수행하고, 미션과 비전과 관련된 구체적인 전략, 목표를 수립하는 것
- **마케팅** : 마케팅 기회와 전략을 분석하고 개발하는 것, 홍보 및 언론 매체를 이용하여 조직을 홍보하는 것
- **정보 관리 및 기술** : 이메일 및 워드 프로세스, 스프레드 시트 및 인터넷 프로그램을 기본적으로 사용하는 것, 개선된 실무를 위한 간호 데이터의 타당성을 검토하는 것, 시스템 변경 프로세스 및 유틸리티 분석에 참여하는 것, 벤치마킹 및 재무 자료 등을 읽고 해석하는 것

지금까지 AONE (2011)에 따른 간호관리자의 역량을 확인하였다. 언급한 바와 같이 간호관리자와 CNL 모두에게 해당하는 역량이 있지만, 간호관리자의 역량은 상당히 광범위하며, 간호관리자 개인, 부하 직원, 배정된 업무 영역을 모두 포함한다.

## 임상간호리더의 역량

CNL 역할에 대한 보고서(AACN, 2007)는 CNL 교육 요건을 식별하는데 획기적인 문서이다. 이 문서에는 몇 가지 교육 구성요소가 기술되어 있고, CNL을 준비하는 간호사들에게 필요하다. 이 구성요소에는 교육, 전문직관, 핵심 역량, 핵심 지식 및 역할 개발이 포함된다(AACN, 2007).

### 비판적 사고

비판적 사고는 개인적인 경험과 다른 사람의 연구를 통해 획득된 근거를 활용하고, 간

호 계획을 평가하고 설계하는 독립적이고 상호 의존적인 결정을 포함한다.

### 커뮤니케이션

커뮤니케이션은 다른 다학제간 팀원, 동료, 상사 및 환자와 함께 대인관계를 형성하기 위한 토대로 작용하는 복잡하고 상호작용적인 과정이다. 효과적인 대면 기술 방법과 통신 기술을 활용하고, 공식적/비공식적인 방법으로 표현하며 서로 다른 집단이 효과적으로 소통하게 하는 능력이 필요하다.

### 사정(평가)

이 역량은 근거기반실무를 활용하여 실제 환자 치료계획 수립을 위한 사정(평가) 기술을 구축해야 한다. 이러한 사정에는 환자의 가족, 지역사회 또는 인구 집단 및 조직 및 시스템의 데이터가 포함되어야 한다. 치료계획의 효과를 측정하기 위해 적절한 데이터베이스를 구축해야 한다.

### 간호 기술 및 자원 관리

CNL은 환자를 위해 제공된 기술을 이해해야 하지만, 더 중요한 것은 숙련된 직무 수행 능력을 갖추고 가르치고 감독하는 것이다. CNL이 자신의 역할을 효과적으로 수행하기 위해서 새로운 기술과 개념에 대한 학습이 필요하며, 이러한 지식을 다른 사람에게 전달하는 능력 또한 갖추어야 할 기본적인 요건이다.

### 건강증진, 위험요인 감소, 질병 예방

환자의 건강증진, 질병 예방 및 건강 유지에 대한 지식은 CNL 역할에 필수적인 역량이다. 이를 효과적으로 관리하려면, 사용 가능한 자원의 활용, 교육 및 소통 방법, 학습 원리를 포함한 효과적인 교육과 평가 기술 및 지식이 필요하다.

### 증상 및 질환 관리

이 역량은 인간 수명 전반에 걸친 특히 질병의 후유증과 만성적 경과에 초점을 둔 약리학, 병리학, 진단 및 증상 관리에 대한 지식을 필요로 한다. 사회적, 신체적, 심리적, 정신적 측면이 환자의 질병과 치유에 미치는 영향에 대한 이해와 평가가 있어야 한다.

### 정보 및 의료 기술

정보 기술은 환자에게 최선의 치료를 위해 CNL이 정보를 수집, 처리, 사용하는데 도움을 주는 현재와 미래 기술을 모두 포함한다. 이것은 최신 문헌이나 근거기반 정보 등을 검색하는 기술 뿐만 아니라, 환자 치료 장비(예 : 심장 모니터, IV 펌프, 활력징후 측정 기계)와 같은 기술도 포함한다. 다시 말해 CNL 역할은 기술의 적용에 대한 지식을 필요로 할 뿐만 아니라, 이 기술의 적절한 활용에 대해서도 다른 사람들에게 가르쳐야 한다.

### 윤리

AACN (2006)의 윤리 규정에는 간호 실무, 행위 및 관계를 규정하는 가치, 법 및 원칙을 포함한다. CNL은 의료 팀 내에서 발생하는 실제 또는 잠재적 윤리적 문제를 식별하고, 효과적으로 대처할 수 있어야 한다. 게다가 CNL은 환자의 옹호자 역할도 한다.

### 인간의 다양성

CNL은 문화적, 민족적, 사회적, 언어적, 종교적, 그리고 생활 방식의 변화가 어떻게 표현되고, 이러한 요소들이 건강과 치유에 어떻게 영향을 미칠 수 있는지를 인식해야 한다. 연령 관련 역량 또한 CNL 포트폴리오의 통합된 한 부분이다.

### 글로벌 헬스케어

국내외 여행의 자유로움으로 인해, CNL은 전염성 질환, 보건 정책, 의료 보험과 관련된 영향력을 인식해야 한다. 다시 말해, 문화적 역량은 규정, 문화, 지리적 경계를 뛰어넘는 커뮤니케이션으로써 중요하며, 이는 오늘날 모바일 사회에서 일상이다.

### 의료시스템 및 정책

비록 CNL의 주된 역할은 임상가의 역할이지만, CNL은 간호와 의료가 제공되는 조직과 환경에 대한 이해와 정책이 보건시스템을 어떻게 형성하는지 고려해야 한다. 또한 CNL은 의료체계 내에서 환자 간호와 관리를 효과적으로 수행하기 위해, 조직의 비즈니스 원칙에 대한 기본적인 이해를 갖고 있어야 한다.

### 간호 제공자 및 관리자

근거기반 지식은 환자 간호를 제공하는 설계, 조정 및 평가의 기초이다. CNL은 환자뿐만 아니라 가족, 간병인을 포함하고 그들을 초점을 둔 치료계획을 세울 수 있도록, 상호 전문과 간호사를 포함하도록 하기 위해 의료 전문직간 팀을 선도해야 한다.

### 간호의 설계/관리/조정

CNL은 모든 유형의 의료환경(예: 일차 진료, 급성기 및 만성기 치료)을 포함한 전 생애 전반에 걸친 의료의 설계, 조정, 관리에 대한 책임자 역할을 수행한다. 커뮤니케이션, 협업, 협상, 위임, 설득, 조정 및 상호작용에 대한 평가와 같은 다양한 기술을 활용하는 것은 성공에 중추적인 역할을 한다.

### 전문가의 일원

CNL은 평생 학습, 실무에 전문성 부여, 전문직의 가치 규명과 같은 측면에서의 전문가 특성을 이해하고 일관된 역할을 수행한다. 다음 세대에 대한 멘토링과 코칭은 CNL의 역할을 개발하고 유지하는 데 필수적이다.

이 장에서 논의한 바와 같이, 교육 및 실무에 기초한 전문기관은 간호관리자와 CNL의 핵심 역량을 규명하였다. 일부 동일한 역량이 나타나기도 하였으나, 대부분 각 역할에 대한 요구가 다르기 때문에, 역량을 갖추어 부합된 역할을 준수하고 역할을 규명하는 것이 중요하다. 간호관리자는 임상 지식을 명확히 정립하여 행정적(관리적) 역량을 발휘해야 하고, 반면 CNL은 행정(관리) 지식을 명확히 정립하여 임상적 역량을 발휘해야 한다. 간호관리자와 CNL이 임상 환경에서 협업하는 것은 해당 진료 영역내 환자의 치료 및 간호를 향상시킬 수 있는 강력한 행정 및 임상 리더십 팀이 되는 기초가 될 것이다.

## 임상간호리더의 역할 및 책임

CNL 역할이 의료기관에서 시행됨에 따라, CNL의 역할과 책임은 간호관리자와 구별될 필요가 있다. CNL 역할을 시행하기전 이루어져야 하나, CNL이 시행되는 임상 영역에서 그 역할이 더욱 성숙해짐에 따라 관련된 역할과 책임은 발전할 것이며 CNL과 간호관리자의 역할이 더 명확해질 것으로 예상된다.

[표 7-2]는 간호관리자와 CNL의 차이점에 대한 혼동을 줄이기 위해 그 역할과 책임을 구분하였다. 또한 AACN의 직무 지침서는 조직에서 그 역할과 책임을 기술하는데 도움이 될 수 있다. AACN 문서는 간호관리자와 CNL의 광범위한 역할과 책임을 구별할 뿐만 아니라 공통된 역할의 특징까지 구별해준다. CNL이 고용된 간호 부서는 환자의 특정한 요구와 제공된 서비스에 기초한 자체 목록을 개발할 수 있다. 간호관리자와 CNL의 역할과 책임을 명확히 정의하는 것은 보다 성공적인 파트너십을 이끌어 낼 수 있다. 또한 환자 치료 결과를 개선하고 직원 만족도를 높이며 의료전달체계의 효율성과 효과성을 개선하는 것을 목표로 강력한 관리적, 임상적 역학관계를 이끌어낼 수 있다.

**[표 7-2] 간호관리자와 임상간호리더의 역할과 책임**

| 간호관리자 | 임상간호리더 |
|---|---|
| 담당 임상부서에 행정적(관리적) 리더십을 제공하고 감독한다. | 담당 임상부서에 환자 관리를 위한 임상 리더십 및 지침을 제공한다. |
| 직원 교육 및 임상훈련을 위한 자원을 제공한다. | 직원 교육을 실시한다. 개인 또는 간호사 그룹 및 통합 팀 구성원에게 제공한다. |
| 관리할 책임이 있는 부서 인력과 자원을 식별하고 확보한다. | 일상적인 환자 치료를 제공하는 의료진 팀을 이끈다. 인력 수요와 전달모델을 파악하기 위해 간호관리자와 협업한다. |
| 조직에서 위원회 및 다학제간 팀과 협력한다. | 다학제간 팀과 부서와 협력한다. 때로는 조직 내 단기간 구축된 특수 활동팀과 같이 소그룹과 협업할 수 있다. |
| 일별 인력요건과 수요를 파악하고 유지 관리한다. | 직원과 함께 근무하면서 자신의 부서 환자에게 간호를 제공한다. |
| 예산을 책정하고 관리한다. | 환자 간호요구에 따라 실제 업무를 통해 식별된 예산 요청에 대한 정보를 입력한다. |
| 직원의 성과를 평가한다. | 재교육이 필요한 오리엔테이션 및 성과 부족 직원에게 교육적 지원과 지침을 제공한다. 직원의 임상업무 및 문제행동에 대하여 간호관리자에게 피드백을 제공한다. |
| 관리자의 감독 하에 부서가 제공되는 전반적인 간호 업무를 책임진다. | 환자 맞춤형 치료 계획 개발에 있어 리더십을 제공하고 환자 맞춤형 관리를 제공하기 위해 다학제간 팀과 협력한다. |

## 단원요약

- 간호관리자와 CNL은 성공적인 행정 및 임상리더 팀의 필수 요소이다.
- 간호관리자와 CNL의 역량을 최대한 활용하기 위해서, 각 직위의 역량과 역할과 책임을 상세히 기술하고 방해요인과 역할 혼란을 제거해야 한다.
- 각 역할을 명확히 정의하면 성공적인 협업을 이끌어 낼 수 있다.

### 생각해보기

1. 간호관리자와 CNL의 상호보완적인 역할은 무엇인가?
2. CNL이 병동/부서에 배치되었을 때, 기대할 수 있는 이득은 무엇인가?

### 학습활동

1. 간호관리자와 CNL의 역할을 비교해 보자.

## 참고문헌

American Association of Colleges of Nursing. (2006). *Working statement comparing the clinical nursing leader and nurse manager roles: Similarities, differences and complementarities*. Retrieved from apps.aacn.nche.edu/CNL/pdf/tk/roles3-06.pdf

American Association of Colleges of Nursing. (2007). *White paper on the education and role of the clinical nurse leader*. Retrieved from http://www.aacn.nche.edu/publications/white-papers/cnl

American Organization of Nurse Executives. (2011). The AONE nurse executive competencies. Retrieved from http://www.aone.org/resources/leadership%20tools/nursecomp.shtml

Downey, M., Parslow, S., & Smart, M. (2011). The hidden treasure in nursing leadership: Informal leaders. *Journal of Nursing Management, 19*, 517-521.

Huston, C. (2008). Preparing nurse leaders for 2020. *Journal of Nursing Management, 16*, 905-911.

Marquis, B., & Huston, C. (2009). *Leadership roles and management functions in nursing: Theory and application* (6th ed.). Philadelphia, PA: Lippincott, Williams, and Wilkins.

# 제8장

# 임상간호리더 통합실습을 위한 프리셉터 준비

## 학습목표

- 프리셉터와 프리셉티를 정의하고 각각의 핵심 역량을 구별한다.
- 임상환경에서 임상간호리더 통합실습과 성공적인 통합실습을 위한 필수 조건에 대하여 정의한다.
- 임상간호리더의 임상실습과 평생학습을 위한 전용 학습 환경의 중요성을 정의하고 논의한다.
- 의미 있고 지속 가능한 통합실습 프로젝트 개발 단계를 규명한다.
- 통합실습 프로젝트의 사례를 제시하고, 의료시스템에 미치는 영향에 대해 논의한다.

임상간호리더(CNL) 통합실습은 핵심 참여자인 프리셉터와 프리셉티로 구성되어 있다. 프리셉터는 통합실습을 유도, 관리, 교육, 감독하고, 프리셉티는 임상간호리더(CNL)를 관찰하고, 학습하면서 변화해간다. 이 두 사람의 관계는 성공적인 통합실습 경험을 위해 중요하다. 양쪽 당사자가 소통할 수 있다고 느끼고, 아이디어를 자유롭게 표현하며, 동일하게 목표를 세울 수 있는 환경을 조성하는 것은 양쪽 모두에게 긍정적인 경험이 된다. 반대로 한 개인이 모든 것을 결정하는 환경은 발전적이지 않고, 정직하거나 신뢰할 수 없으며, 다른 사람의 목표가 스트레스를 유발하고 고통스러운 환경을 만든다는 것을 고려하지 않는다. 이는 프리셉터와 프리셉티 모두에게 부정적인 영향을 끼치고, 경험으로부터 개인적 이득을 얻지 못하게 한다. 프리셉터와 프리셉티 사이 역학 관계는 CNL 통합실습 경험이 끝난 후에 오랫동안 유대감을 형성한다.

## 프리셉터와 핵심 역량

프리셉터는 교사, 강사, 교수 또는 기타 등 '지시하고 가르치는' 것을 의미하는 수 많은 용어로 정의할 수 있다. CNL 프리셉터의 역할은 '멘토'로 더욱 정확히 정의할 수 있다. Merriam-Webster는 멘토를 "신뢰할 만한 조언자 또는 지도자, 코치"로 정의하였다(2012).

미국의 모든 CNL 학생들 중 절반 이상이 임상간호리더 교과과정 모델 C에 등록하였기 때문에(American Association of Colleges of Nursing [AACN], 2012) 대부분 간호사로 근무한 적이 없고, 있더라도 아주 짧은 임상경험이 있었다. 프리셉터는 프리셉티에게 의료 전문직 하나의 대표로 역할을 담당하며, 통합실습 경험의 기초적인 토대 역할을 한다.

이상적으로는 CNL 학생의 프리셉터는 CNL이어야 한다(AACN, 2007). CNL 역할 보고서에서는 "졸업하기 전 경험이 풍부한 임상간호리더에게 멘토링을 받아 임상 경험을 확장하는 것은 역할의 효과적인 이행에 매우 중요하다"고 진술되어 있다(AACN, 2007). 그러나 CNL 프로그램에 등록된 모든 학생을 경험 많은 CNL과 한 명씩 짝을 이루는 것은 현실적으로 어려울 수 있다. 2012년 9월 13일 현재 2,325명의 간호사들이 CNL시험을 위해 준비하고 있으며, 340명이 CNL 교수진으로 재직하고 있다(AACN, 2012). 그러나 이 숫자는 실제로 CNL 자격증을 소지하고 그 역할을 시행하고 있는 사람들을 반영하고 있지 않다. 게다가 CNL의 숙련된 기량 때문에, 많은 CNL이 조직의 다른 지위나 역할로 신속히 채용되어 CNL 자리가 공석이 된다.

부득이하게 많은 간호대학에서 간호관리자 또는 사례 관리자와 같이 다른 역할을 담당하는 프리셉터와 CNL 학생을 매칭하였다. 만약 프리셉터가 CNL의 실무 범위를 충분히 이해하지 못했다면, 이러한 관행은 위험하다. CNL과 같이 보건의료 전반에 걸쳐 일반간호사 관점에서 초점을 맞춰 일하는 다른 역할은 없기 때문에, CNL 학생을 CNL이 아닌 프리셉터에게 배정할 때 주의해야 한다. 간호관리자는 관리자와 리더 사이에 존재하는 차이점을 인식해야 한다. 또한 사례 관리자는 CNL의 목표가 실제 또는 잠재적인 환자, 직장 동료, 관리자, 의사, 미시체계내 다른 전문가들의 요구 사항과 그 이상을 포함한다는 것을 이해해야 한다.

CNL 프리셉티를 위한 멘토로서 자격을 갖춘 개개인을 식별하는 것은 간호대학에게는 어려울 수 있다. 시간의 부족, 환자 간호를 제공하면서 멘토로 활동하는 프리셉터 수요 증가, 멘토링을 위한 시간 보장 미흡 등은 성공적인 프리셉터십의 장애물이다(Veeramah, 2012). 간호사들은 어디서나 분주하고 매우 바쁘다. 병상에서 근무하는 간호사는 안전하고 질 높은 간호를 제공하는 책임과 직무의 증가, 끊임없이 변화하는 복잡한 기술을 습득하는 것, 환자 만족도 점수 개선, 다양한 팀과 위원회에 참여, 근무시간 동안 비용을 절감하는 동시에 효율성 증대 등 많은 업무로 압도당해있다. 병상에서 일하지 않는 간호사들은 근무 인원의 감소로 지친 상태이고, 여러 다양하고 다학제적인 팀에 근무하도록 배정되어 있으며, 배정된 업무를 수행하는 시간만큼 일할 시간이 없다. 그러나 직종이나 직위에 상관없이 우수한 프리셉터를 모집할 때 그들이 선호하는 몇 가지 특성과 특징이 있다.

CNL 프리셉터의 핵심 역량에는 옹호자, 전문가, 팀 관리자, 정보 관리자, 평생 학습자, 시스템 분석가, 임상가, 성과 관리자, CNL 역할과 기능에 대한 교육자가 포함된다. 유능한 프리셉티 또한 자기 평가의 중요성을 인정하고, 역할 모델이 되며, 비판적 사고 능력을 계발하고, 학습한 것을 다양한 방법으로 습득하며 긍정적인 강화를 주고 받는다(Lichtman et al., 2003). 프리셉티가 충분히 학습 환경을 이해하고 참여하며 습득하기 위해서는 다학제적 팀과 실무에 적극적으로 참여하는 프리셉터가 선호된다(AACN, 2007).

다른 역량으로는 피드백, 경험, 할 수 있는 충분한 시간과 긍정적인 태도를 제공하는 것이 포함된다(Huybrecht, Loeckx, Quaeyhaegens, De Tobel, & Mistiaen, 2011).

간호대학은 프리셉터들이 헌신적으로 CNL 학생의 성공을 위해 중요한 역할을 한다는 것을 인식하고 인정해야 한다. 그리고 이타심, 진실성, 인간 존엄성에 대한 존중과 인정과 같은 전문적인 가치와 역량을 갖춘 개인으로 성장하는 것을 추구해야 한다. 성공적인 팀 관계를 확립하는 것과 더불어 프리셉터가 프리셉티에게 지원과 지지를 제공하는 것은 학생들이 그의 잠재력에 도달하여 성장하는 것은 도달하는 것에 반드시 필요하다(Goode, 2012).

## 프리셉티와 핵심 역량

간단히 말하면, 프리셉티는 학생이다. 프리셉티는 프리셉터의 지시와 지침에 따라 학습하고 발전한다. 통합실습 경험에서, 프리셉티는 학습 과정에 대한 책임을 가지고 있다. 대부분의 간호대학들은 학생들의 보편적 핵심 역량을 구술 능력, 정보 기술, 그리고 전문가적 가치라고 정의했다. CNL 프리셉티가 갖추어야 할 핵심 역량은 프리셉터와 동일하게 전문가, 옹호자, 평생 학습자, 전문직 발전을 위해 헌신하는 것이다. 이러한 중요한 역량을 획득하고 육성하는 것은 통합실습 경험의 성패를 결정한다.

또한 단기적, 장기적 목표들을 명확히 가지고 임상 실습에 임한다면, 프리셉티는 긍정적인 통합실습을 경험하는 것을 촉진할 수 있다. 프리셉티는 프리셉터의 지도나 숙제를 잘 이행해야 한다. 프리셉티는 효과적이고 훌륭한 팀원이 되어, 미시체계에서 적극적으로 참여해야 한다. 또한 프리셉티는 프리셉터가 CNL 직무 책임을 갖는다는 것을 인식하고, 인내심을 발휘해야 한다는 것을 기억해야 한다. 프리셉티는 어떤 일이 잘 진행되고 있고 어떤 영역이 좀 더 학습이 필요한지에 대해 프리셉터와 개방적으로 소통해야 한다.

## 임상간호리더 통합실습의 성공 조건

CNL 통합실습은 프리셉티가 의료기관에 입사하기까지 300~400시간이 소요되는 집중 학습 경험이며, 이로써 교육 과정 전반에 걸쳐 습득한 지식과 숙련도를 포함한 지식과 숙련된 기술을 통합하기 시작한다. 이 기간 동안에 다른 CNL 학생과 교수 또는 멘토와 함께 경험을 토론하고 질문을 하며 사건을 되돌아 볼 수 있어야 한다(AACN, 2007). 직원들이 CNL 역할을 이해하고 수용한 실무 환경은 통합실습 경험을 시작할 CNL 학생 배치에 최우선으로 고려되어야 한다. 간호대학과 의료기관 사이 성공적인 역할 투입을 위한 필요 조건은 협력적인 파트너십, 역할에 대한 교육, 프리셉터와 프리셉티를 신중하게 계획하고 매칭하는 것, 간호행정가와 간호관리자의 CNL 역할에 대한 지원 및 뒷받침이다.

성공적인 실습은 CNL 프리셉티가 선택한 의료기관에 문을 열고 들어오기 훨씬 전부터 시작된다. 학계는 성공적인 통합실습을 위해 교육, 토론, 인터뷰, 채용, 개발 및 프리셉터 육성(특히 CNL이 아니더라도, CNL 역할의 역사, 구조, 역량을 설명할 수 있어야 한다)을 함으로써 초석을 미리 다져야 한다. 프리셉터 후보자들은 이 역할에 참여하기로 동의하기 전에 필요한 책무와 지침을 인지하고 이해해야 한다. 학계는 예비 프리셉터가 기관의 목표와 잘 부합하는지 충분히 평가하고 고려해야 한다. 일단 프리셉터가 책임을 수용하고 간호학 교수진이 프리셉터로 적합하다고 판단한다면, 프리셉터와 학생의 매칭이 신중히 이루어져야 한다.

많은 면에서 프리셉터와 프리셉티의 매칭은 비지니스 제휴를 맺는 것과 같다. 성공적인 파트너십은 일반적으로 명확하게 정의된 목표와 목적을 가지고, 자신과 타인의 역할과 책임을 인식하고 이해하며, 지속적인 관찰과 의사소통, 평가를 통해 계획된 의도적인 성과를 검토하는 것으로 공통점을 갖는다(Hunter & Perkins, 2012). 두 개인의 성격, 장점, 단점, 교육 및 학습 스타일을 고려하는 것 또한 효과적인 관계에 기여한다.

CNL 통합실습을 하기 전, 통합실습과 정기 모임 동안 간호대학, 프리셉터, 프리셉티는 CNL 역할의 명확한 이해와 핵심 역량을 달성하도록 해야 한다. 가능하다면 현장방문을 하거나, 현장방문이 이루어지기 어려운 온라인 과정 CNL 프로그램이라도 컨퍼런스를 사전에 계획해야 한다. 단기 및 장기 목표를 달성하고 성과를 평가하고, 장애요인에 대해 토론하고 제거하며, 성공을 축하하고 방향을 계획하는 시간으로 활용해야 한다. 예정된 교과과정, 수업 과제, 임상적 기회들 또한 재검토되어야 한다.

성공적인 CNL 통합실습에는 고위급 간호 리더의 지원과 뒷받침이 필요하다. CNL에 대한 질적 연구에서, 간호관리자가 역할에 대한 지원 제공 실패가 성공의 주된 장애요인으로 나타났다. 또한 CNL의 역할과 목적을 강화하고 유지하는 고위 간호관리자는 CNL 역할의 지속 가능성을 증가시킨다(Weaver Moore & Leahy, 2012). 그리고 간호관리자들은 또한 통합실습 경험이 효과적인지 아닌지를 고려하는 역할을 한다. CNL의 초점은 미시체계이기 때문에, 미시체계 관리자는 CNL 역량 목표와 프로젝트 목표를 명확히 이해해야 한다. 자신의 역할에 자신감을 가지고 확고한 부서 관리자는 개선 프로젝트를 좀 더 기꺼이 받아들이고 지지하고, 자신감이 없거나 현 상황을 타파하는 것을 두려워하는 부서 관리자 보다 변화 과정을 보다 더 수용한다. 교수진은 성공적인 CNL 구축 계획 실행이 지연되거나, 그러한 일이 발생할 경우 중재 방법을 준비하였는지 평가해야 한다.

## 임상간호리더 통합실습을 위한 학습 환경 조성

이상적으로, 간호대학과 의료기관은 CNL 통합실습을 위한 전용 학습 환경 조성을 위해 협력해야 한다. 전용 학습 환경에서 교육자와 임상가는 모든 구성원이 교육과 학습에 집중하는 분위기를 조성하기 위해 함께 노력한다(Fourie & McClelland, 2011). 또한 전담 부서라고도 인식되는 이러한 환경은 경험적 학습과 긍정적인 학생의 체험을 촉진하기 위한 목적으로 만들어졌다(Mullenbach & Burggraf, 2012). 만족스럽고 성공적인 학생 학습 경험에 기여하는 핵심 요인은 질적 교육 계획, 부서에 대한 환영과 오리엔테이션, 동료 집단의 격려와 팀워크, 수간호사와 책임간호사의 협조, 프리셉터 및 교수의 지원을 포함한다.

프리셉티가 CNL 통합실습을 시작할 때, 그들은 보통 공포와 두려움을 가지고 있다: 어떻게 교육을 받을 수 있을까? 간호사들이 환영할까? 어떻게 하면 직원과 경영진의 존중을 받을 수 있을까? 등이 신입 CNL 혹은 CNL 학생들이 자주 묻는 질문이다. CNL 전용 학습 환경은 직원과 경영진이 정기적으로 함께 하는 것으로, 명확한 학습 목표와 일정, CNL 핵심 역량에 대한 개발과 획득을 포함한다. 직원들은 CNL 학생의 역할에 수용적이고, 학생들의 통합실습 계획이 사전에 충분히 검토되어 완성된 것임을 인식하게 한다.

각 팀원의 역할이 부서의 목적에 기여하는지 배우기 위하여, 수간호사, 책임간호사, 일반간호사, 부서 책임자, 의료진 등과 함께 CNL 학생의 통합실습에 대한 오리엔테이션 시간을 조기에 배정해야 한다. 또한 각 관계자가 참여한 오리엔테이션은 CNL 학생이 자유롭게 배우고 팀의 일원으로 수행, 결과 및 기회에 대한 책임감을 부여하는 관계를 형성할 수 있는 시간이어야 한다. 팀원이 된다는 것은 학생들의 실습에 유익하고, 프로젝트 계획 수립 및 지속 가능성 뿐만 아니라 통합실습의 성공을 위해 중요하다.

부서 성과에 대한 자료는 CNL 학생에게 접근 가능하고 공유될 수 있어야 한다. 투명성은 고신뢰기관의 특징이며, 시스템 내에서 취약점을 은폐하거나 숨기려는 시도는 효과적이고 의미 있는 프로젝트 계획을 방해할 수 있다. 어떠한 방법으로든 기관을 비난할 수 있는 민감한 정보가 기밀로 유지될 수 있도록 학생과 교수진에게도 책임이 있다. 임상 경험을 하기 전, 비밀 보장에 대한 간호대학과 의료기관 사이에 합의가 이루어져야 한다. 필요한 정보와 자료를 공유하지 않으려는 조직들은 CNL 프리셉티가 최상의 목표를 달성하지 못하도록 하고, 불신과 허무함의 문화를 조성할 수 있다. 신중히 의료기관을 선정하고 협력하며, 지속적인 교육을 실시하고, 긴밀한 관계를 유지하는 것은 신뢰, 투명성, 개방성의 환경을 조성할 수 있다.

# 임상간호리더 통합실습 프로젝트 개발

CNL 학생은 통합실습 프로젝트를 수행해야 한다. 통합실습 프로젝트는 종종 일종의 벌이나 프리셉티의 존재가 골칫거리로 여겨지기도 한다. 그러나 충실한 과정 또는 질 향상 프로젝트를 완수하기 위해, CNL 학생에게 모든 목적, 과정 내용, 역량, 학습 등을 사전에 설명해주어야 한다. 따라서 프로젝트는 CNL과 관련된 지식과 역량을 갖춘 교육과정 후반부에 계획되어야 한다. 다양하고 다학제적인 오리엔테이션을 먼저 시행하는 것은 시스템 전반에 수월한 실습 성공의 기틀을 마련할 수 있다. CNL 역량을 매일 체크하는 것은 CNL 학생이 성공적인 프로젝트를 구현하는 데 필요한 지식과 기술을 구축할 수 있게 한다. 미시체계를 사정하고 분석하는 연습을 통해 불균형과 불일치를 발견하게 되고 이는 잠재적인 프로젝트 계획 아이디어가 될 수 있다.

CNL 학생들의 흔한 실수로는 통합실습 경험의 프로젝트 계획을 너무 초기에 하거나, 프로젝트가 광범위하거나 적절한 교육, 수행, 측정을 하기 위한 시간이나 자원이 불충분한 것을 선택하는 것이다. 정확하고 단계적으로 프로젝트가 계획되어야 성공적으로 수행될 수 있다. 적절한 프로젝트 계획을 규명 및 수립하고, 측정 가능하고 달성 가능한 목표를 설정하며, 수행과 평가를 위한 현실적인 단계별 일정표를 개발하고, 결과를 요약하는 것이 목표 달성을 위한 핵심 요인이다.

## 프로젝트 계획 및 단계별 할 일

적절한 프로젝트 계획을 수립하고 선택하는 것은 성공적인 과정 또는 개선사항을 구현하기 위한 가장 중요한 결정이다. 또한 가장 어려운 단계이기도 하다. 의료기관 조직과 미시체계의 문화 또는 목표에 친숙해지기 전에, 많은 학생들이 프로젝트 계획은 무엇이고 어떻게 수행할 것인가에 대한 그들 자신의 아이디어와 의제를 가지고 의료기관에 들어온다. 이것이 판단 착오이고 대개 실패로 이끈다. 처음부터 자신을 점검해야 하고, 학생들은 먼저 관찰자 역할을 하면서 프로젝트 계획 아이디어를 접근해야 한다.

효과적인 프로젝트 계획을 수립하기 위하여 다음의 6단계가 포함된다. (1) 조직 기관을 개괄적으로 파악하는 것, (2) 오리엔테이션에 대한 가치와 중요성을 인식하는 것, (3) 경청, (4) 철저히 문헌 조사를 수행하는 것, (5) 피드백을 요청하는 것, (6) 수용될 수 있는지 고려하는 것이다.

### 1단계: 조직 기관의 파악

통합실습에 임하기 전, 지정된 의료기관의 개요를 작성한다. 시설을 방문하고 사람들과 이야기하며 질문을 하거나, 기관의 역사, 발전상황, 설립 목적 등에 대한 온라인 검색을 통하여 기관에 대한 첫인상을 세워본다. 그리고 조직의 미션, 비전 및 가치를 파악하고, 이러한 당신 자신의 가치와 일치하는지 살펴본다. 만약 그렇지 않다면, 통합실습 경험 중 직면할 수 있는 상황을 파악하고 대비해야 한다. 미션, 비전 및 가치를 숙지하고, 조직이 비전을 실제로 행동으로 성취하는지 주기적으로 평가한다. 자가 평가를 수행하여 자신이 조직에게 어떠한 영향을 미쳤고, 또한 조직이 자신에게 어떻게 영향을 끼쳤는지 파악한다. 어느 정도 조직의 배경에 대한 숙제를 먼저 마친 학생들은 대개 조직의 목적과 부합하는 프로젝트 계획 아이디어를 고려하기 시작할 수 있고, 임상에서 훨씬 스트레스를 덜 받게 된다.

### 2단계: 관계 구축과 토대 확립

통합실습과 미시체계 환경에 대한 소개와 오리엔테이션의 가치와 중요성을 인식한다. 오리엔테이션 기간 동안 인적 자원과의 만남은 CNL 학생이 필요한 정보와 지원을 언제, 어디서, 누구로부터 얻을 수 있는지 알게 하고, 상호관계 구축과 발전을 위해 필요한 토대를 확립하는 시기이다. CNL 학생이 다른 부서의 핵심 인력과 함께 하며 배우는 것은 보다 손쉽게 이용할 수 있는 자원과 인력을 파악할 수 있게 되어, 프로젝트 아이디어 구상과 실행에 도움이 된다. 미시체계 관계자와 오리엔테이션하는 것은 프로젝트 계획과 수행에 필요한 관계를 형성하는데 유익하다. 부서 미팅 뿐만 아니라 조직내, 다학제간, 통합 팀 회의에 참석하는 것은 향후 프로젝트 아이디어의 목표와 목적에 관한 세부 정보를 제공받게 된다.

### 3단계: 경청

의미 있는 통합실습 프로젝트를 지속하기 위한 가장 중요한 것은 경청하는 것이다. 모두 무슨 대화를 하고 있는가? 이 기관은 무엇에 대해 이야기하고 있는가? 지도자들은 무엇에 대해 이야기하고 있는가? 감염 관리, 지표 관리, 간호 리더십, 의료의 질에 대하여 무엇을 듣고 경험하는가? 동료들이 무엇에 대해 이야기하고 있는가? 자주 반복해서 거론되는 주제들이 무엇인가? 이러한 주제 중에서 현장에서 논의되고 있는 것이 있는가? 이러한 주제들이 당신이 통합실습을 시행하고 있는 미시체계에서도 적용되는가? 개인적으로 이런 주제에 관심 있는가? 조직의 목표와 최고 간호관리자의 핵심 목표, 부서관리자와 CNL, 미시체계 관계자들의 목표와 포부를 파악할 수 있을 때까지 계속 들어라. 그런 다음 프로젝트 계획 아이디어 목록을 작성해보고, 통합실습이 진행됨에 따라 이 목록에 지속적으로 추가한다. 질문하는 것과 설명을 요청하는 것을 두려워하지 말라. 무엇보다도, 너무 일찍 프로젝트 계획을 수립하지 말라. 인내심을 가져라.

### 4단계: 문헌고찰 시행

파악된 주제에 대하여 문헌고찰을 시행한다. 이 분야에 대한 연구가 이미 완료되었는지 여부와 프로젝트 계획 아이디어에 대한 근거기반실무 표준이 있는지 여부를 검토하라. 가능한 필요한 만큼 많은 문헌을 검토한다. 그 후에, 프로젝트 계획이 지속 가능한 가치를 제공하고, 미시체계 내에서 성공적으로 이행될 수 있는지를 결론 내린다. 프로젝트 계획에 이용할 수 없는 자본, 인력, 자원 등이 필요한지 여부를 결정하고 관련 비용을 고려한다.

통합실습 동안 프로젝트를 수행, 평가, 지속할 수 있도록 프로젝트의 범위가 너무 크지 않도록 고려한다. 관리자, CNL 또는 관계자가 이 아이디어에 관심을 가지고 있거나 이러한 프로세스 개선에 부담을 가지고 있는지 확인한다. 일단 연구가 완성되고 모든 기여요인들에 대한 충분한 고려가 이루어지면, 실현 가능하지 않은 아이디어들은 제거하고, 가능성이 남아 있는 아이디어들을 고수하라.

### 5단계: 피드백 요청

어떻게 프로젝트 아이디어가 발견되었고 문헌고찰 결과는 어떠한지 당신의 프리셉터와 프로젝트 계획에 대하여 논의한다. 각 프로젝트 계획 아이디어의 목표와 기대 결과 및 한계, 예상 장애물, 잠재적 장벽, 장애물을 식별한다. 유연하고 열린 마음을 가져라. 당신의 프리셉터를 믿고 개방적인 의사소통을 촉진하여, 미시체계의 변화에 대해 준비가 되어 있는지 이야기하라. 상호 토론, 질문, 대화, 고려사항에 대한 시간을 할애하라. 처음 대화가 끝난 후 양측이 표현한 생각과 견해에 대해 숙고할 수 있는 시간을 두고 나중에 이러한 프로젝트 계획 아이디어를 재검토하기 위한 약속을 잡는다. 이러한 시간은 생각을 정리하고 새로운 아이디어를 탐색하게 하여, 생산적이고 통찰력 있는 결과를 만들어 낸다.

### 6단계: 프로젝트의 수용가능성 검토

프로젝트 도입 전에 수용되지 않으면, 가장 훌륭한 프로젝트 계획이 붕괴되고 악화될 수 있다. 미시체계가 전체 팀의 지지와 지원을 기대하는 것은 비현실적이지만, 핵심 이해관계자들의 승인은 필수적이다. 부서 관리자, 프리셉터, 그 외 리더와 CNL 학생은 모두 선정된 프로젝트 계획을 신뢰하고, 규명된 목표 수행을 공유해야 한다. 또한 프로젝트 계획 목표가 미시체계, 조직 및 시스템의 목표와 일치하는 경우, 원하는 목표에 직접적인 영향을 주고 개선할 수 있는 조치를 거부하거나 무시하기가 매우 어렵다.

## 목표 설정

측정 가능하고 달성 가능한 목표를 설정하는 것은 성공적인 프로젝트 또는 질 향상 변화 과정에 필수 요소이다. 주어진 시간 내에 성취하는 것이 현실적으로 중요하다. 변화는 느리다. 다른 사람들이 수년 간 같은 방식으로 일하기보다 기계적으로 작업하는 것이나 행동을 바꾸기 위해, 지속적인 변화는 다른 사람들의 의식적인 개선 노력을 필요로 한다. 교육 및 실행 기한을 설정하고 결과를 측정할 수 있는 시한을 정하는 것은 CNL 프리셉티가 성장과 성공 척도를 파악할 수 있도록 돕는다.

기초 자료(baseline data)의 선정은 매우 중요하고, 신중한 고려와 현실적인 계획이 필요하다. 예를 들어 어느 부서의 중심정맥관 혈류감염이 작년 4건, 올해 이미 3건이라면, '중심정맥관 혈류감염을 전년도에 비해 2개월 동안 50% 줄인다'는 프로젝트 목표는 적절하지 않을 것이다. 이 예에서 선정된 기초 자료로는 프로젝트 목표에 이미 실패한 상태이다. 게다가 2개월 동안의 측정치를 1년간 데이터와 비교하면 안 된다. 기초 자료를 선정할 때에는 프로젝트 수행 및 측정에 소요되는 시간을 고려해야 한다.

프로젝트 수행에 3개월이 소요된다면, 이전 기간의 3개월의 데이터를 기준으로 선택하라. 1개월 만에 프로젝트 수행과 결과 측정할 수 있다면, 지난 6개월 또는 12개월의 평균을 고려하여 그 수치의 일정 비율을 줄이거나 향상시키는 목표를 설정하라.

성취할 수 있는 목표를 선택하는 것도 고려해야 한다. CNL 학생들은 목표를 높게 설정하고 대개 기한 내에 도달할 수 없는 원대한 목표를 열망하는 경향이 있다. '세상을 정복하는' 경향의 목표를 피하고, 대신에 작은 부분 하나를 향상시키는 것으로 목표를 설정하라. 목표가 간단하고, 추가 작업이 필요하지 않고 더 나아가 무관한 일이나 노력을 줄이는 한 두 개의 단계만을 수반할수록 변화는 더 쉽게 이룩할 수 있다. 간호사에게 여유

시간을 만들어 주거나, 작업 흐름의 단계를 줄이거나, 전체적인 목표를 향상시키는데 도움이 되는 프로젝트 아이디어가 변화 과정의 작은 부분일지라도 과소평가하지 말라.

## 일정표 작성

실현가능한 일정표를 개발하는 것은 반드시 필요하다. CNL 통합실습 경험 동안 자신의 삶에서 일어나는 모든 일을 영리하게 생각해보아라. 통합실습이 끝날 때까지 일정표를 만들고 주말을 포함한 매일의 모든 시간을 포함해라. 시험 날짜, 과제 제출일, 임상실습일 등 모든 이벤트를 적는다. 매일 이것을 살펴보기 위해서, 거의 동일한 양으로 일간계획표에 나누어 적는다. 그리고 나서, 생일이나 공휴일, 부모라면 아이들과 관련된 일, 취미나 교회 행사와 같은 중요한 개인 일정을 포함한다. 명확한 그림을 그리면 마감시한을 맞추고 이행하는 데 필요한 예상 시간과 의무가 부각된다. 여가 시간을 포함하는 것을 기억하고, 직장, 가정, 학교 사이의 균형을 유지하기 위해 노력하라. 여가 시간은 최소화 되겠지만, 일시적인 것일 뿐이라는 것을 기억하라. 결국에는 삶을 되찾게 될 것이다.

일단 일정표 작성이 완료되면, 프로젝트 계획 목표 달성 개요를 계획한다. 자신의 프리셉터에게 자신의 계획을 도와줄 수 있는지 요청하는 것을 두려워하지 않는다. 프리셉터는 지금 나의 곁에 있으며, 자신이 겪고 있을지 모르는 스트레스 요인을 완화시키는 데 도움이 될만한 제안을 할 수 있다. 자료 수집, 분석 일정을 결정하고, 자신의 일정표에 이를 연결하라. 그리고 교육을 받고 검토 받은 후 프로젝트 계획이나 프로세스 변경하는데 어느 정도 시간이 걸리는지 결정하라. 프로젝트 계획에 대해 관계자들을 교육하는데 필요한 시간과 교대 근무 배치를 고려하라. 석사학위 일정에 모든 자료가 포함되면 프로젝트 계획 선정 마감일을 파악할 수 있다.

프로젝트 계획의 수행 평가는 대개 달성이 어려운 일은 중단하고 감독하며 보강하는 시기이다. 준수 여부를 매일 관찰하고, 목표를 강화하며, 가능한 자주 데이터를 수집하고 기록하는 것이 임상의 핵심 활동이 된다. 프리셉터와의 회의는 정기적으로 이루어져야 하며, 관찰 결과, 편차, 장애요인, 성공에 대해 논의해야 한다. 프로젝트 목표 달성을 가로막는 예기치 못한 문제가 발생한 경우, 도중에 프로젝트 계획을 수정하는 것을 두려워하지 않는다.

마지막으로 프로젝트 계획을 요약한다. 기초조사에서 목표 달성을 위한 진행 과정과 추이를 보여 준다. 그리고 프로젝트가 진행되는 동안 예기치 못한 장벽을 포함시키는 것을 잊지 않는다. 그래프, 원형 도표, 런 차트(Run chart) 또는 선형 도표를 사용하는 것을 고려한다. 프로젝트 계획 목표를 추진하기 위해 개발한 게시판과 교육자료를 간략히 요약하는 것은 검토자들에게 흥미롭기 때문에, 반드시 그 내용을 포함해야 한다.

## 단원요약

- 프리셉터와 프리셉티는 모두 CNL 통합실습 경험의 핵심 참여자이다. 상호 간의 성공을 촉진하는 핵심 역량을 가지고 있다.
- 통합실습은 학계와 협력하여 CNL의 역할을 이해하고 유익한 학습 환경을 조성하며, 미래의 CNL 역할 수행을 위한 길을 닦도록 돕는 것을 말한다.
- CNL 프리셉티가 환영받고, 완전히 임상을 경험할 수 있는 전용 학습 환경은 평생학습과 전문 역량을 형성하게 한다. 의미 있고 지속 가능한 CNL 통합실습 프로젝트는 확립된 지침에 따라 계획되고 실행된다.
- 프로젝트 계획을 파악 및 선정하고, 측정 가능하고 달성 가능한 목표를 설정하고, 시행 및 평가를 위한 현실적인 단계별 일정표를 작성하고, 결과를 요약하는 것은 프로젝트 성공의 핵심 요소이다.
- 과거 성공적인 프로젝트의 사례는 CNL 도서, 교과서, 웹 사이트, 조직 및 네트워크를 통해 찾을 수 있다.

## 생각해보기

1. CNL 프리셉터와 프리셉티의 핵심 역량은 무엇이 있는가? 이 역량의 비슷한 점과 차이점은 무엇인가?
2. CNL 통합실습 경험의 성공을 위해 중요한 요소는 무엇인가?
3. CNL 통합실습 경험의 성공을 가로막는 장벽은 무엇인가?
4. 왜 CNL 또는 전문직의 일원은 평생 학습하는 것이 중요한가?
5. 의미 있고 지속 가능한 CNL 통합실습 프로젝트를 구성하는 것에 대해 어떻게 생각하는가?

## 학습활동

1. 당신이 선호하는 의사소통과 피드백 방법을 자가 평가 하고, 당신의 프리셉터와 함께 토론하자. 프리셉터가 선호하는 의사소통에 대하여 질문하고, 개방적인 의사소통과 아이디어 교환을 위해 필요한 피드백 방법을 확인하자. 양측 모두 수용가능한 의사소통의 수단과 빈도를 확립하기 위해 협력하자.
2. 학생, 프리셉티, 간호사, 그리고 전문직 일원으로서 당신의 강점과 약점을 파악하자. 한 쪽에서의 장점이 다른 쪽에서는 약점이 될 수 있다. 통합실습 경험 이전에 당신 자신의 약점을 보완하기 위한 전략을 세워보고, 이러한 약점들이 스트레스 또는 피로한 상황에서 확대될 수 있음을 인식하자.
3. 당신 자신의 삶을 설계하고 우선순위를 정하는 능력을 평가하자. 초점을 잃어버리게 하는 계기나 사건이 있는지 파악하자. 이를 최소화하기 위한 방법을 고안하자. 과거에 포기하거나 그만두고 싶게 만들었던 사건을 생각해보고, 그러한 감정과 행동을 완화시켰던 요인들을 분석하자. 이러한 상황이 언제 위협적이고, 이를 예방하고 중단하는 방법을 인식하기 위해 계획을 세우자.

## 참고문헌

American Association of Colleges of Nursing. (2007). White paper on the role of the clinical nurse leader. Retrieved from http://www.aacn.nche.edu/publications/white-papers/cnl

American Association of Colleges of Nursing. (2012). *CNL certification exam data*. Retrieved from http://www.aacn.nche.edu/leading-initiatives/cnl/cnl-certification/pdf/CNLStats.pdf

APIC. (2008). *Guide to the elimination of catheter-associated urinary tract infections (CAUTIs): Developing and applying facility-based prevention interventions in acute and long-term care settings*. Retrieved from http://www.apic.org/Resource_/EliminationGuideForm/c0790db8-2aca-4179-a7ae-676c27592de2/File/APIC-CAUTI-Guide.pdf

Centers for Disease Control and Prevention. (2012). *Catheter-associated urinary tract infection (CAUTI) event*. Retrieved from http://www.cdc.gov/nhsn/pdfs/pscmanual/7psccauticurrent.pdf

Fourie, W., & McClelland, B. (2011). *Enhancing nursing education through dedicated education units*. Wellington, New Zealand: The National Centre for Tertiary Teaching Excellence. Retrieved from http://akoaotearoa.ac.nz/download/ng/file/group-1658/enhancing-nursing-education-through-dedicated-education-units.pdf

Goode, M. L. (2012). The role of the mentor: *A critical analysis. Journal of Community Nursing 26*(3), 33-35.

Harris, J. L., Roussel, L., Walters, S. E., & Dearman, C. (2011). *Project planning and management: A guide for CNLs, DNPs, and nurse executives*. Burlington, MA: Jones & Bartlett Learning.

Hospital Consumer Assessment of Healthcare Providers and Systems. (2012). Home page. Retrieved from http://www.hcahpsonline.org

Hunter, D., & Perkins, N. (2012). Partnership working in public health: The implications for governance of a systems approach. *Journal of Health Services Research & Policy, 17*(Supple.), 45-52.

Huybrecht, S., Loeckx, W., Quaeyhaegens, Y., De Tobel, D., & Mistiaen, W. (2011). Mentoring in nursing education: Perceived characteristics of mentors and the consequences of mentorship. *Nurse Education Today, 31*(3), 274-278.

Lichtman, R., Burst, H. V., Campau, N., Carrington, B., Diegmann, E. K., Hsia, L., & Thompson, J. E. (2003). Pearls of wisdom for clinical teaching: Expert educators reflect. *Journal of Midwifery & Women's Health, 48*(6), 482-484.

Merriam-Webster's Dictionary. (2012). Mentor definition. Retrieved from http://www.merriam-webster.com/dictionary/mentor

Mullenbach, K. F., & Burggraf, V. (2012). A dedicated learning unit in long-term care: A clinical immersion for student nurses. *Geriatric Nursing, 33*(1), 63-67.

Veeramah, V. (2012). What are the barriers to good mentoring? *Nursing Times, 108* (39), 12-15.

Weaver Moore, L., & Leahy, C. (2012). Implementing the new clinical nurse leader role while gleaning insights from the past. *Journal of Professional Nursing, 28*(3), 139-146.

제9장

# 임상간호리더 자문회의

**학습목표**

- 임상간호리더 자문회의를 정의한다.
- 임상간호리더 역할 지속을 위한 파트너십과 협업의 중요성과 관련성을 설명한다.
- 임상간호리더 자문회의 역할을 기술한다.
- 성과와 결과를 포함한 임상간호리더 자문회의 회칙을 개발한다.

임상간호리더(CNL) 자문회의 설치는 기관에서 결정하며, CNL 프로그램 확산과 지속을 위한 교수, 학생, 이해관계자들과의 상호 공유의 장으로 매우 중요하다. 보건의료조직에 변화가 생기면, 많은 문제에 직면할 수 있다. 간호사 역할이 종종 겹치고, 중복되고, 했던대로 한 경우가 많았기에 새로운 간호전문직의 소개는 그리 큰 문제는 아니다. 자문회의는 조직 변화를 위한 권위와 영향력을 제공하는 중요한 기구가 될 수 있다.

## 임상간호리더 자문회의의 기능

CNL 자문회의는 학교, 학생, 의료기관의 파트너십과 협업의 상승효과를 위해 포럼을 개최하고, CNL 역할을 가시화시키는 중요한 기구이다. 자문회의의 지식, 경험 및 비전은 CNL 프로그램의 확산과 유지를 위한 운영 방안을 기관에 제시한다.

CNL 자문회의는 서로 다른 목적으로 설치될 수 있다. 예를 들면, 비전이나 목적, 목표를 제공한다거나 정책과 프로세스의 개발 혹은 CNL 프로그램에 대한 조언, 안내, 감독 등을 목표로 설치할 수 있다. 자문회의는 CNL 이해관계자들이 전문지식을 공유하고 네트워크 기회를 제공하는 포럼을 개최한다.

이 장은 하나 이상의 목적을 가진 CNL 자문회의 설치와 유지에 대한 정보와 안내를 제공하고자 하며, 여기에 소개된 예시는 여러 의료기관에 설치된 CNL 자문회의 중 하나이다. CNL 자문회의는 비전과 실행가능한 목표를 제공하며, 각 의료기관에서 CNL 프로그램이 확산, 적용, 채택, 유지되도록 돕고 지원하는 정책과정을 끌어주며, 다음을 제공한다.

- 실무 패턴과 장애를 포함하여 CNL 역할 수행 상태를 평가한다.
- CNL 목표에 대해 우선순위를 매기고 범위 설정을 돕는다.
- 석사 교육과정을 지원하거나 상승효과를 낼 수 있는 실질적인 대외적 파트너십을 확인한다.
- 상승효과를 지원하기 위한 실무전환 프로그램을 감독한다.
- 상승효과를 창출하기 위해 (확산-적용-채택)의 시스템 재설계과정을 감독한다.
- 효과적인 의사소통의 장을 개발한다.

## 임상간호리더 자문회의의 구성과 역할

위원장과 전문위원, 위원의 자문위원으로 구성되며, 주요 역할은 다음과 같다.

### 위원장

위원장은 위원회의 조직, 개발을 주도하고 기관의 공식적인 리더십을 갖춘 자로 다음의 역할을 수행한다.

- 목표를 포함한 자문회의의 회칙을 만들고 준수한다.
- 회원을 모집하고 면담한다.
- 회의 일정을 확인한다.
- 자문회의 운영을 감독한다.
- 효율적인 자문회의의 구조, 역할, 절차를 구축한다.
- 자문회의의 효율성을 평가한다.

## 전문위원

자문회의는 모든 회원이 긴장감을 갖고 있을 때 최선의 효과를 가져온다(Geoff Ball & Associate, n.d.). 전문위원은 절차와 조직개선을 위한 자문활동을 하며, 계획에 맞춰 활동이 이루어질 수 있도록 돕는다.

[표 9-1] 전문위원의 활용

| 전문위원이 요구되는 상황 | 전문위원이 불필요한 상황 |
|---|---|
| 구성원 수가 불충분하고, 역할이 모호하며, 상호독립적인 업무를 수행하고 있지 않을 때 | 구성원 수가 충분하고, 협력적인 관계일 때 |
| 목적이나 목표가 불분명할 때 | 목적과 목표가 분명하고, 모든 위원이 잘 공유하고 있을 때 |
| 의사결정과정과 방식이 불분명할 때 | 의사결정과정과 방식을 잘 공유하고 있을 때 |
| 위원 모두가 매 회의 때마다 위원장의 참여를 요구할 때 | 위원장에게 지지와 조율의 역할만 요구될 때 |
| 해결책이 다양하고, 갈등 소지가 있는 논쟁이 있을 때 | 위원장이 객관적인 입장을 취하고 기득권을 요구하지 않을 때 |

출처 : Adapted from Geoff Ball & Associates. (n.d.). Making facilitation work for you: A guide to using facilitation and selecting facilitators. Retrieved from http://www.geoffballfacilitator.com/ClientAwarenessGuide.pdf

## 위원

자문회의는 독립적으로 기능하지 않고, 법적인 구속력도 가지지 않는다. 따라서, 위원장은 위원의 활동 계획(구체적인 문제 해결안 : 담당자, 일정 등)을 승인하게 된다. 위원은 다음과 같은 역할을 수행한다.

- **프로그램을 계획하고 검토한다** : 위원은 CNL 프로그램 계획/설계하는 초기단계에서 중요한 조언자가 된다.
- **정책과 프로토콜을 개발한다** : 위원은 CNL 프로그램의 성공을 위한 정책과 프로토콜을 개발하는 역할을 한다.
- **소위원회를 구성한다** : 위원은 특정 분야와 일정 기간 동안 할당된 활동을 수행하기 위해 소위원회를 만들고 운영한다.
- **마케팅 및 소통한다** : 위원은 조직내 – 외부에서 CNL 역할에 대한 효과적이고 영향력있는 대표자가 될 수 있다.

### 소위원회 위원

복잡하고 긴 시간이 요구되는 목표를 개발하려면 소위원회를 구성하는 것이 바람직하다. 소위원회는 자문회의 위원들로 구성되어야 하며, 필요하면 추가하여 섭외할 수 있다. 소위원회는 반드시 특정 임무나 과업이 주어진다. 정책과 프로세스 개혁을 위한 소위원회라면 모든 자문회의 위원의 승인을 받아야 한다. 목표 수행을 위해 일시적으로 만들어진 소위원회는 전문성과 다양성을 제공한다. 한 예로, 기관이나 환자 간호단위, 개인, 학교 자문을 제공하기 위해 소위원회가 구성될 수 있다.

## 임상간호리더 자문회의의 설립 과정

### 회칙 초안 작성

공식적으로 자문회의 회칙에 설립 목적을 포함하여 (1) 목표, (2) 사업, (3) 임원, (4) 회원, (5) 전략, (6) 총회(총회 구분과 소집), (7) 보고를 명시한다.

### 회원 모집

자문회의의 흥망은 회원의 헌신, 기여, 영향력에 달려있다. 위원장은 다양한 의견과 경험을 지닌 회원을 모집하고 선정한다. 회원은 안건에 대한 합의를 끌어내며 새로운 아이디어를 창출하고, CNL 역할을 전략적으로 돋보이게 할 수 있어야 한다.

1) **질문지나 신청서를 만들고 배포한다.** 향후 자문회의를 구성할 위원을 모집하는데 사용할 수 있으며, 기본 정보를 비롯하여 개인적/전문적 가치나 목표, 회원의 자격과 유지기간 등의 문항이 포함되어 있다.
2) **주요 인사가 포함된 명단을 관리한다.** 부정적인 견해나 갈등을 유발할 소지가 있는지 확인하기 위해 개별 면담을 한다.
3) **유력한 위원을 위촉한다.** 다른 위원회의 회원 구성과 사업에 대해 들을 수 있는 기회를 부여한다.
4) **유력한 위원에게는 나중에 연락한다.** 시간이 지나서도 회원이 되고자 하는 의도가 있다면, 위원장에게 적절한 후속조치(follow-up action)를 취할 것을 제안한다.
5) **신입회원에게 오리엔테이션을 제공한다.** 자문회의의 단기, 장기 목표, 사업, 세부 목적, 최근 활동, 지난 성공사례와 문제점에 대해 알려주고, 과거 활동에 대해 이야기한다.

# 총 회

## 계획과 준비

위원장은 회의 목표와 내용, 전체 구성, 지원 등을 확인한다. 위원장은 회의를 계획할 때 다음의 사항을 고려한다(Burke et al., 2002).

### 목표

- 너무 많은 목표를 설정한 것은 아닌가?
- 이번 회의에서 달성해야 할 목표는 무엇인가?
- 각각의 목표와 업무를 달성하기 위해 요구되는 기간은 어느 정도인가?

### 참가자

- 목표한 참가자들이 참석했는가?
- 기대한 인원이 모두 참석할 수 있는가?

### 지원

- 장소와 오디오/비디오 등의 설비는 적절한가?
- 숙소 예약이 가능한가?
- 화상회의 준비가 되어 있는가?

### 안건

- 목표, 날짜, 시간, 장소, 안건 목록을 확인한다.
- 회원들에게 적어도 1~2주 전에 총회 자료를 보낸다.
- 회의 일정을 조율할 수 있도록 미리 연락한다.

## 회의 진행

위원장은 회의 전반에 걸쳐 목적을 설정하고 그룹 내에서 받아들여 질 수 있도록 해야 한다. 모든 회의에 다음과 같은 활동이 포함되어야 한다.

- 정관, 목표, 전체 일정표를 재검토한다.

- 회원들의 의견을 수집한다.
- 회의가 수다나 잡담, 끝나지 않는 토론, 부정적인 논쟁으로 지연되면, 다시 회의에 집중할 수 있도록 환기시킨다.
- 만약 모든 회원들이 생산적인 토론을 하고 있다면, 위원장이 불필요하게 개입하지 않는다.
- CNL의 활동 영역을 개발할 수 있도록 돕는다 : 역할에 대한 이익과 가치를 인지하기 위한 방법을 찾고, CNL 활동과 역할 이행을 향상시키기 위한 기회와 방법을 정의하며, 리더십을 최대한 얻을 수 있고 말만 앞세우는 것이 아닌(실질적인 행동으로) 지원할 수 있는 전략을 확인한다.

### 회의 평가

위원장은 회의를 객관적으로 평가해야 한다. 위원장은 업적을 명확히 하고, 장애요인을 확인하며 우선순위를 다시 매김으로써 위원회 구성원들과 함께 주기적으로 의사소통해야 한다. 그리고 모든 활동계획을 수행하기 위해 지원한다. 위원장은 회원들에게 정책이나 임상, 보건의료 관점에서 CNL이 어떤 역할을 담당해야 할지와 CNL의 역할 정립이나 적용 가능성에 대해 끊임없이 질문해야 한다.

## 임상간호리더 자문회의의 평가

위원장은 위원회의 목표와 목적 성취 정도를 확인하기 위해 매년 자가평가해야 한다. 기관 내에서 자문회의가 그 가치를 유지하기 위해 주기적으로 유지 방안을 모색하는 것이 바람직하다. 위원장이 자문회의의 유지와 지속을 위해 해야 할 일은 다음과 같다. [그림 9-1]은 회의 평가에 대한 예시이다.

- 자문회의의 목표가 기관의 전반적인 미션과 비젼에 맞추어 조절되고 있도록 확실히 해야 한다.
- 자문회의에 신선한 에너지를 불어넣어 줄 새로운 회원을 모집해야 한다.
- 목적, 목표, 기여, 외부 업무량이 위원들에게 형평성 있게 배정될 수 있도록 조직구조나 일정을 재검토해야 한다.
- 위원에게 개인적으로 인정이나 감사, 피드백을 제공해야 한다.

### 회의 평가(예)

이름(선택):
날짜: ___/___/___

다음 질문에 귀하의 생각과 일치하는 곳에 V표 해주십시오.

회의 목적:
_________ 탁월
_________ 우수
_________ 보통
_________ 미흡
의견:

회의 진행:
_________ 탁월
_________ 우수
_________ 보통
_________ 미흡
의견:

시간 소요:
_________ 탁월
_________ 우수
_________ 보통
_________ 미흡
의견:

강사의 지식과 기술에 대해 귀하의 생각과 일치하는 곳에 V표 해주십시오.
_________ 탁월
_________ 우수
_________ 보통
_________ 미흡
_________ 해당사항 없음
의견:

**[그림 9-1] 자문회의 자가평가 예시**

## 단원요약

- CNL 역할을 강화하고 유지하기 위해 자문회의를 이용하기로 한 결정은 기관에서 CNL 프로그램을 성공시키는데 있어 매우 중요하다.
- 설립 목적을 명확하게 정의하고 핵심목표가 명시된 회칙을 만드는 것이 우선되어야 한다.
- 다양한 배경을 가진 회원을 모집하고 유지를 위해 자문회의는 복잡하지 않고 정확한 기준과 형식을 갖고 있어야 한다. 그 회원들이 효과적으로 활동을 이끌어 갈 수 있도록 자격을 갖춘 헌신적인 위원들로 구성되어야 한다.
- 회의를 용이하게 하기 위해 상호 전문적인 이해관계자들을 참여시키는 것은 간호의 영역을 넘어 CNL 역할을 승격시키고 다학제적 접근을 하는데 효과적일 수 있다.

### 생각해보기

1. CNL 자문회의의 주요 목표와 활동은 무엇인가?
2. CNL 자문회의의 위원으로 학교와 임상에서의 적임자는 누구인가?
3. 자문회의의 활동을 위해 추가될 수 있는 적임자는 누가 있는가?
4. 실무와 학교, CNL과 간호관리자, CNL과 의사 사이에 존재할 수 있는 상승효과는 무엇인가?

### 학습활동

1. CNL 자문회의에 참관하자.
2. 자문회의의 목표를 기술하자.
   a. 안전과 질을 위한 임상팀의 기대
   b. 간호를 위한 환자와 보건의료의 기대
   c. 임상성과와 팀워크를 위한 기관의 기대
   d. 팀 중심 보건의료체계에서의 CNL 역할

# 참고문헌

Burke, D. W., Donahoe, M., Hirzel, R., Mather, L., Morgenstern, G., Ruete, N., Smith, E., Starzynski, D., & Stoddard, J. (2002, May). *Basic facilitation skills.* The human leadership and development division of the American Society for Quality. The association for quality and participation. *The international association of facilitators.*

Campaign Consultation, Inc. (n.d.). *Advisory council member self-assessment.* Retrieved from http://vistacampus.org/file.php/1/viewfinder/external_documents/Board-Advisory_Council_Self-Assessment.pdf

Geoff Ball & Associates. (n.d.). *Making facilitation work for you: A guide to using facilitation and selecting facilitators.* Retrieved from http://www.geoffballfacilitator.com/ClientAwarenessGuide.pdf

McNamara, C. (n.d.). All about facilitation, group skills and group performance management. Retrieved from http://managementhelp.org/grp_skll/facltate/facltate.htm

U. S. Department of Education. (2008, April). Building an effective advisory council. Mentoring Resource Center, No. 21. Retrieved from http://educationnorthwest. org/webfm_send/232

제3편

# 임상간호리더 역할의 실무 적용

# 제10장

# 고신뢰조직(High-Reliability Organization)

## 학습목표

- 고신뢰조직에 대해 정의한다.
- 고신뢰조직 조성을 위한 핵심 전략에 대해 논의한다.
- 고신뢰조직의 특성과 근거기반실무 문화에 대해 논의한다.
- 고신뢰조직의 임상간호리더에 대한 가치를 정의하고 안전성과 경제성의 관련성에 대해 논의한다.
- 가치중심의 높은 성과를 창출하는 미시체계 내에서 임상간호리더의 역할에 대해 논의한다.

미국 건강관리향상기구(Institute of Healthcare Improvement, IHI)에서 제시한 "세가지 목표(triple aim)"는 개별적인 의료경험을 향상시키고, 인구집단의 건강을 향상시키며, 1인당 의료비용을 줄이는 것이다(Berwick, Nolan, & Whittington, 2008, p.759). 이를 달성할 수 있는 유일한 방법은 의료의 연속성 전반에 걸쳐 기존의 의료전달체계를 개선하는 것이다. 이러한 노력에는 여러 분야의 의료제공자가 참여해야 하지만, 다학제팀에서 임상간호리더(CNL)는 조직 기술(organizational skills)과 임상 교육을 통해 개선 노력의 핵심 주체로서 고유한 위치에 있다.

조직 구조의 세가지 요소는 CNL 역할을 수행하는 환경에 기여한다. 즉 고신뢰(high reliability), 근거기반실무(evidence-based practice, EBP)과 프로세스 엑설런스(process excellence)의 개념은 작동할 수 있는 확실한 성과 체계를 제공한다. 미국 The Joint Commission (TJC)의 2012년 6월 보고서에 따르면, 고신뢰조직(high reliable organization, HRO)은 마음챙김(mindfulness)[1]과 완벽함(perfection)에 초점을 맞출 필요가 있다.

근거기반의학은 개별 임상전문지식을 체계적인 연구를 통해 얻을 수 있는 최선의 임상 근거와 통합하는 것을 의미한다(Sackett, Straus, Richardson, Rosenberg, & Haynes, 2000). 프로세스 엑설런스는 낭비를 제거하고 변이(variation)를 줄여 지속적인 개선을 수반한다. CNL은 HRO, EBP와 프로세스 엑설런스의 구조를 수용하고 채택함에 따라 조직의 가치를 강화하는 역량이 향상되고 있다.

프로세스 엑설런스 측면에서, 세부 항목은 고객의 요구가 충족될 때 가치가 부가되는 것을 통해 확인할 수 있다. 여기에는 다음과 같은 세 가지 과제가 포함된다.

1. **고객을 규명한다.** 보건의료 분야의 고객은 환자, 가족, 의료서비스 제공자, 지역사회 및 지불자이다. 개혁의 관점에서 당면과제는 각각의 고객에게 제공할 서비스의 진정한 가치를 재정의하는 것이다.
2. **전체 생산품 혹은 서비스 측면에서 가치를 정의한다.** 생산품 혹은 서비스의 제공은 연속선상에서 발생한다. 건강보험료 적정 부담법(Affordable Care Act)의 당면과제는 연속선상에 있는 의료를 개선함으로써 더 많은 대중에 의료서비스를 제공하는 것이다.
3. **목표 의료비용을 달성한다.** 목표 의료비용이 확인되면, 연속선상의 주요 이해관계자들은 목표를 유지하거나 낮추기 위해 공동으로 노력한다(Womack & Jones, 2003, pp.31-36).

경제 모델이 볼륨(양)(volume, quantity)에서 가치가 높은 성과(질)(outcome, quality) 중심의 활동에 초점을 맞추는 것으로 변화하고 있기 때문에 오늘날의 의료환경에서는 가치 개념이 중요하다. CNL은 가치기반 성과보상 지불제도(value-based purchasing)에 상당한 영향을 미칠 수 있는 능력과 수용력을 지니고 있다. 가치기반 성과보상 지불제도는 환자 결과와 건강상태를 포함한 의료의 질에 관한 정보와 건강에 대한 비용 대비 지출자료를 통합한 것을 말한다. 이는 부적절한 의료를 줄이고 최선의 의료제공자에 보상을 규

---

1) 역자주 : 예기치 못한 일에 대응의 기본원칙 중 하나로 '순간순간에 일어나는 감정, 생각, 감각을 의식하고 수용하면서 비판단적으로 관심을 기울이는 것'으로, 하버드대학교 심리학과 엘렌 랭거 교수는 '외부 자극에 대해 고정적, 자동적, 경직된 마음으로 반응하는 것이 아니라 깨어있는 마음으로 주의를 집중하는 것'이라고 설명하였다.

정하는 보건의료시스템 활용을 관리하는 데에 초점을 둔다(Meyer, Rybowski, & Eichler, 1997).

HRO에서 가치중심적 의료접근방식을 만드는 데 있어서 CNL의 역할은 높은 신뢰성의 최적화된 환경, 근거기반실무 개념의 통합 및 이러한 두 가지 구조를 만드는 데 도움이 되는 능력에 따라 달라진다. 프로세스 엑설런스 원칙을 적용하면 가치 창출에 있어서 CNL의 역할이 더욱 강화된다. 이 장에서는 환경의 각 구성요소가 어떻게 가치에 기여하며, CNL이 이 두 가지 모두를 형성하는 데 있어서 어떤 역할을 하는지 살펴본다. 고도로 맞춤화된 CNL 프로세스 엑설런스 프로그램은 교육과정과 적용 관점에서 규정된다.

## 고신뢰조직 구현 전략

고신뢰, 근거기반실무 및 프로세스 엑설런스 구조가 조직에서 구현되고, CNL이 이를 활용할 때 가치 창출에 도움이 된다. 각각의 구조는 환경에 독특한 요소를 제공한다. 이 구조들은 상호의존적이며 상승효과가 있다. CNL이 성공적으로 가치를 제공하려면, 조직은 이러한 구조를 지원해야 하며 CNL은 그 적용에 대해 잘 알고 있어야 한다.

앞에서 논의한 바와 같이, HRO는 '마음챙김'과 '완벽함'에 초점을 맞출 필요가 있다. 이러한 초점은 조직을 '고신뢰성'이라는 궁극적인 목표로 나아가게 하는 몇 가지 핵심 원칙의 결과이며, 언제 어디서나 일관된 질적 결과를 얻을 수 있다. 여러 산업 분야에서 이러한 일관성을 제공하는 역량을 갖추고자 노력하고 있다. 항공산업에서 교정서비스(correctional service)에 이르기까지 다양한 분야에서 고신뢰 구조가 존재한다. 보건의료 분야에서 HRO는 "매우 안전하고 일관성 있는 양질의 의료" 결과를 제공한다(Agency for Healthcare Research and Quality [AHRQ], 2008, p.6). HRO의 특성과 원칙을 탐구하면 가치 중심 HRO를 창출하는 CNL의 접근 방식을 이해하는 데 도움이 된다.

조직은 일관성 있게 업무를 수행하는 능력에 영향을 미치는 수많은 과제에 직면해 있다. 의료기관도 AHRQ가 규명한 다음을 포함한 당면과제를 대부분 보여준다는 점에서 다른 분야와 크게 다르지 않다.

- **고도의 복잡성(hypercomplexity)**: 일관된 결과를 제공하기 위해서 과정과 실행이 조정될 수밖에 없는 다중팀 체계(multiteam system)
- **긴밀한 결합밀착(tight coupling)**: 상호의존함으로써 각자 수행하는 과제가 전반적

인 성과로 연결되도록 관계밀도가 높은 팀원

- **극단적 위계구조**(extreme hierarchical differentiation) : 포괄적 협력이 가능하도록 명확한 역할정의. 팀원은 지위와 상관없이 "전문가"로 간주되며 위기 상황에서 "의사결정권자"의 직책 수행
- **의사소통 네트워크의 복잡성과 의사결정권의 복합성**(multiple decision makers in a complex communication network) : 상호의존적이고 상호연결된 의사결정을 내리는 여러 직책
- **고도의 책무성**(high degree of accountability) : 오류 발생 시 높은 수준의 책무와 책임
- **빈번하고 즉각적인 피드백 요구**(need for frequent, immediate feedback) : 지속적인 의사소통과 피드백의 필요성, 지속적인 조정 기회 제공
- **압박에 가까운 시간 제약**(compressed time constraints) : 바람직한 수행이 지속적으로 일어나는 데 필요한 시간을 규정하는 과정, 체계, 인력과 문화(AHRQ, 2008).

보건의료 분야는 이러한 난제로 가득 차 있다. CNL은 미시체계의 리더로서 이 내부에 포함되어 있으며, 이러한 당면과제에 대한 인식과 이를 완화하기 위한 전략을 잘 갖출 필요가 있다.

다음의 5가지 핵심 원칙을 중요하게 고려하면 가장 복잡한 조직이 고신뢰성을 확보하기 위해 직면하는 문제를 해결하는데 도움이 될 수 있다.

1. **운영 상황에 세심한 관심을 가진다**(sensitivity to operations).
   HRO는 프로세스와 시스템을 지속적으로 모니터링하여 오류를 발견하고 제거한다. 조직 구성원이 "상황인식(situational awareness)"과 운영에 대한 민감성을 개발하면 지속적으로 성과를 추구하는 환경이 조성된다. 미시체계에서 CNL은 업스트림(생산, 공급 등, upstream)에 미치는 영향을 해결하기 위해 결함을 조기에 확인할 수 있는 좋은 위치에 있다. CNL은 과정 및 질 향상에 팀원을 참여시킴으로써 시스템, 질 향상 및 측정에 관한 지식을 활용하여 학제간 팀이 오류를 초래할 수 있다는 우려를 해결하도록 한다.
2. **지나치게 단순화시키기를 거부한다**(reluctance to simplify).
   HRO는 업무가 복잡하고 일차원적인 시스템으로는 문제를 해결하기가 충분하지 않

다는 것을 인지하고 있다. HRO의 구성원은 프로세스와 시스템이 새롭고 상상하기 어려운 방식으로 진화하고 시스템에 장애가 발생할 수 있음을 인식하고 있다. 이러한 복잡성을 인정하고 많은 시스템을 단순화할 수 없다는 점을 받아들이면서, 보건의료 분야의 HRO 구성원은 시스템 설계에 대해 훈련받은 다학제팀을 활용하여 주의를 기울이면서 프로세스를 단순화하도록 한다. CNL은 프로세스를 검토하고 간소화할 때 이를 고려하도록 한다.

3. **작은 실패 사건들을 추적조사한다(preoccupation with failure).**

   HRO는 지속적으로 시스템 장애와 오류 발생 가능성을 고려해야 한다. 의료기관은 이러한 오류가 환자를 위험에 처하게 할 수 있음을 예상하며, 오류나 근접오류(위기일발의 상황, near misses)가 발생할 경우 이를 조사하고 향후 오류 발생을 줄이기 위해 시스템을 재설계한다. CNL은 프로세스 재설계에 참여할 때 이러한 지식을 활용한다.

4. **전문가에게 권한을 위임한다(deference to expertise).**

   사고가 발생하면 의사결정권을 위나 아래로 이동시키는 것이다. 지위의 위계가 작동하는 것이 아니라 경험과 지식의 위계가 존중되는 것이다. HRO는 지식을 중요하게 여기며 가장 지식수준이 높은 구성원이 문제를 해결하는 문화를 지지한다. 이러한 문화에서는 가장 이해의 수준이 높은 사람의 리더십을 따르게 된다. 또한 이러한 지식을 공유하는 것이 지식을 갖춘 사람의 책임이기도 하다. 실무와 프로세스 문제를 해결하기 위한 팀을 만드는 과정에서, CNL은 임상의사, 지원인력 및 보조부서 팀 구성원이 성과에 영향을 미치며 프로세스 설계 및 개선에 참여해야 한다는 점을 인식하고, 이 전략을 통해 프로세스에 관여하는 모든 당사자를 참여시킨다.

5. **회복탄력성을 유지한다(resilience).**

   사고 대응이 완료되면 평시와 같은 모습으로 자연스럽게 복귀한다. HRO는 오류에 신속하게 대응할 수 있는 역량을 개발하기 위해 노력하고 있다. HRO는 전문성 존중과 프로세스에 대한 끊임없는 관심에 의해 좌우된다. 간호 전문성과 프로세스 엑설런스에 대한 기본 지식을 보유하고 있는 CNL은 조직의 고신뢰성을 창출하고 지속 가능하게 할 수 있는 핵심 이해관계자이다.

### 근거기반실무

CNL의 업무환경을 조성하는 두 번째 요인은 앞서 "체계적인 연구에서 얻을 수 있는 가장 최선의 활용가능한 외부 임상 근거와 개별적인 임상적 전문성"의 통합으로 정의된 근거중심실무이다. 초기에는 이 개념을 근거기반의학(evidence-based medicine, EBM)이라고 하였다(Sackett et al., 2000). 근거기반실무의 추가 구성요소는 환자이며, 환자는 의료에 대한 자신의 기대와 경험으로부터 얻은 가치를 가지고 있다. 근거기반실무는 HRO를 창출하는데 기여하는 요소로 지식과 전문성을 강조한다. 또한 CNL은 HRO 및 근거기반실무 환경에서 적극적인 역할을 수행하는 위치에 있다.

Sackett 등은 내부 및 외부 업무수행과 환자 기대의 통합을 용이하게 하는 근거기반의학/근거기반실무 프로세스를 다섯 가지 핵심 단계로 규명하였다.

1. **환자 평가** : 환자로부터 임상적 문제나 질문을 파악한다.
2. **질문하기** : 사례에서 문제를 도출하여 우수한 임상질문을 작성한다.
3. **근거 수집** : 적절한 자원을 선택하여 검색을 수행한다.
4. **근거 평가** : 근거의 타당성(진실에 가까운 정도)과 적용 가능성(임상실무에서의 유용성)에 대한 근거를 평가한다.
5. **적용** : 환자와 논의하며, 환자에게 반영한다. 임상적 전문성에 대한 근거와 환자 선호도를 통합하여 실무에 적용한다(Sackett et al., 2000).

전반적인 윤곽이 그려진 프로세스에는 고신뢰성을 요구하는 규율과 표준화가 포함된다. CNL은 교육과 실습을 통해 환자를 정확하게 평가하고 적절한 질문을 할 수 있는 전문성을 개발하고 있다. 근거와 평가를 수집함으로써 미시체계에 익숙한 CNL은 근거와 평가 과정에서 유용성의 수준을 결정한다. 마지막으로 CNL은 근거기반실무를 제공하기 위해 환자와의 관계에서 수집된 환자의 선호도를 확정된 근거와 통합한다.

### 프로세스 엑설런스

보건의료에서 HRO가 근거기반실무를 통해 상승효과를 나타내는 것처럼, 프로세스 엑설런스도 마찬가지이다. 프로세스 엑설런스는 모든 산업 분야에 걸쳐 검증된 방법론인 지속적인 개선 싸이클(continuous improvement cycle)을 통해, HRO와 근거기반실무를 향상시키는 수단으로 인정될 수 있다. 프로세스 엑설런스는 린(Lean), 식스 시그마

(Six Sigma) 및 총체적 질관리(total quality management, TQM)와 같은 모든 유형의 프로세스, 질 향상 및 성과 향상을 구현할 수 있다. 성과 향상 실무자들은 '질 이니셔티브(quality initiative)를 주도하는데 가장 영향력 있는 사람이 개선의 원칙을 이해하고 개선이 필요한 업무에 가장 근접한 사람이다'라는 사실을 오랫동안 잘 파악하고 있었다. 프로세스 엑설런스 기술을 함양한 CNL은 미시체계 내에서 질 이니셔티브를 이끌어가는데 있어서 가장 영향력 있는 사람이 되었다.

미시체계는 보건의료 제공체계의 최전선에 있는 가장 작은 단위로 정의된다. 임상 미시체계는 환자와 가족에게 직접적인 의료를 제공하여 조직의 필수 구성요소를 확립한다. 이 미시체계 내에서 의료의 질이 정의되고 조직의 평판이 형성된다(Nelson, Batalden, & Godfrey, 2007). CNL이 미시체계를 위한 프로세스 엑설런스 실무를 준비하기 위해서는 미시체계 구축 과정에서의 개선 방법론과 CNL 교육과정에의 개선 방법론을 통합하여 이해해는 것이 필수적이다. 보건의료 분야에서 HRO 창출은 근거기반실무와 프로세스 엑설런스를 통한 지속적인 개선을 수용하는 문화에 달려 있다. CNL은 근거기반의학과 프로세스 엑설런스를 추구하는 실무자로서, 고신뢰성을 추구하는 움직임의 선두 주자로 간주된다. CNL의 프로세스 엑설런스 관련 교과과정에 대한 추가 논의는 이 장의 후반부에서 다룰 것이다.

## 프로세스 엑설런스 교육과정

간호사 경영진, 보건시스템 및 교육자들과 공동으로 AACN은 CNL이 환자간호 접점에서 근거기반실무, 질관리, 임상 리더십 구현을 위한 체계적이고 신중한 접근법을 통해 환자의 요구, 안전 및 질 향상 사항을 다룸으로써 보건의료 질의 간극을 해소할 수 있는 간호 솔루션이라고 제안했다. CNL은 자신이 속한 부서의 업무 결과를 확인하는 상급 일반간호사의 책무를 맡고 있다. 이는 근거의 수집과 창출, 다학제팀 주도, 양질의 의료 결과를 도출할 가능성이 가장 높은 중재 도입을 목표로 다양한 질 향상 프로젝트에 참여함으로써 달성할 수 있다(AACN, 2007; Bowcutt, Wall, & Goolsby, 2006). CNL이 이러한 방식으로 질 향상과 프로세스 개선을 주도하기 위해서는 기초 지식이 필요하다. 최전방 보건의료 제공체계의 가장 작은 단위인 미시체계는 가치 흐름(value stream)의 가장 작은 단위로 간주되기도 한다. 프로세스 엑설런스 측면에서 가치 흐름은 제품이든 서비스이든 관계 없이 특정 생산품을 고객에게 제공하기 위해 필요한 모든 활동으로 정의된다. 보건의료에서 생산품은 흔히 제품과 서비스가 결합되어 구성된다. 가치 흐름을 관리하기 위한 중요한 과업은 문제해결, 정보관리 및 변환(transformation)이다. 문제해결을 위해서는 세부 설계에서부터 생산품 출시에 이르기까지 하나의 아이디어 흐름을 따라가는 것이 필요하다. 정보관리에는 지시(order) 처리, 일정 수립 및 상세 문서화가 포함된다. 변환은 원료에서 완성된 생산품을 고객에게 전달하는 과정을 포함한다(Womack & Jones, 2003, p.19).

개별적인 가치 흐름은 여러 미시체계로 구성될 수 있으며, 이러한 모든 것이 전체 시스템의 생산품이나 서비스에 기여한다. 미시체계 수준에서도 생산품과 서비스가 산출될 수 있다는 점에 유의해야 한다.

CNL이 미시체계의 핵심 리더이며 미시체계가 가치 흐름 내의 기본 구조라는 점을 이해하게 되면서 CNL을 위한 맞춤형 교육과정을 개발하기로 결정하였다. Trinity Health와 University of Detroit Mercy가 공동 개발한 가치 흐름 리더십 과정(value stream leadership course)은 효율성과 가치의 프로세스 엑설런스 구성요소를 제공하여 질, 고객 서비스, 비용효과성을 증진하기 위해 구성되었다. 교과과정의 핵심 주제는 다음과 같다.

- **가치(value)** : 가치 기여의 개념, 카노(Kano) 모델[2], 낭비
- **흐름(flow)** : 연속 흐름(continuous flow) 대 일괄처리(batching), 푸시(push)[3], 풀(pull)[4]
- **문제 해결(problem solving)** : 5Why분석법(왜 다섯 번 물어보기, Five "whys"), 의사결정나무(decision trees), 이시카와도표(원인결과도, Ishikawa diagrams)
- **가치 흐름(value stream)** : 구성요소, 매핑(mapping)
- **측정 지표(matrics)** : 적절한 과정 및 결과지표 규명

이러한 개념은 보건시스템 리더십 과정의 일환으로 강의, 모의 토론과 시뮬레이션이 결합된 2일의 교육과정으로 제공되었다. CNL 교육과정에 리더십과 질 구성요소를 지원하기 위해 프로젝트 관리의 두 번째 구성요소가 과정에 추가되었다. 개별 학생은 미시체계 리더십 과정과 질 관리 과정에서 15주간의 학기에 걸쳐 프로세스 개선 프로젝트를 완

2) 역자주 : 소비자의 기대와 충족 사이의 주관적 만족감을 설명하는 고객만족 모델
3) 역자주 : 고객이 요청하지 않고 생산자가 판매계획에 따라 생산하는 방식
4) 역자주 : 고객이 요청한 만큼 생산하는 방식

료해야 했다. CNL은 프로젝트 관리에 초점을 맞춘 8시간의 일정을 통해 프로젝트의 단계 및 팀관리의 구성요소, 재무적 측면 및 지표와 추진일정(timeline) 등을 파악할 수 있었다. 최고간호관리자와 임상부서장이 조직적인 학습을 지원하기 위한 일환으로 이 과정을 위한 프로젝트를 선정하였다. 각 CNL은 자신이 가장 관심이 있는 프로젝트를 선택한 후 문제 확인에서 시작하여 프로젝트 계획을 수립하고, 조직의 질 향상 철학을 활용하여 중재를 적용하고 지속 가능하도록 진행한다.

효과적이고, 효율적이며, 원활하고 비용효과적인 신뢰도 높은 의료(high-reliable care)의 시대는 CNL의 주 활동 무대가 된다. 의료의 연속선 상에 있는 미시체계에서 임상 리더로 자리매김한 CNL은 HRO 창출의 리더로 부상할 기회를 얻었다. CNL 교육은 질 향상, 위험 예측, 측정, 모니터링 및 간호실무 평가에 중점을 두고 있다. 또한 CNL은 환자의 의료경험 향상을 위해 멘토 및 팀 리더 역할을 수행하고 있다. 프로세스 엑설런스의 원칙이 적용될 때, CNL은 가치 창출을 위한 HRO 및 근거기반실무의 의료환경을 최적화할 수 있는 기회를 갖게 된다.

## 단원요약

- 고신뢰성, 근거기반실무, 프로세스 엑설런스의 원칙은 CNL 역할에 통합되며 질과 환자 안전을 향상시키는 기본 요소로 사용된다.
- 임상 환경에 대한 지속적이고 체계적인 평가는 HRO의 상황인식에 필수적이다.
- 고도의 복잡성은 보건의료의 특징이며, 의미있는 질 향상을 위해 이러한 복잡성을 고려하는 것이 중요하다.

## 생각해보기

1. 자신이 속한 부서의 동료 간호사와 함께 점심 식사를 하면서 동료로부터 고신뢰성의 정의가 무엇인지 질문 받았다면 어떻게 대답하겠는가?
2. 자신이 속한 부서에서 최근 발생한 오류 경험에 대해 생각해보자. 조직에 확립된 고신뢰성의 요소를 확인할 수 있는가? 이 오류를 방지할 수 있는 고신뢰성의 요소

가 있는가?

3. 자신 혹은 동료가 경험한 근접오류를 생각해보자. 사건을 검토하기 위해 어떤 과정을 거쳤는가? 이를 문서화하는 데 사용된 도구가 있었는가? 고신뢰성과 위험 예측의 원칙에 따라 어떤 권고 사항을 제시하겠는가?

## 학습활동

1. 가장 최근의 근무 교대시간을 생각하자. 프로세스 엑설런스 가치 흐름 검토(process excellence value stream review)가 도움이 되는 프로세스를 확인하자.
2. 본인 근무 부서에서 사용되는 일반 정책이나 절차를 확인하여, 정책 및 절차 개발에 누가 참여하였는지, 이를 뒷받침하는 근거가 있는지 인용된 문헌은 5년 이내인지 살펴보자.

## 참고문헌

American Association of Colleges of Nursing (AACN). (2007). White paper on the role of the clinical nurse leader. Retrieved from http://www.aacn.nche.edu/publications/white-papers/cnl

Agency for Healthcare Research and Quality. (2008). Becoming a high reliability organization: Operational advice for hospital leaders. Retrieved from http://www.ahrq.gov/qual/hroadvice/

Berwick, D., Nolan, T., & Whittington J. (2008). The triple aim: Care, health, and cost. *Health Affairs, 27*(3), 759-769.

Bowcutt, M., Wall, J., & Goolsby, M. J. (2006). The clinical nurse leader: promoting patient-centered outcomes. *Nursing Administration Quarterly, 30*(2), 156-61.

Institute of Medicine (IOM). (2011). The healthcare imperative: Lowering costs and improving outcomes. Workshop series summary. Retrieved from http://www.iom.edu/Reports/2011/The-Healthcare-Imperative-Lowering-Costs-and-Improving-Outcomes.aspx

Meyer J., Rybowski L., & Eichler R. (1997). *Theory and reality of value-based purchasing: Lessons from the pioneers*. Rockville, MD: Agency for Health Care Policy and Research. AHCPR Publication No. 98-0004.

Nelson, E., Batalden, P., & Godfrey, M. (2007). *Quality by design: A clinical microsystems approach*. San Francisco, CA: Jossey-Bass.

Sackett, D., Straus, S., Richardson, S., Rosenberg, W., & Haynes, R. (2000). *Evidence-based medicine: How to practice and teach EBM* (2nd ed.). London, England: Churchill Livingston.

Womack, J. P., & Jones, D. T. (2003). *Lean thinking*. New York, NY: Free Press/Simon & Schuster.

제11장

# 질 향상 활동과 임상간호리더 통합실습의 연계

## 학습목표

- 미시체계의 질 향상에 있어 임상간호리더의 역할에 대해 이해한다.
- 미시체계의 평가, 도구 수집 및 체계적인 질 향상에 필요한 정보 수집을 설명한다.
- 조직의 목표, 전략, 측정, 의사소통 간의 연계성 확립을 설명한다.
- 프로세스와 질 향상을 통해 안전과 효율성의 문화를 달성하는 임상간호리더의 역할을 설명한다.
- 임상간호리더 통합실습 경험에서 질 향상 전략을 평가한다.

임상간호리더(CNL)에 대한 역할기대(role expectation)는 환자안전, 효과성과 효율성 향상을 위해 간호제공을 재설계하기 위한 필요성을 강조하였다(AACN, 2007). 간호제공 재설계 프로세스에서 필수적인 것은 지표와 측정을 통해 우수성과 질 향상을 정량화하는 다학제 팀원이다. 질 향상은 의료시스템내 간호 세분화 감소에 대한 요구와 간호지연, 중복, 서비스 갭이 잠재되어 있는 프로세스, 의료인과 환자, 이해관계자의 불만족을 인정하고, 관련 시스템 내에서 더 향상된 임상적 재정적 성과를 목표로 변화를 지지하기 위해 틀과 방법을 제공한다.

몇 가지 획기적인 연구가 미국 보건시스템의 실제적이고 긴급한 문제를 해결하기 위한 질 향상 활동 흐름에 영향을 미쳤다. 1999년 미국의학협회는 "To Err Is Human: Building a Safer Health System"[1] 보고서에서 44,000명에서 98,000명 사이의 미국인이 매년

1) 역자주 : 한국에서는 '사람은 누구나 잘못할 수 있다: 보다 안전한 의료시스템의 구축'(이상일 역, 2010)으로 발간됨

의료오류(medical error)의 결과로 사망한다고 발표했다. 이는 자동차 사고, 유방암 및 AIDS로 인한 사망을 초과하는 수치이다. 또한 손상을 초래하는 예방 가능한 오류로 인한 비용 손실은 17억에서 29억 달러로 보고되었다. 의료전달체계의 단절이 이러한 오류의 주요 원인으로 확인되었다. 이러한 결과에 대한 대응으로 효율성, 비용효과성과를 높이기 위한 질 향상 도구를 강조하면서 보다 안전하고 결과중심의 의료제공체계를 구축하는 것이 초점이 되었다(AACN, 2007; The Joint Commission, 2008).

두 번째 IOM 보고서인 "Crossing the Quality Chasm: A New Health Care System for the 21st Century (2001)"는 안전성, 효과성, 환자중심성과 시기적절하고 효율적이며 형평에 맞는 의료제공을 강조하는 변화를 촉구했다. 이 획기적인 연구는 간호사가 다양한 시스템, 프로세스 및 기술과 동시에 상호작용하면서 현재의 의료제공체계에서 환자에게 제공되는 의료서비스가 점점 더 복잡해지고 있음을 지적하였다. 또한 안전성과 효과성에 부정적인 영향을 미치는 주요 원인으로 의료환경 및 시스템 문제를 강조했다(Nelson, Batalden, & Godfrey, 2007; Wiggins, 2008). IOM (2003)은 후속 보고서인 "Health Professions Education: A Bridge to Quality"에서 근거기반실무, 질 향상 업무수행과 정보학의 구현을 강조하면서, 학제 간 팀구성원으로서 환자중심 의료를 제공하기 위해 보건전문가를 교육할 것을 권고하였다(AACN, 2007).

2008년 The Joint Commission (TJC)은 의료서비스 제공의 복잡성이 증가하고 임상의가 따라잡기 어려운 혁신과 변화의 속도를 강조하는 "Health Care at the Crossroads: Guiding Principles for the Development of the Hospital of the Future"라는 보고서를 발표했다. 입원 환자의 중증도와 관리가 요구되는 동반질환은 증가하였지만 재원기간은 줄어들었다. TJC 보고서에 따르면 평균재원기간이 1980년대 이후 25% 감소했다. 동시에 식품의약품안전청(Food and Drug Administration, FDA)은 50만 개 이상의 새로운 의료기기를 승인했다. 의약품과 유전체 개발의 발전은 이 기간 동안 보건의료 제공 환경으로도 확대되었다. 기술 진보가 환자 결과를 향상시키는 데 도움이 되지만, 기술의 양과 새로운 기술을 관리하는 데 필요한 지식으로 인해 의료 제공이 더욱 복잡해지고 때로는 예기치 못한 오류가 발생할 수 있다. 이러한 다각적인 복잡성은 성실하고 꼼꼼한 임상의에게 크게 영향을 미친다. 이러한 요구에 대응하기 위해 TJC는 CNL을 의료 결과를 향상시키기 위해 근거기반실무, 질 향상 원칙, 측정 및 평가의 사용을 보장하는 미시체계 내에서 환자를 실시간으로 관리하는 데 가장 적합한 임상가(clinician)라고 밝혔다.

CNL의 역할은 모든 간호제공 환경에서 새로운 간호 모델 및 팀 구성을 위한 기회를 창출하는 것이다. 건강 결과를 검토함에 따라 안전을 높이고 비용을 줄이기 위한 규제와 인증 압력이 커지고 있다. 전례가 없는 비용에 대한 관심, 인적 및 재정 자원의 감소, 그리고 복잡성 증가에 대한 인식은 환자안전에 위협이 되는 전통적인 관행을 체계적으로 다루려는 욕구를 뒷받침한다(TJC, 2008; Newhouse, 2006; Rusch & Bakewell-Sachs, 2007). CNL의 역할 역량을 뒷받침하는 가정은 CNL이 간호연속선 상에 있는 간호제공 현장에서 상호작용하는 미시체계에서 매일의 운영 성과로 변환된다. 성과에 따른 보상체계(pay for performance)와 오류 감소 및 안전성과 효율성 향상이 미래 조직의 성공에 무엇보다 중요한 환경에서 비용 절감에 대한 CNL의 영향을 검증하려면 비용 평가, 투자수익률 및 비용편익분석이 필수적이다(Haase-Herrick, 2005; Hwang & Herndon, 2007). CNL은 안전과 간호 성과에 영향을 미치는 위험을 예측하고, 실무환경을 조사하여 의료제공에 포함된 기본 프로세스를 기반으로 오류, 위해 또는 추가 비용을 초래할 수 있는 시스템 문제를 파악할 위치에 있다. CNL은 상급 임상지식, 시스템 이해, 측정 및 성과에 대한 관심, 위험식별, 평가 및 환자안전 향상을 위한 기획을 통해 임상전문가 팀을 이끌어 갈 질 향상 원칙에 대한 확고한 기본 교육으로 고유한 자격을 갖추고 있다.

AACN은 간호직 임원, 보건시스템 및 교육자와 공동으로 간호현장에서 근거기반실무, 질 관리와 임상 리더십을 구현하기 위한 체계적이고 신중한 접근을 통해 환자의 요구, 안전 및 질 향상 문제를 해결함으로써, 의료 질의 격차를 해소하는 간호 솔루션으로 CNL을 제안했다. CNL은 상급의 일반간호사로 준비되며, 자신이 속한 부서의 실무 성과를 확인할 책임이 있다. CNL은 근거의 수집과 창출을 목적으로 하는 다양한 질 향상 프로젝트에 참여하고, 다학제팀을 이끌며, 양질의 의료 결과를 산출할 가능성이 가장 높은 중재를 통합함으로써 목표를 달성할 수 있다(AACN, 2007; Bowcutt, Wall, & Goolsby, 2006).

2008년에 Berwick, Nolan과 Whittington은 "의료경험의 향상, 대중의 건강향상 및 1인당 의료비용 절감"이라는 "세가지 목표"를 명확하게 제시하였다. 이와 관련된 전제 조건에는 규명된 인구집단의 등록, 구성원을 위한 보편성에 대한 약속, 그리고 해당 인구집단에 대한 세 가지 목표에 대해 책임을 지지하는 조직(총괄)의 존재가 포함된다. 이 조직의 책임으로는 환자 및 가족과의 파트너십, 일차의료의 재설계, 인구집단의 건강관리, 재정적 책임 및 거시체계(macrosystem)의 통합을 강조한다. CNL은 거시체계 통합을 지원하기 위해 미시체계의 질관리 및 위험관리 원칙과 프로세스를 세심하게 적용함으로써, 세가지 목표를 다루고 조직통합을 지원하는 위치에 있다.

환자안전의 향상이 필요하다는 일반적인 합의를 감안할 때, 보건의료제공자는 질(quality)에 대해 일관되고 명확하며 간결한 정의를 갖는 것이 중요하다. Lohr (1990)는 의료의 질을 "개인 및 집단에 대한 보건의료서비스가 바람직한 건강 결과를 나타낼 가능성을 증가시키며 현재의 전문적 지식에 부합하는 정도"로 정의했다. 부서 및 조직 차원에서 내부 진행 상황을 측정, 이해, 향상 및 의사소통하기 위해서는 체계적이고 신중하고 명확한 방법이 필요하다. 조직 외부의 규제기관 및 단체(전문가조직, 지불기관 및 정책입안자 포함)는 명확한 측정, 공유된 목표 및 향상을 위한 체계적인 접근법을 기반으로 정책 결정을 내리기 위해 이러한 정보가 필요하다(Hwang & Herndon, 2007; Newhouse, 2006).

CNL은 근거기반실무와 질 향상의 적용에서 발견되는 안전 문화를 유지하는데 필요한 패러다임 전환을 위해 다학제팀을 멘토링, 코칭 및 지도할 수 있다. CNL은 상급의 임상 지식 외에도 프로세스, 정보관리 및 성과의 상호 관련된 기능을 인식하여, 개별 환자 또는 미시체계 집단구조의 관점에서 의료제공체계를 검토한다(AACN, 2007; Nelson, Batalden, & Godfrey, 2007).

## 위험관리

많은 임상의에게 "위험(risk)"에 대한 논의는 소송, 의료과실(malpractice) 및 비난에 대한 생각을 상기시킨다. 위험관리(risk management)는 역사적으로 법적 책임을 줄이는데 중점을 두었지만, 최근 위험관리는 오류를 줄이고 의사소통을 늘리며 의료제공의 일관성을 유지하기 위해 프로세스를 표준화하는 과정을 규명함으로써 질 향상과 밀접하게 연계된다. 미국보건의료위험관리협회(American Society of Healthcare Risk Management, ASHRM; 미국 병원협회 산하 조직)는 위험관리를 "위험의 확인, 분석 및 평가와 이를 대처하는 가장 유용한 방법의 선택"이라고 정의하고 있다(CHUBB, 2004). 이 프로세스에는 위험확인, 위험분석, 위험처리 및 위험처리 전략평가가 포함된다. 위험관리는 손상, 재정적 손실 또는 규정 불이행을 초래할 수 있는 상황의 모니터링, 식별 및 예방을 포함하고 있다(CHUBB, 2004). 위험관리 프로그램의 일반적인 요소에는 정책, 절차 및 프로토콜 검토, 사고보고, 소송관리, 의료표준 검토, 규제 및 인증 요구사항에 대한 인지가 포함된다. 보건의료조직을 위한 위험관리 핸드북(Risk Management Handbook for Health Care Organizations)에 정의된 "전사적 위험관리(Enterprise Risk Management, ERM)"는 위험을 회피하기 보다는 위험 포트폴리오(portfolio of risks)의 재정적 영향과 변동성을 파악하고 제거하는 데 중점을 둔 구조화된 분석 프로세스이다. 이 접근법의 핵심은 위험이 경쟁 우위를 확보할 수 있다는 것을 이해하는 것이다(ASHRM Taskforce, 2005, p.1). 위험예측은 질 향상 프로젝트에서 프로세스 재설계 또는 프로세스 흐름 다이어그램에서 발견되는 체계적인 프로세스 검토의 일부에 해당된다.

전사적 위험관리에서는 프로세스 또는 틀을 사용하여 조직 전체에 걸쳐 포괄적인 위험 평가 및 측정을 수행하고 있다. 이는 각 위험을 관리하기 위한 전략 개발을 가능하게 하는 상호연관성 또는 상호의존성을 찾기 위해 위험을 분류하는 것이 필요하다. 이 영역에는 임상적 운영, 재무적, 인적, 전략적, 법적/규제적 및 기술적 위험이 포함된다(ASHRM Taskforce, 2005).

전사적 위험관리에서 중요한 두 가지 원칙은 위험이 자본 또는 잠재적 손실을 나타내는 것이라는 인식과 다양한 위험을 관리하기 위해 총체적 또는 포괄적 접근이 중요하다는 것이다. 이 프레임워크는 위험이 고립되어 있지 않다는 인식을 필요로 한다. 조직은 대체로 작업 영역에 구조화되어 있지만 위험은 단독으로 발생하지 않는다. 전통적인 보건의료 위험관리는 임상 중심의 접근법을 취하고 위험을 개별적으로 검토하고 있다. 전사적 위험관리 모델은 부정적 결과가 발생하여 재정적 손실을 초래할 확률이라는 측면에서 위험을 정의하고 있다. 위험관리는 조직의 자산을 보호하는 데 중점을 둔다. 성과 측정이 가변적인 기능적 사일로(폐쇄적 시스템, silo)에서 위험을 처리하는 대신, 전사적 위험관리 접근법은 기회와 위험 모두에 초점을 맞춘 위험관리 전략의 효과를 파악하기 위해 위험 영역 전반에 공통적인 매트릭스를 사용하고 있다(ASHRM Taskforce, 2005).

위험평가는 종종 안전을 향상시키는 수단으로 수행된다. 의료관련감염 및 낙상을 줄이고, 의료팀 구성원 간의 효과적인 의사소통을 향상시키고, 오류를 줄이기 위한 최근의 시도는 규정에서 요구하는 사항, 보험정책 및 환자만족 결과에서도 제시되었다. 향상 활동을 통해 위험을 해결하면 안전과 비용을 모두 향상시킬 수 있으며, 법적 조치를 회피하는 것이 아니라 의료제공의 결과를 향상시킴으로써 조직 또는 미시체계의 여러 다른 부분에서 달성한 성공 방식을 반복하여 조직이 활용할 수 있는 기회를 살릴 수 있다.

많은 임상의는 타당한 이유로 위험 완화를 질 향상 활동의 맥락에서 보고 있다. 근본원인분석(root cause analyses), 원인결과도(물고기뼈그림, fishbone diagrams), 실패유형 및 영향분석(failure mode and effects analyses, FMEA) 및 성과매트릭스(outcome metrics) 모니터링과 같은 질 향상 활동에 사용되는 많은 도구가 위험관리에 공통적으로 사용된다. 규제기관도 보건의료기관의 높은 신뢰성을 기대하며 위험예측 및 관리를 지원하고 있다.

CNL은 미시체계 평가에서 고위험 프로세스를 식별할 수 있는 기회를 갖는다. CNL은 임상환경에서의 프로세스 흐름에 대한 지식과 다른 부서 또는 부서의 투입과 산출에 대한 인식 및 의료제공에서의 경향이나 간극(gap)에 대해 알고 있기 때문에 위험관리 및 프로세스 향상의 노력을 이끌 수 있다.

## 질 향상과 질 향상 단계

질 향상은 여러 가지 명칭으로 알려져 있지만 성과를 평가하기 위한 정의된 프로세스를 빠르게 순환하는 조직 내의 실제 경험과 데이터를 공통적으로 보유하고 있다(McLaughlin & Kaluzny, 2005; Newhouse, 2007). 지속적인 질 향상(지속적 품질향상, continuous quality improvement), 총체적 질관리(전사적 품질경영, total quality management), 성과 향상(performance improvement) 및 프로세스 향상(process improvement)이라는 용어는 종종 데이터 중심, 프로세스 지향, 성과 중심 활동을 목표로 한 노력을 설명하기 위해 상호교환적으로 사용된다. 이러한 노력은 원래 비즈니스 분야에서 수립되었으며 최근 보건의료산업에 적용되었다. 흔히 오래된 임상 및 시스템 문제를 조사하기 위한 다른 방식의 프레임워크로 질 향상(질 개선, quality improvement)이 제공된다(McLaughlin & Kaluzny, 2005; Nelson, Batalden, & Godfrey, 2007).

질 향상의 주요 특징은 업무흐름을 평가하기 위해 설계된 프로세스의 주기적인 특성과 시스템에서 업무팀이 수행하는 가치가 부여된 행동으로 구축된 프로세스이다(Hedges, 2006; McLaughlin & Kaluzny, 2005; Newhouse, 2007). 질 향상 프로세스는 과학적 연구에서 발견된 엄격한 기준을 충족시키지 못하고 이론적 토대도 없고 새로운 지식을 창출하지도 않는다. 오히려 질 향상은 업무 프로세스에 대한 체계적인 검토와 평가가 확립된 실무와 성과를 향상하기 위한 수단으로 주기적으로 검토할 수 있는 공간에 동료를 참여시키는 것을 목표로 하고 있다(Hedges, 2006; Newhouse, 2007).

지속적인 질 향상에는 조직에서 분명히 드러나는 몇 가지 특성이 있다. McLaughlin과 Kaluzny에 따르면, 이와 관련된 특성에는 다음의 내용이 포함된다.

1. 조직의 사명과 가치에 대한 전략적 초점
2. 환자, 제공자 및 이해관계자를 향한 고객 중심
3. 성과에 영향을 미치는 상호작용 과정의 상호의존성에 중점을 둔 시스템 관점
4. 의사결정에 영향을 미치는 객관적인 데이터 수집을 강조하는 데이터 기반 분석
5. 현재 업무 프로세스를 실행하는 대표자와 그에 따른 업무흐름의 변화를 수행하는 담당자를 포함한 팀 참여
6. 근본원인을 규명하기 위해 확인해야 하는 여러 원인
7. 시스템 기능 및 성과를 향상시키기 위해 확인된 해결책
8. 중재를 평가하기 위한 도구 및 구조의 정렬에 의해 지원되는 프로세스 최적화
9. 시스템 성능을 향상시키기 위해 프로세스의 지속적인 수정을 목표로 한 성과분석이 지원되는 지속적인 향상
10. 향후 향상을 가져올 수 있는 역량을 강화하기 위한 조직차원의 학습(McLaughlin & Kaluzny, 2005)

의료시스템에서 사용되는 일부 질 향상 방법론에는 린(Lean), 식스 시그마(Six Sigma) 또는 전사적 품질관리가 있다. 조직에서 선정한 질 향상 방법론에 관계없이 질 향상에는 8가지 공통적인 단계가 있다. 8단계는 다음과 같다.

1. 명확하게 정의된 목표 또는 목적
2. 문헌 검토
3. 질 향상을 촉진하기 위해 필요한 현재의 자원 조사
4. 현재 프로세스 매핑(process mapping)
5. 근본원인분석
6. 프로세스 분석을 위한 적절한 도구 선택
7. 지표 및 매트릭스 선택(기준선 및 결과)
8. 계획, 데이터, 중재 및 성과에 대한 신속하고 주기적인 검토(McLaughlin & Kaluzny, 2005; Newhouse, 2006)

### 목적과 목표 정의

모든 프로젝트에서 명확한 목적이나 목표를 갖는 것이 논리적인 것처럼 보이지만 이는 프로젝트 팀이 업무에 참여할 때 불만을 갖게 할 수 있는 질 향상의 부분이다. 팀은 다양한 분야의 개인으로 구성되기 때문에 임상적인 문제를 정의하고 바라보는 데 있어서 다양한 관점이 존재한다. 또한 프로세스가 복잡하고 서로 연관되어 있기 때문에 목적이나 목표가 분명하고 명료하게 정의되지 않은 경우 팀이 초점을 잃거나 프로젝트 범위가 과도하게 확장될 수 있다.

질 향상 팀을 위한 목적이나 목표를 수립할 때에는 프로젝트를 “누가, 무엇을, 언제, 어디서, 어떻게” 하는 지에 대한 답을 생각하는 것이 중요하다. ‘누가(who)’란 관련된 일에 영향을 받는 사람들을 의미한다, ‘무엇을(what)’은 규명된 문제를 의미한다, ‘언제(when)’란 문제의 발생 시기를 나타낸다, ‘어디서(where)’란 관련된 일의 특정 단위나 장소를 가리킨다, ‘어떻게(how)’란 팀에게 문제를 경고하는 측정지표, 매트릭스 또는 표준을 의미한다. 팀이 이러한 매개변수(parameter)를 설정할 수 있으면, 엘리베이터 토론 또는 엘리베이터를 타고 있는 동안 간결하지만 유익한 대화의 용어로 적합할 수 있다. 또한 구체적이고 직접적으로 팀의 목적이나 목적과 관련이 없는 프로세스 또는 주제로 표류하기 시작하면 이러한 문제는 향후 토론 또는 다른 프로젝트 팀과의 커뮤니케이션을 위해 문서화될 수 있다.

### 문헌검토

Newhouse (2007)는 근거기반실무(evidence-based practice, EBP)를 환자 및 의료인(practitioner)으로부터 도출된 최선의 경험적 근거를 통해 최상의 과학적 근거를 제시하는 임상의사결정에 대한 문제해결 접근법으로 정의했다. 이는 조직 문화, 실무에 대한 내외적 영향 및 개인, 환자 또는 시스템에서 의료제공 시 근거의 적절한 적용을 지원하는 비판적 사고를 포함하고 있다. 문헌검토를 통해 근거기반실무와 연구에서 질 향상 활동을 공유할 수 있다. 성공 가능성이 높은 중재를 제공함으로써 연구 및 근거기반실무를 통해 질 향상 활동을 알릴 수 있다(Newhouse, 2007).

CNL의 중심적인 역할로 기대하는 것은 임상 실무와 중재가 근거에 기반할 것이라는 것이다. 일관되고 지속 가능한 향상을 이루지 못하여 프로세스, 프로토콜 및 정책에 근거가 포함되어 있음을 입증해야 한다는 규제 요구가 증가함에 따라 근거기반실무가 주목

받고 있다. TJC의 권고에 기반하고 National Quality Forum이 지원하는 국가환자안전 목표(National patient safety goals)는 임상 의료제공의 표준으로 근거기반실무를 확립하는 데 중요한 목표로 정해졌다(Department of Health and Human Services, 2009; TJC, 2008).

### 향상을 위한 자원 검토

질 향상 이니셔티브(quality improvement initiative)를 수행할 때는 지원을 위한 내외부 자원을 조사, 검토하고 정하는 것이 중요하다. 내부 자원에는 질 관리 부서, 재정, 정보 서비스, 도서관 및 교육부서 직원이 포함될 수 있다. 도서, 웹사이트 및 질 향상 활동 경험이 있는 다학제 팀원과의 토론은 팀의 노력을 지원하는 중요한 자원을 제공할 수 있다. 외부 자원에는 전문단체, 인터넷자원, 질 향상 조직 및 질 관리 또는 근본원인 분석에 대한 지식이 있는 다른 산업 분야 구성원이 포함된다.

### 기존 프로세스에 적용

현재 프로세스를 매핑하는 데에는 몇 가지 방법이 있다. 매핑 프로세스를 시작할 때, CNL은 학제간 팀원들과 함께 현재의 성과를 이끌어내는 다른 부서나 분야의 프로세스 단계, 의사결정 지점 및 투입을 확인, 정의 및 문서화한다(McLaughlin & Kaluzny, 2005). 이 단계에서는 향상을 목표로 하는 프로세스의 복잡성을 포착하기 위해 팀구성원 간에 세부적인 토론이 필요하다.

### 수행

TJC는 조직이 오류를 초래할 수 있는 위험도가 높은 프로세스를 사전에 규명하도록 권고했다. 이 과정에서 시스템과 프로세스가 위해사건(adverse event)과 오류에 기여한다는 사실을 인식하게 된다. 질 향상 이니셔티브는 프로세스를 다루는 데 중점을 두기 때문에 바람직하지 않은 결과를 초래하는 근본원인이나 프로세스를 규명하도록 팀이 체계적인 접근방법을 사용하도록 이끄는 것이 중요하다. 프로세스 흐름(proflow)의 작성이 완료되면 사건이나 문제를 유발하는 원인과 결과를 유발하는 프로세스의 내재된 원인이나 단계를 규명하기 위해 각 프로세스에 대한 추가 분석이 필요하다. 근본원인을 확인하기 위한 프로세스 단계를 분석하는 데에는 다양한 도구를 사용하여 수행할 수 있지만 원인결과도(특성요인도, cause and effect diagram) 또는 물고기뼈그림(fishbone diagram)이 가장 일반적으로 사용된다. 물고기뼈그림은 미리 정의된 범주의 사람, 재료, 방법, 기계 및 규정을 중심으로 상황의 원인을 설명한다(McLaughlin & Kaluzny, 2005; Shaw, Elliott, Isaacson, & Murphy, 2003).

### 적절한 도구 선택

질 향상 노력이 시작되기 전, 중, 후의 기간 동안 수집된 데이터를 나타내기 위해서 몇 가지 도구가 사용된다. 각 도구는 뚜렷한 목적을 가지고 있으며 문제를 확인하고 해결책을 제안하며 프로세스 변화의 결과를 모니터링하는 사실에 기반한 접근방식을 제공한다. 가장 일반적인 도구로는 브레인스토밍(brainstorming), 원인결과도(cause and effect diagram), 파레토 차트(Pareto chart), 관리도(control chart), 프로세스 흐름 다이어그램(process flow diagram), 물고기뼈그림(fishbone diagram), 설문조사, 원도표, 히스토그램(histogram) 및 런차트(run chart)가 있다(McLaughlin & Kaluzny, 2005; Newhouse, 2007; Shaw et al., 2003).

### 지표 및 매트릭스 선택

지표 및 매트릭스는 질 향상 활동의 영향을 평가하는데 기초가 되므로 질 향상의 토대라고 할 수 있다. 이러한 지표는 전형적으로 문제를 인식하고 정의하는 방법을 알려주기 때문에, 기준선에서 매트릭스를 정의하는 것은 질 관리 활동의 시작점이다. 질 향상 팀이 팀 목표와 목적을 달성하기 위해 프로세스를 수정할 때 선택하는 일차 및 이차 매트릭스도 중요하다. 매트릭스에는 의료 및 프로세스 또는 비즈니스 매트릭스에 대한 임상지표가 포함될 수 있다(McLaughlin & Kaluzny, 2005; Nelson et al., 2007; Newhouse, 2006).

지난 10년간 전자의무기록 및 정보학과 같은 통신기술이 의료 분야에 급속히 확산되었다. 임상의는 종종 분석하고 검토할 수 있는 양보다 많은 데이터에 의해 압도당한다. 이를 염두에 두고 CNL은 정보가 수집되는 방식, 저장되는 위치, 데이터에 접근할 수 있는 도구, 방법 및 자원을 고려하는 것이 중요하다. 데이터 웨어하우스(data warehouse), 저장소 및 데이터베이스에 저장된 데이터를 검토할 때, 용어 및 데이터 정의를 명확히 하여 질 향상 프로세스에서 데이터 사용방법의 일관성 및 이해를 보장하는 것이 중요하다

(Bakken, Cimino, & Hripcsak, 2004).

간호사는 일반적으로 임상결과와 지표를 평가하는 것이 쉽지만 CNL이 질 향상 프로젝트를 계획할 때 비즈니스 매트릭스와 지표를 통합하는 것도 중요하다. 이러한 지표는 시스템 수준에서 가치를 정량화하고 체계화하는 데 익숙한 관리자 및 규제기관에게도 중요하다(Haase-Herrick, 2005; Hwang & Herdon, 2007). 투자수익을 정량화하고, 의료비용에 대한 영향을 미치며 시스템 향상을 명확히 하면 조직에서 CNL 역할의 가치를 입증할 수 있다. 성과연동지불제(pay for performance, P4P)에 대한 압력, 의료결과에 대한 공개보고(public reporting) 추세, 그리고 인증 및 소비자 그룹의 관심 증가와 관련하여, 비용효과성과 효율성을 목표로 하는 비즈니스 지표의 선택이 필수적이다.

### PDCA 사이클 검토

질 향상의 기초가 되는 두드러진 특성은 결과를 향상하기 위한 지속적 노력을 촉진하는 신속한 사이클 검토(rapid cycle review)이다. 기획-시행-검토-실행(Plan-Do-Check-Act cycle, PDCA) 사이클은 질 향상 방법론에서 자주 언급된다. Deming (그리고 Bell 연구소의 Shewhart 연구)에 따르면 향상을 위한 PDCA 사이클은 팀원들이 훈련된 신속한 방식으로 결과를 향상시킬 가능성이 가장 큰 것으로 확인된 변화에 대한 검증을 주기적으로 반복하는 프로세스를 제공한다(McLaughlin & Kaluzny, 2005). 계획(Plan)에는 문제의 정의, 문제의 원인에 대한 프로세스 검토, 문제를 해결하기 위한 계획 수립이 포함된다. 시행(Do)은 계획의 단계를 확인하고 이를 수행하는 것이 포함된다. 검토(Check)는 수집된 데이터를 분석하여 배운 내용을 요약하는 작업이 포함된다. 실행(Act)에는 추가적인 수정이 필요한 성과를 검토하여 사이클을 다시 시작하여 향상하는 것이 포함된다(McLaughlin & Kaluzny, 2005; Nelson et al., 2007).

## 질 향상의 최소 단위 미시체계와 평가

미시체계는 보건의료 제공체계의 최전방에 있는 가장 작은 기능 단위로 정의된다. 임상 미시체계는 환자와 가족에게 직접 의료를 제공하여 조직의 필수 구성 요소를 수립한다. 미시체계 내에서 의료의 질이 정의되고 조직의 평판이 만들어지게 된다(Nelson et al., 2007).

미시체계에는 다양한 역할을 담당하는 학제간 팀 구성원이 포함되어 있으며 정기적으로 함께 협력하여 개별적인 하위집단 환자에게 의료를 제공한다. 미시체계는 비즈니스 및 임상적 목적, 연결된 프로세스 및 업무 성과를 산출하는 정보 공유환경을 갖추고 있다(Nelson et al., 2007). 미시체계는 모든 실무부서와 진료과목을 대표하며 시간이 지남에 따라 발전하지만 항상 환자를 중심으로 한다. 미시체계는 제공자, 지원인력, 정보 및 프로세스가 환자와 가족의 독특하고 개별적인 건강 요구를 충족시키기 위해 돌봄을 제공하는 개인을 지원하는 맥락이 내재되어 있기 때문에 질, 안전 및 비용 측면에서 광범위하다. 미시체계는 느슨하거나 밀접하게 서로 연결되어 있으며 조직 또는 거시체계를 만드는 기능적이고 상호의존적인 시스템이다(Nelson et al., 2007).

Tornabeni, Stanhope과 Wiggins (2008)는 "CNL의 역할은 개별 제공자가 아닌 의료를 제공하는 모든 분야의 상호의존성과 팀의 전문성을 활용할 필요를 이해하는 것에 초점을 맞추고 있다"라고 언급하였다. CNL은 학제간 팀의 역할을 이해함으로써 환자중심의료를 제공하기 위해 팀을 다각적으로 통합한다. CNL은 대인관계 의사소통술, 임상리더십 및 그룹 역동성에 대한 지식을 활용하여 다각적인 통합을 제공하기 위해 내외부 자원에 대한 지식을 활용하여 의료제공을 촉진한다.

미시체계를 평가할 때 CNL을 지원할 수 있는 많은 도구가 개발되었다. 선택한 도구와 관계없이 질 향상 프로젝트를 시작하기 전에 철저하고 체계적인 평가가 필요하다. 검토가 필요한 미시체계의 평가 요소는 단위 서술자(unit descriptors), 기술, 구성 및 팀 구성원의 역량, 공식 및 비공식 리더의 존재 유무, 학제 간 팀 관계 및 의사소통, 책임성 및 실무에 대한 관리, 교육지원 질 향상 프로세스 및 자원에 대한 경험, 변화를 위한 준비를 포함하고 있다.

"5 Ps" 틀은 임상의가 체계적인 방식으로 미시체계를 평가할 수 있도록 계획적인 틀을 제공한다. 5P에는 목적(purpose), 환자(patient), 전문가(professional), 프로세스(process) 및 패턴(pattern)이 포함된다. 각 P에는 이와 관련된 정의가 있으며 이러한 범주로 향상 주제 및 목표 선택을 알리는 틀을 설정한다. 가장 효과적으로 5P를 검토하기 위해서는 임상 미시체계의 모든 구성원을 포함해야 한다. Nelson과 동료(2007)는 미시체계에서 "건강"을 확립하기 위해서는 미시체계 평가를 통해 학제간 팀을 이끄는 일련의 질문과 훈련을 제공하여, 팀(추후관리, follow-up)에 의해 평가가 필요한 주의(진단) 및 해결책(치료)이 요구되는 영역을 명확하게 한다.

## 질 향상 활동

질과 안전을 향상시키기 위한 계획을 고려할 때 가장 중요한 것은 조직에서 프로젝트를 선택하는 것이다. CNL은 갭분석(gap analysis) 또는 미시체계 평가를 사용하여 미시체계의 질 향상 노력을 전략적 이니셔티브 및 조직 목표에 맞출 수 있으며, 동시에 변화에 영향을 미치는 최전선에 집중한다. CNL은 일상 업무에서 의미 있는 문제 확인, 프로세스 분석, 측정 및 평가에 대한 원칙적이고 체계적인 접근방식을 통해 변화를 관리하고 질 향상 방법을 적용하며 학제간 구성원을 지도하여 팀 학습을 통합하는 특별한 위치에 있다.

CNL에게 잠재적인 위험은 미시체계를 벗어난 질 향상 프로젝트를 발견하는 것이다. 성공적으로 프로젝트를 수행하기 위해서는 질 향상 활동이 시작될 때 정의된 목적 또는 목표를 통해 프로젝트 범위를 지정하는 것이 필수적이다. 조직 수준에서 우선순위가 중복되는 경우가 많기 때문에 미시체계 수준에서 향상에 집중하는 것이 중요하다. 미시체계 팀원들과의 브레인스토밍을 통한 문제 확인은 CNL의 중재에 있어서 의미 있고 적절할 부서 활동을 지원하는 기제이다(Rusch & Bakewell-Sachs, 2007; Thompson & Lulham, 2007).

많은 조직에는 질 평가 대시보드(quality dashboard), 벤치마킹 또는 질 평가 카드(quality report card) 과정의 일환으로 월별, 분기별, 매년 질 평가 보고서를 배포하는 질 관리 부서가 있다. 이러한 활동 외에도 많은 질 관리 부서에서 질 향상 계획과 규제 의무에 대한 보고서를 배포한다. 이 부서에는 광범위한 정보가 있으므로 질 향상 프로젝트에 참여하기 전에 CNL 팀장은 도구, 보고서 개발 및 배포 지원이 가능한지 살펴보아야 한다.

질 향상 철학이 받아들여지고 질 향상 원리가 명확해지면 향상 진행 상황을 모니터링하고 평가해야 한다. 조직의 질 향상을 돕기 위해 선택된 방법론에 관계없이 팀원의 역할, 책임 및 기본 규칙을 토의하고 문서화해야 한다. 이 단계는 일반적으로 가정이나 추측으로 회피하거나 진행하지만, 분명하게 다루지 못한다면 중대한 실수가 될 수 있다. 임상간호리더가 질 향상을 수용하고자 한다면, 그룹 작업이 시작될 때 반드시 팀의 기대와 책임을 설정해야 한다. 이 팀이 상호작용 단계에서 작성한 문서는 각 팀구성원이 보유한 지도 원칙, 규칙 및 책임에 대해 동의한 대로 질 향상 프로세스 전반에 걸쳐 참조한다.

팀의 기대를 문서화하기 위해 여러 가지 양식이나 문서를 활용할 수 있다. 팀은 최소한 팀 리더, 서기(회의록 및 의제를 문서화하고 배포하는 역할 담당) 및 각 팀원의 책임을 확인하기 원할 것이다. 참석이 필요한 사항, 회의 빈도, 회의 소요시간 및 회의 사이의 작업완료에 대한 약속은 팀원 간 토론에서 초점이 된다.

조직에서 선호하거나 승인된 양식이 없는 경우에는 인터넷에서 팀 헌장(team charter) 사례를 검색하면 팀이 고려할 수 있는 풍부한 템플릿 또는 형식을 구할 수 있다. 헌장(charter)은 팀이 성취할 목표와 성공을 측정하는 방법을 정의한 서면 계약서이다. 헌장에는 팀의 노력에 초점을 맞추고 팀원들이 서로에 대해 기대하는 내용을 기록한다. 팀 헌장을 사용하면 다학제 팀구성원 간의 토론을 통해 집단역학에 핵심 초점을 포함시킬 수 있으며 팀이 변화에 몰두하기 전에 중요한 문제에 합의할 수 있다. 서명된 헌장은 프로젝트의 공식적인 시작과 서로에 대한 헌신을 나타낸다.

대부분의 전문가는 그룹 프로세스 및 목표 달성에 대한 공통된 믿음을 가지고 있지만 기본 규칙은 팀 구성원 간의 상호작용 방식에 대한 경계를 제공한다. 많은 조직에서는 사명과 공유가치를 토대로 팀 상호작용을 위한 기본 원칙을 수립하고 있다. 이러한 기본 규칙이 그룹 상호작용에 대한 기본 원칙을 제공하지만 팀 구성원이 생각하는 지도 원칙을 반영하도록 규칙을 수정할 수 있는 기회를 제공하는 것이 중요하다. 공통적인 기본 규칙은 각 사람과 그들의 의견을 가치 있게 평가하는 것, 모든 팀원들의 고유한 기여를 기대하는 것, 공손하고, 정직하며, 정중한 의사소통, 그리고 각 팀원이 긍정적인 태도로 팀의 일을 대표할 것이라는 합의이다.

CNL은 교육, 지도, 멘토링 및 향상 프로세스를 통해 조정자 및 관리 책임자로서 팀리더의 향상 활동을 모니터링할 수 있는 위치에 있다. 팀 도구를 효과적으로 사용하면 기대치를 설정하고 프로젝트 목표 달성에 이르는 활동 및 진행 상황을 문서화할 수 있다.

## 임상간호리더 통합실습과 질 향상 연계

CNL의 역할에 포함된 것은 실무환경에서 환자중심, 비용효과적인 의료와 안전, 질 및 근거기반실무를 입증하는 측정 가능한 결과에 대한 책임이다. CNL의 교육과정은 복잡한 의료환경에서 학제간 팀의 주요 구성원에 의한 변화를 관리할 수 있는 임상리더의 개발을 지원한다(AACN, 2007; Rusch & Bakewell-Sachs, 2007).

모든 CNL은 400~500시간의 임상실무 교육경험을 완수해야 하며, 이 중 CNL 통합실습에 300~400시간을 할애해야 한다. CNL 통합실습 동안, 학생은 조직에서 CNL의 역할 및 역량을 실행한다(AACN, 2007; Rusch & Bakewell-Sachs, 2007). 질 향상은 별도의 교육과정으로 제공되거나 여러 과정에서 교육경험 전반에 걸쳐 제공될 수 있지만, CNL 통합실습의 정점은 질 향상 프로젝트를 통해 입증된 원칙에 근거한다. 간호전문직의 구성원으로서, CNL은 간호제공체계 내에서 향상할 부분을 파악하고, 미시체계 수준에서 의미 있는 변화를 평가 및 계획하며, 비용, 질 및 안전 향상을 목적으로 하는 전략적 조직 목표에 부합하는 향상된 성과를 입증하기 위해 임상 및 재무적 측면의 성과를 측정해야 한다.

CNL은 자기평가(self-evaluation)와 성찰적 사고(reflective thinking)를 해야 한다(AACN, 2007). 여기에는 학제간 팀원 혹은 문헌에서 제시하는 다양한 관점, 해결책 및 선택사항을 탐색하기 위해 비판적 사고(critical thinking) 기술을 사용하여 열린 마음으로 가정, 가치 및 신념을 검토하는 것이 포함된다. CNL 통합실습은 CNL 학생들에게 질 향상 활동의 결과뿐만 아니라 주요 팀과 관련하여 얻은 성찰적 실무(반성적 실무, reflective practice), 학습 및 통찰력, 실무 평가 및 근거기반실무의 구현, 환자안전 및 향상된 의료제공을 목적으로 한 질 향상 프로세스의 지도 또는 멘토링의 기회를 제공한다. 질 향상 과정에서 수집된 문서는 학생들의 CNL 통합실습 포트폴리오의 일부가 될 수 있다.

공식적인 교육에서 CNL 통합실습을 마친 후, CNL은 일상 업무에서 통합실습 요소를 반복할 것으로 기대된다. 조직에서는 흔히 CNL이 조직의 변화와 성과를 지원하기 위해 질 향상 전략을 미시체계에 적용하는 것을 필요로 한다. 이것은 미시체계 문화 내에서 교육과정 없이 가이드로서 변화를 구현하는 것을 의미한다. 향상 프로젝트의 범위와 예상 기간은 15주보다 짧을 수 있지만, 통합실습의 요소는 미시체계의 질 향상을 이끌 때 필요한 프로세스 단계를 매핑하기 위해 반복될 수 있다. 프로세스 단계를 문서화하고, 문제에 대한 공감대를 형성하고, 기본 원칙을 수립하고, 학제간 팀구성원을 참여시키고, 질관리 및 지속가능성 도구를 사용하는 것은 동일하다. 졸업한 CNL이 경험한 공통적인 어려움은 과정에서 여러 단계(학문적인 연습과정으로 여기는 단계)를 생략하여 원하는 결과를 성취하는 데 있어 좌절을 겪고 지연을 초래하는 것이다.

많은 CNL은 교과과정 동안 임상일지(clinical journal)를 완성하지만, 개인 일지기록(personal journaling)도 자신의 생각과 행동에 대한 통찰력을 확보하는 효과적인 성찰적 실무라는 근거가 증가하고 있다. 일지기록은 개인의 성장과 학습을 증진시키는 도구이다(Hiemstra, 2001). 일지는 시간이나 경험을 기록한 일지가 아니라 성찰(reflection), 자기성찰(introspection), 개인적 및 전문적 인식의 발달, 그리고 학습한 것을 기록하기 위한 공간이 된다. 성찰일지(reflective journal)는 임상 상황, 사건, 전문적 활동 및 통찰력에 대한 자신의 생각과 반응을 기록하는 공간을 포함하여 여러 가지 목적으로 사용된다. Lasater와 Nielson (2009)에 따르면, 지시적 성찰일지(guided reflective journal)는 전문적인 간호사에게 다양한 관점에서 상황에 대한 견해, 사건에 대한 탐색 및 의사결정이나 견해를 지지하거나 평가하기 위한 근거를 제공한다.

성찰일지에는 사고와 자기성찰이 필요하다. 성찰일지는 일기, 자료집 또는 일상활동의 기록이 아니다. 이것은 더 큰 자기인식(self-awareness)을 구축하기 위한 경험, 아이디어 및 통찰력을 기록한 것이며, 팀 역학, 임상 리더의 책임 및 목표를 향한 진전에 대한 자기성찰적 견해를 허용한다. 자기사정(self-assessment), 자기평가(self-evaluation)와 진화하는 관점을 일지에 기록한다.

Hecker와 동료가 밝힌 성찰적 글쓰기(reflective writing)의 원칙은 다음과 같다.

- 우리가 판단할 수 없는 것을 탐구하기 위한 시작이 된다. 이야기는 우리 자신과 다른 사람들에게 주는 선물이며, 개인의 고유성과 환경뿐만 아니라 그들이 공유하는 공통점을 표현한 것이다.
- 우리가 경험에서 가져오는 것은 일어나는 일에 대한 우리의 이해에 필수적이다. 이것은 우리의 과거, 미래 및 현재의 세계관에 영향을 받는다.
- 심도깊은 이해(deeper understanding)는 과거의 학습을 경험과 통합하고, 지식의 부분들 간의 관계를 형성하고, 의미를 찾는 데 도움이 된다.
- 행동을 취하기 전후 모두 고려해야 할 문제가 발생하기 때문에 우리는 성찰한다. 간호사로서, 우리는 우리 자신과 타인을 위한 역사의 중요한 행위자다.
- 비판적 성찰(critical reflection)은 신념, 가치, 행동 및 사회구조의 다양성을 이해하는 데에 도움이 된다. 보편적 진리라든가, 전적인 확실성이라고 주장하는 바에 대해서는 철저히 의문에 붙인다. 우리가 지닌 사고와 정서를 더 공유하면 할수록 우리는 전통이나 신화에 근거한 관점들에 도전할 수 있고 그 대안적인 해석의 가능성을 얻게 되는 것이다.
- 성찰은 결코 정치적 행위가 아니다.
- 성찰적 글쓰기는 개인적인 여정이기 때문에 학생들은 자신이 편안하게 나눌 수 있

다고 느끼는 것을 써야 한다.

- 일지를 쓰는 것은 옳고 그름에 대한 것이 아니라 단순히 사고의 움직임을 토론할 수 있는 공간이 된다.
- 일지의 항목은 성찰적이며, 흔히 답변보다 더 많은 질문을 하게 한다. 질문을 형성하는 목적은 성찰의 시기에 개인의 의미와 해석에 초점을 맞추도록 도움을 주는 것이다.
- 학생과 강사는 일지에 대한 비밀을 보장한다.
- 변치 않는 한가지 진리는 모든 것은 변한다는 것이며, 성찰적인 글쓰기는 변화의 의미를 검토하는 방법을 제공한다(Hecker, Amon, & Nickoli, n.d.).

다음 목록은 성찰 일지기록의 출발점을 제공한다.

- 중요한 질문에 대해 탐색한다.
- 관련된 감정과 생각을 포함하여 중요한 경험을 기록한다.
- 패턴과 관계를 분석한다.
- 학습을 감사히 여기고 성공을 축하한다.
- 새로운 아이디어에 대응한다.
- 자신의 가정, 신념과 가치를 검토한다.
- 대안적인 관점을 고려한다.
- 개인적인 이론을 개발한다.
- 사려 깊게 행동한다.

사려 깊은 성찰은 계속 진행중인 과정이다. 통찰력은 흔히 다른 사람의 판단에 대한 두려움이 사라지고 자신의 생각을 자유롭게 쓰게 되면서 얻게 된다. 연구에 따르면 매일 일지를 기록하면 개인이 문제를 해결하고 통찰력을 높이며 임파워먼트를 키우며, 행동을 선택하거나 서면으로 드러난 행위를 기억할 수 있는 기회가 주어진다. 일지는 주목할만한 대표작이 아니다. 이는 학습과 마찬가지로 항상 진행중인 작업이 될 것이며, 호기심과 개방성을 가지고 접근해야 한다.

규제기관, 지불기관 및 소비자로부터 국가적 차원에서 환자안전과 의료의 질을 향상시키기 위한 중재의 효과를 지원해야 한다는 요구가 증가함에 따라, 질 향상 이니셔티브에 의해 이루어진 변화를 위한 노력은 의사결정을 지원하기 위한 체계적이고 훈련되고 신뢰할만한 프로세스와 보건의료 제공체계에서 환자간호의 질을 향상시키기 위한 목적의 측정을 가능하게 하고 있다. 역할에 대한 책임성을 바탕으로 한 데이터 기반, 성과지향적인 구조를 개발하는 것은 필수적이다. CNL은 미시체계에서 질 향상을 증진하기 위한 노력으로 다학제팀을 이끌 수 있는 좋은 위치에 있다.

## 단원요약

- 의료제공에 초점을 둔 시스템에서 코디네이터로서, CNL은 질 향상 이니셔티브에서 학제간 팀을 이끌 책임이 있다.
- 조직에서 사용되는 질 관리 방법에 관계없이, 질 향상은 의료제공 프로세스를 이해하기 위한 체계적이고 훈련된 접근방식이 중요하다.
- 근거기반실무는 적절한 중재를 선택할 수 있는 정보를 제공하고 양질의 의료와 데이터에 기반한 성과를 지원하기 위해 질 향상에 대한 정보를 제공하고 있다.
- 개인 및 시스템 위험에 대한 환경검토는 CNL의 중요한 책임이다.

## 생각해보기

1. 질 향상 과정의 어떤 부분을 가장 잘 준비하고 있다고 생각하는가? 어떤 부분에 대해 최소한의 준비가 되어 있다고 생각하는가?
2. 자신이 속한 조직에서 질 향상에 도움이 되는 자원은 무엇인가?
3. CNL이 다른 임상 팀의 구성원과 어떻게 상호작용하여 질 향상, 위험 예상 및 근거기반실무를 향상시킬 수 있는지 알고 있는가?
4. 학제간 팀의 노력이 도움이 되는 미시체계의 프로세스를 파악해보자. 팀원들과 논의하여 실천계획을 수립해보자.

## 학습활동

1. 자신이 속한 조직의 질 향상 관련 부서 구성원과 면담하자. 조직에서 사용하는 질 관리 방법, 도구 및 측정 기법을 파악하자.
2. 자신이 속한 조직의 위험관리 팀원과 만나보자. 고위 간부 팀의 구성원을 위해 작성한 도구 및 보고서를 살펴보자. CNL의 역할을 설명하고 CNL이 자신의 미시체계에서 다루는 위험에 대해 질문하자.
3. 조직 전체의 리더에게 보고되는 질 관리 보고서(quality report)와 지표(metrics)를 확인하자. CNL이 영향을 미칠 수 있다고 생각하는 세 가지 지표를 확인하자.
4. CNL이 다루는 지표에 대해 질 향상 계획을 수립할 경우, 각각의 단계를 제시하자.

## 참고문헌


American Association of Colleges of Nursing. (2007). *White paper on the role of the clinical nurse leader*. Retrieved from http://www.aacn.nche.edu/cnl

American Society for Healthcare Risk Management Monographs Taskforce. (2005). *Enterprise risk management part one: Defining the concept, recognizing its value*. Retrieved from http://www.ashrm.org/ashrm/education/development/monographs/ERMmonograph.pdf

Bakken, S., Cimino, J., & Hripcsak, G. (2004). Promoting patient safety and enabling evidence-based practice through informatics. *Medical Care, 42*(2), II, 49-56.

Berwick, D., Nolan, T., & Whittington J. (2008). The triple aim: Care, health, and cost. *Health Affairs, 27*(3), 759-769.

Bowcutt, M., Wall, J., & Goolsby, M. (2006). The clinical nurse leader: Promoting patient-centered outcomes. *Nursing Administration Quarterly, 30*(2), 156-161.

CHUBB HealthCcare. (2004). *Effective health care risk management programs: Components for success*. Retrieved from http://www.chubb.com/businesses/csi/chubb1148.pdf

Department of Health and Human Services. (2009). Evidence-based care/performance measurement. Retrieved from http://www.hhs.gov/secretary/about/goal1.html

Haase-Herrick, K. (2005). The opportunities of stewardship. *Nursing Administration Quarterly, 29*(2), 115-118.

Hecker, T., Amon, J., & Nickoli, E. (n.d.). *Reflective writing in nursing*. Retrieved from http://www.tru.ca/disciplines/eng309/nursing/nursing.htm

Hedges, C. (2006). Research, evidence-based practice, and quality improvement: The 3-legged stool. *AACN Advanced Critical Care, 17*(4), 457-459.

Hiemstra, R. (2001). Uses and benefits of journal writing. In L. M. English & M. A. Gillen (Eds.), *Promoting journal writing in adult education* (pp. 19-26). San Francisco, CA: Jossey-Bass.

Hwang, R., & Herndon, J. (2007). The business case for patient safety. *Clinical Orthopaedics and Related Research, 457*, 21-34.

Institute of Medicine. (1999). *To err is human: Building a safer health system*. Washington, DC: National Academies Press.
Institute of Medicine. (2001). *Crossing the quality chasm: A new health system for the 21st century*. Washington, DC: National Academies Press.
Institute of Medicine. (2003). Health professions education: A bridge to quality. Ret rieved from http://www.iom.edu/Reports/2003/Health-Professions-Education-A-Bridge-to-Quality.aspx
The Joint Commission. (2008). *Health care at the crossroads: Guiding principles for the development of the hospital of the future*. Retrieved from http://www.jointcommission.org/assets/1/18/Hosptal_Future.pdf
Lasater, K., & Nielson, A. (2009). Reflective journaling for clinical judgment development and evaluation. *Journal of Nursing Education, 48*(1), 40-44.
Lohr, K. (1990). *Medicare: A strategy for quality assurance*. Washington, DC: National Academy Press.
McLaughlin, C., & Kaluzny, A. (2005). *Continuous quality improvement in health care: Theory, implementations, and applications* (3rd ed.). Sudbury, MA: Jones and Bartlett.
Nelson, E., Batalden, P., & Godfrey, M. (2007). *Quality by design. A clinical microsystems approach*. San Francisco, CA: Jossey-Bass.
Newhouse, R. (2006). Selecting measures for safety and quality improvement initiatives. *Journal of Nursing Administration, 36*(3), 109-113.
Newhouse, R. (2007). Diffusing confusion among evidence-based practice, quality improvement, and research. *Journal of Nursing Administration, 37*(10), 432-435.
Rusch, L., & Bakewell-Sachs, S. (2007). The CNL: A gateway to better care. *Nursing Management*. doi: 10.1097/01.NUMA.0000266719.94334.96
Shaw, P., Elliott, C., Isaacson, P., & Murphy, E. (2003). *Quality and performance improvement in healthcare: A tool for programmed learning* (2nd ed.). Chicago, IL: American Health Information Management Association.
Thompson, P., & Lulham, K. (2007). Clinical nurse leader and clinical nurse specialist role delineation in the acute care setting. *Journal of Nursing Administration, 37*(10), 429-431.
Tornabeni, J., Stanhope, M., & Wiggins, M. (2008). The CNL vision. *Journal of Nursing Administration, 36*(3), 103-108.
Wiggins, M. (2008). The partnership care delivery model: An examination of the core concept and the need for a new model of care. *Journal of Nursing Management, 16*, 629-638.

## 추천자료

AHRQ. *Tools and strategies for quality improvement and patient safety*
www.ahrq.gov/legacy/qual/nurseshdbk/docs/HughesR_QMBMP.pdf
Institute for Healthcare Improvement http://ihi.org
National Quality Forum www.qualityforum.org
The Joint Commission www.jointcommission.org/
Centers for Medicare and Medicaid Services www.cms.gov
AHRQ. *Sustaining and spreading quality improvement: A conversation with Julie Kliger, MPA, BSN, director, integrated nurse leadership program*
http://innovations.ahrq.gov/content.aspx?id=3433
ASHRM—Advocacy, health reform
http://www.ashrm.org/ashrm/advocacy/healthcare_reform/index.shtml

AHRQ—Getting safer care http://www.ahrq.gov/consumer/safety.html
*Introduction to the future of healthcare risk management*
http://www.mshrm.org/programs/online-documents/2011/05%20-%20Future%20of%20Risk%20Management.pdf
GAO. Improving medicare program management
http://www.gao.gov/highrisk/agency/hhs/improving-medicare-management.php

# 제12장

# 자료 분석 및 관리

## 학습목표

- 객관적이고 측정 가능한 데이터와 원하는 목표를 고려하여 문제를 정의한다.
- 해결 방안을 마련하기 위해 수집해야 하는 정보를 결정한다.
- 가능한 문제 해결책을 고려하고, 중재방안을 선택하며 평가 연구를 설계한다.
- 데이터를 제시하고 의미 있는 정보로 변환하는 도구를 확인하고 설명한다.

임상간호리더(CNL)의 역할 중 하나는 임상 연구 적용과 임상 문제 해결에 있어 임상 학문을 추구하는 것이다. 이 역할에 있어서, CNL은 근거기반간호를 적용하는 것뿐만 아니라 환자간호 접점에서 발생할 수 있는 문제를 해결하기 위해 노력함으로써 환자 결과에 대한 평가와 개선에 대한 책임을 진다. 문제를 해결하는 열쇠는 (1) 문제를 확인하고 기록하기, (2) 가능한 해결책을 도출하기 위해 프로세스를 분석하기, (3) 중재 전략을 설계하기, (4) 결과 데이터를 수집하고 분석하기이다. 이런 업무를 하기 위해서는 미국간호대학협회(AACN)에서 발간한 CNL의 역할 보고서(AACN, 2007)에 포함된 CNL 교과과정틀에 제시되어 있듯이, 데이터, 질 향상 방법론, 통계 역량이 요구된다.

그러나 과업은 거기서 멈추지 않는다; 사용자에게 유익하고 친숙한 형식으로 결과를 배포하는 것이 필수적이다. CNL의 업무 중에는 보건의료팀 구성원 교육과 "집담회, 사례 발표 및 저널 클럽과 같은 임상 지식 보급에 대한 활동"(AACN, 2007)이 있다. 차트, 보고서, 포스터 및 발표를 통하여 다른 팀 구성원 등에게 성공적으로 정보를 제시하고 보급하는 것이 필수적이며, 이러한 결과가 프로그램과 조직 차원에서 실무에 영향을 미치는데 있어 중요한 요인이 될 수 있다.

개선 과정에서 다음과 같은 데이터는 중요하다. (1) 문제가 있는지를 기록하는 데이터, (2) 문제가 있는 결과를 초래하는 과정에 대한 데이터, (3) 개선활동으로 질 향상을 성취하였는지 입증하는 데이터.

병원이나 보건의료계에 종사하는 CNL과 다른 직원들에게 질 향상이 요구된다. 직원들은 가능한 한 빨리 질이 향상되기를 원한다. 그렇지만 빠르게 질을 향상시키기 위해 전체를 종합적으로 개선하지 않으면 질 향상 과정이 방해받을 수 있다.

당신은 누군가가 다음과 같이 문제를 정의하는 것을 들었을 것이다. "시설관리과가 일을 더 잘 해야 합니다!" 이것은 문제없는 진술처럼 들릴지도 모른다. 보건의료기관에서 청결성 부족은 불쾌감을 줄뿐만 아니라 환자에게 해를 입힐 수 있는 심각한 위험을 의미한다. 이 문제 진술 유형의 다른 버전들은 다른 분야에서 흔히 볼 수 있다: "행정부는 더 많은 주차 공간을 만들어야 합니다!" 또는 "환자들은 진료 예약 불이행을 하면 안 된다는 것을 알아야 합니다!"

이러한 유형의 문제 진술은 문제를 해결하려는 직원의 욕구에서 비롯된다. 그러나 "시설관리과가 일을 더 잘해야 합니다"라는 문제 진술은 인식된 문제에 대한 해결책 제안이다. 가끔 직원이 문제를 인식할 때 즉시 문제를 해결할 방법을 생각한 다음 생각한 해결책을 적용하지 않고 문제를 진술한다. 이는 가장 효과적이거나 효율적일 수도 있지만 그렇지 않을 수도 있다. 시설관리과가 일을 더 잘해야 할 수도 있고, 직원과 방문객들에게 더 깨끗한 청결도 알림판이나 가이드라인이 필요할 수도 있으며, 쓰레기를 버리기에 더 분명하고 충분한 장소가 있어야 할 수도 있다.

또한 이러한 "문제해결형" 문제 진술들은 대개 문제와 관련된 누군가를 비난하게 한다. 예를 들면, 시설이 깨끗하지 않은 것은 시설관리과의 잘못이고, 충분한 주차 공간이 없는 것은 행정부의 잘못이며, 진료 예약 불이행은 환자의 잘못이다. "여러분의 잘못이라고 인정함으로써 이 문제를 함께 해결하려고 합시다."는 최선의 시작 방법이 아니다. 탓하는 것은 문제 해결에 도움이 되지 않는다.

문제를 확인하는 데는 두 단계가 있다. 첫 번째는 문제에 대한 객관적이고 측정 가능한 데이터를 수집하는 것이다. 어떠한 관찰이 시설이 충분히 깨끗하지 않다는 결론을 야기했을까? 주기적으로 관찰해서 작성하는 체크리스트가 병실 바닥이 청결하지 못하거나,

화장실 바닥에 휴지가 있었거나, 식당에서 식탁 위에 남아있는 음식을 사용했다는 것을 보여주는가? 발생 가능한 문제에 대해 관찰 가능하고 측정 가능한 데이터를 얻으려면 임상간호리더는 의료기관의 여러 부서(예 : 병동, 질 향상 부서, 행정부서 사무실) 직원들과 협력하는 기술이 필요하다.

문제에 대한 객관적이고 측정 가능한 데이터가 확보되면 CNL은 "무엇과 비교할까?"를 질문해야 한다. 객관적이고 측정 가능한 데이터 이외에 모든 문제 진술은 명확한 목표가 있어야 한다. 이 목표는 국가 표준, 인증 기준, 조직의 성과 목표, 프로그램 리더 또는 최고 경영자의 요구에 근거할 수 있다. 목표는 명확하게 기술해야 한다. 현재 상태가 목표와 일치하지 않는다면 문제가 존재한다. 이 문제를 기술할지 여부에 대한 결정은 원하는 목표와 얼마나 차이가 있는지와 환자 치료 또는 시설 운영에 미치는 영향이 얼마나 큰지와 관련이 있다.

## 문제의 원인

도널드 버윅(Donald Berwick, 1989)은 뉴잉글랜드의학저널에 발표한 논문에서 무능하거나 의욕이 없는 근로자들을 직장에서 퇴출시킴으로써 조직을 개선하려는 어리석음을 지적했다. 대부분의 문제는 실력없는 직원(소위 "나쁜 사과") 때문에 일어나지 않는다. 이러한 직원들을 조직에서 퇴출시키기 위한 모든 노력을 해도 의미있는 개선이 이루어지지 않고, 오히려 직원들이 데이터를 왜곡하는 등의 성과를 저하시키는 대처 행동이 유발된다. 대다수의 문제는 문제 발생과 관련된 일련의 업무과정에서 발생하는 결함으로 인해 일어난다. 이는 보건의료기관에서 뿐만 아니라 자동차 제조업체나 보험회사 또는 슈퍼마켓에서까지 사실이다. 버윅은 "문제를 개선하기 전에 그것을 이해해야만 한다"고 지적하며 질 향상에 대한 가장 중요한 투자는 의료가 제공되는 복잡한 과정을 연구하는 것이라고 했다(Berwick, 1989).

가능한 해결책을 찾기 위해 경영학 학위가 필요하지는 않다. 문제에 가장 많은 영향을 미치는 과정을 알아내기 위해서는 자세한 연구가 필요하다. 많은 사례에서 보듯이 사실을 연구한 후에 그에 대한 해결책이 명백해진다. 유명한 은행 강도인 윌리 서튼(Willie Sutton)은 "돈이 있는 곳이기 때문에" 은행을 도둑질했다고 했다. 윌리의 사례에 따르면 최선의 전략은 문제를 야기하는 과정 중에서 효과가 가장 큰 지점이 어디인지 찾는 것이다. 즉, 문제가 되는 과정 중에서 변화시켰을 때 가장 극적인 결과 향상을 가져올 특정 지점이 어디인가? 과정에 대한 데이터를 수집하면 데이터가 실제 해결책으로 이어질 것이다.

## 과정 연구 : 해결책 찾기

CNL이 과정을 연구하는 데는 여러 가지 방법(예 : 흐름도, 피쉬본 다이어그램 등)이 있으며, 과정 및 질 향상 도구에 대한 책도 많고, 보건의료기관에 맞는 것들도 있다(Brassard & Ritter, 2008; Graban, 2011).

다음은 과정의 가장 중요한 요소에 초점을 맞추는 것이 중요함을 보여주는 문제해결의 예이다. 이 연구의 저자는 10병상 규모의 중환자실(Bonetti, Waeckerlin, Schuepfer, & Frutiger, 2000) 급성심근경색증 환자에게 혈전용해제 투약의 지연을 감소시키는 데 관심이 있었다. 16명의 환자 자료를 수집한 결과 일반적으로 허용되는 표준인 30분에 비해 평균 57분의 지연이 있었다. 이 과정을 개선하는 방법을 결정하기 위해 직원들은 혈전용해제를 필요로 하는 5명의 환자를 신중하게 모니터링한 후 개인적으로 경험한 지연의 원인을 논의하기 위해 다학제팀이 모였다. 피쉬본 다이어그램을 이용하여 총 22가지 지연 원인을 나열하였다. 여러 원인 중 가장 주목할 만한 것은 의사소통 부족과 부적절한 지침이었다.

새로운 의사소통 및 실무 지침을 시행한 후, 혈전용해제를 필요로 하는 16명의 환자들에게 병원도착에서부터 투약에 이르는 시간을 추적했다. 그 결과 획기적인 시간 단축이 었다. 중재 전 평균 시간인 57분(±25.4)에서 중재 후 32분(±9.0)으로 감소되었다. 이 차이는 통계적으로 유의하였다($p$=0.002). 중재 전에는 16명의 환자 중 30분 표준을 충족한 환자가 한 명도 없었으나, 중재 후에는 16명의 환자 중 10명이 표준에 부합했다.

이 중환자실 프로젝트에서 전반적으로 더 나은 성과와 낮은 변이 결과를 달성하였다. 이 획기적인 개선은 과정 분석에서 팀이 확인한 22가지 지연 원인 중 가장 핵심적인 부분을 해결하였다.

중재 적용 후 시간이 흐르면서 통계적으로 유의한 개선이 나타났는지를 확인하는 매우 간단한 테스트는 런차트(run chart)이다. 미국건강관리향상기구(Institute for Healthcare Improvement, IHI)에서는 런차트에 대한 Excel 템플릿과 해석 지침이 포함된 간략하지

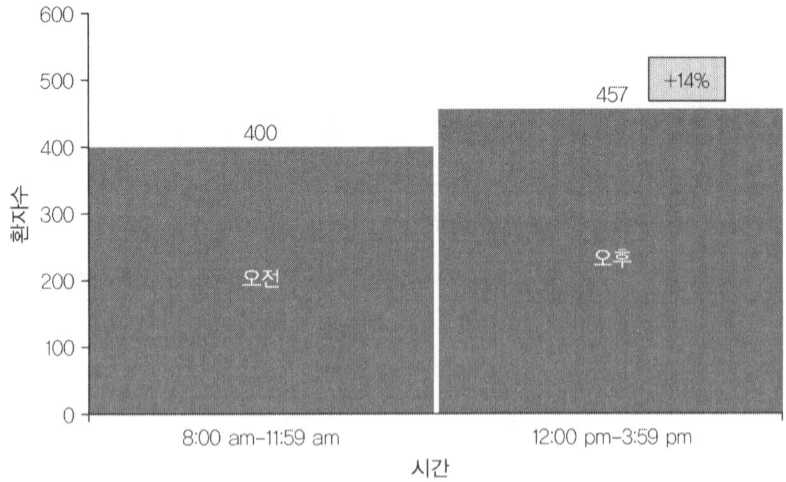


**[그림 12-1] 6개월간 장기요양시설로 이송한 환자수**

만 우수한 온라인 리소스를 제공한다(Institute for Healthcare Improvement, 2011). 관리도(control chart) 또한, 시간이 지남에 따라 중재의 유의성을 확인하는데 사용될 수 있다(Carey & Lloyd, 2001; Kelley, 1999).

CNL이 과정에 대해 데이터를 수집할 때 고려해야 할 사항 중 하나는 시간과 자원이 허용하는 한 가장 상세한 데이터를 수집하는 것이다. 예를 들어 한 의료기관에서 클리닉으로 장기요양환자를 이송하는 시스템에 문제가 있었다. 이송직원이 늦었거나 도착하지 않았다는 불만이 있었고, 그 원인을 오후에 너무 많은 예약 때문일 것으로 예상했다. 오전과 오후 예약 인원 집계를 해보면 오후 수요 증가가 분명할 것이다(그림 12-1 참조).

이송이 요청된 정확한 시간에 대해 더 자세한 정보가 수집되어 과정을 훨씬 더 세밀하게 분석할 수 있었다. [그림 12-2]는 같은 데이터로 작성되었지만 이송 예약시간을 30분 간격으로 제시하여 이송에 대한 수요 변동을 훨씬 자세하고 유익한 정보로 확인할 수 있도록 하였다.

이처럼 세밀하게 데이터를 수집함으로써 의료기관은 과정을 훨씬 더 완벽하게 이해할 수 있었다. 요일 및 이송을 필요로 하는 클리닉별로 추가 분석을 하여, 의료기관이 시간대별로 이송 수요를 평준화하거나, 피크 시간에는 이송직원을 늘리거나, 또는 두 가지를 함께 적용하여 중재를 적용하였다. 이것이 세분화된 데이터의 가치이다.

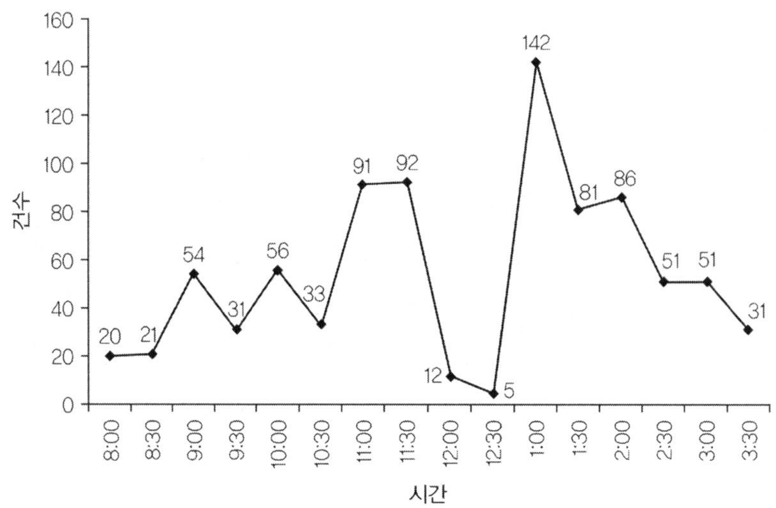


**[그림 12-2] 6개월간 장기요양시설로의 이송 건수**

## 혼동요인 평가

다음은 중재가 결과에 진정한 변화를 가져 왔는지를 결정하기 위해 수집된 자료를 확인하는 단계이다. 그러나 결과 데이터를 수집하기 전에 CNL이 질문해야 할 가장 중요한 질문 중 하나는 "결과를 분석한 후 실제 변화가 있었을 때(즉, 우연으로 발생하지 않은 결과) 결과가 중재로 인한 것일까 아니면 다른 이유로 인해 발생했을까?"이다.

예를 들어, 한 CNL이 환자 피드백을 기반으로 진료 예약 불이행 비율을 줄이는데 전화 알림의 효율성을 평가하기 위한 개선 프로젝트를 계획하고 있다고 가정해 보자. 대다수의 회사는 규모가 크던 작던 계획을 시행하기 전에 이와 같은 예비조사를 시행한다(Sims, 2011). 이 프로젝트는 (1) 한 달 동안의 사전 자료 수집, (2) 전화 알림 도입, (3) 전화 알림 도입 후 사후 자료 수집을 포함했다. 이것은 단일군 사전-사후 설계였다. 이러한 유형의 실험설계는 많은 문제("Campbell & Stanley", 1963; Heffner, 2004; Lennon-Dearing & Neeley-Barnes, 2012)를 가진 원시 실험설계(preexperimental) 또는 비실험으로 분류되지만, 신속하게 반응을 확인할 수 있기 때문에 자주 사용된다.

이 연구의 결과는 알림을 도입한 후 진료 예약 불이행의 비율이 감소했고 결과가 우연히 발생했을 가능성이 매우 낮다는 것을 나타냈다(즉, 통계적으로 유의했다). CNL이 전화 알림이 진료 예약 불이행 감소의 원인이라고 결론을 내릴 수 있었을까? 이 단일군 사전-사후 설계를 적용한 대부분의 포스터 발표에서는 그런 결론을 이끌어 낼 것이다.

다음은 프로젝트에 대한 몇 가지 구체적인 정보이다. 문제의 의료기관은 미국 북동부에 위치하고 있었고, 2월에는 알림이 없었고 3월에는 알림이 있었다. 3월에 진료 예약 불이행이 감소한 것이 전화 알림이 아닌 다른 요인 때문일 수 있을까? 날씨는 어떨까? 어쩌면 2월이 특히 춥고 눈이 많이 내리는 달이었을 수 있다. 이 클리닉의 의사가 3월 1일에 교체되었다. 이전 의사는 매우 훌륭했지만 사무적이고 환자들에게 친절하지 않았다. 새로운 의사는 격식을 차리지 않고 친절했다. 좀 더 환자들에게 친절한 새로 온 의사가 3월에 진료 예약 불이행 감소 요인은 아니었을까? 날씨와 신임 의사의 영향이 내적 타당도를 위협할 수 있다. 즉 중재효과로 이끌어 낼 수 있는 결론의 타당성에 대한 위협으로 간주된다. 외적 타당도와 관련된 연구설계의 위협은 다른 환경에 대한 결과의 일반화에 대한 것이다. 이 예시의 요점은 통계적으로 유의미한 결과가 존재하더라도 잘못된 연구설계로 인해 결론이 불확실해 질 수 있다는 것이다.

이 프로젝트의 설계가 개선될 수 있었을까? 당연하다. 가장 현저한 개선은 환자를 무작위로 “알림 없는 그룹” 또는 “알림 그룹”으로 나눈 후 두 달 동안 두 그룹에 대한 데이터를 수집하는 것이었다. 두 그룹 모두 날씨 요인과 새로운 의사 요소(일부 알 수 없는 다른 요인들까지)에 영향을 받았을 것이다. 무작위화는 충분한 수의 사례가 주어지면 좋은 평형장치가 된다. 만약 연구자가 방법에 대한 지식이 부족하여 단일군 사전-사후 설계를 사용한 경우에도 이러한 문제는 개선될 수 있을까? 혼동을 주는 요소들을 피하기 위해 할 수 있는 모든 일을 한다면 개선될 수 있다. 예로 날씨가 예상치 못하게 진료 예약 불이행에 큰 영향을 미치지 않을 것으로 예상되는 기간에, 클리닉들이 급격한 변화(리더십이나 위치 등)를 겪지 않을 기간 동안 평가를 계획하는 것을 들 수 있다. 이 접근법은 다른 요인(예 : 3월에 시작된 본인부담액의 예기치 않은 감소)을 배제하지 않지만 적어도 예상되는 혼동요인(예 : 날씨 및 신임 의사 채용)의 있을 수도 있는 영향은 줄일 수 있다.

평가를 위한 최상의 연구설계 방법을 선택하는 것은 중요한 주제이다. 다양한 기초적인 설계 옵션(원시실험설계, 유사실험설계, 순수실험설계)에 대한 간결한 설명은 여러 출처들에서 찾을 수 있다(Campbell & Stanley, 1963; Heffner, 2004; Lennon-Dearing & Neeley-Barnes, 2012).

## 데이터 분석 : 통계적 유의성 검증

서술 통계(평균, 최빈값, 중앙값, 상관관계 등)와 추론 통계( $p<0.05$ 결론으로 이어지는 것들) 사이에는 기본적인 구분이 있다. 아버지와 어린 딸이 몇 년 동안 보지 못했던 친구를 만나고 추론 통계를 하는 장면을 보자. 짧은 상호작용은 다음과 같다.

아버지 : "내 딸 매기 기억하지?"
친구 : "와, 딸이 많이 컸다. 딸 몇 학년이야? 3학년?"

왜 친구는 3학년으로 추측했을까? 아마 아이의 키 때문일 것이다. 친구는 자신이 아는 3학년 아이들(자신의 자녀, 친척, 이웃 등)로 구성된 작은 데이터베이스를 가졌을 것이다. 그리고 그는 이 아이를 자신의 데이터베이스에서 3학년의 평균 신장(평균)에 대한 기억과 모든 3학년이 정확하게 같은 키(평균에서의 편차)가 아니라는 사실과 비교하여 예측을 했을 것이다. 그가 틀렸을 수 있을까? 그렇다. 신장에 대해 어느 정도 지식을 갖고 하는 추측이 그녀를 3학년이라고 생각할 수 있음에도 불구하고, 실제로는 키가 큰 2학년 또는 키가 작은 4학년일 수도 있다.

사람들은 이와 같은 추론을 자주한다. "나는 제 시간에 직장에서 떠나고, 피자가게에 잠깐 들리고도, 바비를 시간에 맞춰 축구 경기에 데려다 줄 수 있을 거라 생각해."라는 진술을 생각해 보자. 이 추론은 시간이 지남에 따라 사람이 제 시간에 직장에서 떠날 수 있는 가능성, 피자가게로 운전하는 데 걸리는 시간, 피자를 요리하는 데 걸리는 시간, 집까지 운전하고 먹는데 걸리는 시간, 축구 경기장까지 걸리는 시간, 그리고 바비가 몇 분 늦게 도착하더라도 코치가 그를 경기에 뛰도록 허락해 줄지 아닐지에 대한 축적된 데이터에 기반을 둔 것이다. 이러한 사고방식은 일련의 어느 정도 지식을 갖고 하는 예측, 실제로는 잘못될 수 있는 가능성이 있는 꽤 복잡한 일련의 추측을 요구한다. 이것이 바로 예측이다. 예측은 불확실성의 조건 하에서 결정을 내리는 것이다.

이제 딸, 아버지, 친구의 예를 보고 친구가 3학년인 사람을 아무도 모른다고 가정하자. 대신 누군가가 그에게 3학년의 키에 대한 자료를 주었다. 그러나 그는 3학년 학생들 몇 명의 키 대신 수백 명의 3학년 학생들의 키를 알게 되었다. 이 경우 어느 정도 지식을 갖고 하는 예측을 할 수 있을까? 그렇다. 하지만 머릿속에 계산할 데이터가 너무 많을 것이다.

전화 알림의 예도 상기해 보자. 중재(전화 알림)가 도입되었으며, 평가는 알림 이외의 요인(예 : 날씨 또는 인사 변경)으로 인한 변화가 배제되도록 설계되었다. 평가는 완료됐고 알림 도입 전후의 진료 예약 불이행 비율이 계산됐다. 알림 도입 후 해당 기간 동안 진료 예약 불이행 비율이 감소했다. 알림이 진료 예약 불이행을 실제로 줄였다고 결론지을 수 있을까? 아직은 아니다.

진료 예약 불이행에 대한 데이터를 두 달(2월, 3월) 동안 월별로 모으고 각 달의 평균값이 나왔다면 그 두 평균값은 완벽히 같을까? 그렇지 않을 확률이 매우 높다. 그렇다면 남은 질문은, "차이는 중재 때문인가 아니면 과정상의 자연스러운 가변성 때문인가?"이다. 추론 통계는 "우리가 관찰한 차이가 우연(과정의 자연스러운 가변성) 때문에 일어날 가능성이 얼마나 있는가?"라는 질문에 대한 답을 하는 것을 도와준다.

추론 통계의 대부분은 평균 50.0 inch이고 표준편차 3.0 inch인 3학년 여자아이들의 키에 대한 자료를 이용한 [그림 12-3]에 나와 있는 정규분포 곡선의 모델을 기반으로 한다. 제시된 바와 같이, 이 모수들을 고려할 때 3학년 학생들의 68%는 평균의 ±1 SD (즉, 47~53인치)에 포함되고 3학년 학생의 95%는 평균의 ±2 SD (44~56인치)에 포함될 것이다.

특정 키의 한 소녀가 3학년일 가능성에 대해 예측하는 것은 [그림 12-3]에 나와 있는 키의 정규분포를 기반으로 할 수 있다. 만약 키가 평균보다 2 SD보다 크거나 작다면 3학년이 아닐 확률이 높다. 유사하게, 두 평균 간의 차이가 실제로 차이가 있는지를 알아보는 예측은 이 차이가 평균 0.0이고 두 평균값의 차이에 대한 표준오차(SE, 3학년 예에서 SD와 비교 가능)에 대한 정규분포와 비교함으로써 가능하다. 만약 두 평균의 차이가 평

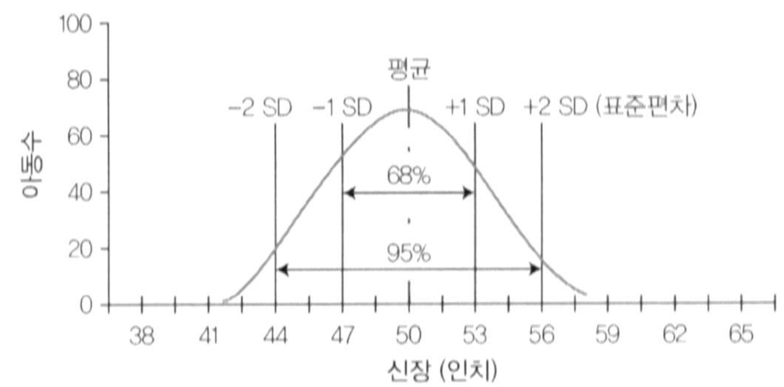


(평균 = 50.0 inches ; 표준편차(SD) = 3.0 inches)

[그림 12-3] 3학년 여학생의 신장에 대한 가설적 정규곡선 분포

균 0.0에서 2SE보다 큰 경우 두 평균의 차이가 과정의 자연스러운 가변성 때문이 아닌 실제 차이가 난다는 것으로 결론 내릴 수 있다.

우연이 결과를 설명할 가능성을 평가하기 위해 일반적으로 사용되는 검증방법 중의 하나는 t 검정이며, 두 가지 유형이 있다. 하나는 동일한 대상자에게 중재 전후의 차이를 검증하는 짝비교 t 검정이고 다른 하나는 중재군과 대조군으로 분리된 두 그룹의 차이를 검증하는 독립 t 검정이다. Excel에서 t 검정을 계산하는 것은 쉽다. 그 과정을 보여주는 책과 웹사이트가 많이 있다(Goldwater, 2007; Schmuller, 2009).

엑셀의 t 검정 결과는 계산된 t-값과 유의수준($p$)을 포함한다. 양측검정 값을 사용해야 한다. 일반적으로 귀무가설은 우연히 생길 가능성이 100번 중 5번 미만인 경우($p<0.05$로 표시) 기각된다. 이 경우, 결과가 우연에 의한 것이 아니라 중재 효과로 나타난 것으로 예측한다.

2개 이상 그룹의 평균 비교 등 다양한 상황에서 정규분포에 기초한 통계적 유의성을 검정하는 방법은 많다. 또한, 일부 검정방법은 정규분포(예로 데이터가 개수나 순위로 구성되는 경우)를 기반으로 하지 않는다. 이러한 "비모수적인" 검정방법들은 정규분포를 기반으로 하는 것보다 계산이 더 간단하고, 차이를 확인하는 검정력은 비슷하며, 많은 경우 계산기와 참조 테이블 만으로도 검정이 가능할 수 있다. 비모수적 통계에 대한 고전적이고 실용적인 서적으로 "행동과학을 위한 비모수 통계학"이 있다(Siegel, 1956).

추론 통계에는 두 가지 주의사항이 있다. 첫째, 결론은 항상 확률 진술이다. 만약 결과가 과정의 자연스런 가변성(0.05 이하일 확률)보다 중재효과로 인한 것일 가능성이 더 높을 때도, 그 결과는 우연에 의해 발생했을 가능성을 배제하기 어렵다. 통계학자들은 반복연구 등 여러 연구결과를 확인하여 결론을 보다 확실하게 내릴 수 있다. 둘째, 추론적 통계는 중재가 실제 효과를 냈는지에 대한 결론을 내릴 수는 있지만 이 효과가 중요한지를 알려주지는 못한다. 통계적 유의성은 실제 세계의 중요성과 동일하지 않다.

예를 들어, 통계적 분석에 따르면 전화 알림이 진료 예약 불이행률을 "알림을 받지 않은 그룹"의 14.7%에서 "알림을 받은 그룹"의 13.5%까지 줄였다고 가정해 보자. 진료 예약 불이행률이 1.2% 감소했으며 통계적으로 유의미하였다($p<0.05$). 그렇지만 알림 시스템을 운영하려면 매월 10,000달러가 필요하다고 가정하자. 알림 시스템의 결과로 진료 예약 불이행은 줄지만 관리자는 1.2%의 감소가 월 1만 달러의 지출만큼 가치가 있는지 결정해야 한다. 아니면 새로운 약물치료가 다른 약물보다 고혈압 감소에 더 효과적이지

만( $p<0.05$), 훨씬 더 비싸거나 훨씬 심각한 부작용을 일으킨다고 가정하자. 의사는 환자와 함께 고혈압을 보다 효과적으로 줄이는 것이 비용과 부작용을 능가하는지 결정해야 한다. 추론 통계는 우리 대신 결정을 내리지 못한다. 의사결정은 다양한 요소를 기반으로 이루어진다.

## 데이터 분석 : 상관관계

평가 연구에는 두 데이터 세트 간의 상관관계가 포함될 수 있다. 예로 동일한 환자를 대상으로 동일한 척도를 이용하여 2명의 다른 평가자가 매긴 점수, 구식 혈액 분석기와 최신 혈액 분석기로 분석된 혈액 값, 어유 보충제(fish oil supplement) 섭취량과 심혈관질환 위험 점수가 있다. 이 모든 예에서 두 가지 데이터 세트의 점수는 환자, 혈액 샘플, 또는 소비자에 의해 “짝” 지어져 있다.

가장 일반적으로 사용되는 피어슨 상관관계(선형)는 두 세트의 수 간의 연관성을 나타내는 척도이다. 상관관계는 +1.00 (높은 정적 상관관계)에서 −1.00 (높은 부적 상관관계)까지 존재할 수 있다. 그러나 상관관계가 실제로 의미하는 것은 무엇인가? 새로운 실험실 장비가 기존 장비와 0.98의 상관관계가 있는 경우 기존 장비를 새 장비로 교체하는 것이 안전한가? 두 명의 평가자(raters)의 점수가 높은 상관관계가 있는 경우 그들을 상호교환하여 사용해도 괜찮은가?

상관관계의 크기를 결정짓는 가장 큰 요인은 두 배열의 값의 상대적 위치이다. 가장 큰 정적 상관관계는 하나의 배열에서 가장 높은 값들이 다른 배열에서 가장 높은 값들과, 가장 낮은 값들은 가장 낮은 값들과(즉, 쌍으로) 정렬될 때 나타나는 결과이다. 두 값을 각

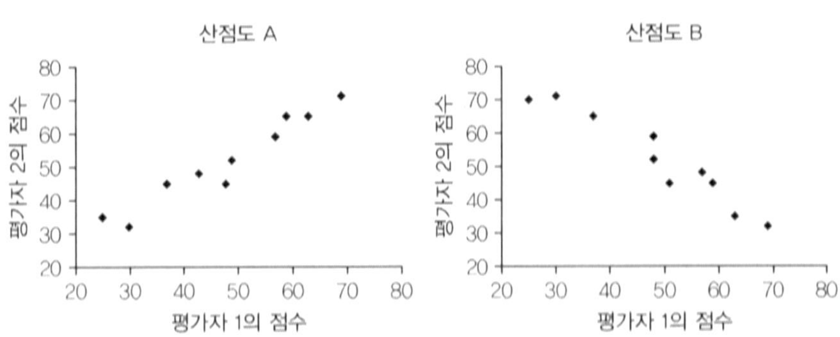


[그림 12-4] 정적 상관관계(산점도 A)와 부적 상관관계(산점도 B)

**[표 12-1] 상관계수에 대한 해석 지침**

| 상관계수 | 해석 |
|---|---|
| 0.9-1.0 | 매우 높은 상관성 있음 |
| 0.7-0.9 | 높은 상관성이 있음 |
| 0.5-0.7 | 중정도의 상관성이 있음 |
| 0.3-0.5 | 낮은 상관성이 있음 |
| <0.3 | 상관성이 거의 없음 |

각 x축과 y축으로 하여 산점도를 그리면 산포도는 직선에 가까워지고 왼쪽 아래에서 오른쪽 위로 기울어져 있을 것이다(그림 12-4, 산점도 A 참조). 반대로, 가장 큰 부적 상관관계는 한 배열의 가장 높은 값들이 다른 배열의 가장 낮은 값들과 밀접하게 정렬되고, 반대로 가장 낮은 값들이 가장 높은 값들과 가장 가깝게 정렬될 때 발생한다. 두 값을 각각 x축과 y축으로 하여 산점도에 그리면 산포도는 왼쪽 상단에서 오른쪽 아래로 경사진 직선에 가까워진다(그림 12-4, 산점도 B).

상관관계를 해석할 때 상관관계의 크기가 가장 중요하다(표 12-1 참조). 주의사항-때로는 표본 크기가 크면 통계적으로 유의미한 상관관계를 만들어 낼 수 있으나 실제로는 의미가 거의 없을 수도 있다.

Excel에서 상관관계 계산은 매우 쉽다. 다음 단계를 따르면 된다 :

1. Excel 스프레드 시트를 열고 인접한 두 열에 10개의 값을 입력하시오.
2. 시트에서 빈 셀을 선택하고(두 배열 아래 어딘가) "= correl (."을 입력하시오.
3. 숫자의 첫 번째 열을 클릭하고 아래로 드래그하고(점선이 첫 번째 배열을 둘러쌀 것이다) 쉼표를 입력하시오.
4. 숫자의 두 번째 열을 클릭하고 아래로 드래그 하시오(점선이 두 번째 배열을 둘러쌀 것이다).
5. 닫힌 괄호 기호를 입력하고 "Enter"키를 누르시오.
6. 상관관계 결과 값이 나타날 것이다. 다시 사용하려면 이 스프레드 시트를 열어 두면 된다.

Excel에서 상관관계 계산은 단순하며, 누락된 데이터가 있는 경우 자동으로 누락된 데이터 쌍을 없애고 계산한다. 완전한 데이터 세트 쌍을 얻기 위해 데이터를 정렬할 필요가 없다.

상관관계를 해석할 때 염두에 두어야 할 두 가지 주의사항이 있다. 첫째, 상관관계에서는 두 그룹의 평균에 대한 비교 가능성(comparability)에 대해서는 아무 것도 설명하지 않는다. 당신이 작성한 스프레드 시트에서 이 방법을 사용해 보시오. 이전에 계산된 상관관계에 유의하시오. 숫자 집합의 각 칼럼에 100을 더하시오. 평균이 극적으로 변경되긴 하지만 상관관계는 완전히 동일하다. 그 이유는 상수를 추가할 때 두 배열의 값의 상대 위치가 변경되지 않았기 때문이다. 만약 원래 상관관계가 상대적으로 높았다면, 첫 번째 열의 높은 점수가 여전히 두 번째 열의 높은 값과, 낮은 값은 낮은 값과 관련되어 있다. 이는 두 실험실 장비에서 판독값 사이의 상관관계가 높다는 것이 유사한 값을 산출한다는 것을 의미하지 않는 이유이다. 두 장비의 분리 혈액 샘플 값은 높은 상관관계를 갖지만 새 장비는 기존 장비보다 2-3배(또는 몇 배나 높은) 중성지방 수치를 제공할 수 있다. 두 번째 중요한 상관관계에 대한 주의는 높은 상관관계가 한 변수(A)가 다른 변수(B)를 야기한다는 것을 의미하지 않는다는 것이다. 상관관계는 인과관계를 의미하지 않는다. A가 B를 야기할 수도, B가 A를 야기할 수도, 또는 둘 다 다른 요인에 의해 야기될 수도 있다.

잘못된 결론을 도출한 하나의 예는 호르몬 대체요법과 관상동맥질환 발병의 상관관계 연구에서 발생했다. 1991년 여러 역학 연구에 대한 메타분석에서 폐경기에 에스트로겐을 복용한 여성에서 "혼동변수에 의해 설명되지 않는" 결과로 관상동맥질환의 위험이 감소된다는 결론을 내렸다. 이 결과를 토대로 FDA는 호르몬 대체요법의 지표로서 심장질환의 예방을 포함하는 라벨 변경을 승인했다(Lawlor, Smith, & Ebrahim, 2004). 그러나 이런 상관연구들에 이어 2건의 대규모 무작위 연구(Hulley et al., 1998; Rossouw et al., 2002)에서 관상동맥질환에 영향을 미치지 않거나 약간 위험을 증가시킨다는 사실을 발견했으며, 이전에 시행된 역학 연구에서 혼동변수들을 적절하게 통제하지 않았음을 알았다(Barrett-Connor, 2004; Kuller, 2004; Petitti, 2004; Lawlor et al., 2004; Vandenbroucke, 2004). 역학 연구에서 상관성 결과와 관련된 이러한 문제들에도 불구하고, 상관성은 더 많은 통제된 시험이 가능한 영역을 확인하는데 유용한 도구로 쓰일 수 있다.

## 데이터 제시

설명과 표는 결과를 전달하는 데 매우 유용할 수 있지만, 차트는 주의깊게 선택되고 적절하게 디자인된 경우 의사소통의 가장 효과적인 수단 중 하나이다. Roam (2011)이 말한 것처럼, "훌륭한 구두 의사소통을 하는 방법은 시각적 효과를 더하는 것"(p.51)이다. 잘 설계되고 잘 수행된 질 향상 프로젝트의 의미있는 결과가 불완전하게 그려진 차트를 사용하여 포스터를 제작함으로써 해당 결과를 적절하게 설명하지 못하는 사례를 보는 것은 드문 일이 아니다.

Microsoft Office 2007은 탁월한 차트 옵션을 제공한다. 11가지 유형의 차트와 각각의 다양한 변형이 있다. 문제는 73가지 차트 유형 중에서 데이터에 맞는 차트를 선택하는 것이다. Naomi Robins는 가장 효과적인 차트를 선택하기 위한 간단한 규칙을 제안했다. "한 그래프가 대부분의 관찰자에게 양적 정보를 더 빠르고 쉽게 해독할 수 있도록 한다면 다른 그래프보다 효과적인 것이다"(Robbins, 2005, p.6). 이 규칙이 병원이나 다른 보건의료 환경에서 제공되는 데이터에 적용될 때, 73개 차트 유형 중에서 소수만이 관찰자에게 정보를 빠르고 쉽게 전달할 수 있는 기준을 충족한다.

차트 유형을 선택하는 첫 번째 단계는 가장 중요하다고 생각하는 정보를 전달하는 차트와 서식을 선택하는 것이다. 차트 디자인에서 원시 데이터를 전문가에게 제공하고 이 결정을 전문가에게 위임하는 것은 좋지 않다. South Beach Clinic에서 환자 만족도가

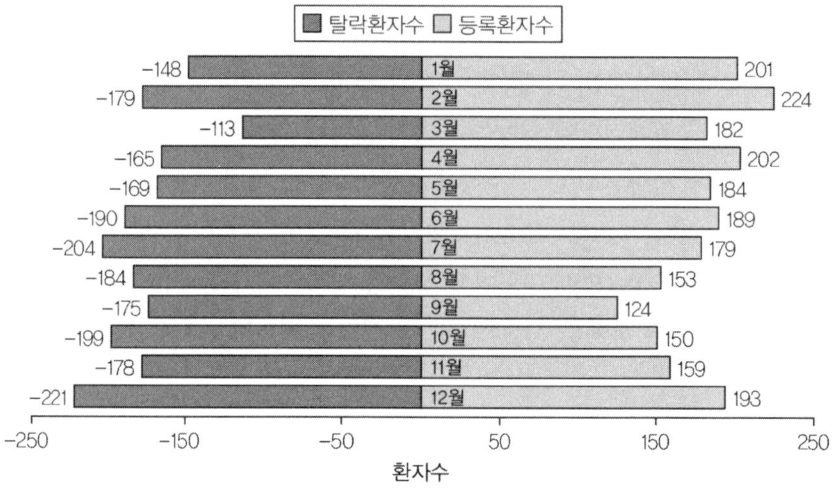


**[그림 12-5] 사우스 비치 클리닉 : 월별 등록환자수 및 탈락환자수**

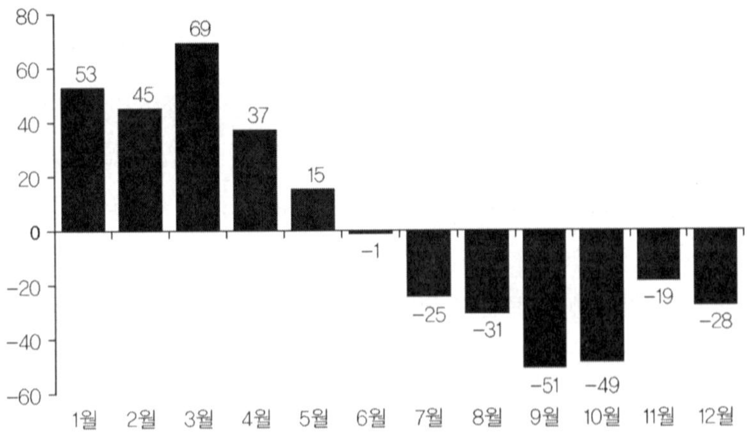


**[그림 12-6] 사우스 비치 클리닉 : 월별 환자수의 순 변동**

떨어지는 것을 우려한 CNL의 예를 생각해 보자. CNL은 이것이 클리닉에 새로 입원하는 환자수와 탈락하는 환자수에 영향을 미치는지 알고 싶어 데이터 담당자에게 지난 1년 동안 새로 등록된 환자수 및 탈락된 환자수에 대한 월별 자료를 차트로 만들어 줄 것을 요청했다. 그 데이터는 [그림 12-5]에 나와 있다. 이 차트에서 어떤 결론을 이끌어 낼 수 있을까? 그 결론은 얼마나 설득력이 있을까?

이제 데이터 담당자에게 새로 등록된 환자수 및 탈락된 환자수에 대한 차트 대신 매달 클리닉에 환자가 증가하는지, 감소하는지에 대한 정보가 가장 관심 가는 정보임을 알렸다고 가정하자. 이 데이터는 [그림 12-6]에 나와 있다. 어떤 결론을 이끌어 낼 수 있을까? 결론은 얼마나 설득력이 있는가? 두 차트는 정확히 같은 데이터에서 그려진 것이다. [그림 12-5]는 데이터를 제시하였고, [그림 12-6]은 관리할 가치가 있는 정보를 제시하였다.

차트 디자인 시 피해야 할 다른 함정들은 차트의 제목 또는 축(애매하거나 불완전한), 차트 junk(예 : 산만하거나 공간을 낭비하는 그림 또는 템플릿, 아무 목적 없는 음영/색상), 3차원(예 : 기둥, 막대, 선 또는 원형 차트의 필드 효과의 깊이) 사용이다. 이것은 정보는 하나도 전달하지 않고 차트를 읽고 이해하기 훨씬 어렵게 만든다(Smith, 2012).

## 차트의 유형

차트 유형에 대한 몇 가지 지침이 있다 :

1. **막대 차트(세로, 가로).** 이들은 서로 다른 병원이나 부서 등과 같이 x축의 독립 범주에 대한 값을 표시하는 데 이상적이다. 기둥형 차트(막대 차트는 아님)는 시간에 따라 추세를 표시하는 데 사용(예 : 년, 달)할 수도 있지만 장시간 간격(약 8시간 간격 이상)에 대한 추세를 전달하는 데 사용해서는 안 된다. 기둥 또는 막대형 차트에서 y축(값 축)을 절대로 자르지 않아야 한다. 막대 차트는 x축 레이블(범주)이 길 때 특히 유용하다.
2. **꺾은 선 차트.** 꺾은 선 차트는 간격에 상관없이 추세를 보여주는 데 이상적이다. 꺾은 선 차트의 값 축(y축)이 잘릴 수 있다. 누적 선은 대부분의 관찰자가 해석하기 어렵기 때문에 피해야 한다.
3. **파이(원) 차트.** 이 도표가 널리 사용됨에도 불구하고, 대부분의 차트 디자인 전문가들은 파이 차트가 사용되어서는 안 된다는 것에 동의한다. 관찰자는 파이(원) 차트에서 각도에 따른 양을 쉽게 비교할 수 없으며 파이(원) 차트들 사이에서 각도를 비교하는 것은 훨씬 더 힘들다. Tufte(1983)는 다음과 같이 썼다 : “테이블은 바보 같은 파이(원) 차트보다 낫다. 파이(원) 차트보다 더 나쁜 디자인은 독자에게 파이 차트 안에서 또는 파이 차트끼리 공간적 혼선 내에서 양적 비교를 요구하는 것이다.”(p.178). Few(2007)는 “양적 의사소통의 어휘에서 중요한 역할을 하는 모든 그래프 중에서... 파이(원) 차트는 지금까지 가장 효과적이지 않다. 색상이 다채롭긴 하지만 거의 이해되지 못한다. 그것은 전달하고자 하는 바를 제대로 전달하지 못한다)”(p.1). 차트를 사용하는 목적이 많은 범주로 구성된 데이터의 총합이나 백분율의 분포를 보여주는 것(일반적인 원형 차트 사용)이라면, Pareto 형식(가장 큰 값에서 가장 작은 값으로 나아가는)으로 정렬된 기둥이나 막대 차트를 사용하라. 파이(원) 차트를 꼭 사용해야 하는 경우(예 : 상사가 파이(원) 차트를 정말 좋아하는 경우)라면 오름차순이나 내림차순으로 범주를 정렬하여 파이(원)형 차트를 제시하면 어느 정도 문제점을 해결할 수 있다.
4. **산점도.** 이들은 x축과 y축 모두 연속 값(예 : 0점에서 100점 또는 5.0점에서 45.0점)으로 구성된 경우에 사용된다. 일반적으로 두 세트의 연속 변수 사이의 관계를 표시하는 데 사용된다. “마커가 있는” 산점도를 사용하시오. 선으로 된 산점도는 사용하지 마시오.

일반적으로 면적 차트, 주식 차트, 지상도, 도넛형 또는 버블 차트(bubble charts)는 보건의료분야에서 사용하는데 제한적이다. 레이더 차트는 목표와 관련된 많은 변수들이 성과에 미치는 영향을 제시하는 것과 같이 특정 상황에서 효과적일 수 있다. 차트 디자인에 관한 책들이 많다. 기본이 되는 책으로는 Zelazny (2001)와 Robbins (2005)의 책이 포함된다. Few (2009)의 책은 좀 더 기술적이고 종합적인 처리를 원하는 사람들에게 좋다.

## 단원요약

- 대다수의 문제는 결과를 초래하는 업무과정상의 문제에서 발생한다. 직원의 좋지 않은 성과는 이러한 문제의 일부에 지나지 않는다.
- 해결책을 찾고 적용하기 전에 현재 성과에 대한 객관적이고 측정가능한 데이터를 수집해야 한다. 이 데이터는 분명하고 명시적인, 원하는 목표와 비교되어야 한다.
- 문제가 있는 결과를 산출하는 과정에 대한 데이터가 해결책의 핵심이다. 이러한 과정을 데이터와 함께 잘 검토하면 대부분의 경우 해결책이 쉽게 분명해질 것이다.
- 제안된 해결책의 효과를 알아보기 위한 평가 전략을 설계할 때, 평가 결과가 모호하지 않도록 주의해야 한다.
- 유익하고 사용자에게 친숙한 형식으로 결과물을 배포하는 것은 필수적이며, 또한 이러한 결과가 프로그램 및 조직 차원에서 실무에 영향을 미치게 하는 결정요인이 될 수 있다. 차트는 데이터를 표시하는 데 가장 유용한 형식 중 하나이지만 가장 중요한 정보가 명확하게 표시되도록 올바른 차트를 선택하는 것이 중요하다.

## 생각해보기

1. 당신의 조직은 문제를 파악하는 것에 얼마나 우호적인가? 그것들을 해결하는 데 시간과 에너지를 얼마나 기꺼이 들일 것인가?
2. 만약 당신이 문제적 결과를 본다면 해결책을 찾는데 당신의 팀을 끌어들이기 위해 어떻게 접근할 것인가? 당신은 원래 이런 것이었고 개선될 수 없다고 말하는 직원에게 어떻게 대응할 것인가?

## 학습활동

1. 당신의 근무지에서 자주 또는 가끔 발생하는 문제적 결과(problem outcome)를 생각해보자. 이런 결과를 야기한 과정들을 나열하고 이런 과정 단계들에서 어떻게 데이터를 수집할 지 생각해보자.
2. 게재된 평가 연구에 대해 고찰 해보자 : 어떤 설계가 사용되었는가? 이 설계의 위험요소들은 무엇인가? 저자가 그것들을 적절하게 언급했는가?
3. 연구결과를 제시하는데 차트를 사용한 연구 논문 5개를 선택하고, 다음을 평가해 보자 : 결과가 명확하게 제시되어 바로 이해할 수 있었는가? 데이터를 제시하는 데 올바른 차트가 선택되었는가? 그 차트들은 차트 디자인의 기본적인 함정을 피했는가?

## 참고문헌


American Association of Colleges of Nursing. (2007). *White paper on the role of the clinical nurse leader*. Washington, DC: Author. Retrieved from http://www.aacn.nche.edu/Publications/WhitePapers/ClinicalNurseLeader07.pdf

Barratt-Connor, E. (2004). Commentary: Observation versus intervention—what's different? *International Journal of Epidemiology, 33*(3), 457-459.

Berwick, D. M. (1989). Continuous improvement as an ideal in healthcare. *New England Journal of Medicine, 320*(1), 53-56.

Bonetti, P. O., Waeckerlin, A., Schuepfer, G., & Frutiger, A. (2000). Improving time-sensitive processes in the intensive care unit: The example of 'door to needle time' in acute myocardial infarction. *International Journal for Quality in Healthcare, 12*(4), 311-317.

Brassard, M., & Ritter, D. (2008). *The memory jogger II: Healthcare edition*. Salem, NH: Goal/QPC.

Campbell, D. T., & Stanley, J. C. (1963). *Experimental and quasi-experimental designs for research*. Chicago, IL: Rand McNally.

Carey, R. G., & Lloyd, R. C. (2001). *Measuring quality improvement in healthcare: A guide to statistical process control applications*. Milwaukee, WI: ASQ Quality Press.

Few, S. (2007, August). *Save the pies for dessert. Visual Business Intelligence Newsletter*, 1-14.

Few, S. (2009). *Now you see it: Simple visualization techniques for quantitative analysis*. Oakland, CA: Analytics Press.

Goldwater, E. (2007) *Using Excel for statistical data analysis—caveats*. Retrieved from http://people.umass.edu/evagold/excel.html

Graban, M. (2011). *Lean hospitals: Improving quality, patient safety, and employee engagement* (2nd ed.). Boca Raton, FL: CRC Press.

Heffner, C. L. (2004). Research methods, Chapter 5: Experimental design. Retrieved from http://allpsych.com/researchmethods/experimentaldesign.html

Hulley, S., Grady, D., Bush, T., Furberg, C., Herrington, D., Riggs, B., & Vittinghoff, E. (1998). Randomized trial of estrogen plus progestin for secondary prevention of coronary heart disease in postmenopausal women. Heart and Estrogen/progestin Replacement Study (HERS) Research Group. *JAMA, 280*(7), 605-613.

Institute for Healthcare Improvement. (2011). Run chart tool. Retrieved from http://www.ihi.org/knowledge/pages/tools/runchart.aspx

Kelley, D. L. (1999). *How to use control charts for healthcare*. Milwaukee, WI: ASQ Quality Press.

Kuller, L. H. (2004). Commentary: Hazards of studying women: The oestrogen oestrogen/progesterone dilemma. *International Journal of Epidemiology, 33*(3), 459-460.

Lawlor, D. A., Smith, G. D., & Ebrahim, S. (2004). Commentary: The hormone replacement-coronary heart disease conundrum: Is this the death of observational epidemiology? *International Journal of Epidemiology, 33*(3), 464-467.

Lennon-Dearing, R., & Neeley-Barnes, S. L. (2012). Quantitative research. In H. R. Hall & L. A. Roussel (Eds.), *Evidence-based practice: An integrative approach to research, administration and practice* (pp. 3-21). Burlington, MA: Jones & Bartlett Learning.

Petitti, D. (2004). Commentary: Hormone replacement therapy and coronary heart disease: Four lessons. *International Journal of Epidemiology, 33*(3), 461-463.

Roam, D. (2011). *Blah, blah, blah: What to do when words don't work*. New York, NY: Penguin Group.

Robbins, N. B. (2005). *Creating more effective graphs*. Hoboken, NJ: John Wiley & Sons.

Rossouw, J. E., Anderson, G. L., Prentice, R. L., LaCroix, A. Z., Kooperberg, C., Stefanik, M. L.,… Ockgene, J. (2002). Writing Group for the Women's Health Initiative Investigators. Risks and benefits of estrogen plus progestin in healthy postmenopausal women: Principal results from the Women's Health Initiative randomized controlled trial. *JAMA, 288*(3), 321-333.

Schmuller, J. (2009). *Statistical analysis with Excel for dummies*. Hoboken, NJ: Wiley Publishing, Inc.

Siegel, S. (1956). *Nonparametric statistics for the behavioral sciences*. New York, NY: McGraw-Hill.

Sims, P. (2011). *Little bets: How breakthrough ideas emerge from small discoveries*. New York, NY: Free Press.

Smith, J. M. (2012). Problems with 3D charts. Retrieved from http://blog.indezine.com/2012/08/problems-with-3d-charts-by-james-m-smith.html

Stampfer, M. J., & Colditz, G. A. (1991). Estrogen replacement therapy and coronary heart disease: A quantitative assessment of the epidemiologic evidence. *Preventive Medicine, 20*(1), 47-63.

Tufte, E. R. (1983). *The visual display of quantitative information*. Cheshire, CT: Graphics Press.

Vandenbroucke, J. P. (2004). Commentary: The HRT story: Vindication of old epidemiological theory. *International Journal of Epidemiology, 33*(3), 456 -457.

Zelazny, G. (2001). *Say it with charts: The executive's guide to visual communication*. New York, NY: McGraw-Hill.

# 제13장

# 정보학과 임상의사결정지원

## 학습목표

- 의사결정지원에서 정보학의 역할에 대해 토론한다.
- 정보와 의사결정지원이 임상간호리더의 실무를 안내할 수 있는 방법을 확인한다.
- 데이터베이스 관리와 임상질문응답의 관련성과 중요성에 대해 토론한다.

지난 10년 동안 미국에서는 보건의료의 안전과 질 향상의 필요성이 분명해졌고 보건의료체계의 중요한 변화가 요구되었다(Institute of Medicine [IOM], 1999, 2001). 주요 국가 전략은 안전하고 효과적이며 환자 중심적, 시기적절하고 효율적이며 평등한 치료의 목표를 뒷받침하기 위한 것으로 확인되었다. 그러한 시도 중 하나는 보건의료 분야의 정보학과 기술의 광범위한 사용과 안전하고 신뢰할 수 있는 고품질의 보건의료를 지원하는 국가 보건정보 인프라의 창출을 포함한다(IOM, 2004b). 전자건강기록(Electronic Health Record, EHR) 시스템의 보편적인 채택으로 인한 잠재적인 이익으로는 안전성 향상, 질병 예방, 만성질환 관리 및 보건의료 전달의 효율성 등이 있고 이러한 이익으로 인한 잠재적 절감 효과는 연간 810억 달러 이상으로 예상된다(Hillestad et al., 2005).

보건 및 간호 분야에서 정보학의 본질적 특성에 대한 인식이 높아졌음에도 불구하고 보건의료체계와 보건의료 제공자에 의한 수행 장벽을 제거하기 위해서는 많은 노력이 필요하다. 미국의 복구 및 재투자법(American Recovery and Reinvestment Act [ARRA],

2009)에 포함된 건강정보기술법안(Health Information Technology for Economic and Clinical Health [HITECH])은 미국에서 유례없는 투자와 의료정보기술 확장을 제공했고, EHR의 "의미있는 사용(meaning use)"을 입증하는 병원과 제공자에게 보상을 제공하는 조항을 포함했다(Blumenthal & Tavenner, 2010). 미국의 국가건강정보기술조정국에 따르면(ONC, 2012) 모든 미 연방 급성병원의 35%는 2011년에 기본 EHR을 사용하여 보고하였고, 이것은 2009년 이후로 EHR의 병원 채택률이 두 배로 증가한 것을 나타낸다. 또한 건강정보기술법안에 명시된 조항에 따라 병원의 85%가 EHR을 채택할 의사가 있음을 보고하였다.

임상간호리더(CNL)는 임상 리더십을 위해 준비된 질 높은 졸업생의 필요성을 충족시키고, 성과기반의 실무와 질 향상 전략을 수행하며 교육과 능력의 전 영역에서 활동하고 개인과 가족의 필요에 부응하는 미시체계(microsystem)를 만들고 관리한다(American Association of Colleges of Nursing [AACN], 2007). 정보학과 기술의 사용은 CNL 역할의 목표를 달성하는 데 필요하다.

의료와 간호정보학의 사용, 의료정보기술의 보편화 및 CNL의 역할에 대한 정보학의 중요성으로부터 얻어지는 것이 CNL 일상 업무에 완전히 통합되어야 한다.

의료정보학은 의료정보 관리를 지원하기 위해 의료 과학, 컴퓨터 과학, 정보 과학 및 인지 과학의 통합을 포함하는 다학제 과학이다(Hunter & Bickford, 2011). 간호정보학은 의료정보학의 하위 집합이다. 그것은 간호실무에서 데이터, 정보, 지식 및 지혜를 관리하고 전달하기 위해 간호 과학, 컴퓨터 과학 및 정보 과학을 통합하는 간호 전문 분야이다(American Nurses Association [ANA], 2008).

간호정보학은 데이터, 정보, 지식 및 지혜와 관련이 있다. 데이터는 해석 없이 객관적으로 기술된 개별개체로 정의된다. 정보는 해석되거나, 조직되거나, 구조화된 데이터를 의미한다. 지식은 관계의 확인과 형식화를 유도하는 정보의 통합이다. 지혜는 인간 문제를 관리하고 해결하기 위한 지식의 사용이다. 간호정보학의 목표는 모든 역할과 다양한 환경의 의사결정과정에서 간호사, 환자 및 기타 간호 제공자를 지원하는 것이다(ANA, 2008).

정보학이 의료서비스 전달과 통합됨에 따라 최근에는 간호사와 기타 간호 제공자가 정보학 역량을 입증해야 하는 필요성에 대한 관심이 높아지고 있다. 간호정보학 역량은 Staggers, Gassert, Curran (2002)에 의해 컴퓨터 기술, 정보학 지식 및 정보학 기술을 포함하여 개념화되었다. 이 연구에서 확인된 정보학 역량의 주요 범주는 다음과 같다.

- **컴퓨터 기술** : 관리, 커뮤니케이션, 데이터 액세스, 의사결정지원, 문서화, 교육, 모니터링, 기본 데스크톱 소프트웨어, 시스템, 품질 개선, 연구, CASE (computer-aided software engineering tools, 컴퓨터 지원 소프트웨어 엔지니어링 도구), 프로젝트 관리, 시뮬레이션
- **정보학 지식** : 데이터, 영향, 개인 정보 보호/보안, 시스템, 교육, 연구, 유용성 및 인간 공학, 규정
- **정보학 기술** : 평가, 역할, 분석, 데이터 구조, 설계/개발, 재정 관리, 수행, 관리, 개인 정보 보호/보안, 프로그래밍, 요구 사항, 시스템 유지, 시스템 선택, 테스트, 연구, 훈련, 교육(Staggers, Gassert, & Curran, 2001)

이 목록에는 4가지 수준의 간호정보학 실무를 위해 확인된 모든 범주가 포함된다. 역량은 신규간호사, 경력 간호사, 정보학 전문가 및 정보학 혁신자를 위해 기술되었다. 신규 간호사의 역량은 정보 기술이 없는 컴퓨터 기술 및 일부 정보학 지식과 관련된 범주에 크게 중점을 두었다. 경력 간호사의 정보학 역량은 주로 컴퓨터 기술, 정보학 지식 및 일부 선택된 정보기술을 포함한다. 정보학 전문가 역량에는 고급 컴퓨터 기술, 모든 범주의 정보학 지식과 많은 정보학 기술 범주가 포함된다. 정보학 혁신자는 컴퓨터 기술, 정보학 지식 및 정보 과학 기술에 있어 고급 역량을 보유하고 있으며 정보학 기술과 지식의 범위에 따라 다른 수준과 구별된다(Staggers et al., 2001).

## 정보학과 임상간호리더 역할

CNL 역할에 관한 AACN보고서에 소개된 10가지 가정 중 다음 4가지가 근본적으로 정보학과 관련되어 있다.

2. 환자간호의 결과는 양질의 실무로 측정된다.
3. 실무지침은 근거에 기반한다.
5. 정보는 자기 간호와 환자 의사결정을 극대화할 것이다.
9. 통신기술은 간호의 연속성과 포괄성을 촉진시킬 것이다(AACN, 2007, pp. 6-10).

결과 측정과 질 향상에 중점을 둔 실무구축은 자료수집과 결과분석을 지원하는 정보학 도구와 기술을 사용하여 수행하는 것이 가장 좋다. 정보학 통합은 정보, 지식 및 지혜로의 데이터 변환을 지원하는 지침을 공식화하는 근거의 식별을 지원할 수 있다. 또한, 정보 기술은 실무지침 준수와 임상 결정에서의 일상적인 근거 사용을 유도하는 지침과 의사결정지원을 통합할 수 있다. 환자와 가족의 의사결정을 지원하는 정보기술 역량은 특히 만성 질환자의 경우 결과 향상에 도움이 되는 자가 간호와 정보에 입각한 의사결정을 촉진하는 데 있어서 CNL을 돕는다.

CNL 역할에 대한 17가지 기본적인 측면이 기술되어 있다(AACN, 2007). 이 중 15개는 정보학을 활용할 때, 가장 최고로 달성된다. 정보학 사용과 관련된 CNL 역할의 특정 핵심 요소는 다음과 같다.

- 다양한 인구에 대한 건강증진과 위험 감소 서비스의 설계와 제공
- 근거기반실무 제공
- 개인, 임상 집단/단위 및 지역사회의 인구에 적합한 건강관리
- 임상적 의사결정
- 치료계획의 설계와 수행
- 위험 예측
- 치료 결과의 확인과 수집에 참여
- 환자간호접점(point of care)에서 결과의 평가와 개선에 대한 책임
- 치료의 대규모 맞춤화(customization)
- 교육과 정보 관리
- 치료전달과 결과의 위임 및 감독
- 팀 관리와 다른 건강전문 팀 구성원과의 협력
- 인간, 환경 및 물질적 자원의 개발과 활용
- 환자관리와 정보기술의 관리와 사용
- 특수화된 환자 집단을 위한 치료의 통합적 중재(AACN, 2007, pp.10-11)

## 임상간호리더의 정보학 핵심 역량

정보학 지식과 기술이 필요한 핵심 역량은 다음과 같다.

- **비판적 사고 :** CNL은 데이터, 의사결정지원, 실무 문제와 해결책에 대해 비판적으로 생각하고 환자 치료의 결과를 평가하며 환자 치료를 설계하고 개선하기위한 근거를 통합해야 한다.
- **의사소통 :** CNL과 미시체계의 모든 구성원 간의 정보 교환은 매우 중요하며 전자건강기록 내의 전자 통신, 문서화 및 의사소통, 많은 출처에서 데이터와 정보의 접근과 사용, 전자 방법을 이용하여 환자와 가족의 자가 간호와 교육을 지원할 수 있는 능력을 포함한다.
- **간호기술과 자원관리 :** CNL은 환자 치료를 지원하기 위한 기술의 습득, 사용 및 평가를 포함하여 시스템 수명주기에 대한 지식을 입증해야 한다. 또한 인간-컴퓨터 상호작용을 반영하는 유용성 요소를 이해해야 한다.
- **건강증진, 위험 감소 및 질병 예방 :** CNL은 위험성이 있는 환자를 확인하고 건강증진과 질병 예방을 지원하는 전자 전략을 선택하기 위해 데이터베이스 쿼리 방법을 사용해야 한다.
- **질병관리 :** 데이터, 정보, 지식 및 지혜는 환자와 가족의 자가 간호 활동을 지원하기 위해 개인 건강도구의 사용을 증진할 뿐 아니라 위험관리와 질병 진행을 포함하는 질병관리 활동을 지원하기 위해 CNL에 의해 사용되어야 한다.
- **정보와 의료기술 :** CNL은 치료 전달을 지원하기 위해 정보학을 사용하는 미시체계 내에서 리더와 역할 모델이 되어야 한다. CNL은 환자 결과에 대한 정보, 지식 및 지혜를 창출하기 위해 정보학 사용을 지원해야 한다. 또한, 성과 달성에 기여하는 미시체계 과정의 효과는 정보학을 사용함으로써 가장 잘 이해되고 개선될 수 있다. CNL은 근거기반실무를 증진시키기 위한 의사결정지원의 사용을 일관되게 지지해야 한다. CNL은 또한 새로운 기술 및 정보 관리 시스템이 실무에 통합되면서 시스템 수명주기 전반에 걸쳐 주도적 역할을 해야 한다.
- **윤리학 :** 미국건강보험양도 및 책임에 관한 법(Health Insurance Portability and Accountability Act, HIPAA)에 명시된대로 모든 정보기술(휴대용 장치 및 스마트폰 포함)에서 있는 환자 정보를 안전하게 보호해야 한다. CNL은 그것을 필요로 하는 사람들에 의해서만 보호된 환자 정보를 사려 깊고 안전하게 사용하도록 옹호해야 한다.
- **의료체계와 정책 :** CNL은 정보학(HIPAA, HITECH 법 및 "의미있는 사용" 규제

등)의 사용과 관련된 정책 및 규정에 대해 잘 알고 있어야 한다.

- **치료의 제공과 관리** : 환자와 대상집단을 위한 환자 치료 관리 모범 사례는 데이터베이스를 사용하여 정보, 지식 및 지혜를 생성하고 미시체계 제공자, 환자 및 가족에 대한 의사결정지원을 비롯한 정보학의 사용을 필요로 한다.
- **치료의 설계, 관리 및 조정** : 환자 치료의 설계, 관리 및 조정의 모든 측면에서 정보학 사례를 통합해야 한다. 정보시스템에서 생성된 지식은 개별 환자와 전체 미시체계의 관리를 지속적으로 개선하는 데 사용해야 한다.

CNL에 관한 AACN (2007) 보고서는 정보학의 사용과 관련된 CNL 석사학위 교육 프로그램 역량에 대해 다음과 같은 결론을 기술하였다.

- 환자의 결과를 향상시키기 위해 정보시스템과 환자접점 간호기술을 사용한다.
- 환자 집단에 대한 양질의 환자 결과측면과 치료 통합을 달성하기 위해 효과적으로 의사소통한다(전자적인 부분 포함).
- 안전성, 효과성, 적시성, 효율성, 품질 및 환자중심 정도를 향상시키는 임상 및 비용 결과(EHR 또는 기타 조직 데이터를 사용하여 분석될 수 있음)를 확인한다.
- 환자치료 전달의 질을 향상시키기 위해 환자의 안전에 대한 위험을 비판적으로 평가하고 예측하기 위한 시스템 검토(적절한 EHR 및 조직 데이터의 확인 포함)에 참여한다.
- 중개체계와 거시체계가 미시체계에 미치는 영향을 인식하여 특정 집단 내에서 특정 집단의 환자(예: 달성하기 위한 정보학에 의존)의 건강관리 결과에 대한 책임을 추측한다.
- 치료에 대한 환자 계획을 설계, 수행 및 평가하기 위한 연구기반 정보(적절한 의사결정지원 사용)의 융화와 적용을 한다.
- 환자, 그룹 및 기타 보건의료 전문가의 학습을 촉진하기 위해 적절한 교육/학습 원칙 및 전략(현재의 정보, 자료 및 기술은 물론 소비자 의사결정지원 포함)을 사용한다.

## 임상의사결정지원

임상의사결정지원(CDS)은 건강과 건강관리의 질과 결과를 향상시키기 위해 관련이 있고 조직화된 임상 지식과 환자 정보를 통하여 건강 관련 결정과 행동을 강화하는 과정을 말한다(Osheroff et al., 2012). 이 넓은 정의는 실시간으로 임상의가 환자 정보와 임상 지식을 확인하는 EHR에서부터 결정을 지원하기 위한 임상 지식의 수동적 사용에 이르기까지 CDS의 스펙트럼을 포착한다는 점에서 유용하다. 일반적인 형태의 CDS는 복잡한 정보(예, 성장 차트), EHR 템플릿, 약물 처방과 투여 경고와 리마인더, 약물 처방집, 임상 지침 및 건강 문헌 데이터베이스(예, CINAHL, Berner & LaLande, 2007; Dowding et al., 2009)를 포함한다. CDS의 세 가지 주요 목적은 다음과 같다.

1. 반구조적인 문제해결 지원
2. 관리자 또는 임상의의 판단을 대체하기보다는 지원
3. 의사결정 프로세스의 효율성 향상

임상의사결정지원 시스템(clinical decision support system, CDSS)은 적절한 임상 지식과 환자 관련 정보를 임상의 또는 환자에게 적시에 제공하여 환자 치료를 향상시키는 컴퓨터시스템이다(Androwich & Ross Kraft, 2011).

앞서 언급했듯이, CDS의 필수적인 측면에는 환자 치료를 향상시키기 위한 목적으로 조직된 임상 지식과 환자 정보를 사용하는 과정이 포함된다. 이와 같이 CDS는 데이터 분석 및 데이터 마이닝을 통해 유용하지만 후향적 리뷰형태는 CDSS로 고려되지 않는다(Berner & LaLande, 2007). CDS 접근방식의 정교함에 관계없이 CDS는 정보학의 사용과 관련이 있다. 의사결정지원 과정은 실무 데이터를 간호학의 근간이 되는 정보, 지식 및 지혜로 바꾸는 것에 의존한다. CDSS로 전환하려는 요구에도 불구하고 공급 업체들은 CDSS의 중요한 기능을 포함하기가 쉽지 않다. EHR에서 CDSS 기능이 향상됨에 따라 HITECH 법이 통과된 이후로 CDSS 기능이 크게 향상되었다. "의미있는 사용"인센티브를 받기 위해서는 제공자가 CDSS를 사용해야 한다(Harrison & Lyerla, 2012).

## 정보, 지식 및 지혜 생성을 위한 데이터베이스 사용

데이터베이스는 쿼리와 보고 기술을 사용하여 CDS에 대한 정보와 지식을 생성할 수 있다. 데이터 또는 객관적 속성(예, 맥박 88bpm)은 EHR에서 일반적으로 사용자가 볼 수 있는 양식을 사용하여 데이터베이스에 입력된다. 데이터베이스는 표, 양식, 쿼리 및 보고서를 비롯한 관련 개체의 모음이다. 일단 데이터가 입력되면 표에 정리되므로 조직적인 방법으로 저장하고 검색할 수 있다. 표는 서로 관련되는 동일한 키 필드로 연결된다. 쿼리는 하나 이상의 관련 표에서 데이터에 대한 질문을 하는 데 사용되는 메커니즘이다. 보고서는 쿼리에서 생성된 정보를 표시하는 데 사용된다(Sewell & Thede, 2013). 쿼리 프로세스를 통해 원하는 데이터가 집계되고 정보를 생성하는 방식으로 구성된다. 임상의에 의한 임상실무의 맥락에서 정보의 해석은 정보를 지식으로 바꾼다. 임상의나 간호사가 진료를 제공할 때 지식을 적용하면 지혜가 생성된다.

## 데이터 쿼리

이 장의 앞부분에서 설명한 것처럼 CNL의 역할을 보면, CNL은 쿼리 프로세스를 사용하여 데이터베이스 분석에서 정보를 생성하는 전반적인 프로세스에 대해 잘 알고 있어야 한다. 일반적으로 CNL은 데이터를 직접 질의하는 것이 아니다. 그러나 쿼리를 실행하는 프로세스와 요구 사항을 명확하게 이해하면 쿼리 작업에서 성공할 가능성이 크게 높아진다. 다음은 환자와 미시체계 데이터를 쿼리하기 위해 시스템에서 가능한 전문가(예, 간호사 정보 전문가, 시스템 분석가 등)와 공동으로 CNL이 취해야 하는 단계의 일반적인 개요이다.

1. **데이터에서 알고 싶은 질문을 결정한다** : 데이터에서 배우고 싶은 것을 파악한다(예, 특정 결과에 대한 위험 인자 등).
2. **사용가능한 데이터를 이해한다** : 쿼리는 사용가능한 자료로만 이루어질 수 있다. 다른 정보기술 해결책을 사용하여 EHR 또는 조직의 다른 장소에 입력된 것으로 알고 있는 데이터에 대해 생각한다.
3. **질문에 가장 잘 답변할 수 있는 데이터를 결정한다** : 필요한 모든 데이터 요소를 나열하고(시간 프레임 포함), HIPAA 표준을 준수한다. 가능할 때마다 환자 식별자를 제거하기 위해 데이터를 "제거"해야 한다.
4. **데이터의 완전성을 평가한다** : 조직의 정보 전문가에게 데이터 질과 관련된 알려진 문제들을 의뢰한다(예, 누락되거나 정확하지 않고 검색할 수 없는 것 등)(Hebda & Czar, 2013).
5. **데이터가 표준화되어 있는지 확인한다** : 표준화된 형식으로 수집된 데이터(예 : 드롭다운 또는 라디오 버튼)는 다른 형식의 데이터보다 훨씬 쉽게 집계되고 쿼리된다. 텍

스트 필드에 입력된 데이터는 자연 언어 처리(Natural Language Processing)를 이용하여 데이터로 변환되지 않으면 집계할 수 없다. 데이터가 데이터베이스와 공급업체간에 수집되는 경우 공급 업체는 상호 운용이 가능하도록 데이터 어휘와 콘텐츠 표준을 준수해야 한다(Francisco, 2011, Sensmeier, 2011).

6. **기본 쿼리를 실행할 수 있는 EHR의 용량을 조사한다** : 대부분의 EHR에는 권한이 부여된 특정 사용자 그룹이 사용자 정의하고 실행할 수 있는 "선택 목록"보고서를 생성할 수 있는 용량이 있다. 이런 식으로 쿼리를 실행할 수 있으면 필요시 정보기술 지원을 요청할 수 있고 보고서를 실행하고 분석해야 한다.
7. **실행할 사용자 지정 쿼리를 요청한다** : 쿼리할 데이터 요소를 "선택 목록"을 통해 실행할 수 없는 경우 조직의 절차에 따라 필요한 쿼리를 요청한다. 쿼리의 해석을 돕기 위해 정보학 간호사 또는 시스템 분석가에게 의뢰한다.

### 데이터 마이닝과 분석

알려지지 않은 패턴과 사용의 관계를 발견하기 위해 대량의 데이터를 선택, 저장 및 모델링하는 프로세스를 설명하는 용어를 데이터 마이닝이라고 한다(Bellazzi & Zupan, 2008). 데이터 마이닝(지식 발견이라고도 함)은 1990년대 이래로 진행되어 왔지만, 이 프로세스는 빅데이터 가용성의 급격한 증가, 더 많은 데이터를 검색할 수 있는 기술의 발전, 상호 운용성을 촉진하는 표준의 개선된 사용, 더 나은 쿼리 방법과 도구 개발을 이끄는 기술적 발전으로 인해 널리 사용되기 시작했다. 빅데이터의 분석은 다른 산업의 추세를 따라 왔으며 분석학으로 언급되고 있다(Hasson, 2012). 데이터 분석학은 위험, 환자 결과 및 미시체계 프로세스와 결과에 대한 이해를 향상시키는 데 있어 도움이 될 수 있다. 일반적으로 이러한 유형의 분석은 시스템 분석가 또는 정보학 간호사의 지원이 필요하다.

## 임상의사결정지원 시스템

앞서 언급했듯이 CDSS는 점점 더 유용해지고 실시간으로 임상 결정을 지원하는 유익한 도구이다. CDSS 전반에 다양한 변동성이 존재하지만, 대부분이 다음의 세 가지 주요 부분을 포함한다.

1. **기술자료** : if-then 규칙(예 : 간호사가 PRN 약물을 처방된 빈도보다 빨리 투여하려고 시도하는 경우 경고 또는 중지가 표시되는 등)의 형태로 수집된 정보로 구성된다.
2. **추론 또는 추론엔진(Inference or Reasoning Engine)** : 기술 자료의 연관 또는 규칙을 환자 데이터에 결합하는 공식을 포함한다.
3. **사용자와 의사소통하는 메커니즘** : 환자 데이터를 시스템에 입력하고 출력 메시지를 결정할 사용자에게 전달한다.

CDSS의 변동성은 다음 요소와 관련된다.

- **독립형 또는 통합형** : 스마트 폰에 포함된 지식 검색 엔진이나 EHR에 대한 지식 통합 등
- **능동 또는 수동** : 시스템에서 활성 경고를 제공합니까? 또는 입력된 데이터에 수동적으로 응답합니까?
- **지식기반 또는 예측** : 지원은 시스템에 포함된 관련 지식에 사용자를 연결하여 제공됩니까? 아니면 데이터베이스에서 이전 발생의 궤도를 기반으로 예측을 수행하기 위해 데이터의 패턴을 인식합니까? (Berner & LaLande, 2007)

CDS의 바람직한 결과는 CNL의 중요한 역할인 결과를 개선하는 것이다. 미시체계의 리더인 CNL은 환자와 미시체계의 결과를 향상시키기 위한 CDS 해결책을 실행하기 위한 노력을 하고 있다. Osheroff와 동료(2012)는 CDS를 위한 다섯 가지 권리 기틀(Five Rights Framework)을 사용하여 프로세스를 안내할 것을 권장한다. 기틀에 따르면 고려해야 할 "권리"에는 다음이 포함된다.

1. **정확한 정보(what)** : 의사결정을 지원하기 위해 사용자에게 어떤 정보가 전달됩니까?
2. **정확한 사람(who)** : 정보에 대한 원하는 목표인 치료 팀 구성원을 확인해야 한다.
3. **정확한 CDS 중재 형식(how)** : 중재 종류와 상황을 결정해야 한다. 적합한 도구를 선정하여 치료에 사용한다.
4. **정확한 위치(where)** : 정보의 전달 위치를 결정해야 한다(예, EHR). EHR과 관련된 CDS 중재의 경우, 간호사 정보학자 또는 시스템 분석가가 시스템 내에서 어떤 중재가 가능한지 결정하기 위해 참여해야 한다. 공급 업체 제품에는 일반적으로

CDS 기능이 포함되어 있지만 일반적으로 추가 및 변경이 가능하다. 보건의료 조직의 정보기술 직원은 특정 CDS 중재를 수행하기 위해 공급 업체와 협력해야 할 수도 있다.

5. **업무흐름의 정확한 시간(when)**: CDS의 효과는 타이밍에 의존한다. 정보가 사용자 업무흐름의 적시에 전달되지 않으면 원하는 영향을 미치지 못한다.

CDS 중재를 성공적으로 수행하려면 미시체계 내에서 변경 접근 방식을 사용해야 한다. CDS 계획을 수립할 때 고려해야 할 사항은 다음과 같다.

- **올바른 이해관계자 참여**: 최종 사용자와 기타 주요 참여자가 CDS의 계획과 개발 프로세스의 일부인지 확인한다.
- **목표 결정**: CDS 중재를 통해 미시체계로 달성하려는 것을 명확하게 정의한다.
- **CDS 계획**: "Five Rights"기틀을 사용하여 무엇을, 누가, 어떻게, 어디서, 언제 할지 결정해야 한다.
- **역량 이해**: CDS 중재는 조직의 EHR이 할 수 있는 정도에 따라 제한될 수 있으므로 필요에 따라 조직의 정보기술 직원과 공급 업체와의 협의가 중요하다.
- **의사소통**: 모든 변경 사항의 도입과 마찬가지로, CDS 중재를 위한 buy-in을 얻기 위해서는 의사소통이 필수적이다.
- **평가**: 프로그램의 효과를 모니터하고 개선을 위한 메커니즘을 제공하는 방법을 계획한다.
- **임상의사결정지원을 통한 결과 개선**: Implementer's Guide (Osheroff et al., 2012)는 CDS를 수행하기 위한 보다 상세한 접근방법에 대한 훌륭한 안내서 역할을 한다.

## 소비자 의사결정지원

CNL 역할을 전제로 하는 가정은 자가 간호와 환자 의사결정을 최대화하는 정보의 역할을 구체적으로 파악한다. 따라서 소비자 의사결정지원은 CNL 실무에 사용해야 하는 도구이다. 소비자 의사결정지원에는 다음과 같은 다양한 형태가 있다.

- **건강정보 추구**: 인터넷 자원과 모바일 장치 응용 프로그램을 포함하여 건강정보를

찾는 환자를 위해 많은 전자 자료가 이용가능하다.

- **의사소통과 지원** : 전자 메일, 온라인 지원 그룹 및 소셜 미디어를 사용할 수 있다.
- **개인 건강 기록** : 환자가 개인 건강 정보(예, 건강과 약물 복용 기록)를 보유하고 자가 간호를 지원하기 위한 기록을 생성할 수 있게 하는 개인 건강 기록은 점점 더 유용해지고 결국 EHR과 상호 운용될 수 있다.

의사결정지원의 형식에 관계없이 건강정보이해능력을 고려해야 한다. 건강정보이해능력이란 개인이 적절한 건강 결정을 내리는 데 필요한 기본 건강 정보를 획득하고 처리하고 이해할 수 있는 정도를 의미한다(IOM, 2004a). 환자와 가족 구성원이 CDS 전자 형식을 이용할 수 있는지 평가해야 하며 건강 정보의 질을 파악하고 평가할 수 있는 능력도 고려해야 한다(Alpay, Verhoef, Xie, Te'eni, & Zwetsloot-Schonk, 2009). 이러한 어려움에도 불구하고, CNL은 환자 결과를 개선하기 위한 메커니즘으로 임상적 미시체계 내에서 소비자 의사결정지원을 통합해야 한다(Zielstorff & Frink, 2011).

## 단원요약

- 정보학은 CNL 역할에 잘 통합되어야 하는 유용한 도구이다.
- 정보학의 사용은 미시체계에서의 치료 전달의 질과 효율성을 지원한다.
- CDS는 정보학 해결책에 의존하고 전달되는 강력하고 점차 사용가능성이 증가하는 구성 요소이다.
- CDS는 데이터 쿼리, 데이터 마이닝과 분석, CDSS 사용을 통해 CNL에 의해 활용될 수 있다.

## 생각해보기

1. 정보학으로 자신의 능력 수준을 평가한다. 더 많은 것을 배우기 위해 어떤 분야가 필요하며 어떻게 필요한 지식을 얻을 수 있는가?
2. CDS를 사용하여 개선할 수 있는 환자 결과나 부서의 문제는 무엇인가? 데이터에 대해 문의할 수 있는 질문을 공식화하고 질문에 대답해야 할 가능성이 있는 데이터

요소를 결정한다.

3. 각 부서에서 정보를 얼마나 잘 관리하는가? 질, 안전 및 효율적인 치료를 지원하기 위해 부서에서 정보 기술을 보다 완벽하게 활용할 수 있는 방법을 파악한다.

## 학습활동

1. 조직의 간호정보학자, 시스템 분석가 또는 정보기술 부서와 상담하여 EHR에서 어떤 보고서를 생성할 수 있는지 알아보자. 자신이 실행할 수 있는 쿼리와 이를 실행하는 데 필요한 단계에 대해 토론하자. 추가 보고서를 실행할 가능성과 조직의 프로세스로 이러한 쿼리를 요청하는 방법에 대해 문의하자.
2. 조직에서 현재 부서에서 사용하는 CDS 유형을 결정하자. CDS 중재로 이익을 얻을 수 있는 분야를 확인하자.
3. CDSS 기능에 대해 EHR을 검토하자. 조직의 간호정보학자, 시스템 분석가 또는 정보기술 부서와 상의하여 현재 시스템에서 CDSS를 확장할 가능성을 결정하자.

## 참고문헌


Alpay, L., Verhoef, J., Xie, B., Te'eni, D., & Zwetsloot-Schonk, J. H. M. (2009). Current challenge in consumer health informatics: Bridging the gap between access to information and information understanding. *Biomedical Informatics Insights, 2*(1), 110.

American Association of Colleges of Nursing. (2007). *White paper on the role of the clinical nurse leader*. Washington, DC: Author. Retrieved from http://www.aacn.nche.edu/publications/white-papers/cnl

American Nurses Association. (2008). *Nursing informatics: Scope and standards of practice*. Silver Spring, MD: Author.

Androwich, I. M., & Ross Kraft, M. (2011). Incorporating evidence: Use of computer-based clinical decision support systems for health professionals. In V. K. Saba & K. A. McCormick (Eds.), *Essentials of nursing informatics* (5th ed., pp. 427-436). New York, NY: McGraw Hill.

Bellazzi, R., & Zupan, B. (2008). Predictive data mining in clinical medicine: Current issues and guidelines. *International Journal of Medical Informatics, 77*(2), 81-97. doi:10.1016/j.ijmedinf.2006.11.006

Berner, E. S., & LaLande, T. J. (2007). Overview of clinical decision support systems. In E. S. Berner (Ed.), *Clinical decision support systems* (Vol. 6, pp. 463-477). New York, NY: Springer.

Blumenthal, D., & Tavenner, M. (2010). The "meaningful use" regulation for electronic health records. *The New England Journal of Medicine, 363*(6), 501-504.

Dowding, D., Randell, R., Mitchell, N., Foster, R., Lattimer, V., & Thompson, C. (2009). Clinical decision support systems in nursing. In B. Staudinger, V. Höß, & H. Ostermann (Eds.), *Nursing and clinical informatics: Socio-technical approaches* (pp. 26-40). Hershey, PA: IGI Global.

Francisco, P. (2011). The quest for quality: Turning data into information. *Nursing economic$, 29*(2), 101-104.

Harrison, R. L., & Lyerla, F. (2012). Using nursing clinical decision support systems to achieve meaningful use. *Computers, Informatics, Nursing, 30*(7), 380-385.doi:10.1097/NCN.0b013e31823eb813

Hasson, J. (2012). VA harnesses big data for broader impact. *Aol Government*. Retrieved from http://gov.aol.com/2012/08/23/va-harnesses-big-data-for-broader-impact/?icid=apb1#page1

Hebda, T., & Czar, P. (2013). *Handbook of informatics for nurses and healthcare professionals* (5th ed.). Boston, MA: Pearson.

Hillestad, R., Bigelow, J., Bower, A., Girosi, F., Meili, R., Scoville, R., & Taylor, R. (2005). Can electronic medical record systems transform health care? Potential health benefits, savings, and costs. *Health Affairs (Project Hope), 24*(5), 1103-1117. doi:10.1377/hlthaff.24.5.1103

HIMSS. (2012). Electronic health record (EHR). Retrieved from http://www.himss.org/ASP/topics_ehr.asp

Hunter, K. M., & Bickford, C. J. (2011). The practice specialty of nursing informatics. In V. K. Saba & K. A. McCormick (Eds.), *Essentials of nursing informatics* (5th ed., pp. 171-189). New York, NY: McGraw Hill.

Institute of Medicine. (1999). *To err is human: Building a safer health system*. Washington, DC: National Academies Press.

Institute of Medicine. (2001). *Crossing the quality chasm: A new health system for the 21st century*. Washington, DC: National Academies Press.

Institute of Medicine. (2004a). *Health literacy: A prescription to end confusion*. Washington, DC: National Academies Press.

Institute of Medicine. (2004b). *Patient safety: Achieving a new standard for care*. Washington, DC: National Academies Press.

Office of the National Coordinator of Health for Health Information Technology. (2012). Electronic health record systems and intent to attest to meaningful use among non-federal acute care hospitals in the United States: 2008-2011. *ONC Data Brief, 1*, 1-7.

Osheroff, J. A., Teich, J. M., Levick, D., Saldana, L., Velasco, F. T., Sittig, D. F., . . . Jenders, R. A. (2012). *Improving outcomes with clinical decision support: An implementer's guide* (2nd ed.). Chicago, IL: HIMSS.

Sensmeier, J. (2011). Health data standards: Development, harmonization, and interoperability. In V. K. Saba & K. A. McCormick (Eds.), *Essentials of nursing informatics* (5th ed., pp. 233-45). New York, NY: McGraw Hill.

Sewell, J., & Thede, L. (2013). Databases: Creating information from data. *Informatics and nursing: Opportunities and challenges* (4th ed., pp. 155-80). Philidelphia, PA: Walters Kluwer Health/Lippincott Williams & Wilkins.

Staggers, N., Gassert, C. A., & Curran, C. (2001). Informatics competencies for nurses at four levels of practice. *Journal of Nursing Education, 40*(7), 303-316.

Staggers, N., Gassert, C. A., & Curran, C. (2002). A Delphi study to determine informatics competencies for nurses at four levels of practice. *Nursing Research, 51*(6), 383-90.

Retrieved from http://www.ncbi.nlm.nih.gov/pubmed/12464758

Zielstorff, R. D., & Frink, B. B. (2011). Consumer and patient use of computers for health. In V. K. Saba & K. A. McCormick (Eds.), *Essentials of nursing informatics* (5th ed., pp. 577-601). New York, NY: McGraw Hill.

제14장

# 근거의 사용

### 학습목표

- 정보 및 성과 관리자로서의 임상간호리더의 역할에 대해 기술한다.
- 환자 결과를 평가하고 개선하기 위한 자료, 정보, 지식을 종합하는데 요구되는 정보시스템과 기술, 능력을 확인한다.
- 근거기반실무를 위해 석사학위과정 간호사가 갖출 핵심 역량에 대해 토론한다.
- 양적 및 질적 연구의 근거 평가를 위한 비판적 평가도구를 설명한다.
- 정보원의 수집 및 정리, 본문내 인용과 참고문헌목록 작성에 유용한 참고문헌 관리 소프트웨어 프로그램에 대해 토론한다.

근거기반의학(evidence-based medicine, EBM)은 개별적인 임상전문지식과 체계적인 연구에서 가장 유용한 임상 근거를 통합하는 것으로 정의하며(Sackett, Rosenberg, Gray, Haynes, & Richardson, 1996), 환자 가치와 치료에 관한 선호가 더해져 더 발전하였다. 근거기반의학이 확산되고 다른 의료 분야에서 채택되면서 지식전달에 대한 ACE 스타모델(Stevens, 2005)과 질적 간호를 촉진하기 위한 근거기반실무 모델(Iowa model)(Titler, 2007)과 같은 몇 가지 주목할 만한 근거기반실무모델은 간호 실무를 가이드하면서 발전해왔다. 연구를 수행하는데 사용되는 모델이나 접근방식에 관계없이 특정 기술들은 정보를 찾고, 평가하고, 사용하기 위해 필수적이다. 임상간호리더(CNL)는 정보시스템 및 기술을 사용하고 환자 결과를 평가하고 개선하기 위해 데이터, 정보 및 지식을 종합해야 하는 정보 관리 및 성과 관리자 역할을 모두 맡고 있다(American Association of Colleges of Nursing [AACN], 2007).

CNL의 짧은 역사로 인해 현재까지 CNL이 실무에서 어떻게 근거에 접근하고 사용하는지에 대해 출판된 보고서가 많지 않다. 한 연구에서는 5년 미만의 임상 경력을 가진 CNL과정 졸업생들이 각자의 임상 현장에서 CNL 역량을 계속하여 발휘하고 있다고 보고했다(Klich-Heartt, 2010). 설문조사 응답자 중 3분의 2 이상(35명)이 병동의 성과를 향상시키기 위해 연구기반 근거를 완전히 이해하고 있다고 보고했다. 활동 중인 임상간호리더에 관해 한정된 출판 자료를 감안할 때, 자신의 실무를 향상시키기 위해 어떻게 근거를 선택하고 사용했는지에 대한 사례로 일반 간호사 또는 임상전문간호사(CNS)와 같은 역할을 하는 사람을 볼 수도 있다. 임상전문간호사는 전문 분야나 임상 실무, 임상 진료 지침, 인터넷 사용, 간호 문헌 및 의학 문헌을 사용하여 다양한 출처에서 서면으로 된 근거에 접근한다. 그러나 적어도 한 연구는 그들이 데이터베이스를 사용하여 문헌검색을 실시한 적이 거의 없다고 했다. 흥미롭게도, 그들은 또한 검색 서비스나 사서를 거의 사용하지 않으며, 대학 또는 의료기관에 소속된 도서관을 사용하지도 않았다. 정보는 사람-기반의 근거 자료에서 자주 찾았으며, 사람-기반에는 개인적인 경험, 다년간의 노력, 임상의사, 이전 또는 현재 병동에서의 임상 경험 또는 임상 간호사가 포함된다(Profetto-McGrath, Negrin, Hugo, Smith, 2010). 일상적인 임상간호실무를 위해 선호하는 지식 정보원은 동료나 환자와의 개인적인 상호작용 및 개인적 경험이었다(Estabrooks, Chong, Brigidear, & Profetto-McGrath, 2005).

중환자실 간호사를 대상으로 한 또 다른 연구에 따르면 임상 결정을 뒷받침하기 위해 문서 및 전자정보자료보다 동료를 통해 얻은 정보를 선호했다(Marshall, West, & Aitken, 2011). 사실 간호사들이 임상실무에서 연구문헌의 근거에 의존하여 의사결정하는 것은 쉽지 않다. 그 이유는 과거 보건의료전문가들도 언급했듯이 의료분야 실무에서 근거적용을 강조한 것에 비해 연구논문을 찾고 비판적으로 평가하는 데 필요한 정보와 이용가능한 전문지식의 양이 제한적이기 때문이다(Cook, Mulrow, Haynes, 1997; Sackett, 1997; Shorten & Wallace, 1997). 전반적인 간호실무와 전문 간호 분야 모두에서 일상적 간호실무에서 연구문헌을 접하고 이용하는데 있어서 극복해야 할 실제적이고 인식된 장애물이 여전히 있음이 분명하며, 간호사들은 현재의 임상실무의 절반 미만이 근거에 기반한다고 추정한다(Melnyk et al., 2004).

최고 수준의 능력 신념(capability beliefs)을 가진 간호사들은 능력 신념 수준이 낮은 간호사들보다 임상실무에서 연구결과를 두 배 이상 자주 사용한다고 보고했다. 그들은 또한 근거 적용에 7배 더 자주 참여했다(Wallin, Boström, & Gustavsson, 2012). 사회인지심리학 분야에서 시작된 능력 신념은 자기효능감으로도 알려져 있고, 자기효능감은 특정 상황에서 성공할 자신의 능력에 대한 믿음으로 정의되었다(Bandura, 1997). 자기효능감은 고유의 개인적인 특성이라기 보다는 역량과 관련이 있다. 근거기반실무가 문제를 해결하기 위한 접근법으로 사용될 수 있음을 고려했을 때, 임상 질문을 형성하는 데 필요한 단계에서의 능숙함과 역량, 임상 근거의 검색과 평가, CNL의 실무 영역에서 근거 적용에 대한 자기효능감과 능력 신념을 강화해야 한다.

근거기반실무를 위해 석사 수준의 간호사에게 확인된 핵심 역량 중 일부를 논의하는 것은 유용할 수 있다(Stevens, 2005). 이것은 결코 능력에 대한 모든 것을 포함하지 않지만, CNL의 정보 및 성과 관리자 역할에 필수적인 요소를 포함한다.

- 여러 데이터베이스에서 주요 연구를 찾아내는 검색 수행
- 여러 출처에서 근거기반실무 맥락에서 실무 적용을 위한 근거 요약 보고서 검색
- 기존의 표준을 사용하면서 근거기반실무의 맥락에서 실무 적용에 대한 근거 요약을 비판적으로 평가
- 선정된 주제에 대해 여러 출처에서 추출한 근거 자원을 참고문헌 관리 소프트웨어로 정리
- 다양한 출처의 임상실무지침을 정리

CNL 역할을 만든 이유 중 하나가 환자안전 증진임을 고려했을 때, 근거기반실무의 핵심 역량에 대한 주요 요소로 환자안전 연구를 위해 개발된 핵심 역량은 다음과 같다:

> 근거를 찾고, 비평하고, 종합하기, 연구결과를 구체적인 변화로 변환하기, 다양한 사람들과 효과적으로 의사소통하기, 변화 관리 기법을 적용하기, 조직 내에서 환자 안전을 향상시키는 데 리더십 역할을 수행하기(Andermann et al., 2011).

## 근거기반실무 핵심 역량: 여러 데이터베이스에서 주요 연구를 찾아내는 검색 수행
## 근거기반실무 핵심 역량: 다양한 출처에서 임상실무지침 정리

근거기반실무에서 사용할 수 있는 다양한 정보 출처가 있다. 그것의 엄청난 양은 좌절감과 어느 자원을 사용할 지에 대한 불확실성, 익숙하지만 항상 적절하지는 않은 자원에 대한 지나친 의존성으로 이어질 수 있다. 의사결정을 뒷받침하기 위해 질 높은 근거를 효율적으로 검색하려면, 각기 다른 질문들에 대해 어떤 자원을 사용해야 하는지 아는 것이 중요하다. 정보 자원에 대한 유용한 분류 모델은 근거 자원을 6층 피라미드로 배열한 6S 모델이다(DiCenso, Bayley, & Haynes, 2009). 6S 모델의 목표는 질문에 답하는 근거를 찾기 위해 가장 높은 수준의 정보 자원에서 시작하여 낮은 수준 쪽으로 작업하는 것이다. 상위 수준의 데이터베이스는 질병이나 상태에 관한 연구의 비판적 평가와 같은 부가가치 프로세스가 포함된 자원으로 구성된다. 이러한 유형의 자원은 근거기반실무 적용에 있어 공통적으로 언급되는 장애물인 일차 문헌에서 제시하는 많은 양의 연구결과에 접근하고 소화하는 것에 대한 어려움을 돕고 시간을 절약하기 위해 설계되었다(Cook et al., 1997; Sackett, 1997). 6S 모델의 시각적 표현은 [그림 14-1] 참조.

6S 피라미드의 가장 낮은 단계는 PubMed, OVID Medline, CINAHL, Scopus 및 PsychINFO와 같은 데이터베이스에서 색인된 저널에 실린 1차 문헌을 포함한다. 이러한 데이터베이스는 주제 검색을 할 수 있는 방법을 제공하고, 각 데이터베이스는 자체 검색 인터페이스, 색인 또는 분류 시스템 및 검색 결과를 제한하는 방법을 가지고 있다.

Google과 같은 검색 엔진은 6S의 자원 계층 구조에 포함되어 있지 않지만, Google이나 다른 인터넷 검색 엔진을 정보가 필요할 때 의료전문가가 사용하지 않는다고 생각하는 것은 순진한 것이다. Google은 PubMed의 색인을 작성하므로 주제 검색을 수행할 때 관련 있는 보건의료 논문을 가져올 수 있다. Google Scholar (http://scholar.google.com/)를 사용하면 블로그, 개인 웹 사이트 및 광고와 같은 비학문적인 콘텐츠를 제거하므로 근거기반실무 정보에 더 좋은 옵션이다. 아이러니하게도, Google Scholar 검색의 URL을 모르는 경우 가장 쉬운 방법은 Scholar 버전으로의 직접적 링크가 Google 제품 링크 중 눈에 띄지 않으므로 "Google"하는 것이다. "통증 관리 환자 만족도 점수"에 대한 Google의 검색 결과는 8,500,000건을 기록했고 Google Scholar는 104,000건을 기록했다. 반대로 PubMed에는 550개의 논문이 제시되었다. 질 높은 관련 논문을 찾는 검색의 경우,

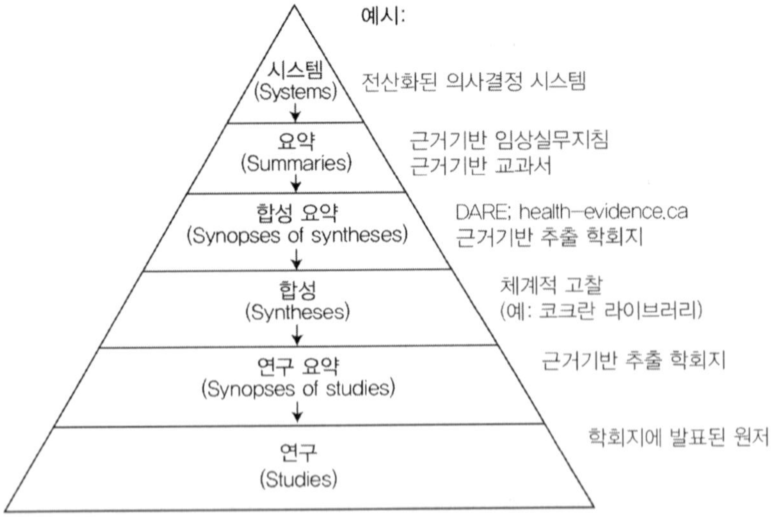


**[그림 14-1] 사전평가된 근거의 6S 계층구조**

출처: DiCenso, A., Bayley, L., & Haynes, R. B. (2009). Accessing pre-appraised evidence : Fine-tuning the 5S model into a 6S model. Evidence Based Nursing, 12(4), 99-101. doi:10.1136/ebn.12.4.99-b

PubMed, CINAHL 및 Scopus와 같은 인용 데이터베이스가 보다 정교한 검색 및 제한 기능으로 인해 더 나은 옵션이다. 그러나 Google Scholar는 검색의 포괄성이 중요할 때 인용 데이터베이스의 검색을 보완하는 좋은 옵션이 될 수 있다. Google Scholar 검색에는 학술 검색 설정 섹션에 있는 '도서관 링크'를 통해 기관에서 서비스 받고 있는 전문에 연결할 수 있는 기능이 있긴 하지만, 논문 전문에 접근이 어려울 수 있다.

## 근거기반실무 핵심 역량: 여러 출처로부터 근거기반실무의 맥락에서 실무 적용을 위한 근거 요약 보고서 검색

근거 요약 보고서는 특정 주제에 대한 관련된 연구를 확인할 수 있고 검토한 연구에 대한 비판적 평가를 포함한다는 점에서 유용하다. 6S 피라미드(DiCenso 외., 2009)에서 근거 요약은 피라미드의 두 번째 층으로 시스템 수준 바로 아래에 있다. 요약은 PubMed, CINAHL 및 Scopus와 같은 데이터베이스에서 색인된 체계적 문헌고찰 및 단일 연구와 같은 낮은 수준의 정보에서 유래하지만, 특정 질병 또는 건강상태의 관리와 관련된 모든 증거를 제공하기 위해 해당 정보를 합성한다. 이 범주에서는 Dynamed, UptoDate, ACP PIER, 임상실무지침과 같은 데이터베이스를 찾을 수 있다. 이 수준의 데이터베이스는 환자 치료 결정에 정보를 제공하기 위해 최상의 증거 자료를 신속하게 찾을 수 있도록 설계되었기 때문에 치료 시점에서 사용하기에 이상적이다.

**[표 14-1] 6S 정보원 계층별 정보 출처**

| 계층 | 무료이용 출처 | 구독 출처 |
|---|---|---|
| 시스템<br>(Systems) | None | Institutional electronic health records with decision support link out to evidence-based resources |
| 요약<br>(Summaries) | National Guideline Clearinghouse<br>http://www.guideline.gov/<br>Trip Database<br>www.tripdatabase.com/ | ACP PIE<br>Rpier.acponline.org<br>BMJ Best Practice<br>bestpractice.bmj.com<br>Clinical Evidence<br>clinicalevidence.bmj.com<br>Dynamed<br>dynamed.ebscohost.com<br>FirstConsult<br>http://www.firstconsult.com/php/410824135-20/home.html<br>JBI + Ovid<br>http://www.joannabriggs.edu.au/JBI%20and%20OVID<br>Mosby's Nursing Consult<br>http://www.elsevier.com/electronic-products/mosbys-nursing-consult<br>UptoDate<br>http://www.uptodate.com/home |
| 합성 요약<br>(Synopses of syntheses) | Database of Reviews of Effects (DARE)<br>www.crd.york.ac.uk/CRDWeb/<br>Evidence Updates<br>plus.mcmaster.ca/evidenceupdates/ | ACP Journal Club<br>acpjc.acponline.org/<br>Evidence-Based Nursing<br>ebn.bmj.com/<br>Evidence-Based Mental Health<br>ebmh.bmj.com<br>Evidence-Based Medicine<br>ebm.bmj.com |

[표 14-1] 6S 정보원 계층별 정보 출처(계속)

| 계층 | 무료이용 출처 | 구독 출처 |
|---|---|---|
| 합성<br>(Syntheses) | AHRQ Evidence Reports<br>http://www.ahrq.gov/research/findings/evidence-based-reports/<br>Best Evidence for Nursing +<br>plus.mcmaster.ca/NP/<br>Database of Reviews of Effects (DARE)<br>www.crd.york.ac.uk/CRDWeb/<br>PubMed Clinical Queries for Systematic Reviews<br>www.ncbi.nlm.nih.gov/pubmed/clinical<br>Trip Database<br>www.tripdatabase.com/ | Clinical Evidence<br>clinicalevidence.bmj.com<br>Cochrane Database of Systematic Reviews<br>www.thecochranelibrary.com<br>JBI + Ovid<br>http://www.joannabriggs.edu.au/JBI%20 and%20OVID |
| 연구 요약<br>(Synopses of studies) | Evidence Updates<br>http://plus.mcmaster.ca/evidenceupdates/<br>PubMed Clinical Queries<br>www.ncbi.nlm.nih.gov/pubmed/clinical<br>Trip Database<br>www.tripdatabase.com/ | ACP Journal Club<br>acpjc.acponline.org/<br>Evidence-Based Nursing<br>ebn.bmj.com/<br>Evidence-Based Mental Health<br>ebmh.bmj.com<br>Evidence-Based Medicine<br>ebm.bmj.com |
| 연구<br>(Studies) | PubMed<br>www.ncbi.nlm.nih.gov/pubmed<br>Trip Database<br>www.tripdatabase.com/ | CINAHL<br>www.ebscohost.com/cinahl/<br>PsycINFO<br>www.apa.org/psycinfo/<br>Scopus<br>www.scopus.com/home.url |

## 근거기반실무 핵심 역량 : 기존의 표준을 사용하면서 근거기반실무의 맥락에서 실무 적용에 대한 근거 요약을 비판적으로 평가

보건의료 분야의 문헌을 비판적으로 평가하는데 도움이 되는 이용가능한 여러 가지 자료가 있다. 미국의학회(AMA)에서는 학자가 확실한 근거를 구별하고, 임상 질문에 대한 강력한 검색 전략을 고안하고, 의학 문헌을 비판적으로 평가한 다음, 환자 진료에 근거기반 정보를 최적으로 적용하는 방법을 배우는 것을 돕기 위해 마련된 포괄적인 안내서를 제공한다. 그것은 The User's Guide to Medical Literature: A Manual for Evidence-Based Clinical Practice (Guyatt, Rennie, Meade, & Cook, 2008)이다. 원래 미국의학저널(Journal of the American Medical Association)에 별도의 논문으로도 발표되었다가 업데이트되어 단행본으로 출판되었다. Trisha Greenhalgh가 저술하고 영국의학저널(British Medical Journal)에 의해 출판된 "How To Read To Paper"시리즈도 있는데, 이것은 다양한 종류의 연구논문들을 읽고 해석하는 방법을 설명한다. 이 시리즈에는 비통계학자들을 위한 통계와 같은 주제에 대한 유용한 논문도 포함되어 있다(Greenhalgh, n.d.).

또한 임상실무지침을 비판적으로 평가하는 것을 돕도록 개발된 특정 도구와 방법도 있다. 임상실무지침은 특정 임상 상황에서 적절한 진료를 제공하기 위해 의사결정을 하는데 있어서 의료인과 환자를 돕는 체계적으로 개발된 진술이다(Grossman, Field, & Lohr, 1990). Appraisal of Guidelines Research and Evaluation II (AGREE II)는 임상실무지침의 질을 평가하기 위한 프레임워크를 제공할 뿐만 아니라, 지침을 개발하고 보고해야 할 정보 및 보고해야 할 방법을 알려주는 방법론적 전략도 제공한다. AGREE II는 2003년에 국제 지침 개발자 및 연구자 그룹(AGREE Collaboration, 2003)에 의해 개발된 원래의 AGREE 도구를 대체한다. AGREE II는 6개 영역을 다루는 23개 항목으로 구성되어, 개발자나 검토자가 지침의 범위와 목적, 이해관계자의 참여, 개발의 정확성, 표현의 명확성, 적용 가능성 및 편집위원회 독립성에 점수를 부여할 수 있도록 한다. AGREE II 도구 및 사용 설명서는 http://www.agreetrust.org/에서 다운로드 할 수 있다.

GuideLine Implementability Appraisal v.2.0 (GLIA)은 확인된 장벽을 다루기 위해 지침을 적용하려는 사람들을 도울 수 있는 또 다른 도구이다. GLIA의 개발자들은 지침의 권고 사항에 대한 적용 시 상대적 용이성을 예측하는 특성들의 집합으로 정의하고, 적용가능한 지표는 지침을 의료시스템으로 변환시키는 것에 대한 용이성과 정확성에 초점을 맞추어 지표를 개발하였다(Shiffman et al., 2005). 이 도구는 30개의 질문으로 구성되어 있으며 GLIA 사용자는 적용하고자 하는 지침에서 권고 사항을 선택하여 도구를 사용하면 된다. GLIA는 무료로 등록할 수 있으며 http://gem.med.yale.edu/glia/login.htm에서 다운로드 할 수 있다.

PRISMA로 알려진 Preferred Reporting Items for Systematic Reviews and Meta-Analyses는 체계적 문헌고찰 및 메타분석에서 보고해야 하는 근거기반의 최소 항목 집합이다(표 14-2 참조). 개발자를 위해 설계되었지만, 27개 항목의 체크리스트는 체계적 문헌고찰 및 메타분석을 평가하는 데 유용한 항목에 대한 포괄적인 개요를 제공한다 (Liberati et al., 2009). 체크리스트를 검토하여 항목이 포함되었거나 올바르게 보고되었는지를 확인하는 것은 체계적 문헌고찰 또는 메타분석의 질을 결정하는 데 도움이 될 수 있다. 더 많은 정보와 다운로드는 http://www.prisma-statement.org/에서 가능하다. PRISMA group에서 승인받은 한국어판 PRISMA를 온라인에서 무료 다운로드 받을 수 있다(http://www.prisma statement.org/documents/PRISMA%20Korean%20checklist.pdf).

[표 14-2] Preferred Reporting Items for Systematic Reviews and Meta-Analyses

| 섹션/주제 | 항목 번호 | 항목 체크리스트 | 보고된 페이지 |
|---|---|---|---|
| 제목 | | | |
| 제목 | 1 | 체계적 문헌고찰 또는 메타분석(또는 양쪽 모두) 임을 알 수 있다. | |
| 초록 | | | |
| 구조화된 요약 | 2 | 적용 가능한 경우, 다음의 내용을 포함하는 구조화된 요약을 제공한다: 배경, 목적, 자료원, 선정기준, 연구대상, 중재, 연구의 질, 자료 합성 방법, 결과, 제한점, 결론, 연구결과의 의의, 체계적 문헌고찰 등록 번호 | |
| 서론 | | | |
| 필요성 | 3 | 현재까지 알려진 것에 비추어 연구의 필요성에 대해 기술한다. | |
| 연구목적 | 4 | PICOS(연구대상, 중재, 비교중재, (중재)결과, 연구설계) 형식으로 핵심질문을 명확하게 기술한다. | |
| 방법 | | | |
| 프로토콜과 등록 | 5 | 프로토콜이 있다면 이를 명시하고, 이에 대한 접근방법(예: 웹 주소)과 등록 번호와 같은 등록 정보를 제시한다. | |
| 선정기준 | 6 | 선정기준으로 명시된 연구 특성(예: PICOS, 추적관찰기간)과 보고 특성(예: 연도 제한, 언어, 출판상태)을 기술하고 그 이유를 제시한다. | |
| 정보원 | 7 | 검색에 사용한 모든 정보원(예: 데이터베이스와 해당 데이터베이스의 자료제공 연도, 저자 접촉)과 최종 검색일을 명시한다. | |
| 검색 | 8 | 적어도 하나의 데이터베이스에 대하여 검색제한을 포함한 검색전략 전체를 제시하여 검색을 재현할 수 있게 한다. | |

[표 14-2] Preferred Reporting Items for Systematic Reviews and Meta-Analyses (계속)

| 섹션/주제 | 항목 번호 | 항목 체크리스트 | 보고된 페이지 |
|---|---|---|---|
| 문헌선택 | 9 | 문헌선택 과정, 예를 들어, 체계적 문헌고찰의 경우 선별, 선정, 포함과정, 그리고 적용 가능한 경우 메타분석의 포함과정에 대해 명시한다. | |
| 자료수집 과정 | 10 | 자료추출 방법(예: 시범 평가 후 확정된 추출양식, 독립적 중복 수행)과 연구자로부터 자료를 구득하고 확인하는 과정에 대해 기술한다. | |
| 자료추출 항목 | 11 | 자료추출 대상의 목록과 정의를 제시하고(예: PICOS, 연구비 출처) 가정한 내용과 단순화한 내용을 제시한다. | |
| 개별 연구의 비뚤림 위험 | 12 | 개별 연구의 비뚤림 위험을 평가한 방법(각 연구 단위 또는 결과변수 단위로 수행되었는지 여부 포함)이 무엇인지, 평가결과를 자료합성에 어떻게 반영하였는지 기술한다. | |
| 요약 측정치 | 13 | 주요 요약 측정치(예: 위험비, 평균 차이)를 명시한다. | |
| 자료합성 | 14 | 자료가공 방법 및 결과합성 방법을 제시하고 메타분석을 수행하였다면 개별 분석에서의 일관성 측정방법(예: $I^2$)을 기술한다. | |
| 전체적 비뚤림 위험 | 15 | 근거의 누적에 영향을 미칠 수 있는 비뚤림 위험 평가방법을 명시한다(예: 출판 비뚤림, 개별 연구의 선택적 보고). | |
| 추가 분석 | 16 | 추가 분석 방법(예: 민감도 분석, 하위그룹 분석, 메타 회귀분석)을 기술하고, 추가분석이 사전에 계획되었다면 사전에 계획된 방법이 무엇인지 서술한다. | |
| 결과 | | | |
| 연구선택 | 17 | 선별, 선정 및 최종 포함의 각 단계에서 평가된 연구수와 배제된 연구 수 및 이유를 흐름도와 함께 제시한다. | |
| 연구특성 | 18 | 개별연구마다 추출된 자료의 특성(예: 연구의 규모, PICOS, 추적관찰기간)과 서지정보를 제시한다. | |
| 개별 연구의 비뚤림 위험 | 19 | 개별 연구의 비뚤림 위험에 대한 평가결과를 제시하고, 개별 (중재)결과 수준의 평가가 있다면 기술한다(12번 항목 참조). | |
| 개별 연구의 결과 | 20 | 개별 연구에서 고려한 모든 (중재)결과(편익 또는 위해)에 대해 다음을 제시한다: 개별 중재군의 단순 요약자료, 효과 추정치 및 신뢰 구간, 그리고 가능하면 forest plot 이용 | |

[표 14-2] PRISMA 한국어판(Korean version of PRISMA checklist) (계속)

| 섹션/주제 | 항목 번호 | 항목 체크리스트 | 보고된 페이지 |
|---|---|---|---|
| 결과합성 | 21 | 메타분석이 시행되었다면 메타분석 각각에 대한 결과를 신뢰구간 및 일관성 측정치와 함께 제시한다. | |
| 전체적 비뚤림 위험 | 22 | 전체적 비뚤림 위험 평가 결과를 제시한다(15번 항목 참조). | |
| 추가 분석 | 23 | 추가 분석(예: 민감도 분석, 하위그룹 분석, 메타회귀분석)을 시행한 경우, 그 결과를 제시한다. | |
| 고찰 | | | |
| 근거요약 | 24 | 개별 주요 (중재)결과에 대한 근거의 강도 등의 주된 결과를 요약하고, 이러한 내용이 핵심 집단(보건의료 제공자, 사용자, 정책 결정자)과 어떠한 관련성이 있는지 고려한다. | |
| 제한점 | 25 | 개별 연구 수준과 (중재)결과 수준(예: 비뚤림 위험), 그리고 현 체계적 문헌고찰 수준(예: 선정된 문헌 확보의 불완전성, 보고 비뚤림)에서의 제한점을 고찰한다. | |
| 결론 | 26 | 다른 근거에 비추어 본 결과에 대한 해석과 향후 연구에 대해 제시한다. | |
| 연구비 출처 | | | |
| 연구비 출처 | 27 | 현 체계적 문헌고찰의 연구비 출처와 기타 지원(예: 자료 제공)에 대해 기술하고 체계적 문헌고찰에서의 연구비 지원자의 역할을 설명한다. | |

출처 : Moher, D., Liberati, A., Tetzlaff, J., Altman, D. G., & The PRISMA Group. (2009). Preferred reporting items for systematic reviews and meta-analyses: The PRISMA statement. PLoS Med, 6(6), e1000097. doi:10.1371/journal.pmed1000097

체계적인 문헌고찰에 대한 보다 신속한 평가를 원하는 임상실무에 있는 사람들에게는 11개의 질문으로 구성된 AMSTAR (Assessment of Multiple SysTemAtic Reviews; 표 14-3 참조)가 있다. 이 검증된 도구는 이전에 개발된 도구 및 전문가 의견에서 수집한 경험적 데이터를 기반으로 개발되었다. 그것은 평가하는데 약 15분이 걸리며 평가자간 좋은 신뢰도를 가지고 있다(Shea et al., 2009). 한국보건의료연구원에서 발간한 임상진료지침개발매뉴얼(Kim et al., 2011)에서 국문으로 번역한 자료를 이용할 수 있다.

[표 14-3] The AMSTAR 평가도구

| 질 문 | 판단 |
|---|---|
| 1. '사전에' 체계적 문헌고찰의 계획이 수립되었는가?<br>고찰 수행 전에 핵심질문과 포함기준이 확립되어야 한다.<br>주: 프로토콜 유무, IRB 승인이나 사전에 연구목표로 출판된 연구를 참조하여 "예"라고 체크한다. | ❑ 예<br>❑ 아니요<br>❑ 대답할 수 없음<br>❑ 적용할 수 없음 |
| 2. 문헌선택과 자료추출을 여러 명이 수행하였는가?<br>적어도 두 명의 연구자에 의해 독립적으로 문헌선택과 자료추출이 수행되어야 하고, 의견 불일치를 해소한 합의 과정이 제시되어야 한다.<br>주: 두 사람이 문헌선택, 두 사람이 자료추출과 합의를 하거나 혹은 한 사람이 다른 사람의 자료추출을 체크하였음을 확인한다. | ❑ 예<br>❑ 아니요<br>❑ 대답할 수 없음<br>❑ 적용할 수 없음 |
| 3. 포괄적인 문헌검색을 하였는가?<br>적어도 두 개의 전자 자료원을 이용하여 검색되어야 한다. 검색연도와 데이터베이스(예: Central, EMBASE, MEDLINE), 주제어(MeSH 제시 가능)가 기술되어야 하고, 실행 가능한 검색전략이 제시되어야 한다. 최신지견, 종설, 교과서, 특성화된 연구 등록원(specialized register) 검토, 해당 분야 전문가 자문, 참고문헌 검토 등을 통해 검색을 보완하여야 한다.<br>주: 적어도 두 개의 전자 자료원과 하나의 보완 전략이 사용되었으면 "예"로 체크한다(Cochrane register와 Central은 두 개의 전자자료원으로 보며, 회색문헌 검색은 보완 자료원으로 본다). | ❑ 예<br>❑ 아니요<br>❑ 대답할 수 없음<br>❑ 적용할 수 없음 |
| 4. 포함기준에 출판상태(예: 회색문헌)가 사용되었는가?<br>출판여부에 관계없이 문헌이 검색되었는지, 출판상태와 언어 등에 따라 문헌을 배제했는지 여부가 기술되어야 한다.<br>주: 문헌고찰이 "회색문헌"이나 "미출판문헌"을 검색했다는 명시가 있다면 "예"라고 체크한다. SIGLE 데이터베이스, 학위논문, 학회발표물, 임상연구등록 DB 모두를 회색문헌이라 고려할 수 있다. 전자자료원 검색에 회색과 비회색문헌이 모두 포함되었다면 회색문헌과 미출판문헌을 검색하였음을 명시해야 한다. | ❑ 예<br>❑ 아니요<br>❑ 대답할 수 없음<br>❑ 적용할 수 없음 |
| 5. 포함 및 배제된 연구목록이 제시되었는가?<br>포함 및 배제된 연구목록이 제시되어야 한다.<br>주: 배제된 연구가 참고문헌으로 있다면 인정할 수 있다. 목록의 전자링크가 깨졌다면, "아니요"로 체크한다. | ❑ 예<br>❑ 아니요<br>❑ 대답할 수 없음<br>❑ 적용할 수 없음 |
| 6. 포함된 연구의 특성이 제시되었는가?<br>개별연구의 연구대상, 중재, (중재)결과가 표 등의 형태로 제시되어야 한다. 분석된 연구의 특성(예: 연령, 인종, 성별, 사회경제적 상태, 질병상태, 이환기간, 중증도, 동반질환)이 제시되어야 한다.<br>주: 위에 제시된 특성들이 표 형태가 아니더라도 인정할 수 있다. | ❑ 예<br>❑ 아니요<br>❑ 대답할 수 없음<br>❑ 적용할 수 없음 |

**[표 14-3] The AMSTAR 평가도구 (계속)**

| | |
|---|---|
| **7. 포함된 연구의 질이 평가되고 기술되었는가?**<br>사전에 계획된 평가방법을 제시하여야 한다. 예를 들어 효과성 평가 연구에서는 무작위 위약대조 이중 눈가림 연구만을 포함시킬 수 있고 배정순서 은폐를 포함 기준으로 사용하기도 한다. 다른 연구 형태에는 특정기준이 더 적합할 수 있다.<br>주 : 예를 들어 Jadad scale, risk of bias, 민감도 분석 또는 질평가 항목 제시같은 질평가 점수 도구나 체크리스트를 이용한 각 문헌의 질평가 결과가 제시되어 있다(어떤 문헌이 "낮음", "높음"으로 평가되었다는 것을 명백하게 제시한다면 인정할 수 있다. 전체 연구들의 점수의 요약이나 범위를 제시했다면 인정할 수 없다). | ☐ 예<br>☐ 아니요<br>☐ 대답할 수 없음<br>☐ 적용할 수 없음 |
| **8. 포함된 연구의 질은 결론을 도출하는데 적절히 사용되었는가?**<br>방법론적 엄격성과 질평가 결과가 자료분석, 결론도출 시 고려되었다.<br>주 : 포함된 연구들의 질이 낮아 결과는 주의깊게 해석되어야 한다" 등의 언급이 있을 수 있다. 7번 항목에 "아니오"로 체크했다면 이 항목에서 "예"로 평가할 수 없다. | ☐ 예<br>☐ 아니요<br>☐ 대답할 수 없음<br>☐ 적용할 수 없음 |
| **9. 개별연구의 결과를 결합한 방법이 적절하였는가?**<br>연구들의 동질성을 평가하여 결과의 결합 가능성이 검정되어야 한다(예: 동질성에 대한 카이 제곱 검정, I2). 이질성이 있다면 무작위 효과 모형(random effects model)을 사용하고 결과를 결합하는 것이 임상적으로 적절한 지 고려되어야 한다(예: 결합하는 것이 합리적인가?).<br>주 : 예를 들어 중재간의 이질성/다양성으로 인해 통합하지 못했다고 설명하거나, 이질성에 대해 언급하거나 설명하였다면 "예"로 체크한다. | ☐ 예<br>☐ 아니요<br>☐ 대답할 수 없음<br>☐ 적용할 수 없음 |
| **10. 출판 비뚤림의 가능성을 평가하였는가?**<br>출판 비뚤림의 가능성을 그래프(예: funnel plot 등) 또는 통계적 검정결과(예: Egger 회귀검정)로 평가하여야 한다.<br>주 : unnel plot이나 검사 결과값이 포함되지 않았다면, "아니요"에 체크한다. 포함된 연구가 10개 미만이라서 출판 비뚤림이 평가되지 못했다는 언급이 있다면 "예"로 평가한다. | ☐ 예<br>☐ 아니요<br>☐ 대답할 수 없음<br>☐ 적용할 수 없음 |
| **11. 이해상충이 기술되었는가?**<br>체계적 문헌고찰 및 포함된 연구들의 연구비 출처가 명확하게 제시되어야 한다.<br>주 : "예"로 평가되려면, 체계적 문헌고찰의 연구비 출처나 지원에 대해 명시해야 하며, 또한 포함된 연구 각각의 연구비 출처가 명시되어야 한다. | ☐ 예<br>☐ 아니요<br>☐ 대답할 수 없음<br>☐ 적용할 수 없음 |

"대답할 수 없음": 시행할 수 있으나 시행여부가 기술되지 않은 경우
"적용할 수 없음": 시행할 수 없는 경우(예: 메타분석이 가능하지 않거나 저자에 의해 시도되지 않은 경우)
Reprinted from: Shea, B. J., Hamel, C., Wells, G. A., Bouter, L. M., Kristjansson, E., Grimshaw, J., … Boers, M. (2009). AMSTAR is a reliable and valid measurement tool to assess the methodological quality of systematic reviews. Journal of clinical epidemiology, 62(10), 1013-1020. doi:10.1016/j.jclinepi.2008.10.009. Used with permission from Elsevier.

지금까지 언급된 도구는 양적 연구를 위한 것이지만, 질적 연구를 평가하는 도구는 무엇인가? 똑같이 복잡한 의료시스템에 복잡한 다중 구성 요소가 개입되면, 성공 여부를 효과적으로 평가하기 위해서는 양적 및 질적 연구방법 모두가 필요할 것이다(Berwick, 2008). 질적 연구는 서술적인 연구 방식에 깊이 뿌리를 두고 있으며, 현실에 대한 이해가 성장하면서 개인이 실제적인 것을 어떻게 인식하는지를 통해 존재하는 진실을 밝히는 것을 목표를 하고 있다(Williamson, 2009). 질적 조사는 인류학, 사회학 및 심리학 분야에서 발생하는 다양한 접근법을 다루는 포괄적인 용어의 역할을 한다. 보건의료 분야 연구에 흔히 사용되는 연구방법 중 일부는 민속학적, 현상학적 및 근거이론 방법이다. 질적 연구를 위한 질 평가 기준에 관한 합의는 아직 이루어지지 않았다. 질적 연구를 비판적으로 평가하는데 도움이 되는 몇 가지 출판된 도구가 있다(Duffy, 2005; Melnyk & Fineout-Overholt, 2011; Polit & Beck, 2011). 또한 최근 문헌에서 질적 연구 논문의 평가에 도움이 되는 여섯 가지 질문을 제시하였다(Jeanfreau & Jack, 2010):

1. 질적 연구는 연구 질문에서 다루어질 중요한 실무 관련 문제를 명확하게 기술하였는가?
2. 질적 접근법은 적절하였는가?
3. 대상자를 어떻게 선정하였는가?
4. 연구 수행에 있어 연구자의 역할은 무엇이며, 그들이 고려한 것은 무엇인가?
5. 연구자는 데이터를 수집하는데 어떤 방법을 사용했으며 적절하게 세부 사항을 기술하였는가?
6. 연구자는 데이터를 분석하기 위해 어떤 방법을 사용했으며 과학적 엄격함이 유지되도록 하기 위해 어떤 방법을 사용했는가?

## 근거기반실무 핵심 역량: 선정된 주제에 대해 여러 출처에서 추출한 근거 자원을 참고문헌 관리 소프트웨어로 정리

근거기반 활동 초기에 정보 관리와 관련된 역량이 논의되고 권고안이 작성되었다.

모든 전문직 의사결정자는 검색의 이유가 무엇이든 간에 검색할 수 있는 방식으로 자신의 실무 수행에 있어 필수적인 지식과 근거를 저장할 수 있는 시스템을 가져야 한다: 전문직 의사결정자는 다음을 할 수 있어야 한다:

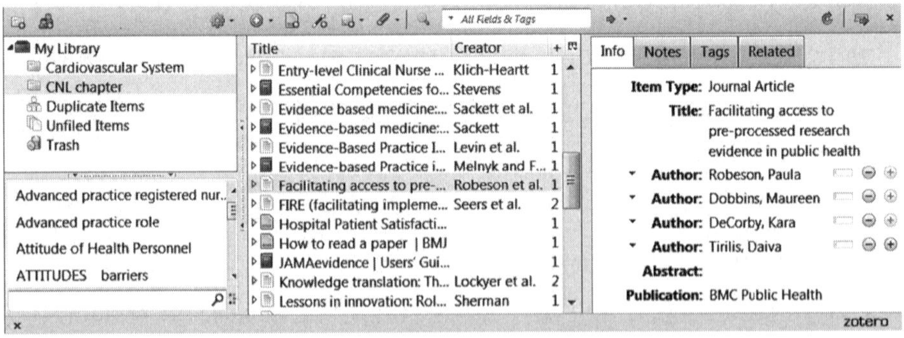

[그림 14-2] 문헌관리 소프트웨어

출처 : Zotero.

전산화된 참고문헌 관리시스템을 가지고 있거나 접근할 수 있어야 한다.
해당 시스템에 개별적인 기록을 입력할 수 있어야 한다.
검색 결과를 해당 시스템에 다운로드 할 수 있어야 한다.
둘 이상의 검색 항목을 사용하여 시스템에서 검색을 수행할 수 있어야 한다(Gray, 1997, p.67).

참고문헌 관리 소프트웨어는 정보 출처의 수집 및 구성, 본문 내 인용 및 참고문헌의 서식의 정리를 도울 수 있다(이 프로그램 중 하나의 예시는 그림 14-2 참조). 이용 가능한 상업용 참고문헌 관리 소프트웨어 패키지로는 EndNote, RefWorks 및 Procite가 있다. 무료 참고문헌 관리 응용 프로그램에는 Zotero 및 Mendeley가 있다.

참고문헌 관리 소프트웨어의 어떤 옵션을 선택했는지와 관계없이, 강조해야 할 중요한 정보 중 하나는 정보 수집 단계 처음부터 소프트웨어를 사용하는 것이다. 이렇게 하면 참고문헌 정보가 사용되어야 할 때나 논문이나 보고서 작성 시 참고문헌 정리 형식에 맞추어 참고문헌을 쉽게 정리하는 것이 가능하다.

## 단원요약

- 우수한 정보 관리 기술은 근거를 실무에 적용하는 데 필수적이다. 임상 질문 및 기타 정보 요구에 대답하기 위해 관련 연구를 찾을 수 있는 능력은 어떤 정보 자원이 귀하의 질문에 신속하고 효율적으로 가장 잘 답하는지를 아는 것을 포함한다.

- 비판적으로 평가된 요약을 포함하는 상위 수준의 정보 자원을 사용하는 것이 이상적이다. 그렇지만 답변이 해당 자원에 포함되어 있지 않은 경우, 개별 연구들, 체계적 문헌고찰, 메타분석 및 임상진료지침의 비판적 평가 프로세스에 도움이 되는 이용가능한 도구를 이해하는 것이 필요하다.
- 정보를 쉽게 관리하고 접근할 수 있도록 구성하면 시간을 절약하고 동료 간 정보 공유 및 보급을 도울 수 있다.
- 이러한 정보 관리 핵심 역량 분야의 역량이 강화되면 이상적으로 자기효능감 및 능력 신념이 강해져 연구결과의 근거를 실무에 더 잘 반영할 수 있다.

## 생각해보기

1. 정보 및 성과 관리에서 CNL의 역할은 무엇인가?
2. CNL은 정보시스템, 기술 및 기량을 사용하여 환자 결과를 평가하고 향상시키는 데 필요한 데이터, 정보 및 지식을 어떻게 종합하는가?
3. 근거기반실무를 위해 석사학위 수준의 간호사에게 요구되는 핵심 역량은 무엇인가?

## 학습활동

1. 동료(예 : 급우, 동료 간호사)와 함께 체계적 문헌고찰 연구를 선택하여 이 장에서 설명하는 도구 중 하나를 사용하여 연구 근거를 비판적으로 평가해보자.
2. 근거기반지침(예 : National Clearinghouse Guidelines)을 한 가지 선택하여 동료와 함께 비판적으로 평가해보자.

# 참고문헌

AGREE Collaboration. (2003). Development and validation of an international appraisal instrument for assessing the quality of clinical practice guidelines: The AGREE project. *Quality & Safety in Health Care*, *12*(1), 18-23.

American Association of Colleges of Nursing. (2007). White paper on the role of the clinical nurse leader. Retrieved from http://www.aacn.nche.edu/publications/white-papers/cnl

Andermann, A., Ginsburg, L., Norton, P., Arora, N., Bates, D., Wu, A., & Larizgoitia, I. (2011). Core competencies for patient safety research: A cornerstone for global capacity strengthening. *BMJ Quality & Safety in Health Care, 20*(1), 96-101.doi:10.1136/bmjqs.2010.041814

Bandura, A. (1997). *Self-efficacy: The exercise of control. New York,* NY: Macmillan Publishers.

Berwick, D. M. (2008). *The science of improvement. JAMA, 299*(10), 1182-1184. doi:10.1001/jama.299.10.1182

Cook, D. J., Mulrow, C. D., & Haynes, R. B. (1997). Systematic reviews: Synthesis of best evidence for clinical decisions. *Annals of Internal Medicine, 126*(5), 376-380 doi: 10.7326/0003-4819-126-5-199703010-00006

DiCenso, A., Bayley, L., & Haynes, R. B. (2009). Accessing pre-appraised evidence: Fine-tuning the 5S model into a 6S model. *Evidence Based Nursing, 12*(4), 99-101. doi:10.1136/ebn.12.4.99-b

Duffy, J. R. (2005), Critically appraising quantitative research. Nursing & Health Sciences, 7, 281-283. doi: 10.1111/j.1442-2018.2005.00248.x

Estabrooks, C. A., Chong, H., Brigidear, K., & Profetto-McGrath, J. (2005). Profiling Canadian nurses' preferred knowledge sources for clinical practice. *The Canadian Journal of Nursing Research, 37*(2), 118-140.

Gray, J. A. (1997). Evidence-based public health — what level of competence is required? *Journal of Public Health Medicine, 19*(1), 65-68.

Greenhalgh, T., for BMJ. (n.d.). How to read a paper. Retrieved from http://www.bmj.com/about-bmj/resources-readers/publications/how-read-paper

Grossman, J. H., Field, M. J., & Lohr, K. N. (Eds); Committee to Advise the Public Health Service on Clinical Practice Guidelines, Institute of Medicine. (1990). *Clinical practice guidelines: Directions for a new program.* Washington, DC: National Academy Press.

Guyatt, G., Rennie, D., Meade, M., & Cook, D. (2008). *Users' guides to the medical literature: Essentials of evidence-based clinical practice* (2nd ed.). New York, NY: McGraw Hill Professional.

Jeanfreau, S. G., & Jack, L., Jr. (2010). Appraising qualitative research in health education: Guidelines for public health educators. *Health Promotion Practice, 11*(5), 612-617. doi:10.1177/1524839910363537

Kim, S. Y., Ji, S. M., Lee, S. J., Lee, Y. J., Park, J. Y., Nam, M. H., et al. (2011). *Guidance for development of clinical practice guidelines.* Seoul: National Evidence-based Healthcare Collaborating Agency.

Klich-Heartt, E. (2010). Entry-level clinical nurse leader: Evaluation of practice. Doctor of nursing practice (DNP) projects. Retrieved from http://repository.usfca.edu/dnp/5

Liberati, A., Altman, D. G., Tetzlaff, J., Mulrow, C., Gøtzsche, P. C., Ioannidis, J. P. A., … Moher, D. (2009). The PRISMA statement for reporting systematic reviews and meta-analyses of studies that evaluate health care interventions: Explanation and elaboration. *Annals of Internal Medicine, 151*(4), W-65. doi: 10.7326/0003-4819-151-4-200908180-00136

Marshall, A. P., West, S. H., & Aitken, L. M. (2011). Preferred information sources for clinical decision making: Critical care nurses' perceptions of information accessibility and usefulness. *Worldviews on Evidence-ased Nursing, 8*(4), 224-235. doi:10.1111/j.1741-6787.2011.00221.x

Melynk, B. M., & Fineout-Overholt, E. (2011). *Evidence-based practice in nursing and healthcare* (2nd ed.). Philadelphia, PA: Wolters Kluwer; Lippincott Williams, Wilkins.

Melnyk, B. M., Fineout-Overholt, E., Fischbeck Feinstein, N., Li, H., Small, L., Wilcox, L., & Kraus, R. (2004). Nurses' perceived knowledge, beliefs, skills, and needs regarding evidence-based practice: Implications for accelerating the paradigm shift. *Worldviews on Evidence-Based Nursing, 1*(3), 185-193. doi: 10.1111/j.1524-475X.2004.04024.x

Polit, D. F., & Beck, C. T. (2011). *Nursing research: Generating and assessing evidence for nursing practice.* Philidelphia, PA: Wolters Kluwer; Lippincott Williams, Wilkins.

Profetto-McGrath, J., Negrin, K. A., Hugo, K., & Smith, K. B. (2010). Clinical nurse specialists' approaches in selecting and using evidence to improve practice. *Worldviews on Evidence-Based Nursing, 7*(1), 36-50. doi:10.1111/j.1741-6787. 2009.00164.x

Sackett, D. L. (1997). *Evidence-based medicine: How to practice and teach EBM.* London, England: Churchill Livingstone.

Sackett, D. L., Rosenberg, W. M., Gray, J. A., Haynes, R. B., & Richardson, W. S. (1996). Evidence based medicine: What it is and what it isn't. *British Medical Journal, 312* (7023), 71-72.

Shea, B. J., Hamel, C., Wells, G. A., Bouter, L. M., Kristjansson, E., Grimshaw, J., … Boers, M. (2009). AMSTAR is a reliable and valid measurement tool to assess the methodological quality of systematic reviews. *Journal of Clinical Epidemiology, 62* (10), 1013-1020. doi:10.1016/j.jclinepi.2008.10.009

Shiffman, R. N., Dixon, J., Brandt, C., Essaihi, A., Hsiao, A., Michel, G., & O'Connell, R. (2005). The GuideLine Implementability Appraisal (GLIA): Development of an instrument to identify obstacles to guideline implementation. *BMC Medical Informatics & Decision Making, 5*(1), 23-28.

Shorten, A., & Wallace, M. (1997). Evidence-based practice. When quality counts. *Australian Nursing Journal, 4*(11), 26-27.

Stevens, K. R. (2005). *Essential competencies for evidence-based practice in nursing.* San Antonio: Academic Center for Evidence-Based Practice, University of Texas Health Science Center.

Titler, M. (2007). Translating research into practice. *American Journal of Nursing, 107*(Supple.), 26-33. doi:10.1097/01.NAJ.0000277823.51806.10

Wallin, L., Boströ, A. M., & Gustavsson, J. P. (2012). Capability beliefs regarding evidence-based practice are associated with application of EBP and research use: Validation of a new measure. *Worldviews on Evidence-Based Nursing, 9*(3), 139-148. doi:10.1111/j. 1741-6787.2012.00248.x

Williamson, K. M. (2009). Evidence-based practice: Critical appraisal of qualitative evidence. *Journal of the American Psychiatric Nurses Association, 15*(3), 202-207. doi:10.1177/ 1078390309338733

제15장

# 근거기반실무 참여

## 학습목표

- 근거기반실무 및 관련 핵심 개념을 정의한다.
- 근거기반실무가 양질의 결과와 환자 중심 치료에 어떻게 기여하는지 설명한다.
- 임상간호리더가 실무를 지도하기 위해 근거를 어떻게 사용하는지 설명한다.
- 근거기반실무를 구분하는 도구를 확인하고 논의한다.

임상간호리더(CNL)의 중요한 역할은 환자 결과를 향상시키기 위해 환자간호 접점에서 가장 유용한 근거, 임상전문지식 및 환자 선호도를 통합하는 근거기반실무 환경을 촉진하는 것이다. 근거기반실무 문헌의 대부분은 임상전문지식과 환자 선호도 구성 요소에 대해 거의 논의하지 않고, 근거 요소를 구성하는 중재를 확인하는 과정에 중점을 둔다. 근거에 기반한 실무가 중요하긴 하지만, 환자 결과 향상을 보장하지는 않는다. 예를 들면, 뒤에 나오는 한 사례에서 독감예방주사를 거부하는 환자에게 간호사가 근거를 가지고 설득하지만 환자는 결국 독감예방주사를 맞지 않는 것으로 결정한다. 간호사는 최상의 근거기반중재가 독감예방주사임을 알고 있지만, 환자 개인적 결정은 최상의 근거와 간호사의 임상전문지식을 토대로 이루어지지 않았고, 결국 환자 선호를 따른 것이다.

근거기반실무에 대한 현재 정의는 근거기반의학(Evidence Based Medicine, EBM)에서 발전했다(Oxman, Sackett, & Guyatt, 1993). 시간이 지남에 따라 근거기반실무의 정의가 확대되었으며, 먼저 임상전문지식을 포함하고(Sackett, Rosenberg, Gray, Haynes, & Richardson, 1996) 나중에 환자 선호도를 포함하게 되었다(Straus, Richardson, Glasziou & Haynes, 2005). 2007년에 Sigma Theta Tau International (STTI)은 근거기반실무를 "연구결과, 환자의 경험 및 선호도, 임상전문지식 및 노하우, 그 외 이용가능한 강력한 정보원에 기초하여 의사, 환자 및 그 외 중요한 사람들이 함께하는 의사결정과정"으로 정의했다(STTI, 2008, p.57). 근거기반실무의 다른 현대적 정의(Dearholt & Dang, 2012; Houser & Oman, 2010; Melnyk & Fineout-Overholt, 2011; Titler, 2010)를 보면 이용 가능한 최상의 근거와 임상전문지식 및 환자 선호도의 통합을 말한다.

이 장에서는 CNL이 근거, 임상전문지식 및 환자 선호도의 통합이 발생해야 하는 환자간호 접점에서 간호사와 환자 간의 역동적인 상호작용을 통하여 근거기반실무가 프로세스를 넘어서 실무로 이동하는 데 중점을 둔다. 근거기반실무 프로세스는 근거를 확인하고 근거기반실무로 변환하는 수단이다. 이러한 역동적인 상호작용을 하는 동안, 간호사와 환자는 치료 결과와 환자 결과 모두에 영향을 주는 결정을 내린다. [그림 15-1]은 최상의 근거(근거기반실무), 임상전문지식 및 환자 선호도의 통합을 보여준다. 이러한 동적 상호작용은 미시체계 및 전반적인 조직적 맥락에서 발생하며 그것들에 영향을 받는다.

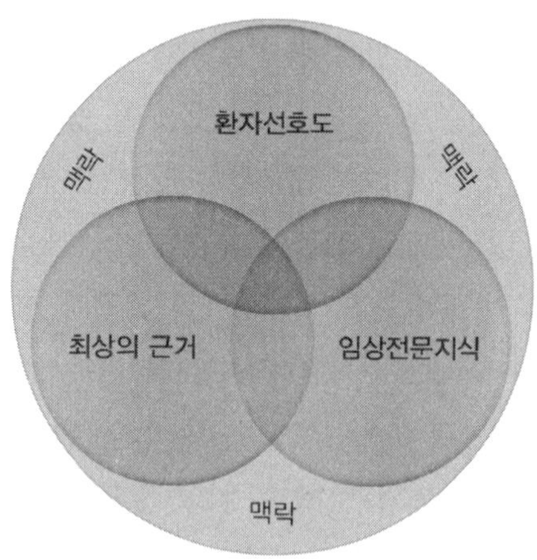


**[그림 15-1] 최상의 근거, 임상전문지식, 환자선호도의 통합**

## 근거기반실무의 구성 요소

### 최상의 근거

임상 환경에서 근거는 치료적 중재를 결정하는 데 사용되는 정보이다; 이러한 중재들은 근거기반실무와 동의어이다. 근거기반실무 프로세스는 이용가능한 최상의 근거를 확인하고 이를 중재로 변환하는데(예 : 근거기반사례) 사용되는 체계적인 프로세스 또는 방법이다(Melnyk, Fineout-Overholt, Stillwell, & Williamson, 2010). 이 과정은 중재가 확인되는 수단이기 때문에 이 과정을 이해하는 것이 중요하다. 이 프로세스는 수많은 교과서와 논문(Dearholt & Dang, 2012; Houser & Oman, 2010; Melnyk & Fineout-Overholt, 2011; Titler, 2010)에 설명되어 있다.

근거기반실무나 중재를 파악하기 위해 이 프로세스를 진행하려면 근거기반실무 프로젝트 팀이 필요하다. 잠재적인 변화에 영향을 받을 수 있는 사람들은 근거를 평가하고, 근거가 실무 변화를 뒷받침하는지 여부를 결정하고, 그 변화를 실행 및 평가하는 데 관여할 필요가 있다. 이 프로세스를 시작하기 전에, 프로젝트 팀은 잠재적인 실무 변화가 지원되고 필요한 자원이 제공되도록 리더십을 충족시키는 것이 중요하다.

근거기반실무 프로세스의 일련의 단계는 질문하기, 근거 수합, 근거 평가 및 종합, 근거 적용, 결과 평가를 포함하며, 각각의 구체적인 설명은 다음과 같다:

#### 질문하기

근거기반실무에 참여하기 위해서는 환자 진료에서 행해지는 치료적 중재에 대한 이해를 필요로 한다. 그러한 이해는 다음과 같이 실무에 관한 질문을 함으로써 시작된다:

- 우리는 이 실무를 왜 하고 있는가?
- 더 좋은 방법이 있는가?
- 이러한 실무가 이 환자에게 유익한가?
- 뭔가 다른 것을 해야 하는 것은 아닌가?

질문은 실무의 기본이며, 간호를 제공하는 시점에서 간호사가 제기하는 임상적 문제나 이슈에 대응하여 자주 발생한다. 이 임상 질문들이 묻고 있는 것은 현재의 실무를 지지하거나, 새롭거나 다른 실무를 제안하는지에 대한 근거가 있는지에 대한 것이다. 임상 질문을 작성하는 데 사용할 수 있는 몇 가지 형식이 있다(Moseley, 2012). 선택된 형식은 형식의 목적이 임상 질문에 초점을 맞추고 데이터베이스를 검색하기 위한 핵심 용어의 제공이라는 것을 이해하는 것이 중요하다. 임상 질문을 작성하는 데 일반적으로 사용되는 형식 중 하나는 PICO 또는 PICOT 형식이다:

환자 혹은 건강문제(Patient population or problem)
중재(Intervention)
비교(Comparison)
결과(Outcome)
시간 틀(Time frame)

예를 들어, 독감 시나리오에서 PICO 구성 요소는 다음과 같은 질문에서 쉽게 확인한다: 노인에서(인구 Population) 독감 예방 접종(중재 Intervention)이 예방 접종을 하지 않은 것에 비해(비교 Comparison) 인플루엔자 발생률 감소를 초래(결과 Outcome)한다는 증거가 있는가? 핵심 용어인 “노인”, “인플루엔자 백신” 및 “인플루엔자 발생률”이 데이터베이스 검색에 입력된다.

### 환자 선호도를 우선한 실무 사례

〈사례 1〉

다음은 간호사와 독감 예방 접종을 꺼려하는 환자 간의 대화이다.

**간호사 :** 이제 가을입니다. 병원에서 독감 예방 접종을 시작하고 있어요. 독감에 걸린 분들을 간호했었던 저의 경험과 타당한 (연구)근거를 토대로, 오늘 홍길동님께서 독감 예방 접종을 하셨으면 합니다.

**메리 :** 제안해 주셔서 감사하지만 저는 독감 예방 주사를 원하지 않습니다. 지난번 독감 예방 주사 맞았을 때 아팠고, 저 말고도 이 주사를 맞았을 때 아팠던 사람을 여럿 알고 있습니다.

**간호사 :** 독감 예방 주사를 맞았을 때 어떻게 아팠는지 기억하십니까?

**메리 :** 두통이 있었습니다.

**간호사 :** 일부 사람들은 독감 예방 주사가 독감에 걸리게 할 수 있다고 생각합니다. 그러나 독감 예방 주사에 있는 바이러스는 죽었기 때문에 백신 자체가 독감을 일으킬 수는 없습니다. 때로는 주사 부위 주변이 아프거나 약간의 발적이 있을 수 있습니다. 당신이 경험한 두통은 독감 예방 주사와는 별개인 것 같습니다. 혹시 아이들을 자주 돌보시나요?

**메리 :** 예, 저는 일주일에 하루 손자들을 돌보고 있습니다.

**간호사 :** 어린이들은 인플루엔자에 감염되기 쉽고 발병되면 상당히 아플 수 있습니다. 인플루엔자가 생기면 손자에게 옮길 수 있습니다.

**메리 :** 몸이 좋지 않으면 딸에게 전화해서 아이를 돌볼 수 없다고 합니다.

**간호사 :** 몸이 좋지 않을 때 아이들을 돌보는 것은 어렵고, 손자에게 질병을 옮기고 싶지 않기 때문에 매우 현명한 결정입니다. 아직 비교적 독감 유행 초기이고, 얼마든지 결정을 바꿀 수 있습니다. 독감 예방 주사에 관한 팜플렛을 드립니다. 독감 유행 동안 건강한 생활을 위해 제안하는 음식, 수면 시간에 대한 권장 사항, 기침과 재채기를 가리는 방법, 독감이 있을 수 있는 사람들과의 접촉을 피하는 방법 등이 있습니다. 저는 귀하의 결정을 기록에 문서화하여 직원들과 공유할 것입니다. 1개월 후에 다른 진료가 예약되어 있으시네요. 독감 예방 주사에 대해 마음이 바뀌면 그 때 물어보는 것이 좋을까요?

**메리 :** 물론이죠, 하지만 제 마음이 바뀌지 않을 것입니다.

**간호사 :** 다시 물어볼 수 있다는 것에 동의해 주셔서 감사합니다. 오늘 함께 이야기할 수 있어서 즐거웠습니다. 안녕히 가세요.

〈사례 2〉

**다음은 간호사와 최근에 수술을 받은 환자 간의 대화이다.**

**간호사 :** 존슨씨, 당신의 IPCD가 없군요.

**존슨 :** IP-어쩌고는 무엇입니까?

**간호사 :** 사과드립니다. IPCD는 침대에 누워있을 때 다리를 감싸주어 순차적으로 공기를 압박해 주는 기구입니다.

**존슨 :** 저는 아내에게 그것들을 제거하라고 말했습니다, 저는 답답해서 참을 수 없었습니다.

**간호사 :** 이 스타킹의 용도에 대하여 어떻게 설명을 들으셨는지 모르겠습니다만, 존슨씨가 받은 정형외과 수술 후에는 스타킹과 헤파린이 혈액 응고를 예방하기 위해 권장되기 때문에 이 장치가 처방되었습니다. 만약 불편하시다면 조금 조정할 수 있습니다.

**존슨 :** 신경 쓰지 마세요. 저는 절대 입지 않을 것입니다. 가지고 가세요(IPCD를 간호사에게 준다).

**간호사 :** 존슨씨의 이러한 결정에 대해 좀 더 알려주시겠습니까? 혹시 입길 원하지 않는 이유가 있습니까?

**존슨 :** 그래요, 제가 Nam에 있을 때 전쟁 포로였고 밤에는 묶여 있었던 경험 때문에, 무엇이든 저를 조이는 것을 참을 수 없습니다. 그래서 이것들을 가져가길 원합니다.

**간호사 :** 밤에만 몸에 꽉 끼는 것이 괴롭고 불편한가요?

**존슨 :** 그렇게 생각합니다. 글쎄, 잘 모르겠습니다.

**간호사 :** 존슨씨가 받은 수술 후에는 이 스타킹을 적어도 하루에 18시간 이상 적용하는 것이 좋다는 가이드라인이 있습니다. 밤중에는 6시간 동안 이것을 착용하지 않고, 아침에 다시 착용하면서 상태를 관찰할 수 있습니다.

**존슨 :** 아침에 다시 물어봐 주세요. 그러면 다시 시도해 볼 수도 있어요.

**간호사 :** 밤에는 스타킹 착용하길 꺼리는 마음을 이해합니다. 저는 이를 차트와 진료 계획에 문서화하여 다른 직원과 공유하겠습니다. 아침에 이에 대해 낮번 담당간호사와 이야기하고, 낮번 간호사가 존슨씨에게 아침에 스타킹을 적용하는 것에 대해 물어보도록 하겠습니다. 아침에도 스타킹 적용을 원하지 않는다면, 혈전 형성을 예방해야 하므로 스타킹외 다른 대안을 고려할 것입니다.

## 근거 수합

모든 근거가 실무에 정보를 주는 면에서 동등한 것은 아니다. 임상 질문에 답하기 위한 최선의 근거를 찾기 위해서는 정보가 어떻게 분류되는지를 알 필요가 있다. 역사적으로, 근거의 카테고리는 다층 피라미드 그림을 사용하여 설명되었으며, 각 층은 서로 다른 근거의 카테고리에 해당한다. 다른 카테고리나 모양을 묘사하는 20개 이상의 다른 근거 피라미드가 있다. 피라미드의 최상위 단계는 일반적으로 체계적 문헌고찰 및 메타분석에 해당하며 임상 질문에 대한 가장 확실하고 신뢰할 수 있는 근거를 제공한다. 다음 단계는 연구에 사용된 연구설계의 카테고리이며, 피라미드의 하위 단계는 사례 보고서, 질 향상 데이터, 연구자료가 아닌 교과서 및 전문가 합의와 같은 내용이 해당된다(Dearholt & Dang, 2012; Houser & Oman, 2010; Melnyk & Fineout-Overholt, 2011; Titler, 2010)(그림 15-2).

이 피라미드는 중재의 효능과 관련된 임상 질문에 대해 무작위 대조군 연구가 가장 답하기 좋은 방법이라는 믿음에서 진화해 왔다(Kroke, Boeing, Rossnagel, & Willich, 2003). 이러한 계층구조의 함축적 의미는 일부 유형의 근거 카테고리가 임상 질문에 대답하기 위해 보다 신뢰할 수 있는 정보를 제공하고, 피라미드 상단 근처의 연구설계가 임상 질문에 대한 가장 확실하고 신뢰할 수 있는 근거를 제공한다는 점이다.

무작위 대조군 연구는 종종 "표준" 연구설계로 설명되며, "IV를 유지하는데 생리식염수가 헤파린만큼 효과적이라는 근거가 있는가?"와 같은 중재 효과를 확인하는 연구 질문에 답하기에 견고한 설계이다. 모든 연구 질문이 무작위 대조군 설계를 사용하여 답할 수

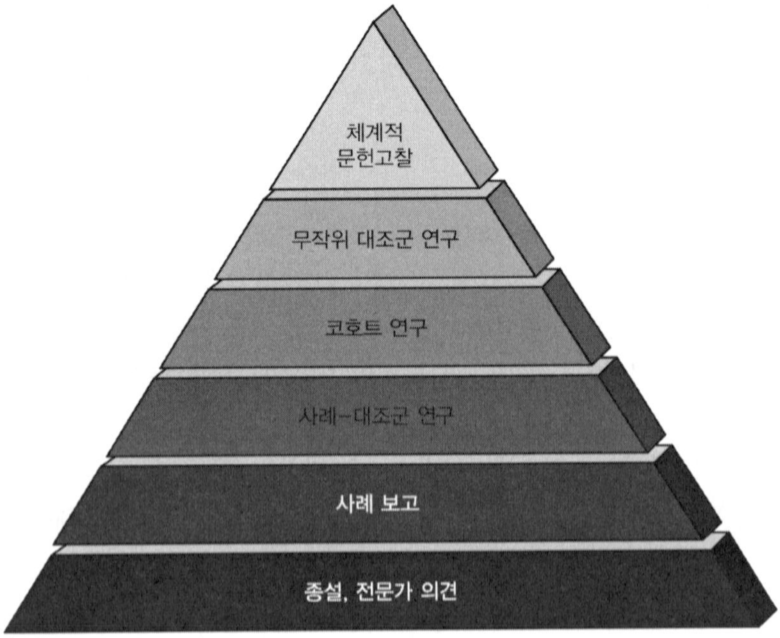


**[그림 15-2] 일리노이대학교의 근거 수준 피라미드**

출처 : http://ebp.lib.uic.edu/nursing/node/12

있는 것은 아니다. 무작위 대조군 연구는 “카페트 제거가 가정 내에서의 낙상을 예방할 것이라는 근거가 있는가?”와 같은 임상 질문에 답하기 쉽지 않다. 왜냐하면 윤리적 및 실제적 고려 사항이 그러한 연구를 비현실적으로 만들 것이기 때문이다. 무작위 대조군 연구가 실무 근거 자료로 제공될 때는 엄격한 선정 및 제외 기준을 충족하는 대상자에게 엄격한 조건에서 양질의 무작위 대조군 연구가 수행된 경우이다; 연구의 이상적인 대상자는 실무 영역과 환자 집단에 따라 매우 다를 수 있다. 나아가서 무작위 대조군 연구 중재가 통제된 방식으로 시험되기 때문에 환자 및 임상 환경에 이러한 중재가 적용되지 못할 수도 있다.

근거 피라미드는 유지될 가능성이 높지만, 이러한 다이어그램들은 임상 질문에 답변하는 근거로 사용되는 다양한 유형의 연구 및 비연구를 포함한다. 나쁜 연구 디자인은 없다; 어떤 설계가 다른 설계보다 연구 질문에 더 잘 대답할 수도 있을 뿐이다(Kroke et al., 2003).

근거 검색에 접근하는 간단한 방법은 근거에 대한 두 가지의 방대한 카테고리 중 하나인 연구 근거 또는 비연구 근거 중 하나를 생각하는 것이다. 연구 근거에는 체계적 문헌고찰, 근거기반지침과 양적 및 질적 연구가 포함된다. 비연구 근거는 출판된 의견 기사, 사례 연구 및 질 향상 데이터이다.

출판된 체계적 문헌고찰, 메타분석 및 근거기반지침을 찾아 근거를 검색하는 것이 가장 좋다. 이 중 아무것도 사용할 수 없는 경우, 출판된 연구를 검색하라. 생의학 사서 또는 데이터베이스 검색 전문 지식을 갖춘 동료와 협력하면 검색 프로세스가 쉬워진다.

근거를 검색하는 데 사용되는 공통 데이터베이스는 MEDLINE, Cumulative Indext for Nursing and Allied Health Literature (CINAHL) 및 Cochrane Library이다. MEDLINE은 PubMed (www.pubmed.gov)를 통해 무료로 이용할 수 있으며, PubMed 웹사이트는 이 데이터베이스를 검색하는 방법에 대한 지침을 제공한다. CINAHL과 Cochrane Library는 구독이 필요하다. 후에 누구나 검색을 재현할 수 있도록 각 데이터베이스 검색 전략을 기록하는 것이 중요하다. 근거기반실무 교과서들(Dearholt & Dang, 2012; Melnyk & Fineout-Overholt, 2011)은 이러한 데이터베이스 검색에 대한 단계별 지침을 제공한다.

### 근거 평가

근거 평가는 수집된 근거가 임상 질문에 대답하는지 여부를 결정하는 것이다. 근거만으로는 중재를 지시하지 않는다; 다음 단계는 실무를 변화시킬 것인가에 대한 결정에 기여하는 근거의 평가 및 종합이다. 평가와 종합은 두 단계로 구성된다. 첫 번째 단계에서는 근거의 수준(무작위 대조군 연구, 체계적 문헌고찰, 관찰 연구, 전문가 의견 등) 및 근거의 질을 결정하기 위해 최소한 두 명의 프로젝트 팀원이 각각의 근거를 읽고 평가한다. 근거의 질은 근거의 신뢰성을 의미한다 – 결과는 믿을 만한 것인가? 연구에서는 연구설계의 정확성과 적용 및 분석의 엄격함을 통해 편향성이 최소화 된 정도를 의미한다.

개별 연구의 질을 평가하고 등급을 매기는 데는 여러 가지 전략이 있다. 평가 척도의 예로는 "좋음–보통–나쁨"(Houser & Oman, 2010)과 "높은 질–좋은 질–낮은 질"(Dearholt & Dang, 2012)이 있다. 각 개별 근거 자료를 평가한 후, 프로젝트 팀은 나쁘거나 낮은 질인 것으로 평가된 근거 자료를 제거할지 여부를 결정한다. 남아있는 근거의 출처를 "keepers"(Fineout-Overholt, Melynk, Stillwell, & Williamson, 2010a)라고 한다.

두 번째 단계에서는 흔히 "근거의 본문(body)"(Fineout-Overholt, Melynk, Stillwell,

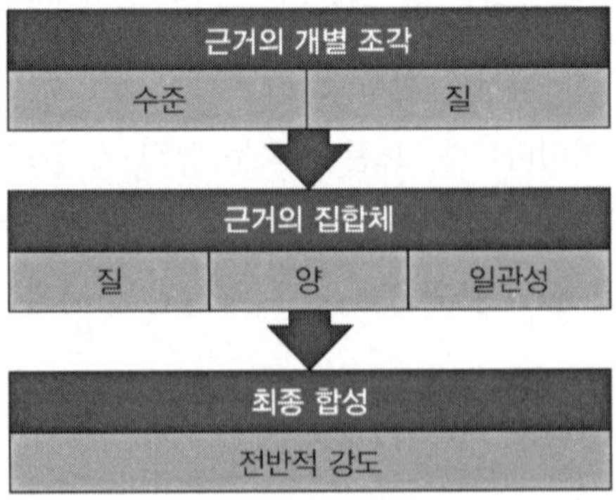


**[그림 15-3] 근거 승인 절차**

& Williamson, 2010c) 이라고 하는 수집된 근거의 전반적인 질(예: 근거의 출처 대부분이 좋은 질인가?), 증거의 양(예: 출판된 논문 또는 출판되지 않은 근거의 수), 결과 측정의 일관성(예: 모든 연구가 낙상 감소를 보고하는가?)에 대해 평가된다. 근거 종합은 근거의 각 출처의 질, 양 및 결과를 체계화하는 데 도움이 되는 근거 표를 작성함으로써 촉진된다. 근거 테이블의 예는 Melnyk과 Fineout-Overholt의 책(2011)과 Dearholt and Dang의 책(2012)에서 찾아 볼 수 있다. 팀은 근거 표를 사용하여 원래의 질문으로 돌아가서 임상 질문에 답할 근거가 있는지 질문하고, 그렇다면 근거의 전반적인 강점이 실무 변화를 권유하기에 충분히 강한지 여부를 묻는다.

근거 합성이 임상 질문에 대한 강력한 근거의 본문을 제시할 때 – 비슷한 결과를 보고하는 우수한 질의 여러 연구논문 또는 체계적 문헌고찰 – 팀은 실무 변화를 고려하는 것에 확신을 가질 수 있다. 근거 수준이 다소 약한 경우, 근거가 근거기반실무의 구성 요소 중 하나일 뿐이며 일부 상황에서는 임상전문지식과 환자 선호도가 환자간호 접점에서 의사결정에 더 많은 영향을 미칠 수도 있다. [그림 15-3]은 전반적인 근거 강도에 대한 최종 결정에 이르는 과정에서 평가 및 합성 프로세스의 두 단계를 보여준다.

### 근거 적용

실무를 변화시키기 위해 근거를 적용할지를 결정할 때, 팀은 실무 변화를 뒷받침하는 근거의 전반적인 강도, 실무 변화가 시행될 상황 및 변화로 인해 예상되는 결과를 성취하는데 영향을 줄 수 있는 환자 요인을 고려해야 한다. 실행에 관여하거나 실무 변화의 영향을 받는 모든 사람들은 변화가 필요한 이유, 실무 변화를 뒷받침하는 근거의 강도,

변화하지 않을 가능성 및 변화했을 때 예상되는 이득 등과 같은 사항을 이해해야 한다. CNL은 이런 팀들의 리더가 되기도 한다.

모든 실무 변화는 맥락적이다; 즉, 모든 변화는 인적 및 물적 자원이 지원하는 환경에서 발생한다. 조직마다 제안된 실무 변화 사항을 검토하고 승인하기 위해 공유된 관리 구조가 다르다. 시행을 위한 승인을 받으면 팀은 제안된 중재에 관한 다음 질문에 답해야 한다:

- 누가 언제 중재를 이행할 것인가?
- 중재를 이행하는 절차는 무엇인가?
- 교육할 사항은 무엇이며, 누가 교육을 제공하는가?
- 성과는 어떻게 모니터 될 것인가?
- 성공적이고 지속적인 이행을 위해 직원들은 어떻게 보상받을 것인가?

변화가 불확실성을 초래하고, 종종 새로운 기술을 습득하거나 오래된 기술의 수정을 요구하기 때문에 실제 중재를 이행하는 것은 어렵다. 의료의 일상 업무 대부분은 습관적이다(Nilsen, Roback, Brostrom, & Ellstrom, 2012); 간호사의 경우, 이 습관적인 작업으로 일일 근무 전환, 환자 평가, 약물 투여 및 전자의무기록의 문서화와 같은 많은 반복적인 행위 등이 있다. 간호사의 현재 업무흐름 패턴을 이해하고 이를 이행계획에 포함시키면 새로운 실무 변화를 도입할 때 일상 업무에 있어 혼란을 최소화하는 데 도움이 된다.

실무 변화가 단순히 직원을 교육하고 새로운 기술을 시연함으로써 성취될 수 있다면 쉬울 것이다. 그러나 보건의료 종사자의 손 위생 이행 증진에 대한 지속적인 도전 과제(Pincock, Bernstein, Warthman, & Holst, 2012)에서 보여주듯이, 교육 및 시연만으로는 지속적인 변화를 가져 오지 못한다. "임상에서 의사결정을 개선하기 위해 개인 및 조직이 근거기반실무의 채택률 및 지속 가능성을 높이는 전략"(Adams & Titler, 2009, p.330)에 대해 연구하는 분야가 있다. 연구자가 사용하는 다양한 프레임 워크에는 보건의료서비스(PARIHS) 틀에서 연구 시행을 촉진하는 행동, 혁신 이론의 확산, 번역 연구모델 및 지식 이전 프레임 워크가 포함된다.

최근에 Cullen and Adams (2012)는 프로젝트 팀이 "임상실무에 대한 권장사항을 실제 일상 업무로 이행"(p.223) 하기 위한 이행 전략을 선택하는 데 도움이 되는 조직 프레임 워크인 실무지침서를 발간했다. Cullen과 Adams는 (1) 인식과 관심을 불러일으키고, (2) 지식과 헌신을 구축하고, (3) 행동과 채택을 촉진하고, (4) 통합과 지속적인 사용을 추구하는 4단계의 실행을 확인했다. 각 이행 단계에 나열된 조치 항목은 새로운 실무 변화에 관여하거나 변화 사항의 영향을 받을 가능성이 큰 개인들과 조직 지원 시스템 구축의 두 가지 모두에 초점을 맞춘다. 이 실무지침서가 포괄적인 시행 전략을 제공하긴 하지만, 제안된 실무 변화가 환자에게 적합하고 수용하도록 돕는 전략과 환자 선호도와 통합하는 방법에 대한 논의는 거의 없다.

이행하는 데는 실무 변화를 뒷받침하는 근거를 이해하고 그 변화에 전념할 수 있는 팀이 필요하다. 이행팀은 근거를 모으고 평가한 팀과 동일한 사람들로 구성되거나 변화, 교육 또는 마케팅 기술을 보유한 구성원을 포함할 수 있다. 팀은 수정해야 할 절차 또는 프로세스 문제를 확인하기 위해 제한된 시간 동안 실무 변화를 시험해 보기로 결정할 수 있다.

간호사의 부담이나 환자에게 발생할 수 있는 의도하지 않은 결과와 관련하여 실무 변화의 잠재적 이익을 신중하게 평가하는 것이 중요하다. 이것은 근거가 약하거나 제한적이거나 결정적이지 않은 경우 특히 그렇다.

### 결과 평가

근거기반실무 변화의 목표는 결과를 개선하는 것이다. 원하는 결과가 실제로 나타나는지 평가하기 위해서는 공식적이고 객관적인 평가가 필요하다. 이 평가는 3단계로 구성된다. 첫 번째 단계에서 팀은 중재의 충실도, 즉 실무 변화가 의도한대로 이행되었는지 여부를 평가한다. 변화 사항의 이행 방법, 이행 빈도 및 중재를 실행하는데 있어서의 문제에 대한 정보가 수집된다. 평가의 두 번째 단계는 지식 향상을 평가하고 직원이 실무 변화의 "이유와 방법"을 이해하는지 여부를 결정하기 위한 사전 및 사후 평가를 통해 할 수 있다. 평가의 세 번째 단계에서 팀은 예상 결과를 측정하기 위해 데이터를 수집한다. 하루에 진료받는 환자 수, 환자의 평균 대기시간, 병원에서 발생한 욕창발생률, 독감예방접종 환자 비율과 같이 결과가 정량화 될 수 있다. 환자와 가족의 만족에 대한 간호사의 인식과 같이 결과가 질적일 수도 있다. 결과를 평가할 때 신중하게 작성된 설문 조사와 같은 신뢰할 수 있는 방법을 사용하여 정보를 수집하는 것이 중요하다.

객관적인 평가가 근거기반실무 변화가 성공적으로 수행되었음을 나타내면, 근거기반실무를 유지하기 위한 추가 노력이 필요하다. 성공적으로 실무 변화가 지속되기 위해서는 간호사와 다른 의료전문가들 모두 조직 내에서 실무 변화의 가치를 이해할 필요가 있다. 가치는 공식 정책이나 조직에서 발행한 교육자료 및 주기적인 재교육을 통해 전달될 수 있다. 마지막으로 이행팀은 평가를 얼마나 오랫동안 모니터링할 것인지에 대해 정해야 한다. 지속적인 평가에 의해 제공되는 지속 가능성에 대한 귀중한 정보는 평가 수행과 관련된 시간 및 자원의 부담과 비교하여 검토되어야 한다.

이 장에서는 근거기반실무를 확인하고 이행하는 데 사용된 프로세스에 대해 설명했다. 환자간호 접점에서 환자에게 제공해야 할 근거기반중재의 근간을 이루는 논리를 이해하는 것이 이 과정을 이해하는 것이다.

## 환자의 선호도

근거기반 중재가 환자에게 과학적 근거가 있는 간호 표준을 제공하는 데 있어 중요하지만, 이 장의 시작 부분에 있는 시나리오는 환자가 중재의 수용 또는 거부를 통제하고 그들의 결정이 예상되는 결과에 영향을 줄 수 있음을 보여준다. 환자가 중재를 거부하면 의료서비스 제공자는 내적 긴장을 경험할 수 있다. 특히 거부된 중재가 측정되는 결과와 관련되거나 병원의 전반적인 성과를 평가하는 데 중요한 경우 더욱 그렇다.

근거기반 중재로 무장하고 환자에게 접근하는 보건의료 제공자는 환자가 중재를 지지하는 근거에 대해 더 많이 알고 제공되는 중재를 받아들이지 않을 때 놀랄 수 있다. 첫 번째 시나리오에서 간호사는 독감 백신 접종으로 인플루엔자 발생률이 감소한다는 널리 알려진 근거에 따라 환자가 독감예방접종을 거부할 것으로는 예상하지 않았다. 두 번째 시나리오에서 간호사는 환자가 수술 후 혈전 발생을 막기 위한 중재를 거부하는 것에 의아해했다. 이 두 간호사는 근거기반중재에 대한 환자 반응에 있어 바탕이 되는 관점과 감정(독감예방주사 및 간헐적 공기 압박 장치)을 이해하는 과제가 있다. 간호사가 심화 질문을 통해 배운 것은 각 환자의 결정을 존중하면서 새로운 대화를 시작하고 중재를 수정하기 위해 추가 정보와 제안을 제공할 수 있는 기회였다.

환자가 중재에 대한 지식, 가치, 개인적인 목표, 두려움, 사회적 지지 및 비용과 같은 많은 요인에 따라 중재를 완전히 수용할지, 수정해서 수용할지, 거부할지가 달라진다. 보건의료 종사자와 환자 간에 의사결정을 공유하는 데 관한 문헌이 늘어나고 있으며, 환자 의사결정을 돕기 위해 고안된 다양한 종류의 의사결정 보조장치가 있다(O'Connor, Stacey,

Tugwell, & Guyatt, 2005). 그러나 이러한 의사결정 도구들은 시간이 많이 소요되고 바쁜 간호 환경에서 적용하기에는 실용적이지 않을 수 있다.

근거기반실무가 간호 제공시점에서 발생한다는 점에서 의사결정을 내릴 때 간호사가 환자를 돕기 위해 사용하는 "도구"는 간호사의 임상전문지식을 구성하는 특성이다. 이것들은 다음 부분에서 논의될 것이다.

## 임상전문지식

임상전문지식은 전문적이고 교육적인 경험을 통해 습득한 숙련도, 판단력, 비판적 추론 및 지혜이다(Benner, Hughes, & Sutphen, 2008; DiCenso, Ciliska, & Guyatt, 2005). Benner and Leonard (2011)는 임상전문지식의 개발을 뒷받침하는 사고와 행동의 두 가지 조직 원리를 밝힌다. "임상적 파악 Clinical grasp"은 각 환자의 건강 및 질병의 패턴, 질병 과정 및 궤적에 환자 상태가 어떻게 부합하는지를 이해하는 임상적 탐구의 기본 과정을 설명한다. "임상적 사전 숙고 Clinical forethought"는 간호 논리의 습관적 적용이다. 간호 결정의 결과에 대한 신중한 예상 – 환자의 요구를 예상하고 예기치 않은 상황에 적응하는 것을 포함한다. Benner and Leonard에 따르면 임상적 사전 숙고의 주요 구성 요소는 "사려깊은 계획을 세우고 예상되는 상황에 대비하여 환경을 준비하는 방식으로 판단하기"인 "미래 사고"이다.

임상전문지식은 또한 평생 학습에 기반하고 간호의 지식기반이 성장함에 따라 발전한다. 새로운 지식과 근거는 간호학 분야의 이전 전문 지식으로 간주되었던 것과 충돌할 수 있으며 현재와 과거 경험의 렌즈를 통해 이해해야 한다. 새로운 근거의 유용성과 적용 가능성은 간호가 제공되는 영역에서 맥락적이다. 평생 학습은 업무만 고려하기 보다는 새로운 지식과 전문성에 기반한 직업임을 뒷받침한다. 간호 전문성에 대한 지속적인 탐구를 유도하는 임상 탐구 사고방식은 근거기반실무 사고방식을 육성하는 완벽한 단계이다. 최상의 근거를 실무 환경으로 옮기는 것은 임상에서 근거기반실무가 간호 결과를 향상시키는 것을 실현하는 것이다. 임상적 이해와 사전 숙고 사항을 일상적으로 실천하는 CNL은 새로운 근거가 어떻게 적용되는지, 현재의 간호실무를 향상시키는 데 어떻게 사용될 수 있는지, 여러 간호 환경에 어떻게 전파될 수 있는지 완벽하게 파악할 수 있다.

그러나 근거기반실무는 프로세스에서 멈추지 않는다. 지식과 경험이 있는 간호사는 근거가 각 환자의 임상적 요구 상황에서 어떻게 적용되는지를 보고, 그 근거가 특정 상황에 어떻게 적용되는지를 환자와 의사소통할 것이다. 환자의 선호도를 최선의 근거와 "통합"하는 핵심은 환자가 그것을 이해하고 의료 결정을 내리는 데 사용할 수 있는 방식으로 근거를 전달하는 것이다. 시나리오에서 설명한 것처럼 간호사는 환자에게 효과적인 방법으로 근거를 전달했으며 근거기반실무 패러다임과 일치하여 환자의 선호도가 결정을 이끌었다. 간호사는 임상전문지식과 미래 사고를 바탕으로 환자들이 보건의료 결정을 재고할 기회를 제공해야 한다.

이용가능한 최상의 근거와 환자 선호도의 성공적인 통합은 근거와 환자의 지식에 달려 있다. 이용가능한 최상의 근거에 대한 지식이 없으면 간호실무는 구식이 되며, 최악의 경우에는 해로울 수 있다. 근거기반실무 단계를 통해 습득한 지식은 간호사가 환자의 선호도를 고려하기 위해 임상전문지식을 사용할 때 의미가 있다. 간호사는 특정 환자를 간호할 때 새로운 정보가 임상 문제와 어떻게 관련되어 있는지 이해하게 될 것이다.

## 근거기반실무의 중요성

Institute of Medicine (IOM)의 3개 보고서는 핵심 역량으로써의 근거기반실무(2003), 근거기반실무를 지원할 인프라 창출의 필요성(2001), 확대되는 지식과 급격한 변화의 세계에서 환자에게 더 나은 서비스를 제공하기 위한 인력 준비의 필요성에 대해 강조하고 있다(2011). 간호사, 특히 CNL은 근거기반실무를 위해 자신의 병동에서 롤모델이 될 수 있는 위치에 있으므로 간호의 질과 결과에 영향을 미친다.

Posa, Harrison, Vollman (2006)은 중심정맥관 관련 혈류 감염(CLA-BSI)을 예방하기 위한 근거기반중재의 가치에 대해 설명했다. 6개월 동안 한 건의 CLA-BSI만 발생하여 결과는 개선되었으며, 비용 절감 효과도 있었다. 근거기반실무는 투자 대비 수익이 좋고 직원의 유지 및 채용에도 효과가 있다. 간호 측면에서 다른 이점으로는 탐구 환경 조성, 비판적 사고력 향상, 결과에 대한 간호 기여도 평가, 비용 절감, 직원 만족도 증가, 간호 질 개선 등이 포함된다.

근거기반 간호실무는 다른 사람들에게 영향을 미치고 전문 직업인 간 협업을 촉진한다. 협업은 환자, 가족 및 직원을 위한 평생 학습도 지원한다. 그 결과 차세대 의료서비스 제공자 및 리더를 유치하고 유지하기 위한 고무적이고 활기찬 환경이 조성된다.

## 근거기반실무 외 개선 활동

간호사는 환자 진료를 개선하기 위한 다양한 활동에 점점 더 많이 참여하고 있다. 연구, 근거기반실무, 질 향상 및 시스템 재설계 등의 활동이 포함된다. 이러한 활동에 대해 약간의 혼란이 있으며, 그 차이가 항상 명확하지는 않다. "공통 규칙"은 "일반화 가능한 지식을 개발하는데 기여하도록 설계된 연구, 시험 및 평가를 포함한 체계적인 조사" 연구로 정의된다(U.S. Department of Health and Human Services, 2005). 이 정의에서 환자 상호작용을 포함하거나 식별 가능한 환자 정보를 수집하는 연구는 기관윤리심의위원회(IRB)의 심의를 받는다. 근거기반실무는 개선된 환자 결과를 목표로 치료 시점에서 이용가능한 최상의 근거, 임상전문지식 및 환자 선호도를 통합한다. 근거기반실무는 내적 및 외적 실무에 대한 영향을 고려하고 환자 간호에 있어 근거를 적용할 때 비판적 사고를 할 것을 장려한다.

질 향상은 실수와 불필요한 사망률 및 이환율을 줄이고(Sullivan, Gleason, Rooney, Groszek, & Bernard, 2005) 실무 향상 및 환자 결과 개선에 중점을 둔다(Centers for Medicare and Medicaid Services, 2003). 시스템 재설계는 장벽을 제거하고 시스템 내 실무를 변화시킬 수 있는 기회를 확인함으로써 프로세스의 신뢰성을 높이기 위한 일련의 도구를 사용하는 체계적인 접근법이다(Hagg et al., n.d.).

연구는 근거기반실무의 중재를 뒷받침하는 기초가 되는 새로운 지식을 창출한다. 질 향상 및 시스템 재설계는 중재를 적용하는 프로세스에 중점을 둔다. IRB는 앞에서 언급한 활동 중 감독을 필요로 하는 활동이 무엇인지 결정하는 데 도움을 줄 수 있다.

## 단원요약

- CNL 핵심 역할은 근거기반실무를 촉진하고 롤모델이 되는 것이다.
- 근거기반실무는 개선된 환자 결과를 목표로 간호 제공시점에서 이용가능한 최상의 근거, 임상전문지식 및 환자 선호도를 통합한다.
- EBP는 한 가지의 근거기반실무와 동일하지 않다.
- EBP 프로세스는 근거를 확인하고 근거기반실무로 변환되는 수단이다.
- EBP 프로세스는 팀 스포츠이다.

• 근거기반실무는 중재에 과학적 기초를 제공함으로써 변동성을 줄인다.

### 생각해보기

환자와의 일상적인 상호작용과 간호 제공시점에서 수행하는 중재에 대해 생각해보라:

1. 이러한 중재에 대한 근거를 알고 있는가?
2. 환자 및 다른 팀원들과 근거기반 정보를 어떻게 공유하는가?
3. 환자가 치료, 약물 치료 또는 요법을 거부한 상황에 처한 적이 있는가? 그렇다면 어떻게 느끼고, 어떻게 하였는가?

### 학습활동

1. 간호 제공시점에서 근거기반실무를 보여주는 교육 시나리오를 개발하자.
2. 전문가 팀을 만나 당신의 병동을 위한 근거기반중재를 확인하자.
   a. 확인된 문제에 대한 근거를 평가하자.
   b. 잠재적인 실무 변화를 논의하기 위해 리더십을 발휘하자.
   c. 근거, 팀의 전문성 및 환자 선호도를 실무 변화에 통합하자.
   d. 간호 제공시점에서 근거기반실무의 통합성과 지속 가능성을 평가하자.

## 참고문헌

Adams, S., & Titler, M. G. (2009). Implementing evidence-based practice. In M. A. Mateo & K. T. Kirchoff (Eds.), *Research for advance practice nurses: From evidence to practice.* (pp. 329-360). New York, NY: Springer Publishing Company.

Benner, P. E., Hughes, R. G., & Sutphen, M. (2008). Clinical reasoning, decision making, and action: Thinking critically and clinically. In R. G. Hughes (Ed). *Patient safety and quality—An evidence-based handbook for nurses.* Rockville, MD: Agency for Healthcare Research and Quality AHRQ Publication No. 08-0043. Retrieved from http://www.ahrq.gov/qual/nurseshdbk/

Benner, P. E., & Leonard, V. W. (2011). Patient concerns, choices, and clinical judgment in evidence-based practice. In B. M. Melnyk & E. Fineout-Overholt. (Eds.). *Evidence-based practice in nursing and healthcare: A guide to best practice* (2nd ed.). Philadelphia, PA: Wolters Kluwer, Lippincott Williams & Wilkins.

Centers for Medicare and Medicaid Services. (2003). Health care quality improvement program. In *Quality improvement organization manual*. Retrieved from https://www.cms.gov/manuals/downloads/qio110c16.pdf

Cullen, L., & Adams, S. L. (2012). Planning for implementation of evidence-based practices. *Journal of Nursing Administration, 42*, 222-230. doi: 10.1097?NNA.0b013e31824cc0a

Dearholt, S. L., & Dang, D. (Eds.). (2012). *Johns Hopkins Nursing evidence-based practice: Models and guidelines* (2nd ed.). Indianapolis, IN: Sigma Theta Tau, International.

DiCenso, A., Ciliska, D., & Guyatt, G. (2005). Introduction to evidence-based nursing. In A. DiCenso, G. Guyatt, & D. Ciliska (Eds.), *Evidence-based nursing: A guide to clinical practice*. St. Louis, MO: Elsevier Mosby.

EBBP. (n.d.). Steps for evidence-based behavioral practice. Retrieved from http://ebbp.org/steps.html

Fineout-Overholt, E., Melnyk, B. M., Stillwell, S. B., & Williamson, K. M. (2010a). Evidence-based practice, step by step. Critical appraisal of the evidence: Part II: Digging deeper —Examining the "keeper" studies. *American Journal of Nursing, 110*(9), 41-48. doi: 10.1097/01NAJ.0000388264.49427.f9

Fineout-Overholt, E., Melnyk, B. M., Stillwell, S. B., & Williamson, K. M. (2010b). Evidence-based practice, step by step: Critical appraisal of the evidence: Part III. *American Nursing, 110*(11), 43-51. doi: 10.1097/01.NAJ.0000390523.99066.b5

Hagg, H. W., Workman-Germann, J., Flanagan, M., Suskovich, D., Schachitti, S., Corum, C., & Doebbeling, B. N. (n.d.). *Implementation of systems redesign: Approaches to spread and sustain adoption* (white paper). Washington, DC: Association for Healthcare Research and Quality. Retrieved from http://www.ahrq.gov/downloads/pub/advances2/vol2/advances-hagg_80.pdf

Houser, J., & Oman, K. S. (2010). *Evidence-based practice: An implementation guide for healthcare organizations*. Sudbury, MA: Jones and Bartlett.

Institute of Medicine. (2001). *Crossing the quality chasm: A new health system for the 21st century*. Washington, DC: National Academy Press.

Institute of Medicine. (2003). *Priority areas for national action: Transforming health care quality*. Washington, DC: National Academy Press.

Institute of Medicine. (2011). *The future of nursing: Leading change, advancing health*. Washington, DC: National Academy Press.

Kroke, A., Boeing, H., Rossnagel, K., & Willich, S. N. (2003). History of the concept of "levels of evidence" and their current status in relation to primary prevention through lifestyle interventions. *Public Health Nutrition, 7*, 279-284. Retrieved from http://www.ncbi.nlm.nih.gov/pubmed/15003135

Melnyk, B. M., & Fineout-Overholt, E. (2011). *Evidence-based practice in nursing and health-care: A guide to best practice* (2nd ed.). Philadelphia, PA: Wolters Kluwer/Lippincott Williams & Wilkins.

Melnyk, B. M., Fineout-Overholt, E., Stillwell, S. B., & Williamson, K. M. (2010). Evidence-based practice: Step by step. The seven steps of evidence-based practice: Following this progressive, sequential approach will lead to improved healthcare and patient outcomes. *American Journal of Nursing, 110*(1), 51-53.

Moseley, M. J. (2012). The role of the advanced practice registered nurse in ensuring evidence-based practice. *Nursing Clinics of North America, 47*, 269-281.

Nilsen, P., Roback, K., Brostrom, A., & Ellstrom, P. (2012). Creatures of habit: Accounting for the role of habit in implementation research on clinical behavior change. *Implementation Science, 7*, 53. doi: 10.1186/1748-5908-7-53

O'Connor, A. M., Stacey, D., Tuzwell, P., & Guyatt, G. (2005). Incorporating patient values. In A. DiCenso, G. Guyatt, & D.Giliska (Eds.), Evidence-based nursing: A guide to clinical practice. Toronto, Canada: Mosby.

Oxman, A. D., Sackett, D. L., & Guyatt, G. H. (1993). Users' guides to the medical literature: 1. How to get started. *Journal of the American Medical Association, 270*, 2093-2095.

Pincock, T., Bernstein, P., Warthman, S., & Holst, E. (2012). Bundling hand hygiene interventions and measurement to decrease health care associated infections. *American Journal of Infection Control, 40*, S18-S27. doi:10.1016/j.ajic.2012.02.008

Posa, P. J., Harrison, D., & Vollman, K. M. (2006). Elimination of central line-associated bloodstream infections: Applications of the evidence. *AACN Advanced Clinical Care, 17*, 446-454.

Rosswurm, M. A., & Larrabee, J. H. (1999). A model for change to evidence-based practice. *Image Journal of Nursing Scholarship, 31*(4), 317-322.

Sackett, D. L., Rosenberg, W. M. C., Gray, J. A. M., Haynes, R. B., & Richardson, W. S. (1996). Evidence based medicine: What it is and what it isn't. *British Medical Journal, 312*(7023), 71-72.

Sigma Theta Tau, International, 2005-2007 Research and Scholarship Advisory Committee. (2008). Sigma Theta Tau internal position statement on evidence-based practice, February 2007, Summary. *Worldviews on Evidence-Based Nursing, 5*, 57-59.

Straus, S. E., Richardson, W. S., Glasziou, P., & Haynes, R. B. (2005). *Evidence-based medicine: How to practice and teach EBM* (3rd ed.). Edinburgh, UK: Elsevier Churchill Livingstone.

Sullivan, C., Gleason, K. M., Rooney, D., Groszek, J. M., & Bernard, C. (2005). Medication reconciliation is the acute care setting: Opportunity and challenge for nursing. *Journal of Nursing Care Quality, 20*(2), 95-98.

Titler, M. G. (2010). The evidence for evidence-based practice implementation. In R. G. Hughes (Ed). Patient safety and quality: *An evidence-based handbook for nurses*. Rockville, MD: Agency for Healthcare Research and Quality AHRQ Publication No. 08-0043. Retrieved from http://www.ahrq.gov/qual/nurseshdbk/

U.S. Department of Health and Human Services. (2005). Code of Federal Regulations, Title 45 Public Welfare Part 46, Protection of Human Subjects. Retrieved from http://www.hhs.gov/ohrp/policy/ohrpregulations.pdf

제16장

# 근거기반실무의 적용

### 학습목표

- 임상간호리더-간호관리자 관계의 장점과 근거기반실무를 위한 필수 단계를 논의한다.
- 임상간호리더-간호관리자가 근거기반실무의 임상 질문과 근거기반실무 프로젝트를 파악하기 위한 기준을 정할 수 있는 방법의 예를 제공한다.
- 임상간호리더-간호관리자 파트너십이 근거를 실용화하여 의미 있고 지속 가능한 변화를 창출하는 근거기반실무 팀을 구축한다.

근거기반실무의 제공은 임상간호리더(CNL)의 근본적인 역할 중 하나이다. CNL에 대한 AACN의 보고서와 최근의 일부 기사(Lammon, Stanley, & Blakney, 2010; Ott et al., 2009; Porter- O'Grady, Clark, & Higgins, 2010; Reid & Dennison, 2011; Stanton, Barnett Lammon, & Williams, 2011; Thompson & Lulham, 2007)에서는 근거기반실무를 CNL의 많은 역할 중 하나의 측면으로 설명하지만, CNL이 미시체계 수준에서 근거기반실무를 홍보하고 역할 모델을 만드는 방법에 대한 지침은 거의 없다.

환자간호 접점에서 근거기반실무의 촉진과 역할 모델링은 근거기반실무를 중시하고 비전과 지원 인프라를 통해 이 가치를 입증하는 미시체계 문화에 의존한다. 이 장에서는 CNL과 간호관리자가 근거기반실무의 문화를 창출하고 지원하기 위해 어떻게 협조하는지 중점적으로 설명한다.

Stetler (2003)는 문화를 "실제 규범, 신념 및 가치에 기초한 조직에서 일하는 방법"

이라고 정의한다. McGoff (McGoff, 2012)는 문화를 관용의 행동을 분리하는 선으로 간주하고 가치와 지침의 원칙을 문화의 기본 요소로 제시한다. 이 두 가지 정의는 문화가 행동에 반영되며, 이 행동은 근본적인 가치, 신념 및 규범의 징표임을 시사한다. 관리자와 직원의 행동을 관찰하면 미시체계의 문화와 그 문화를 주도하는 가치, 신념 및 규범에 대한 통찰력이 제공된다.

Scott-Findley와 Golden-Biddle (2005)은 많은 의료조직의 가치가 "일하는 것(doing work)"이라고 제시한다. 조직이나 미시체계가 일하는 것과 바쁜 것에 가치를 두고 특히, 동료가 검색하거나 반영하는 데 걸린 시간을 비생산적으로 보는 경우에 간호사는 근거 검색할 시간을 가지지 않고 임상 질문에 대한 답변을 동료의 지식이나 실무 지식에 의존할 수 있다. 그렇지 않으면, 간호사가 자신의 시간에 근거를 검색하고 학술 활동에 참여할 것이다(Scott-Findlay & Golden-Biddle, 2005). 많은 간호관리자들이 근거기반실무에 대한 헌신을 지지하지만, "말하기(talk)"와 "걷기(walk)"사이의 불일치는 직원의 행동이 근거기반실무를 양립할 수 없을 때 명백해진다.

McGoff (2012)에 따르면 "문화는 항상 존재한다(culture always exists)" 그리고 기본적으로 또는 의도에 따라 만들어진다. 의도적인 근거기반실무 문화를 구축하기 위한 첫 번째 단계는 CNL과 간호관리자가 미시체계 구성원의 행동이 근거중심의 중재, 임상 전문지식 및 환자 선호도가 환자간호 접점에서 통합된 실무를 반영하는지 비판적으로 검토하고 파악하는 것이 요구된다. 그렇지 않다면, CNL과 간호관리자를 위한 다음 행동은 근거기반실무를 "수행 방법(a way of practicing)"으로 설정하고 비전 성명서를 작성하여 비전을 명확하게 만드는 것이다.

"비전을 만드는 것은 미래를 설계하고 현실을 실현하는 방법을 고안하는 것이다" (McGoff, 2012). 그것은 실무의 변화이다.

미시체계에 대한 비전을 만들기 시작하기 위해 간호관리자와 CNL은 비전의 핵심 요소를 확인하고 비전 성명서를 위한 전반적인 기틀을 작성한다. 이 성명서는 직원에게 불완전한 비전이고 직원의 의견이 전체를 만들기 위해 필요한 설명과 함께 제시된다(McGoff, 2012). 미시체계의 비전 개발에 모든 직원을 포함시키면 비전을 실현할 공유된 소유권과 책임이 보장된다. 다음은 비전 성명서의 예이다.

우리는 우리 부서의 환자가 개방적으로 의사소통하고 안전하며 높은 수준의 의료서비스를 제공받는다고 믿는다. 우리는 근거기반중재, 임상전문지식 및 환자의 선호도를 통합하는 환자간호 접점에서 실무에 참여함으로써 그 신뢰를 존중한다.

이 비전 성명서는 미시체계가 근거기반실무에 가치를 두는 것을 명확하게 한다. 이 성명서에서 이 비전을 실현하는 데 필요한 행동 기대치를 기술한다. 이러한 행동 기대치는 모든 신입 직원에게 제공되는 문서에서도 명확하게 나타낼 수 있다.

근거기반실무의 행동기대치의 예는 다음과 같다.

간호중재를 수행할 때 모든 간호사는 중재의 의도를 환자에게 알리고 중재를 지지하는 근거에 대해 토론할 준비를 한다.

## 인프라 구축

조직 기반 시설은 환자 치료의 지원과 전달을 위한 토대가 된다(Flodgren, Rojas-Reyes, & Foxcroft, 2012). 근거기반실무 문화에 대한 헌신은 이러한 행동을 습득하고 유지하기 위해 직원을 교육하고 역할 모델을 작성하고 지원하는 데 필요한 자원을 제공

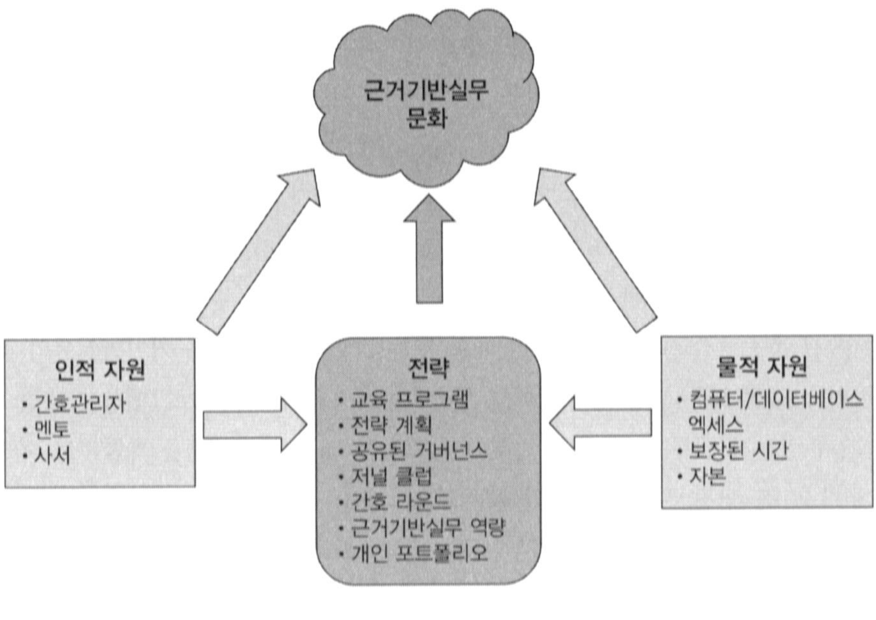


[그림 16-1] 근거기반실무 문화

해야 한다. 다양한 자원이 근거기반실무 인프라를 구성하고 근거기반실무에 참여하는 직원을 지원하기 위해 인적, 물적 자원을 결합해야 한다(Newhouse, 2005). 조직 인프라에 관한 주요 요점은 미시체계 수준에서 적용될 수 있다. [그림 16-1]은 근거기반실무 행동을 지원하는 인프라 전략을 형성하는 인적 자원과 물적 자원을 모두 제시한다.

## 인적 자원

### 간호관리자

근거기반실무 수행에 기여하는 2개의 간호관리자 특성으로 역할 모델링과 지지가 있다(Sandströom, Borglin, Nilsson, & Willman, 2011). 역할 모델링은 간호관리자가 모범을 보이는 것이며(Sandström et al., 2011), 근거기반실무와 근거기반실무 과정의 차이를 이해하는 것이다.

다수의 간호관리 학부 또는 대학원 커리큘럼에 근거기반실무 내용이 포함되지 않기 때문에 대부분의 간호관리자는 근거기반실무에 대한 지식이 부족하여, 근거기반실무의 복잡성을 과소평가할 뿐만 아니라 근거기반실무의 수사(rhetoric)와 실무 간의 간격을 넓히는데 기여한다(Wilkinson, Nutley, & Davies, 2011). 간호관리자가 근거기반실무에 대한 지식과 지지를 높이는 한 가지 방법은 근거기반실무 개념과 과정을 이해하기 위한 목적으로 CNL과 함께 근거기반실무 워크샵에 참여하는 것이다. 주 보건의료시스템은 간호관리자-CNL이 모두 참석한 워크샵을 분석했다. CNL의 목표는 미시체계의 근거기반실무 전문가와 멘토 역할을 수행하는 데 필요한 근거기반실무 기술을 개발하는 것이다. 간호관리자의 목표는 근거기반실무 과정의 복잡성을 이해하고 인식하며 근거기반실무 문화를 개발하고 유지하는 데 필요한 인프라를 파악하는 것이다.

이 워크샵 참석자는 고관절 전치환술과 슬관절 전치환술을 받는 환자가 수술 후 일관된 수술 전 통증관리교육을 받지 못했다는 것을 밝혔다. 그리고 근거기반실무의 절차를 사용하여 고관절 또는 슬관절 전치환술 수술 전 통증관리교육 프로그램을 개발할 수 있는 근거가 있는지 질문했다. 근거 검토에서 그들은 교육 프로그램을 개발하고 외래간호사에게 수술 전 방문 시점에서 환자에게 프로그램을 시행하는 방법을 가르쳤다.

간호관리자와 CNL이 근거기반실무 교육에 공동으로 참여할 경우 간호관리자는 근거기반실무가 CNL의 전적인 책임이 아니라는 점을 이해할 가능성이 높다. 그것은 간호관리자와 CNL 모두의 책임이다.

### 멘토

Melnyk (Melnyk, 2007)는 근거기반실무의 멘토가 경쟁 우선 순위에도 불구하고 근거기반실무를 수행하고 유지하는 "핵심 메커니즘(key mechanism)"역할을 하는 사람이라고 제시한다. 멘토 역할을 하는 사람은 시설마다 다르다. 멘토는 시설에 대한 전반적인 근거기반실무 프로그램의 책임을 가진 전문간호사(advanced practice registered nurse)일 수 있다. 또 다른 멘토의 선택은 근거기반실무 과정 단계에서 다른 직원을 이해하고 지도할 수 있는 과정 챔피언이 되기 위해 여러 간호사를 교육하는 것이다(Aitken et al., 2011; Fineout-Overholt, Levin, & Melynk, 2004; Fineout-Overholt, Melynk, & Schultz, 2005; Newhouse, 2007a; Newhouse & Johnson, 2009; Schulman, 2008). Melnyk (Melnyk, 2012)는 "임상의가 근거기반실무에서 멘토링 할 때 근거기반실무의 가치와 그것의 수행능력에 대한 인지적 신념이 강화되어 근거기반실무의 실행성이 향상된다"고 제시한다.

CNL 역할의 한 측면으로 근거기반실무를 지원하는 문헌이 있지만, 미시체계 수준에서 근거기반실무 멘토 역할을 하는 CNL에 대한 논의는 거의 없다. 부서가 근거기반실무 문화를 위해 노력하면 근거기반실무 멘토는 중요한 CNL의 역할이다. 근거기반실무 멘토로서, CNL은 간호사들이 실무에 의문을 제기할 뿐만 아니라 간호사들에게 근거기반실무 과정을 안내함으로써 이러한 질문들에 대답하는 것을 용이하게 한다.

모든 CNL이 근거기반실무 프로세스 멘토로서 기술을 인정하는 것은 아니지만 추가적인 전문 지식을 얻고 자하는 사람들에게는 그러한 기술을 가르치는 여러 국가 워크샵과 컨퍼런스가 있다. 근거기반중재를 확인하고 수행하기 위해 과정 기술을 습득하는 것이 환자 선호도와 환자간호 접점에서의 임상전문지식의 통합을 보장하지 않는다는 것을 기억하는 것이 중요하다. CNL의 멘토링 기술은 과정을 용이하게 하는 것 이상으로 확장된다. CNL은 역할 모델링과 간호 라운드를 통해 간호사가 환자간호 접점에서 이러한 중재를 이해하고 수행하도록 보장한다.

### 사서

사서는 임상 질문에 대한 답변을 검색할 때 주요 용어를 수정하는 데 도움이 되는 유용한 자원이다(Aitken et al., 2011; Beck & Staffileno, 2012; Newhouse, 2007a; Newhouse, 2007b; Schulman, 2008). 전통적으로 사서를 찾는 곳은 시설 도서관이다. 그러나 오늘날 많은 도서관 사서들이 간호실무협의회 모임에 참석하거나 간호사와 기타 보건 전문가와 동행할 수 있다. 부서에 있는 도서관 사서는 임상 질문에 대한 답변을 용이하게 하는 근거에 대한 빠른 접근을 제공한다. CNL은 시설 사서와 협력 관계를 맺고 사서가 부서회의에 참석하고 기본 검색 전략에 대한 프리젠테이션을 실시하며 간호 라운드에 참여할 수 있는 시간을 계획할 수 있다. 시설에 사서가 없는 경우 CNL은 간호 프로그램이 있는 지역 대학의 사서와 관계를 형성하도록 할 수 있다.

## 물적 자원

### 근거기반실무 자원에 대한 컴퓨터 액세스

인터넷 컴퓨터 액세스는 검색 가능한 데이터베이스, 대학과 의료시설 후원 도구 키트와 자습서, 파워포인트 프레젠테이션, 유튜브 비디오 및 동료가 리뷰한 저널을 포함하여 다양하고 수많은 온라인 근거기반실무 자원의 출구이다. 간호사는 전자의무기록으로의 광범위한 전환으로 인해 컴퓨터에 액세스할 수 있지만 반드시 근거기반실무 인터넷 자원에 액세스할 필요는 없다. CNL은 시설 사서와 부서 관리자들과 협력하여 임상 질문에 대한 답변을 제공할 가능성이 가장 높은 자원에 대한 조직의 리더십을 권고할 수 있다. 주요 데이터베이스 자원은 Medline (OVID 또는 PubMed를 통해), Cumulative Index for Nursing and Allied Health Literature (CINAHL), Cochrane Library, AHRQ (Healthcare Research and Quality, AHRQ) 및 Guidelines.gov가 포함된다.

### 보장된 시간

CNL은 간호관리자의 근거기반실무에 대한 구두 공약과 근거기반실무 교육, 간호 워크 라운드(nursing walk round), 근거기반실무의 실무 변화를 권유하고 근거기반 정책을 작성하는 것을 목표로 하는 근거기반실무 작업 그룹에 참여, 실무 변화가 논의되고 심의되는 다양한 협의회 회의에 참여하기 위한 간호사에게 제공되는 시간의 부족사이에 약간의 부조화가 발생할 수 있다. 간호관리자는 직원에게 시간 보장을 예약해줄 수 있지만 환자 치료가 먼저 이루어져야 하므로 인력이 부족한 경우 이 시간을 취소할 수 있다. 환자 치료가 항상 우선하지만, 간호관리자는 전통에 뿌리를 둔 치료와 "우리가 항상 하는 방식" 또는 환자간호 접점에서 근거기반중재, 임상전문지식 및 환자 선호도가 통합되는 치료인지 우선 순위로 가치를 두는 환자 치료의 유형을 결정해야 한다. 전통과 "동일하게 유지하는 것"이 가치있는 것이라면 치료를 개선하기 위한 변화가 저항에 부딪힐 수 있기 때문에 보장된 시간을 취소하는 것이 문제가 되지 않는다. 그러나 비상 상황을 제외하고는 근거기반실무의 문화를 발전시키고 유지하는 것이 가치있는 경우 간호관리자는 변형된 업무가 완료되는 동안 보장된 시간을 취소하지 않을 것이다. 조직의 보장된 시간에 대해 Kerfoot (2006)는 "생각하는 시간은 독창성과 전문적인 실무가 성장할 수 있는 토양을 제공하며 조직 문화에서 중요한 개념이어야 한다"라고 기술하였다.

장학금과 성찰(reflection)을 위한 보장된 시간 문제는 비전과 분리될 수 없다. 간호사가 근거기반실무에 관여할 것이라는 미시체계의 실무 비전이 있다면 간호리더십이 인력배치 일정에 시간을 배정하는 경우 수사학(rhetoric)과 실무가 호환될 수 있는 유일한 방법이다.

## 근거기반실무 문화 구축을 위한 전략

근거기반실무의 문화를 지원하기 위한 전략은 인간과 물적 자원이 함께 모여 이루어지고, 근거기반실무와 일치하는 행동을 조장하는 활동이다.

### 교육 프로그램

근거기반실무의 비전은 새로운 아이디어와 기술로 활력을 주는 직원이 실무 변화를 위한 노력을 지원하기 위해 근거기반실무 교육 요구를 파악하기 이전에 수립되어야 한다. 근거기반실무의 비전을 달성하려면 모든 간호사가 근거기반실무, 근거기반실무와 근거기반실무 과정을 이해하고 접점 간호시점에서 근거기반실무에 참여하기 위해 필요한 기술을 습득해야 한다.

조직에 따라 이 교육은 교육부서원, 근거기반실무 프로그램 디렉터 또는 CNL이 제공할 수 있다. CNL은 직원에 대한 근거기반실무 지식의 차이를 파악하고 부서 직원의 요구에 맞는 교육을 설계하도록 도울 수 있다.

근거기반실무 교육은 세 가지 질문에 초점을 맞추어야 한다.

1. **근거기반실무는 무엇인가 - 어떻게 보고 느끼는가?(What is an evidence-based practice — what does it look and feel like?)** 이 질문에 대답하기 쉽도록 하는 한 가지 방법은 환자간호 접점에서의 행동을 확인하고 이러한 행동이 근거, 임상전문 지식 및 환자 선호도를 통합하는지 파악하고 분석하기 위해 간호사 - 환자 시나리오를 사용하는 것이다. 이 전략의 목표는 직원들이 근거기반실무에 참여하는 것이 무엇을 의미 하는지를 깨닫고 "아-하"를 경험하는 것이다.
2. **근거기반실무는 무엇인가?(What are evidence - based practices?)** 이 교육은 다음 질문에 대한 중요성에 중점을 두고 있다. "환자간호 접점에서 수행된 중재를 뒷받침하는 근거는 무엇인가?", "무언가 다른 일을 해야 할까?" 직원은 지지하는 근거에 대한 진술을 포함하는 정책을 비판적으로 검토 및/또는 작성하는 과정에 대해 배운다.
3. **근거기반실무 과정은 무엇인가?(What is the EBP process?)** 모든 직원은 임상 질문을 바탕으로 실무변화를 수행할 충분한 근거가 있는지 판단하는 데 사용되는 근거기반실무 과정을 이해해야 한다. 근거기반실무 과정에 능숙해지고 다른 직원을 위한 과정 멘토 역할을 하고자 하는 직원을 교육하기 위한 몇 가지 모델이 있다(Cullen, Titler, & Rempel, 2011; Newhouse 2007b; Selig & Lewanowicz, 2008; Wallen et al., 2010; Weeks, Moore, & Allender, 2011).

간호관리자와 CNL은 환자간호 접점과 근거기반실무 과정에서 근거기반실무 멘토가 되는 간호사의 수를 정한다. 이러한 멘토들은 근거기반실무 프로젝트의 프로젝트 리더가 될 것이다. 근거기반실무 멘토가 중요하며(Aitken et al., 2011; Cullen, Greiner, Greiner, Bombei, & Comried, 2005; Fineout-Overholt et al., 2005; Melnyk, 2007; Rycroft-Malone, 2008), AACN CNL 교과과정에서 근거기반실무에 중점을 둔다는 의견이 있지만 CNL은 부서 기반의 근거기반실무 멘토이다. 따라서 CNL은 근거기반실무, 근거기반실무와 근거기반실무 과정의 차이를 이해하고 시설 교육자와 협력하여 부서 직원의 요구에 부합하는 교육 프로그램을 개발한다.

### 전략 계획

전략 계획은 미시체계 구성원이 만든 비전을 실현하기 위한 목표를 수립하는 문서이다. 이 계획은 근거기반실무가 "수행 방법(way of practicing)"이라는 목표를 설정하고 교육, 학술 활동을 위한 보호시간, 공유된 거버넌스, 간호 라운드 및 간호 역량과 같은 근거기반실무의 비전을 뒷받침할 행동을 개략적으로 설명한다(Newhouse, 2007b). 미시 체계의 비전과 마찬가지로 전략 계획의 기본 틀은 간호관리자와 CNL이 개발할 수 있으며 간호사의 의견을 바탕으로 정교하게 완성되었다.

## 공유 거버넌스

근거기반실무는 간호사가 지속적으로 의문을 제기하고 실무하는 것을 격려하는 것이다. 공유된 거버넌스는 간호사가 질문하고 실무 결정을 내리고 실무에 대한 책임을 지는 기능적 구조를 제공한다. 간호사가 실무에 대해 질문을 할 때는 실무에 대한 답을 찾고 적용하는 메커니즘(근거기반실무 과정)과 실무 변화에 대한 조사, 의사소통 및 공유하는 메커니즘(공유 거버넌스)이 모두 필요하다. 임상 질문에 대한 논의와 검토를 위한 기틀을 제공하는 조직 구조의 일부 유형이 없으면, 먼저 미시체계와 거시체계에서 한개 이상의 근거기반실무 작업 그룹이 동일하거나 유사한 임상 질문에 응답하려고 시도할 가능성이 있다(Newman, 2011).

## 저널 클럽

간호관리자와 함께 미시체계 수준에서 저널 클럽을 시작하기 전에 CNL은 저널 클럽의 목적을 파악해야 한다. 전통적으로 저널 클럽의 형식은 관심 있는 출판물을 선택하여 다양한 구성 요소와 강점과 약점에 대해 파악하고 보고된 결과가 임상실무에서 어떻게 사용될 수 있는지 토론하는 것이다. 근거기반실무 문화의 맥락에서 저널 클럽은 몇 가지 중요한 평가 형식 중 하나를 사용하여 체계적인 검토, 근거기반 지침 및 비공개 출판물(사례 보고서, 의견서)의 비평을 포함한다(Dearholt & Dang, 2012; Fineout-Overholt, Melynk, Stillwell, & Williamson, 2010; Melnyk & Fineout-Overholt, 2011). 토론을 위해 선택된 자료가 부서와 관련된 질문에 답할 수 있는 근거를 제공한다면 저널 클럽에 포함될 수 있다. 헌장이나 목적 진술서를 쓰는 것이 저널 클럽 토론 중에 진행자와 저널 클럽 회원이 집중할 수 있도록 도움이 될 것이다.

저널 클럽에는 여러 가지 형식이 있으며 가장 좋은 형식은 회원이 선택하는 것이고, 이러한 결정에 참여한 경우 참여와 출석률이 높아질 것이다. 온라인 저널 클럽을 포함하는 형식에서는 기사는 온라인으로 게시되며 의견은 전자 형식으로 공유된다. 이 온라인 형식은 회원이 낮이나 밤에 언제든지 저널 클럽 사이트에 로그인할 수 있으므로 모든 근무조에서 쉽게 사용할 수 있다. 일부 시설은 직접 대면하는 저널 클럽에서 발생하는 보다 더 견고한 토론을 선호할 수 있고, 그렇다면 저널 클럽 일정을 변경하여 다양한 근무조가 이러한 토론에 참석할 수 있도록 해야 할 수도 있다. 세 번째 선택은 기존 회의 일정에 저널 클럽을 끼워 넣는 것이다. 예를 들어, 간호 실무 협의회가 매월 첫 번째와 세 번째 수요일에 2시간 동안 만나는 경우, 한 회의 2시간 동안 저널 클럽을 개최할 수 있다.

저널 클럽 참여를 위한 교육학점을 제공한다면 출석을 유도할 수 있는 좋은 전략이 될 것이다. 추가 인센티브를 제공한다.

### 간호 라운드

CNL 주도의 의사 교육 라운드나 간호 라운드에서 빌린 형식을 사용하는 것이 CNL이 근거기반실무를 교육하고 역할 모델로 하는 숙련된 방법이다(Aitken et al., 2011; Fineout-Overholt et al., 2005; Schulman, 2008). 간호 라운드는 환자의 침상가에서 이루어지며 CNL, 환자에게 배정된 간호사 및 지원 직원이 참석한다. 간호사는 환자의 입원 이유를 설명하고 환자의 간호요구를 논의한다. CNL은 간호사가 의사소통하는 방법을 관찰하고 간호사-환자 상호작용이 근거기반중재, 임상전문지식 및 환자 선호도의 통합이 반영되는지 사정한다. CNL은 치료계획을 구성하는 간호 중재에 대한 근거를 질문한다. 특정 중재에 대한 근본적인 증거가 분명하지 않을 때, CNL은 간호사들이 부서별 실무협의회 또는 서비스 수준 실무협의회에서 근거기반실무의 단계를 사용하여 이 질문에 답해야 하는지 결정하기 위해 토론하도록 권장한다. CNL은 처음 간호 라운드에서 질문한 간호사들을 지도하고 간호사가 임상 질문에 답하기 위해 근거기반실무 프로젝트 작업 그룹을 만들도록 격려한다.

간호 라운드는 또한 CNL이 간호 중재를 지원하는 근거를 환자에게 어떻게 전달할 지, 치료에 대한 환자의 선호도를 이끌어 내고, 확인된 선호도에 기반한 치료를 개별화하기 위한 임상적 전문 지식을 활용하는 방법을 모델링 할 수 있는 기회를 제공한다.

### 근거기반실무 역량

직원 행동에 대한 기대는 비전과 문화 기술에서 나온다. 행동적 기대가 명확해지면 간호관리자와 CNL은 이러한 행동을 증명하는 데 필요한 역량을 개발할 수 있다. 신규 간호사의 경우, 근거기반실무의 역량은 간호 중재에 대한 근거 자료를 환자에게 설명하고 환자가 이러한 중재를 이해하고 이에 대해 기꺼이 받아들일 수 있는 능력에 중점을 둘 수 있다. 보다 경험이 많은 간호사의 경우, 역량은 간호사가 환자간호 접점에서 근거기반실무에 임상전문지식을 통합하는 방법과 환자의 선호도가 근거기반중재를 우회할 때 간호에 대한 접근방식을 수정하는 방법에 초점을 둔다. 전문간호사를 위한 역량은 근거기반실무 작업 그룹을 이끌기 위해 필요한 근거기반실무 과정의 기술 습득에 중점을 둔다.

### 미시체계와 거시체계의 상호작용

미시체계는 안전하고 질 높은 환자 중심 간호를 제공하는 "핵심(key)"으로 확인되었으며(Mohr, Batalden, & Barach, 2004), 질 높은 환자 결과에 미시체계 수준의 근거기반실무를 포함하려는 노력이 있었지만 CNL이 미시체계와 거시체계 사이의 필수적인 연결을 이해하는 것이 중요하다. Nelson 등(2002)은 거시 수준의 조직 지원이 고성능 임상 미시체계의 9가지 공통된 특성 중 하나임을 확인했다. 이들은 조직의 지원을 "미시체계의 작업을 향상시키고 합법화하기 위한 인식, 정보 및 자원"을 제공함으로써 미시체계의 작업을 촉진시키는 것으로 정의한다.

CNL과 간호관리자가 미시체계 수준에서 근거기반실무 문화를 지원하는 데 필요한 인프라 자원에 대한 비즈니스 사례를 구축할 때 더 넓은 수준에서 조직의 지원은 필수적이다. 또한, 조직 수준의 지원은 미시체계 수준에서 새로운 근거기반 사례를 성공적으로 수행하는 데 중요할 수 있다. 예를 들어, 인수인계 전자시스템을 구현하기 위해서는 미시체계 간의 협업과 자원이 필요하다(Nelson et al., 2002). CNL은 미시체계 수준에서 근거기반실무의 비전 기반 문화를 구축하고 유지하는 데 중점을 두면서 다양한 조직 미시체계와 거시체계의 전반적인 문화와 맥락 사이의 복잡한 상호 연결을 고려해야 한다.

## 단원요약

- 근거기반실무의 제공은 CNL의 기본 역할 중 하나이다.
- 비전 진술문의 개발은 미시체계가 근거기반실무를 가치있게 하는 것을 나타낸다.
- 근거기반실무 문화에 대한 헌신은 이러한 행동을 습득하고 유지하기 위해 직원을

교육하고 역할 모델을 하고 지원하는 데 필요한 자원을 제공해야 한다.

### 생각해보기

CNL과 부서간호관리자 간의 일상적인 상호작용에 대해 생각해보자.

1. 파트너십을 강화하기 위해 어떤 활동을 할 수 있는가?
2. 실무문제를 정기적으로 어떻게 확인하는가?

### 학습활동

1. 미시체계의 문화를 반영하는 행동을 확인하자.
2. 간호 단위에 대한 근거기반실무 비전 진술문을 작성하자.
3. 근거기반실무를 지원하는 장치의 인프라 구성 요소를 확인하자.

## 참고문헌

Aitken, L. M., Hackwood, B., Crouch, S., West, N., Carney, D., & Jack, L. (2011). Creating an environment to implement and sustain evidence based practice: A development process. *Australian Critical Care, 24*(4), 244-254. doi:10.1016/j.aucc.2011.01.004

American Association of Colleges of Nursing. (2007). AACN white paper on the role of the clinical nurse leader. Retrieved from http://www.aacn.nche.edu/publications/white-papers/cnl

Beck, M. S., & Staffileno, B. A. (2012). Implementing evidence-based practice during an economic downturn. *Journal of Nursing Administration, 42*, 350-352.

Cullen, L., Greiner, J., Greiner, J., Bombei, C., & Comried, L. (2005). Excellence in evidence-based practice: Organizational and unit exemplars. *Critical Care Nursing Clinics of North America, 17*, 127-142.

Cullen, L., Titler, M. G., & Rempel, G. (2011). An advanced educational program promoting evidence-based practice. *Western Journal of Nursing Research, 33*(3), 345-364.

Dearholt, S. L., & Dang, D. (Eds.). (2012). *Johns Hopkins nursing evidence-based practice: Models and guidelines* (2nd ed.). Indianapolis, IN: Sigma Theta Tau, International.

Fineout-Overholt, E., Levin, R., & Melnyk, B. (2004). Strategies for advancing evidence-based practice in clinical settings. *Journal of the New York State Nurses' Association, 35*(2), 28-32.

Fineout-Overholt, E., Melnyk, B. M., & Schultz, A. (2005). Transforming healthcare from the inside out: Advancing evidence-based practice in the 21st century. *Journal of Professional Nursing, 21*(6), 335-344.

Fineout-Overholt, E., Melnyk, B. M., Stillwell, S. B., & Williamson, K. M. (2010). Evidence-based practice step by step. Critical appraisal of the evidence: Part I: An introduction to gathering, evaluating, and recording the evidence. *American Journal of Nursing, 110*(7), 47-52.

Flodgren, G., Rojas-Reyes, M. X., & Foxcroft, D. R. (2012). Effectiveness of organizational infrastructures to promote evidence-based nursing practice. *Cochrane Database of Systematic Reviews, 2*, CD002212. doi:10.1002/14651858

Kerfoot, K. (2006). Reliability between nurse managers: The key to the high-reliability organization. *Nursing Economic$, 24*(5), 274-275.

Lammon, C. A., Stanton, M. P., & Blakney, J. L. (2010). Innovative partnerships: The clinical nurse leader role in diverse clinical settings. *Journal of Professional Nursing, 26*(5), 258-263. doi:10.1016/j.profnurs.2010.06.004

McGoff, C. (2012). *The primes: How any group can solve any problem*. Hoboken, NJ: John Wiley & Sons, Inc.

Melnyk, B. M. (2007). The evidence-based practice mentor: A promising strategy for implementing and sustaining EBP in healthcare systems. *WorldViews on Evidence-Based Nursing, 4*(3), 123-125.

Melnyk, B. M. (2012). Achieving a high-reliability organization through implementation of the ARCC model for systemwide sustainability of evidence-based practice. *Nursing: Administration Quarterly, 36*(2), 127-135.

Melnyk, B. M., & Fineout-Overholt, E. (2011). *Evidence-based practice in nursing and healthcare: A guide to best practice* (2nd ed.). Philadelphia, PA: Wolters Kluwer/Lippincott Williams & Wilkins.

Mohr, J. J., Batalden, P., & Barach, P. (2004). Integrating patient safety into the clinical microsystem. *Quality & Safety in Healthcare, 13*(Suppl. II), ii34-ii38.

Nelson, E. C., Batalden, P. B., Huber, T. P., Mohr, J. J., Godfrey, M. M., Headrick, L. A., & Wasson, J. H. (2002). Microsystems in healthcare: Part 1. Learning from high-performing front-line clinical units. *Joint Commission Journal on Quality Improvement, 28*(9), 472-493.

Newhouse, R. P. (2005). Evidence-based infrastructure (letter). *Hospitals and Health Networks, 79*(11), 10.

Newhouse, R. P. (2007a). Creating infrastructure supportive of evidence-based nursing practice: Leadership strategies. *WorldViews on Evidence-Based Nursing, 4* (1), 21-29.

Newhouse, R. P. (2007b). Organizational change strategies for evidence-based practice. *Journal of Nursing Administration, 37*, 552-557.

Newhouse, R. P., & Johnson, K. (2009). A case study in evaluating infrastructure for EBP and selecting a model. *Journal of Nursing Administration, 39*, 409-411.

Newman, P. (2011). Transforming organization culture through nursing shared governance. *Nursing Clinics of North America, 46*(1), 45-58.

Ott, K. M., Haddock, K. S., Fox, S. E., Shinn, J. K., Walters, S. E., Hadin, J. W., ... Harris, J. L. (2009). The clinical nurse leader: Impact on practice outcomes in the Veterans Health Administration. *Nursing Economic$, 27*(6), 363-370, 383.

Porter-O'Grady, T., Clark, J. S., & Higgins, M. S. (2010). The case for the clinical nurse leader: Guiding nursing practice into the 21st century. *Nurse Leader, 8*(1), 37-41.

Reid, K. B., & Dennison, P. (2011, September 30). The clinical nurse leader (CNL)™: Point of care safety clinician. *The Online Journal of Issues in Nursing, 16*(3), 4.

Rycroft-Malone, J. (2008). Evidence-informed practice: From individual to context. *Journal of Nursing Management, 16*, 404-408.

Sandströ, B., Borglin, G., Nilsson, R., & Willman, A. (2011). Promoting the implementation of evidence-based practice: A literature review focusing on the role of nursing leadership. *WorldViews on Evidence-Based Nursing, 8*(4), 212-223. doi:10.1111/j.1741-6787.2011.00216.x

Schulman, C. S. (2008). Strategies for starting a successful evidence-based practice program. *AACN Advanced Critical Care, 19*(3), 301-311. doi:10.1097/01.AACN. 0000330381.41766.2a

Scott-Findlay, S., & Golden-Biddle, K. (2005). Understanding how organizational culture shapes research use. *Journal of Nursing Administration, 35*, 359-365.

Selig P. M., & Lewanowicz, W. (2008). Translation to practice: Developing an evidence-based practice nurse internship program. *AACN Advanced Critical Care, 19*(3), 325-332. doi: 10/1097/01.AACN.0000330381.64637.14

Stanton, M. P., Barnett Lammon, C. A., & Williams, E. S. (2011). The clinical nurse leader: A comparative study of the American Association of Colleges of Nursing. *Journal of Professional Nursing, 27*, 78-83. doi:10.1016/j.profnurs.2010.09.014

Stetler, C. (2003). Role of the organization in translating research into evidence-based practice. *Outcomes Management, 7*(3), 97-105.

Thompson, P., & Lulham, K. (2007). Clinical nurse leaders and clinical nurse specialists role delineation in the acute care setting. *Journal of Nursing Administration, 37*, 429-431.

Wallen, G. R., Mitchell, S. A., Melnyk, B. M., Fineout-Overholt, E. Miller-Davis, C., Yates, J. & Hastings, C. (2010). Implementing evidence-based practice: Effectiveness of a structure multifaceted mentorship programme. *Journal of Advanced Nursing, 66*(12), 2761-2771.

Weeks, S. M., Moore, P., & Allender, M. (2011). A regional evidence-based practice fellowship. *Journal of Nursing Administration, 41*, 10-14.

Wilkinson, J. E., Nutley, S. M., & Davies, H. T. O. (2011). An exploration of the roles of nurse managers in evidence-based practice implementation. *WorldViews on Evidence-Based Nursing, 8*(4), 236-246. doi:10/1111/j.1741-6787.2011.00225.x

# 제17장

# 개선 과학과 팀 과학: 혁신, 효과성과 안전의 연계[1)]

## 학습목표

- 안전하고 효율적인 의료 제공을 보장하는 개선 과학과 그 역할을 정의한다.
- 임상간호리더를 위한 근거기반실무를 향상시키는 데 있어 개선 과학의 목표를 설명한다.

근거에 기반한 보건의료의 질과 안전에 대한 관심이 증대됨에 따라 보건의료의 변화를 이끌 수 있는 개선된 과학 프로그램을 개발하는 것이 시급한 과제로 대두되었다. 임상간호리더(CNL)는 임상가, 옹호자, 정보관리자 및 성과관리자로서의 역할에서 환자중심간호를 지원하기 위해 가장 높은 수준의 근거를 사용하고 있다. 개선 과학(improvement science)은 환자 결과 임상현장에서 연구 근거의 기준을 높이는데 기여했다. 미국국립보건원(National Institute of Health, NIH)이 기금을 지원하는 개선과학연구네트워크(Improvement Science Research Network, ISRN)는 연구를 위한 우선순위를 체계적으로 개발하여 국가적 차원에서 가장 시급한 개선 과학의 지식 격차(gap)에 연구 자원이 우선적으로 적용되도록 하고 있다. 이 장에서는 이 새로운 분야를 탐구하고, 국가적 차원

1) 본 연구의 일부는 National Institute for Nursing Research Institute (NIH 1RC2 NR011946-01)의 연방 기금으로 지원됨

에서 일차적으로 개선 과학의 연구 의제를 수립하는 방법을 설명하고, 연구 의제를 제시하고 있다. 개선 과학에 대한 CNL의 역할에 대해서는 근거기반실무(evidence-based practice, EBP)와 협력적인 의사소통과 연계하여 논의될 것이다.

보건의료의 질에 관한 문제가 만연해 있고 눈에 띄게 드러나기도 하지만, 이러한 문제의 근본 원인은 분명하지 않다(McGlynn et al., 2003). 최적의 의료를 달성하려는 시도는 중개연구[2)](translational research)의 목표, 근거기반의료(evidence-based medicine, EBM), 질과 안전(quality and safety)에 대한 인증(accreditation)및 외부의 책임, 위험관리(risk management), 오류 예방, 조직 개발, 리더십 및 최전방 강화(frontline enhancement), 복잡한 적응 시스템 틀(framework)을 포함한 다양한 접근법으로 나타났다(Grol, Baker, & Moss, 2004). 그럼에도 불구하고 개선을 달성하는 효과적인 방법은 접근법의 맥락에서 시도된 단순한 검증 방법으로는 입증되지 못하였으며, 보다 복잡하고 잘 설계된 중재와 검증 전략이 필요하다. CNL은 개선과 관련하여 근거기반의료와 혁신에서 자신의 역할을 강조하고 있다. 평가 및 임상의사결정을 위한 기반으로 측정 도구를 사용하고 고객중심의 간호를 설계, 조정, 구현 및 평가하는데 있어 임상적 판단 및 의사결정기술을 적용하는 능력은 CNL에게 개선 과학을 위한 기초가 된다(King, 2013).

질 향상과 환자안전은 정책, 환자 옹호 및 보건의료전문가 그룹의 지원을 받는 긴급한 임상적 목표이지만 어떤 개선 전략이 효과적인지 밝히기 위한 연구는 불충분했다. 개선 연구의 근거에 대한 비판적인 요구에도 불구하고 엄격하고 잘 설계된, 행동중심 연구(action oriented research)를 수행하기 위한 인프라와 보건의료 과학자의 역량은 부족한 실정이다.

이러한 격차는 부분적으로 개선 과학 분야에서의 엄격한 연구 접근방식의 부재에 기인한다. Shojania와 Grimshaw (2005)는 "우리가 질병 이환과 사망의 주요 원인에 대해 일상적으로 적용하는 과학적 표준을 질 향상 연구에는 적용하지 않는 이유는 무엇인가"라고 문제를 제기하였다. 일부 연구방법이 남아 있으며 현장에서 엄격한 연구를 수행하기 위한 이론, 방법 및 설계가 새롭게 등장하고 있지만, 많은 보건의료 과학자들이 아직 이러한 새로운 연구방법을 적용하는 데 숙련되지 않았다. 보건의료 과학자를 위한 교육훈련 프로그램에 이러한 주제가 포함되기 시작했다(Rubio et al., 2010).

---

2) 역자주 : 기초과학 연구의 결과를 실제 임상 과학에서 사용될 수 있는 단계까지 연계해 주는 연구를 말함

CNL은 개선 연구 발전에 중대한 장벽이 있음을 인지하고, 중재 및 중개 과학 지식에 기반을 둔 개발을 시도하고 있다. 최근 Institute of Medicine (IOM)의 전문가 패널이 제시한 개선 연구의 장벽은 다음과 같다(IOM, 2007):

1. 개선 계획은 과학적 연구와 다른 목적으로 수행되며, 실험을 통한 학습을 강조하는 대신에 일반화 가능한 진리에 대한 이해와 타협한다.
2. 개선 계획의 특정 상황은 일반화 가능성을 제한한다.
3. 개선 과학은 과학적인 근원지가 없으며 학제간 연구가 필요하다.
4. 훈련과 실습에 불일치가 있다. 즉 개선 프로젝트를 수행하는 사람들은 연구에 대한 훈련을 거의 받지 않았다.
5. 윤리적 원칙이 명확하지 않다.
6. 개선 연구는 엄격한 조건을 따르지 않으며 인과관계를 확립하기 어렵다.
7. 개선 연구는 드물게 발표되고 있기도 하지만, 대부분 수행까지 되지 않았고 일반화가 어려웠다.
8. 개선 연구와 관련된 공통 용어 및 분류체계의 부재는 발전을 저해하는 요인이다.

개선 연구는 보건의료를 변화시킬 수 있는 잠재력을 가지고 있으며 이러한 장벽은 극복될 수 있다. 용어에 대한 검토와 연구 우선순위 정립은 가장 도움이 되는 첫 번째 단계인 집단적 사고(collective thinking)를 명확히 하는 데 도움이 될 것이다. 이는 CNL이 근거기반실무에 대해 파악하고 자신의 역할에 부딪히는 혁신적인 전략의 개선을 지속하는 데 있어서 중요한 단계이다.

## 용어 검토

관련 분야에 대한 용어의 혼란이 생기기 시작했으며, 적어도 이 점에 있어서 용어는 의료제공과 성과를 개선하기 위한 효과적인 변화에 대한 이해를 높이는 것과 연관되어 있다. 이 논의에서 상위 용어인 "개선 과학(improvement science)"은 용어 모음을 나타내기 위해 사용된다. 전문용어는 빈번하게 서로 연관되고 중첩된다(예, 과학의 복잡성, 변화 과학, 중재 과학, 시스템 연구 및 개선 과학). 이 중 어떤 용어도 이 분야의 전문가에 의해 적절하게 정의되지 않았기 때문에, IOM의 개선연구 장벽에 대해 앞서 여덟 번째에 제시된 내용을 인용했다.

보건의료 질 향상의 기초가 되는 과학을 강조하는 패러다임 변화는 최근의 일이다. 지난 10년 동안 연구 방향이 변화되기 시작했으며 IOM 보고서(quality initiative reports, IOM, 1999, 2001, 2008a, 2008c)의 영향을 크게 받았다. 초기의 산발적인 노력과 함께 수많은 용어와 접근법이 확대되어 왔다. 사용된 용어 중에는 개선 과학(이 논의에서는 다른 용어를 포함하는 용어로 제시됨), 중개 과학, 변화 과학 및 중재 시나리오가 포함된다. 이 분야에서 용어의 진화와 최종 채택은 논의의 범위를 벗어나지만, "개선 과학"이라는 용어는 중개 과학과 같은 다른 용어와 병행하여 논의될 것이다.

중재의 임상적 효능에 대한 전통적인 연구에 덧붙여 "효과적인 개선 전략은 무엇인가"와 "이 전략이 어떻게 작동하는가"에 대한 관심이 급격하게 증가했다. 이와 같은 주요 변화는 새로운 방향을 설정하고 새로운 용어를 만들어 낸 NIH 로드맵의 발표와 함께 추진되었다. 실제로 2005년 보고서에서 "중개 과학(translational science)"이라는 용어가 사용되었다(Zerhouni, 2005). 이 개념은 "중개1(Translation 1)"(T1: 벤치 실험 단계에서 임상시험에 이르는 단계)과 "중개2(Translation 2)"(T2: 임상시험 단계에서 광범위하게 임상현장에 채택되는 단계)로 요약된다. 이 용어는 NIH의 임상 중개 연구상(Clinical Translational Research Awards, CTSA)의 도입과 함께 강화되었으며, 이는 임상연구 기업을 변화시키는 데 필요한 요건(예, 중개 과학 및 지역사회 아웃리치(community outreach))을 설정함으로써 벤치연구와 임상현장 의료의 연계를 강화하고자 시도되었다.

개선 과학에 대한 정의에는 앞서 제시된 T2와 중개 과학을 포함하도록 확장된 T3가 포함된다. T3 연구는 효과적이고 안전한 의료 제공 방법을 파악하여 모든 의료환경에서 모든 환자에게 근거기반 치료, 예방 및 기타 중재가 안정적으로 제공되고 개인 및 인구집단의 건강을 향상시키는 것을 추구한다(Dougherty & Conway, 2008, p.2320). CNL은 "왜" 그리고 "어떻게"에 중점을 두어 협력팀에서 근거기반의료를 지원한다. CNL은 근거기반연구 및 개선 과학 방법을 기반으로 변화하는 실무에 임상적 리더십을 제공하고 있다. 정보원에 대한 평가, 비평 및 분석을 통해 CNL은 정보에 입각한 소비자가 되어 최적의 고객 성과를 평가하고 달성하기 위한 지식의 합성을 강화하게 된다.

이러한 구조 하에서 중개 과학은 여러 단계에 걸쳐 발견된 것의 적용을 가속화하기 위해 다학제간 협력을 시도하며 보건의료의 질과 가치 및 인구집단의 건강 개선을 향해 발전되고 있다(Dougherty & Conway, 2008). CNL은 이를 적용하는데 준비가 되어 있다. T1과 T2에서 T3로 확장하는 것은 실무 지향적인 단계를 나타낸다. T3는 전파하는 역할을 하며, 현재 전 세계적으로 효과적인 실무가 무엇인지에 대한 해답을 제공한다. T3 연구 질문은 다음과 같다. (1) 새로운 치료법을 이해하고, (2) 이를 적용하도록 주어진 치료에 관한 정책을 임상의와 환자에게 제공하는 가장 좋은 방법은 무엇인가? 또한 T3에서는 과학적으로 널리 보급된 새로운 실무가 표준화되고 새로운 근거기반정책이 수립된다. 추가적인 질문은 시스템을 변경하고 조직문화의 질을 창출하는 효과적인 방법에 대한 것이다. 실험을 통해 발견된 성과를 일상적으로 대상자의 의료 제공에 적용하기 위해서는 3단계가 모두 필요하다. CNL은 중재 과학이 지원하는 미시체계의 변화, 행동중심 연구를 이해하고 있다.

각 단계에서 중요한 연구가 드러나며, 각 단계에서 부수적인 연구방법과 틀은 차이가 있다. 기초 과학 및 임상시험에서 T1과 T2의 연구방법은 오랜 기간 동안 방법론과 이론적 측면의 발전을 통해 잘 정의되고 실행되고 있다. 기본적인 "벤치(bench)" 연구의 엄격한 방법은 통제된 실험실에서 과학적 발견을 위해 정립된 표준을 따른다. 많은 표준이 임상연구시험(clinical research trial)에도 사용되며, 무작위 대조군 연구(randomized control trial, RCT)는 "황금 표준(gold standard)"에 해당된다.

초기 연구방법을 적용한 중개 과학 연구 단계는 T3의 사례에 해당하지 않는다. 이 방법은 의료서비스 연구의 광범위한 분야와 밀접하다. T3 단계에서 개선 과학 방법의 발전을 촉진하려면 두 가지 패러다임 전환이 필요하다. 첫 번째 변화는 질 향상 전략에서 개선 전략을 검증하는 개선 과학으로의 전환이다. 두 번째 변화는 고도로 통제된 변수에 대한 전통적인 실험연구에서 복잡하고 역동적인 현상에 대한 연구로의 전환이다. RCT와 같은 비교적 고도로 통제된 설계는 복잡한 적응 시스템 내에서 현상에 대한 설명을 제공하기에는 적합하지 않다(예, 임상 의료제공 단위 내에서의 변화). 이러한 틀 내에서는 질적 및 양적 자료의 트라이앵귤레이션(triangulation) 설계가 더 유용하다. CNL은 통합실습 동안 미시체계의 변화에 초점을 맞추면서 연구 근거를 비판적으로 평가할 것이다. "중요한 메트릭스(metrics that matter)"를 아는 것은 최상의 질적・양적 자료를 판단하는데 도움이 된다. 프로세스의 평가는 질 향상 계획과 함께 진행된다. 이 활동에 협력적 업무 특성을 추가하면 지역적 개선에 대한 전환이 이루어진다.

최근에는 보건의료의 향상에 중점을 둔 혁신이 추가되었으며, 채택된 방법으로 개선 과학의 근원을 추적할 수 있다. 2008년에 시작된 Agency for Healthcare Research & Quality (AHRQ) 혁신거래소(Innovations Exchange)는 개선 혁신에 대해 설명하고 혁신의 효과를 평가하기 위해 “혁신이 작동했는가?”라는 질문에 부합하는 정보를 제시하고 있다. 이 정보에는 국가경제적 측면에서 혁신을 평가한 자료가 포함되었는데, 지역 상황에서 의료 프로세스와 환자 결과에 상당한 개선을 가져 온 것으로 제시되었다. 이 온라인 자료에서 소개된 500여 개 이상의 혁신은 개선 과학에 대한 전국적인 관심을 반영하고 있다(AHRQ, 2008).

최근의 IOM 보고서인 “Knowing What Works in Health Care”에 따르면 과학자들은 체계적 고찰과 근거기반 임상실무지침 개발에 대한 과학적 접근법을 연구하기 시작했다(IOM, 2008b). 임상지침의 신뢰성에 대한 체계적 고찰의 엄격성에 대해 방법론적 의문이 제기되었다. 이 또한 역시 개선 과학에서의 중요한 연구설계이며, 이러한 방법에 대해 국가 차원에서 과학적 표준을 수립하는 것이 권고되고 있다(IOM, 2008b).

전문가들은 개선 중재에서 원인과 결과를 파악하기 위해서는 고유한 연구설계가 필요하다고 주장했다(Pawson & Tilley, 1997). 몇몇 논문에는 개선을 적절히 연구하는 데 필요한 특정 측면이 강조해서 제시되었다. 사실 일부 연구자들은 중개 연구를 위해 연구팀의 인식을 제고하고 재조직화하기 위해 “중개 지향적인(translationally oriented)” 새로운 학술연구가 시급히 필요하다고 제안하고 있다(Kermaris, Kanadaris, Tziopis, Kontakis, & Giannoudis, 2008). 이를 위해 CNL이 중요한 역할을 할 수 있다. CNL은 환자 결과를 개선하고 비용 효과적인 간호를 촉진하는 것과 관련된 성과와 측정 전략을 규명하고 있다.

최근에 기금을 지원받은 ISRN은 이 분야에 대한 국가적 관심의 근거를 뒷받침한다(Stevens, 2009). 이 NIH가 지원하는 프로젝트(NIH 1RC2 NR011946-01)는 급성기 의료 환경에서 개선 연구의 양과 질을 향상시키기 위한 연구네트워크를 만들었다. 네트워크의 일환으로 국가 보건의료리더들은 프로젝트자문운영위원회(Project Advisory Converting Council)에 참여했다. 그들은 학술연구를 포함하여 다양한 전문가 회의를 통해 개선 과학을 발전시키기 위해 노력하고 있다.

이 보고서는 ISRN 운영위원회와 조율을 맡은 센터의 팀이 수행한 작업을 바탕으로 작성되었다. ISRN 연구 우선순위는 2010년 7월 7일 개선과학자들의 모임 중 하나인 “Improvement Science Summit” 기자회견에서 발표되었다.

## 연구 우선순위 정립

개선 과학의 최우선 목표는 질 향상 노력이 구현하려는 최선의 실무가 근거에 기반하고 있음을 보장하는 것이다(Shojania & Grimshaw, 2005). 즉, 근거기반 질 향상(evidence-based quality improvement)을 구현하기 위한 전략은 자체적인 근거에 기반해야 한다. CNL은 이 과업의 중요성을 인식하고 협력적인 방식으로 환자중심의료를 개선하기 위한 이러한 노력의 최전선에 있다.

보건의료의 질에 대한 관심이 높아짐에 따라 실무에 내재된 과학과 의료제공에 대한 관심이 급증하고 있다. 그러나 개선 과학의 발전은 여전히 미흡한 실정이다.

개선 연구의 현재 상태를 특징적으로 이야기한다면, 다음과 같은 단점이 지적되었다: 단일 기관에서 수행된 연구는 일반화하기 어렵다; 측정이 정확하지 않으며 개선 중재에 대한 설명이 불충분하다; 연구를 통하여 변화의 지속가능성에 관한 정보를 산출하지 못하고 있다; 중재에 영향을 미치는 배경이 고려되지 않고 있다; 비용이나 가치를 추정하지 않고 있다; 체계적으로 계획된 연구가 아니라 우연적인 경향을 보이고 있다(IOM, 2008a).

전문가들은 개선 평가 결과를 해석하고 보급하는 과제가 증가함에 따라 보건의료의 개선을 위해 노력하는 의사결정 과정에서 유용하게 활용할 수 있는 방법을 제시하고 있다. 연구는 보건의료 개선의 변화를 위한 원동력으로 간주되며 질 향상을 위한 모범사례의 핵심이다. 개선 연구를 발전시키기 위한 권고에는 다양한 지역 및 실무에서 여러 기관이 참여하는 등 인프라(Infrastructure) 개선이 포함되어 있다. 이상적인 인프라를 통해 개선 연구 기반 향상에 필요한 모든 기관 간 연구, 다학제간 연구, 연구원 훈련 및 연구비 지원이 가능해진다. 이러한 새로운 방향과 더불어 전문가들은 질 향상 연구의 우선과제가 이러한 연구 노력을 자극하고 유효성을 검증할 것이라고 강조했다(IOM, 2008a).

NIH의 로드맵에 제시된 획기적인 방향은 보건연구 사업의 기초인 임상 및 중개 과학상(Clinicaland Translational Science Awards)을 재설계하는 데 원동력이 되었다(Zerhouni, 2005). 이 상의 목표는 임상시험을 통한 기초연구를 환자 치료에 널리 사용되도록 변형시켜 환자의 결과에 영향을 주는 연구 인프라를 구축하는 것이었다. 이러한 재설계에는 공공 및 임상가가 임상 및 중개 연구 우선순위 설정 및 지역사회 그룹을 통한 참여에 효과적으로 개입해야 한다는 요구사항이 포함되었다(NIH, 2007).

요약하면, 이러한 권고와 연구비 지원지침을 통해 개선 과학의 시작이 가능했으며 해당 분야의 연구과제에 대한 필요성이 강조되었다. 초기 분야는 앞으로 나아갈 때 많은 어려움이 있다. 가장 시급한 과제 중 하나는 관련성이 높은 개선 연구로 방향을 정하는 것이다. 이 논의에는 개선 연구 우선순위 합의 도출을 위한 ISRN의 첫 번째 주요 활동을 제시하고 있다(Stevens, 2009).

개선 과학은 무수한 우선순위를 정의할 수 있는 기회를 제공한다. 합의를 통한 우선순위 설정(consensus priority)은 급성기 의료환경에서 임상 및 학계의 연구자, 지도자 및 변화 촉진자가 파악한 개선 지식에서 가장 중요하고 시급한 격차(gap)가 무엇인지를 강조할 수 있다. 개선 연구의 필요성은 크지만 오늘날의 자원은 제한적이며 현장에서는 체계적 지식 구축 관련 우선순위가 명확한 국가 차원의 연구 의제가 부족하여 발전이 저해되고 있다.

핵심적인 개선 과학자도 소수이며, 훈련이 불충분하고 개선 연구와의 관련성이 적은 경우도 많기 때문에, 가까운 미래에도 상황이 개선되지 않을 수 있다(IOM, 2008c). 또한 이 분야의 연구비도 제한적이다. T2 및 질 향상 연구를 위한 연방 및 재단의 지출은 전체 생의학 연구비 재원의 불과 1.5%로 추산된다(Moses, Dorsey, Mattheson, & Thier, 2005).

관련성이 높고 유용하며 실무적인 질 향상 연구의 필요성은 이해관계자에게 개선 과학 우선순위 개발을 뒷받침한다. 이러한 상황은 개선 과학에 대한 목표가 잘 정립되어야 할 필요가 있음을 역설한다. 명확한 우선순위 설정은 오늘날 제한된 전문가 그룹과 재정적 역량을 가장 시급한 개선 주제에 집중할 수 있는 길을 열어 주며, 연구가 질 향상의 원동력이 될 수 있게 한다. 현재 진행중인 논의에서 CNL은 중개자로서 중요한 역할을 하고 있다.

## 개선 연구 우선순위에 대한 합의 개발

개선 과학 인프라를 구축하기 위한 전략 계획의 일환으로 ISRN의 초기 목표는 과학 분야를 이끌어 가기 위한 최우선순위의 연구, 개발 및 평가에 대한 합의를 형성하는 것이었다. ISRN은 개선 전략으로 알려진 내용을 발전시키기 위한 국가 차원의 연구 프로그램 촉진을 목표로 하기 때문에 우선적인 연구 주제와 주제 영역의 윤곽을 제시하는 것이 시급하다. 이러한 의제는 공통된 연구 목표를 중심으로 자원을 집중하고 개선 과학자와 학자를 협력하게 하는 역할을 한다.

ISRN 연구 우선순위는 질 향상 및 환자안전의 효과적인 전략을 결정하는 데 필요한 가장 긴급한 연구를 파악하기 위한 것이다. 이러한 첫 번째 목표에 대한 개선 연구를 수행하기 위해 ISRN은 네트워킹을 통해 연구 노력을 강화하고 중요한 연구기반 지식을 신속하게 생산할 수 있다.

ISRN은 우선순위 설정 과정에서 여러 출처에서 정보를 수집했다. 여기에는 보건의료 분야의 주요 관심사항에 대한 환경 검토, 학술문헌 검토, 다른 단체(예, 세계보건기구(WHO))가 수립한 질과 환자안전에 대한 연구 우선순위, 전문가 이해관계자 설문조사 및 다양한 전문직의 이해관계자를 대표하는 ISRN 운영위원회 대상 미국 랜드연구소 델파이(RAND Delphi) 조사가 포함되었다. 연구 의제에 대한 관심이 높은 주제에 대해서는 여러 관점의 정보와 반복적인 합의 도출 과정을 거쳤다.

개선 연구 우선순위에 대한 합의 개발은 네 가지 주요 단계 즉 (1) 여러 단계에 걸친 설문조사지 개발, (2) 이해관계자에 대한 온라인 설문조사, (3) 운영위원회 구성원 대상 델파이 조사와, (4) 운영위원회 토의를 통한 개선을 통해 이루어졌다.

온라인 방식의 구조화된 설문조사로 이해관계자의 의견을 수렴하였다. 다양한 이해관계자 그룹과 함께 설문조사를 개발하고 검증하였으며, 8개월(2009년 6월~2010년 2월)에 걸쳐 세 차례 개정하였다. 최종 조사에는 9가지 질과 안전 차원으로 구성된 33개의 개선 주제가 포함되었다. 온라인 설문조사를 위해 이메일 안내, 설문조사 사이트 링크 제공, 설문조사 알림(각각 1주 간격으로 발송)이 선행되었다. 5주(2010년 2월~2010년 3월) 동안, 전문가 그룹, 보건과학자, 임상지도자, 질과 환자안전 리더 조직을 파악하는 등 다양한 방법을 통해 확인된 2,777명의 이해관계자에게 설문지를 배포하였다. 560명의 응답자(응답률 20%)에게 데이터를 수집하였다.

응답 결과는 기술통계로 분석하였으며 2010년 3월 25일 회의에서 ISRN 운영위원회에 보고되었다. 텍사스 휴스턴에서 개최된 이 회의에서 합의 도출을 위해 델파이 기법을 적용하였다.

ISRN 조정 팀은 운영위원회에서 반복하여 논의된 결과를 종합하였고, 이는 2010년 4월 운영위원회 회의에서 다시 한 번 확인되었다. 이러한 절차를 통해 ISRN 연구 우선순위에 대한 합의가 이루어졌으며 ISRN 연구 의제로 채택되었다. [표 17-1]에 제시된 연구 우선순위는 개선 과학의 방향에 대한 최신 지견으로 ISRN에서 채택되었다.

**[표 17-1] 개선과학연구네트워크의 연구 우선순위**

A. **간호의 조정과 전환**: 특정 임상 상황에서 간호과정을 향상시키는 전략 강조. 이 시점에서 간호조정과 전환은 핵심 임상 초점이다.

**우선순위 주제**:

주어진 임상 집단에서 전환을 넘어 간호의 조정과 계속성을 보장하는 조정과 전략과 방법 평가

안전, 효과 및 효율적인 전환을 보장하기 위한 전략이나 인수인계 방법을 검증, 개선

**개선 전략과 연구 이슈의 예**:

팀 활동, 투약 조정, 조기 재입원 예방을 위한 퇴원 활동, 환자중심 간호, 목표 결과 측정

B. **향상을 위한 고성능의 임상시스템과 미시체계 접근**: 복합 적응 시스템으로서의 임상간호와 보건의료에서 구조와 과정에 강조

**우선순위 주제**:

간호과정과 환자결과를 향상시키기 위해 최상의 실무를 통합하고 지속시키기 위한 다양한 방법과 모델에 대한 효과성과 효율성 결정

질 향상과 환자안전에 있어 최전방에 있는 제공자를 끌어들이는 전략 모색

목표로 한 환자안전사건을 예방하기 위한 전략 평가

개선의 영향과 결과에 영향을 미치는 독립적인 간호를 측정하기 위한 신뢰할만한 질지표 구축

**개선 전략과 연구 이슈의 예**:

최전방 제공자 유인, 수용, 채택, 중재와 관련된 요인들, 개선 지속과 개선 과정

C. **근거기반질향상과 최상의 실무**: 지식을 바꾸고 최상의 실무를 설계하고 수행함으로써 지식과 실무간의 격차를 줄이는데 강조

**우선순위 주제**:

과정과 결과 향상을 위한 임상간호에 있어 근거기반실무 적용에 대한 영향과 전략 평가

지식과 실무간의 격차를 확인

체계적 고찰, 실무지침 개발, 임상의사결정 등을 통해 실무 근거 변형

효과비교 연구와 실무기반 근거 등 근거기반 질 향상에 대한 새로운 연구방법 개발

**개선 전략과 연구 이슈의 예**:

임상실무지침 개발 및 평가, 최선의 실무에 대한 채택과 확산, 최선의 실무에 대한 표준화, 채택에서의 제도적 요소, 근거가 없는 경우 최선의 실무 정의, 근거기반실무에서의 소비자, 기술기반 통합

D. **조직 학습과 질과 안전 문화**: 질과 안전에 속하는 조직 문화와 관련된 인적 요소와 그외 시스템의 측면 강조

**우선순위 주제**:

환자결과를 최대화하기 위한 환자안전, 질 유지와 관련된 문화를 지지하는 과정, 조직 환경 창출을 위한 전략 모색

변화, 혁신, 조직 학습을 위한 조직의 분위기를 개발하기 위한 효과적인 접근 결정

**개선 전략과 연구 이슈의 예**:

단위기반 질향상간호팀, 문화로부터 전략 보호, 환자안전문화에 대한 가치와 신념 창출

출처: Improvement Science Research Network (ISRN). (2010). Research priorities. Retrieved from http://www.isrn.net/research. Reproduced with permission.

연구 의제는 네 가지 우선순위 범주 또는 영역으로 구성된다. 이 4가지 영역 각각에서 조사자가 구조, 과정, 결과 및 지식을 조사하기 위해 질문을 제기할 수 있지만, 4개의 클러스터는 질과 안전에 대한 다양한 관점을 강조하는 한 가지 방법을 제공한다. 각 연구 영역을 더욱 좁히기 위해 우선순위 주제와 개선 전략의 예시가 추가되었다. 주제의 순서가 우선순위를 반영하는 것은 아니다.

개선 과학 발전을 위한 의제는 미국에서 처음 제시되었다. ISRN은 우선순위에 맞는 개선 연구를 수행하기 위해 급성기 의료환경에서 학계 및 임상 파트너의 공동 연구팀을 구성하고 있다(ISRN, 2010).

이 연구 의제를 통해 수립된 지침은 전문 지식의 변환과 임상결정을 발전시키고, 궁극적으로 질 향상 관련 정책을 알리고, 의료혁신을 유도할 것이다. 향후 3~5년 동안 이 분야에서 상당한 진전을 이룩함으로써 ISRN은 환자 결과에 대한 개선 과학에 크게 기여할 것이다.

## 단원요약

- CNL은 통합자, 옹호자, 정보 관리자, 평생 학습자, 교육자 및 성과 관리자로서의 역할을 향상시키기 위해 개선 과학을 이해하고 활용할 수 있다.
- CNL은 연구의 비판적 평가(critical appraisal)와 개선 혁신의 측면을 이해하고 있으므로, "효과가 있었는가?"라는 질문에 답변하기 위해 혁신이 어떻게 평가되었는가에 대한 정보를 사용할 수 있다.
- 국가경제적 측면에서 혁신의 자원을 이해하면 의료 제공 과정 및 환자 결과(주로 혁신의 지역적 맥락 내에서)에서 상당한 개선이 이루어질 수 있다.
- CNL은 미시체계 변화의 리더로서 개선을 지속하기 위해 팀을 단합시킬 수 있는 최적의 위치에 있다.

## 생각해보기

1. ISRN의 연구 우선순위를 고려해보자(표 17-1 참조). 현재 참여하고 있는 미시체계 변화 프로젝트가 특정 우선순위 영역에 적합한가? 프로젝트에 개선 과학에 대한 이해가 반영되었는가? 어떻게 반영되었나?

2. 질문 1에서 답변한 변화 프로젝트에서 혁신을 유지하기 위한 접근방법을 가장 잘 나타내는 개선 전략은 무엇인가? ISRN의 우선순위 영역 중 하나에 적합한가(표 17-1 참조)?

### 학습활동

1. 이 장에서 논의된 개선 연구의 발전을 저해하는 중요한 장벽은 무엇인지, 미시체계 개선 변화에 어떻게 착수하였는지, 이러한 장벽을 어떻게 극복할 수 있는지 설명해 보자.
2. 미시체계 변화를 뒷받침하는 근거를 비판적으로 평가할 때 T1, T2 및 T3에 대해 어떤 점을 유의하여 검토하였는지, 체계적 고찰과 같은 다양한 연구 근거를 비판적으로 평가하면서 어떤 교훈을 얻었는지 설명해보자.

## 참고문헌

Agency for Healthcare Research & Quality. (2008). Health care innovations exchange, Retrieved from http://innovations.ahrq.gov/

Dougherty D., & Conway, P. H. (2008). The "3T's" road map to transform US health care: The "how" of high quality care. *Journal of the American Medical Association, 299*(19), 2319-2321.

Grol, R., Baker, R., & Moss, F. (2004). *Quality improvement research: Understanding the science of change in health care.* London, England: BMJ Books.

Improvement Science Research Network (ISRN). (2010). Research priorities. Retrieved from http://www.improvementscienceresearch.net/research

Institute of Medicine. (1999). *To err is human: Building a safer health system.* L. T. Kohn, J. M. Corrigan, & M.S. Donaldson (Eds.). Washington, DC: National Academies Press. Retrieved from http://www.iom.edu/Reports/1999/To-Err-is-Human-Building-A-Safer-Health-System.aspx

Institute of Medicine. (2001). *Crossing the quality chasm: A new health system for the 21st century.* Washington, DC: National Academies Press. Retrieved from http://www.iom.edu/Reports/2001/Crossing-the-Quality-Chasm-A-New-Health-System-for-the-21st-Century.aspx

Institute of Medicine. (2007). *The state of quality improvement and implementation research: Expert views. Workshop summary.* Washington, DC: National Academies Press. Retrieved from http://www.iom.edu/Reports/2007/The-State-of-Quality-Improvement-and-Implementation-Research-Expert-Views-Workshop-Summary.aspx

Institute of Medicine. (2008a). *Creating a business case for quality improvement research: Expert views. Workshop summary.* Washington, DC: National Academies Press. Retrieved from http://www.nap.edu/catalog.php?record_id=12137

Institute of Medicine. (2008b). *Knowing what works in health care: A roadmap for the nation*. J. Eden, B. Wheatley, B. McNeil, & H. Sox (Eds.). Washington, DC: National Academies Press. Retrieved from http://www.iom.edu/Reports/2008/Knowing-What-Works-in-Health-Care-A-Roadmap-for-the-Nation.aspx

Institute of Medicine. (2008c). *Training the workforce in quality improvement and quality improvement research*. IOM Forum Workshop. Washington, DC.

Kermaris N. C., Kanadaris N. K., Tziopis G., Kontakis, G., & Giannoudis, P. V. (2008). Translational research: From bench to bedside. *Injury, 39*(6), 643-650.

King, C. R. (2013). Evidence-based practice. In C. R. King & G. S. O'Toole (Eds.), *Clinical nurse leader certification review*. New York, NY: Springer Publishing Company.

McGlynn, E. A., Asch, S. M., Adams, J., Keesey, J., Hicks, J., DeCristofaro, A., & Kerr, E. A. (2003). The quality of health care delivered to adults in the United States. *New England Journal of Medicine, 348*(26), 2635-2645.

Moses, H., 3rd, Dorsey, E. R., Mattheson, D. H., & Thier, S. O. (2005). Financial anatomy of biomedical research. *Journal of the American Medical Association, 294*(11), 1333-1342.

National Institutes of Health. (2007). Part II—Full text of announcement. Section I. Funding opportunity description. 1. Research objectives. IN: Institutional Clinical and Translational Science Award (U54). RFARM-07-007. Retrieved from http://grants.nih.gov grants/guide/rfa-files/rfa-rm-07-007.html#PartII

Pawson, R., & Tilley, N. (1997). *Realistic evaluation*. London, England: Sage.

Rubio, D. M., Schoenbaum, E. E., Lee, L. S., Schteingart, D. E., Marantz, P. R., Anderson, K. E.,…Esposito, K. (2010). Defining translational research: Implications for training. *Academic Medicine, 85*(3), 470-475.

Shojania, K. G., & Grimshaw, J. M. (2005). Evidence-based quality improvement: The state of the science. *Health Affairs (Millwood), 24*(1), 138-150.

Stevens, K. R. (2009). *A research network for improvement science: The Improvement Science Research Network*. NIH 1 RC2 NR011946-01.

Zerhouni, E. A. (2005). Translational and clinical science — time for a new vision. *New England Journal of Medicine, 353*(15), 1621-1623.

# 제4편

# 임상간호리더 역할의 확대

제18장

# 지역사회 자원 인식과 자문을 통한 네트워크 조성

## 학습목표

- 환자 옹호자와 지역사회 리더로서의 임상간호리더 역할을 설명한다.
- 퇴원계획과 간호의 연속성을 보장하는데 사용되는 도구와 모형을 평가한다.
- 팀 구축과 협동을 위한 창의적인 도구를 설계한다.
- 임상간호리더를 위한 지역사회 활동과 네트워크 조성 기회를 파악한다.

설계사, 관리자, 간호 조정자의 역할을 수행하는 임상간호리더(CNL)는 개별 환자나 가족, 집단, 지역사회를 대상으로 다양한 현장에서 포괄적인 간호를 제공하고 있다. 또한, CNL은 의사소통, 협동, 협상, 위임, 조정, 다학제적 접근, 성과기반 실무 모형의 적용과 설계, 평가 등의 핵심 기술을 이용하여 환자간호를 수행한다(AACN, 2007).

지역사회 자원관리와 네트워크 조성 역할을 수행하기 위해 CNL 과정은 리더십, 학제간 팀 구성, 조직관리 기술, 정보 관리, 권한 위임 및 비용 편익 분석에 대한 교육과정이 포함된다. CNL은 변화에 대한 환경의 준비 정도와 목표 달성의 주요 과정을 고려한다. 조직 및 지역사회의 문화와 최고의 실무를 이행하게 하는 의사결정 방법을 이해하고 주요 이해관계자를 확인하는 것이 CNL에게 목표 달성에 필요한 기술이다. CNL은 혼자 일하는 것이 아니다. 환자간호 접점의 이해당사자인 환자, 가족, 직원, 다학제적팀 및 지역사회 구성원에게 비전을 제시하는 것이 간호의 질과 안전한 간호를 확산하고 유지하는데 도움이 된다. 다학제팀과 지역사회 네트워크가 관여하게 되면 의사결정과 자기관리를 촉진시키는 환자 참여가 강화된다.

수평적 리더로서 CNL은 보건의료팀의 중추이며, 실무현장 전반에서 중요한 네비게이터 역할을 한다. CNL은 다양한 팀 구성원의 역할과 환자가 지역사회로 전환하는데 부가되는 가치를 알고 있다. 또한 팀 구성에 대한 개념과 우수한 팀 구성을 위한 핵심 기술을 알고 있다. 이러한 기술에는 비전, 집단 역학, 책임성 및 기본적인 회의 진행방법이 포함된다. 복잡성 과학은 CNL이 갖춰야 할 주요한 지식인 사회구조와 지역사회 네트워크에 대한 개념을 발전시킨다.

복잡성 이론은 사회구조의 행동과 속성에 대한 새로운 통찰력을 제공한다. 이 이론은 지역사회 경험을 비공식 네트워킹의 성과이자 맥락으로 본다. 연결망이 잘 이루어진 지역사회는 다양하게 연동이 잘 이루어진 관계를 갖춘 지역사회를 의미한다. 이러한 네트워크가 통합되고 역동적인 사회적 환경과 조직적 환경을 유지하고 형성한다. 지역사회 개발이란 사회 정체성과 지리적 경계를 넘어 연결과 의사소통의 기회를 창출하고 관리하는 것을 말한다. "메타 네트워킹"이란 전문적 역할의 핵심 기능을 의미하는 용어이다. 병동단위의 환자 집단이 병동 시스템에서 간호를 받을 때 이 병동단위는 지역사회의 한 부분으로 구상될 수 있다. 환자가 어디로 가고 있는지 (그리고 환자가 어디에서 왔는지) 고려하지 않으면 지역사회 지원과 의료기관 간에 균열이 생기게 된다.

CNL은 지역사회의 적극 참여를 지지한다. 또한 CNL은 개인, 가족 및 인구 집단의 포괄적 간호에 책임이 있으며, 대상자가 거주하고 일하고 휴식을 취하는 지역사회에서 대상자 간호에 참여한다. CNL은 모든 사람들의 가치를 옹호하고 사회 정의의 원칙을 지키며, 간호의 연속성에 대한 계획을 수립한다. 사회 정의는 공정하고 평등한 간호에 대한 책임과 직결된다. 다양한 집단에게 보건의료를 제공하고, 다양성을 다루는 역량도 사회 정의에 통합된다.

## 환자옹호와 네트워크 조성 역할에 대한 도구와 모형

### 퇴원계획

퇴원계획은 양질의 보건의료 제공에 있어 필수적인 것으로 오랫동안 인식되어 왔다.

이는 필수 서비스로 규정한 법에 근거하여 보건의료 관리 분야에서 최전방으로 부상했다. 오늘날 퇴원계획은 전문가의 팀워크가 요구되는 중요한 절차이다. CNL 역할 수행에 있어 비용 효율적인 보건의료 자원의 확인과 자원 평가는 필수적이다.

퇴원계획 과정의 주요 특징은 다음과 같다.

- 모든 환자간호 환경에서 계획되고 조정되는 사건이다.
- 환자간호 서비스의 연속성에 기여한다.
- 환자가 보건의료서비스를 이용함으로써 환자의 건강이 유지되고 안전이 증진된다.
- 보건의료서비스의 비용효과에 기여한다.
- 전문직간의 과정이다.

퇴원계획은 처음 환자와의 만남에서부터 시작된다. 개별 환자 평가도구에는 환자의 진단을 비롯하여 생활 습관, 가족 및 기타 주요 정보가 포함된다. 각 병동 단위는 환자 평가를 위해 표준화된 도구가 비치되어 있다. CNL은 환자의 초기 평가에서 얻은 정보를 이용하여 퇴원계획과 지역사회 요구를 확인할 수 있다.

### 전환 관리 모델

Coleman (2007)이 개발한 전환 관리 프로그램은 환자가 다른 기관으로 이동하는 과정에서 환자와 가족 지원을 목표로 설정하고 치료와 퇴원계획 절차를 개선한 것이다. 그 외 의료진의 기술을 향상시키며, 의료현장 전반에 대한 건강정보를 습득하는 정보기술 능력을 증진시킨다. 또한, 시스템 수준에서 질과 안전성을 개선시키며, 성과 측정과 공공보고 체계를 개발하며, 국가 차원의 보건 정책에 영향을 준다.

### 네트워킹과 다학제팀 구성

CNL은 병동의 인적 자원을 파악한다. 1, 2차 예방간호, 재활간호를 위해 환자와 지역사회의 자원으로 전문가팀을 구성한다. 전문가팀은 다학제팀(의학, 간호, 사회복지 서비스, 진단검사실 및 장기요양치료 등)으로 각기 전문성을 발휘할 수 있다. 그 외 가족 구성원과 법률 자문가가 포함된다. 개별 팀원은 환자를 위해 필수적인 지원과 검증을 제공한다.

### 역학적 3요소

인간의 질병은 일반적으로 역학적 3요소로 설명되며, 이는 지역사회를 진단하는 중심 개념이다. 역학적 3요소란 인간숙주, 병원체, 환경으로 질병은 이들의 복잡한 상호작용의 결과로 발생한다. 인간 숙주의 특성은 연령, 성별, 인종, 종교, 관습, 직업, 이전 질환 및 면역 상태 등이 있다. 병원체에는 생물학적, 세균성, 바이러스성, 화학적 및 영양학적 특성으로 분류한다. 환경에는 온도, 습도, 고도, 군집, 음식, 물, 대기오염 및 소음 등이 포함된다. 질병은 숙주, 병원체, 환경의 상호작용으로 발생하며, CNL은 이를 분석하여 질병과 장애에 기여할 수 있는 위험 요인을 찾아낼 수 있다. Gordis (2009)에 따르면, 질병은 생물학적, 물리적, 화학적 요인에 의해 유발될 수 있고, 일반적 분류에 맞지 않을 수 있지만 심리 사회적 요인 또한 질병 발생에 기여한다고 하였다.

### 질병의 자연사 모델

Leavell과 Clark(1965)에 의해 고안된 것으로 질병 현상을 시간의 흐름으로 설명한 고전적 모델이다. 병리학적 변화가 있기 이전의 시기와 변화가 있는 시기의 두 단계로 구분하며, 병리학적 변화 이전 단계는 숙주, 병원체, 환경의 상호작용이 시작되는 시기를 말한다. 인간에게 질병이 발생되면서 병리학적 변화 단계에 들어가게 된다. 예방 단계는 병리학적 변화 이전 시기와 병리학적 변화 시기(1차, 2차, 3차)와 관계가 있다. 1차 예방은 병리학적 변화 이전 시기에 초점을 두는 반면, 2차와 3차 예방은 병리학적 변화 시기에 초점을 둔다. 1차 예방은 건강증진과 보건교육 즉, 적절한 주거와 휴식, 근무 환경 제공과 정기검진과 같은 중재이다. 1차 예방에는 직업적 위험이나 사고, 발암 물질에의 노출 최소화와 특정 영양소의 사용, 알레르기원의 회피 등이 포함된다. 2차 예방은 조기 진단과 조기 치료, 장애 최소화와 관련되며, 사례 발견 조치와 선별 검사, 질병 과정 방해와 합병증 예방을 위한 적절한 치료가 포함된다. 3차 예방은 병리학적 변화 시기에 포함되며, 재활이 핵심이다. 잔존기능 최대화를 위한 재활 훈련이나 교육을 위해 병원과 지역사회 시설을 제공하는 것이 가장 중요한 활동이다. 그 외 재활자 고용 확대를 위한 공공기관과 산업체 교육, 선택적 근무 배치, 병원에서의 작업치료 등이 있다. 이 모델은 개인과 지역사회 수준에서의 질병관리 뿐만 아니라 건강증진을 위한 청사진을 제공한다. 예를 들면 CNL이 한 지역사회에서 청년의 오토바이 사고가 특이하게 높음을 확인하였다고 하자. CNL은 우선적으로 지역사회 수준에서 사고 예방을 위한 1차 예방

전략을 찾을 것이다. 필요한 서비스가 없거나 질병 기여 요인이 존재한다면 지역사회 문제가 발생할 수 있다.

### 마인드맵(Mind Maps)

마인드맵은 혁신을 통해 팀을 이끄는 훌륭한 도구이다. Buzan(2004)은 마인드맵이 아이디어의 목록에서 볼 수 없는 깊이와 범위를 제공한다고 하였다. 마인드맵은 중심에서 바깥으로 향하게 사고하고 행동하도록 격려한다. 이 도구는 아이디어와 사고 확장, 대안, 창의적 사고를 이미지화한 관점을 제공하며, 문자와 숫자, 칼라와 이미지를 이용하여 뇌의 오른쪽과 왼쪽을 연결시켜준다. 마인드맵은 중심에서 시작하여 바깥쪽으로 아이디어, 상징물, 칼라, 숫자, 그 외 심볼을 만들어내며 사고력을 확장시킨다. "뇌의 각 측면은 무한한 창의성의 잠재력을 제공하는 방식으로 강화된다." 마인드맵은 장단기 계획에 유용하며, 팀 작업에 효과적이다. 또한, 팀이 한 방향으로 공유된 비전에 집중할 수 있도록 돕는다. 이를 위해 듣고 말하는데 동일한 시간을 배정하고, 사람과 아이디어에 관심을 보이며, CNL과 팀, 조직 모두가 어디로 향하고 있는지 아이디어를 분명히 하는 것이 필요하다. 예를 들면, CNL은 마인드맵을 이용하여 혁신의 핵심에 팀을 집중시킬 수 있다. 먼저 브레인스토밍 단계에서 팀은 구체적인 전략과 아이디어를 개발할 수 있다. 마인드맵은 아이디어로 수정될 수 있으며, 변경 사항에 대한 새로운 선택이 만들어지게 된다. 마인드맵은 의제, 사업계획, 프로젝트 계획 수립의 기초가 될 수 있다. 비선형의 복합적인 사고방식을 고려할 때, 맵은 혁신을 위한 자연스러운 방식을 제공한다.

또한, Buzan은 성공적인 마인드맵 작업을 위해 TEFCAS (Trial, Event, Feedback, Check, Adjust, Success) 모델을 제안하였다. TEFCAS은 서로 다른 사고방식을 적용하기 위한 도구, 점검표, 전략을 알려준다. 그리고, 목표와 결과에 중점을 둔 프로젝트 기획의 성과를 모니터하고 재실행하는 것을 돕는다. 이 모델은 진행중인 활동이 새로운 통찰력을 추가함으로써 프로젝트 기획을 개선시킨다.

### 이야기 이용 : 팀 협동을 혁신하기 위한 메시지

Loehr (2007)은 이야기의 힘을 비즈니스와 인생에서 사람의 운명을 바꾸는 수단으로 표현하면서 다음과 같이 말하였다.

> "이야기(story)"란 우리가 창조하고 우리 자신과 타인에게 말하고, 우리가 이 세상에서 알 수 있는 유일한 현실을 형성하는 것을 의미한다. 우리의 이야기는 현실 세계를 따르거나 그렇지 않을 수도 있다. 이야기는 우리의 삶을 더 좋게 하기 위해 희망 가득한 행동을 취할 수 있도록 영감을 줄 수도 있고 아닐 수도 있다. 이야기는 우리가 궁극적으로 가고 싶은 곳에 데려 갈 수도 있고 아닐 수도 있다. 그러나 이야기를 따르는 것이 우리의 운명이며, 올바른 우리의 이야기를 얻기 위해 우리는 최선을 다해야 한다(p.5).

CNL과 CNL 조직을 이해하려면 수행할 임무와 목표를 아는 것이 중요하다. CNL 자신의 이야기(성공, 도전, 기회와 도전의 활용)를 아는 것이 좋은 출발점이다. 가치와 신념에 비추어 볼 때, CNL의 사고에 있는 "사적인 목소리(private voice)"는 자기인식과 자기성찰의 일부이며, 타인이 자신의 이야기를 이해하도록 돕고, 팀을 위해 하나의 이야기를 서로 만들 수 있다. Loehr은 목적, 진실, 실천이라는 스토리 텔링의 세가지 규칙을 제시하였다. 목적은 이야기의 동기와 전반적인 의도를 말한다. 팀이 무엇을 위해 노력하고 있는지, 원리는 무엇인지, 무엇이 끝인지, 목표는 무엇인지, 연말이나 월말에 보고 싶은 것은 무엇인지, 팀이 원하는 곳으로 이야기가 가고 있는지, 타협이 안되는 것은 무엇인지 등이 속한다. 이야기를 통해 공유된 비전은 머리와 가슴을 이어준다.

진실은 이야기의 진정성과 관련된다. "객관적인 현실에 근거하고 있는가? 즉, 일반적으로 이야기하는 세상의 모습과 일치하는가? 아니면 꿈을 꾸고 있는 것만 같은가"(Loehr, 2007, 138p) 진실한 것은 환자간호전달체계에서 신뢰성을 제공한다. 행동은 말하고 있는 이야기의 목적 및 진실성과 관련된다. "이야기가 타인이 움직이도록 감동을 주는가?" 원하는 성과를 위해 명확한 실천(계획)이 어떻게 수행되는지를 알면 팀에게 역동적인 템플릿을 제공할 수 있다. 이 실천계획에는 이해관계자, 절차와 성과에 대한 참여, 스토리 전개 방법 등이 속한다.

이야기는 가슴과 머리를 연결한다. CNL은 이야기를 이용하여 정체된 과정, 정책, 절차와 같이 기계적이고 로봇 방식처럼 수행되는 곳에 생명을 불어넣어 준다.

CNL은 퇴원계획이나 지역사회 활동, 창의적 협력에 있어 지식과 기술을 갖추고, 안전하고 양질의 의료서비스를 제공하는 비즈니스 사례를 더욱 발전시킬 것이다. 지역사회 봉사활동, 네트워킹, 마인드맵이나 스토리와 같은 도구를 이해하면 팀과 함께 효과적으로 수행하여 질, 안전, 만족에 대한 성과를 향상시킬 것이다.

## 지역사회 평가하기

CNL은 지속적인 간호를 제공하는데 있어 창의성뿐 아니라 리더십을 발휘할 것이다. 지역사회 평가보다 더 좋은 기술은 없으며, 개인, 가족 및 자역사회를 위한 간호 개선 전략 개발에 해당된다. 자역사회 평가를 위해 우선순위를 정하는 능력과 전문가간 의사소통과 협업이 필요하다. 또한, 지역사회의 자원과 서비스의 격차 확인이 요구된다. Anderson과 McFarlane (2000)은 포괄적인 지역사회 평가로 다음의 8가지 요소를 확인하였다.

1. 물리적 환경
2. 레크리에이션
3. 교육
4. 경제
5. 의사소통
6. 의료 및 사회 서비스
7. 정책과 관공서
8. 안전과 환자 이송

[표 18-1]은 지역사회 봉사활동 과제의 예시로, 환자의 요구에 맞는 서비스나 자원을 평가한다. [표 18-2]의 질문은 지역사회 자원을 평가하기 위한 지침을 제공한다.

**[표 18-1] 지역사회 봉사활동 과제**

| 이 과제는 지역사회 서비스, 전원이나 그 외 환자나 소비자가 당신의 병동에 접근할 수 있는 지역사회 자원을 평가하기 위한 기회를 제공할 것입니다. 환자의 퇴원계획을 고려하거나 환자가 당신 병동에서 지역사회 자원을 어떻게 사용할지 생각해보십시오. 환자들의 입원 경로는 어떻게 됩니까? 퇴원할 때도 같은 곳으로 다시 돌아갑니까?<br>1. 이 과제로부터 당신이 배운 것은 무엇입니까?<br>__________<br>__________<br>__________<br>2. 당신의 병동에서 퇴원계획으로 전원이나 지지 자원을 고려하는 과정을 기술하십시오. 어떤 유형이 있는지 보입니까? 그렇다면 그 패턴은 무엇입니까?<br>__________<br>__________<br>__________ |
|---|

[표 18-1] 지역사회 봉사활동 과제(계속)

3. 기본적인 자원과 추후관리 계획을 세우십시오. 퇴원후에 환자와 연락한 적이 있습니까? 그렇다면, 간호의 연속성과 서비스의 안전한 전달과 질, 환자 만족도에 어떻게 영향을 미치는지 기술하십시오.

______________________________

______________________________

______________________________

4. 지역사회 접근과 환자의 간호 연속성을 유지하기 위해 추천되는 것을 기술하십시오.

______________________________

______________________________

______________________________

5. 최종 과제를 APA양식에 맞쳐 보고서를 작성하십시오.

______________________________

______________________________

______________________________

[표 18-2] 지역사회 자원 평가

- 공식 기관인가, 정부 기관인가?
- 사설 기관인가, 자원봉사 기관인가?
- 예방 수준에서 기관의 서비스로 언급된 것이 무엇인가?
- 서비스를 받기 위해 충족해야 할 요구사항은 무엇인가?
- 서비스의 비용은 어떻게 되고 어떤 지불이 받아들여지는가?
- 어떻게 위탁이 이루어지는가?
- 가족이나 다른 중요한 사람이 어떻게 제공되는 서비스에 포함되는가?
- 서비스 제공자의 준비나 숙련성은 어떠한가?

## 단원요약

- 보상이 강화되고 효율적이고 효과적인 간호에 대한 요구가 증가해짐에 따라 퇴원계획과 지역사회 네트워크가 더욱 중요해졌다.
- 성과 관리자, 환자 옹호자, 팀관리자의 역할에 있어 CNL은 현장의 연속성 있는 간호를 위해 근거기반실무 방법을 이용하여 질 향상 자료에 대한 이해를 제공한다.
- 교육자, 정보관리자, 시스템 분석가, 위험관리자로서 CNL은 역학적 3요소와 질병

의 자연사 모형을 포함하여 지역사회를 진단하고 퇴원계획을 하기 위해 도구를 사용한다.

- 마인드맵과 스토리를 포함한 다양한 전략은 직원을 참여시키고 팀간의 협력과 의사소통을 증진시킨다.
- CNL의 핵심 역량은 의사소통기술, 사정, 간호 기술과 자원 관리, 건강증진, 위험감소 등이며, 이러한 역량은 CNL이 성공적으로 지역사회에 접근하고 환자 중심 간호에 참여하는데 필수적이다.
- 핵심 역량에는 질병 예방과 정보와 보건의료 기술, 윤리, 인간 간호 시스템 통합을 포함한다.

## 생각해보기

1. 당신이 CNL이라면, 지역사회 파트너와 네트워크를 만드는 최상의 전략을 어떻게 결정할 것인가?
2. 지역사회 리더와 이해관계자와 대화를 시작할 때 가장 적절한 의사소통 전략은 무엇인가?

## 학습활동

당신은 정형외과 병동 CNL이고, 환자 대부분이 지역사회로 퇴원했다가 몇 주만에 다시 입원한 것을 확인했다고 가정하자. 많은 환자들이 가정간호나, 장기치료센터, 보조치료서비스 등 입원 후 간호 서비스를 요구하고 있다는 것을 확인했다. 그 외에도 식사나, 이동, 투약 보조, 의료장치 사용 보조 등이 환자의 퇴원계획으로 중요함을 알았다. 당신은 지역사회내 부적절한 자원의 유형과 병원이 가지고 있는 지역사회에 유용한 프로그램을 확인해보자.

1. 성과 관리자로서 이 문제를 기술하기 위해 설정해야할 성과는 무엇인가?
2. 환자옹호의 쟁점은 무엇인가? 환자 옹호자로서 당신의 책임은 무엇인가? 어떻게 이것을 평가하겠는가?
3. 교육자와 정보관리자로서 교육요구도를 어떻게 결정하고 이러한 정보를 어떻게 관

리하는가?

4. 시스템 분석자와 위험관리자로서 복합이론이 어떻게 지역사회 자원 관리를 이끄는가?
5. 당신이 팀관리자라면, 이 환자에게 필요한 지역사회 자원은 무엇이라고 생각하는가?

## 참고문헌


American Association of Colleges of Nursing. (2007). *White paper on the education and role of the clinical nurse leader*. Washington, DC: Author. pp. 6-10. Retrieved from http://www.aacn.nche.edu/Publications/WhitePapers/ClinicalNurseLeader07.pdf

Anderson, E. T., & McFarlane, J. M. (2000). *Community as partner: Theory and practice in nursing* (3rd ed.). Philadelphia, PA: Lippincott.

Buzan, T. (2004). *Mind maps at work: How to be the best at your job and still have time to play*. New York, NY: Penguin Group.

Coleman, E. A. (2007). *Care transitions intervention*. Retrieved from http://www.caretransitions.org/definitions.asp

Gordis, L. (2009). *Epidemiology* (4th ed.). Philadelphia, PA: W. B. Saunders.

Leavell, H. F., & Clark, E. G. (1965). *Preventive medicine for the doctor in his community: An epidemiologic approach*. New York, NY: McGraw-Hill.

Loehr, J. (2007). *The power of story*. New York, NY: Simon and Schuster.

제19장

# 건강증진과 질병 예방

## 학습목표

- 건강증진과 질병 예방을 비교 및 대조한다.
- Healthy People 2020 건강지표 및 건강증진 전략이 어떻게 국가의 건강 관련 목표를 성취하는데 기여할 수 있는지 논의한다.
- 안녕과 예방을 도모하는데 있어 임상간호리더의 역할에 대해 논의한다.
- 건강상식, 동기강화 면담 및 변화를 위한 준비와 같은 환자참여(patient engagement)에서의 임상간호리더의 역할을 설명한다.
- 2차 예방 및 건강증진을 위한 전략을 기술한다.
- 안녕(wellbeing)을 도모하는 전략을 확인하고 기술한다.
- 건강을 증진하고 질병을 예방하는데 있어 문화의 영향을 논의한다.

건강증진은 보건의료시스템이나 보건의료 제공자의 책임만은 아니다. 건강증진과 질병예방에는 정부와 비정부 기관들과의 협력이 필요하다(Interprofessional Education Collaborative Expert Panel, 2011). 파트너십을 개발하고 협력하는 정부와 기업과 의료시스템은 개인의 건강증진 하부 구조를 뒷받침하는 건강결정요소와 사회적 요소를 연결시킴으로써 건강을 효과적이고 효율적으로 증진할 수 있다(Jia, Moriarty, & Kanarek, 2009; Kjellstrom et al., 2007). 정치 및 재계 지도자들(지역, 국가 및 국제)은 빈곤, 교육, 고용이나 환경의 사회적 결정 요인들이 신체와 정신 건강에 중대한 영향을 미친다는 것을 알아야 한다(Jia et al., 2009; Kjellstrom et al., 2007). 사회적 결정 요인을 찾아 이를 수정하는 것은 인류 전체의 이환율과 사망률을 감소시킨다(Kjellstrom et al., 2007; World Health Organization, 2012b). 지역적, 국가적, 국제적 및 전 세계적으로 건강증진과 질병 예방에 대한 이해와 역사적인 관점을 가진 임상간호리더(CNL)들은 긍정적인 방식으로 중재를 제공할 능력을 갖추고 있다.

보건 안전에 대한 정부의 개입은 프랑스 파리에서 국제 위생 회의(International Sanitary Conference)가 열린 1851년으로 거슬러 올라간다. 그 모임의 초점은 비용이 많이 드는 격리를 줄이자는 것과 어떻게 유럽사람들의 건강을 유지하는가에 관한 것이었다. 처음 3회의 모임은 콜레라에 집중했다. 1897년, 회의는 전염병이 퍼지는 것을 막는 데 초점을 두었다. 1903년 유럽 공동체는 국제 위생 협약을 설립했다(World Health Organization, 2012a).

제2차 세계대전 후, 국가연합은 모든 사람들의 건강과 복지 증진에 참여할 국제기구의 개발을 제안했다. 이렇게 해서 세계보건기구(World Health Organization, WHO)가 1948년에 만들어졌고 국제 위생 협약 및 국제 역학 보고의 책임을 맡게 되었다(WHO, 2012a).

지난 60년간 세계보건기구(WHO)는 전 세계의 건강 결과를 개선하기 위해 국가, 민간 부문 및 지역사회를 설득해 왔다. WHO의 현재 안건은 건강, 전략 기획 및 건강 결과를 향상시키기 위한 협력에 대한 6가지 계획으로 (1) 사회 경제적 발전 촉진, (2) 인간 전염병의 제한, (3) 보건 시스템 및 전문가 지원과 강화, (4) 연구, 정보, 근거를 적용하는 것, (5) 협력 강화와 지원, (6) 역량과 질 향상(WHO, 2012b)이다.

## 건강의 세계적 추세

미래 학자이자 작가인 Toffler (1970)에 따르면, 세계는 40년 전 "슈퍼 산업" 사회라는 새로운 패러다임으로 이동하기 시작했다. 그는 이 새로운 패러다임이 사회에 압도적인 영향을 미쳐 사회는 스트레스와 방향 감각 상실을 초래하게 될 것이라고 예측했다(Toffler, 1970). Toller의 21세기에 대한 예측이 맞는가?

국가연합(2011a)은 2030년까지 세계 인구의 대다수가 도시 지역에 살 것이라고 예측한다. 흥미롭게도 농촌 지역의 사람들에게 경제성장과 안정성을 제공하는 산업으로 인해 지난 50년 동안 도시 성장이 증가했다(Frieden & Garfield, 2012; United Nations,

2011a). 도시화는 사회에 이익과 도전을 동시에 가져다 주었다. 많은 국가의 이익은 경제 성장이며 이는 다시 주민의 건강과 안녕을 향상시킬 수 있는 기회를 제공한다. 대조적으로, 도시계획, 건강, 사회 및 경제 개발에 대한 영향은 도전적이었고 새로운 우려를 야기했다(UN, 2011a). Gracey (2002)에 따르면, 도시화는 생활 습관병 또는 비전염성 질병(Non Communicable Diseases, NCDs; Gracey, 2002)이 특징인 "신세계 증후군(New World Syndrome)"을 창출했다.

개인과 가족은 재정적, 신체적, 정서적 안정성을 추구하여 농촌에서 도시 생활로 옮겨가고 있다. 도시 생활로의 전환은 과체중, 비만, 스트레스, 술, 담배 및 불법 마약 사용, 건강 위험 요소를 증가시키는 신체적, 정서적, 성적 학대의 놀랄만한 증가를 가져왔다(Bloom et al., 2012; Organization for Economic Co-operation and Development [OECD], 2011; WHO, 2011). 이러한 위험 요인들은 세계 보건 및 복지를 위협하는 중심 단계에 접어 들었다(Bloom et al., 2012; United Nations, 2011b; WHO, 2011). 이러한 복합적인 위험 요인은 고혈압, 당뇨병 및 건강에 해로운 생활 습관에서 발생하는 심혈관 질환과 같은 비전염성 질환이 있는 신세계 증후군을 창출한 것이다(Gracey, 2002).

세계의 건강상태(특히 NCD)는 세계 지도자들에게 중요한 관심사가 되었다(Bloom et al., 2012; OECD, 2011; WHO, 2011). OECD는 지난 50년의 통계 분석 데이터를 사용하여 의료서비스 및 재정 전달과 관련된 국가 건강을 모니터링 해왔다. 자국의 건강을 모니터링하는 참가국들은 국민들의 건강상태에 영향을 미치는 위험 요소를 확인했다. 국제 보건 문제에 대응하여 국가연합은 건강증진과 비전염성 질병(NCD)과 관련된 인적, 경제적 위기를 예방하기 위한 고위급 회담을 개최했다(그림 19-1 참조; UN, 2011b, 2011c).

국제연합 사무총장인 반기문에 따르면, 국가가 건강을 적극적으로 증진한다면 향후 20년 이내에 세계 보건 위기를 피할 수 있다(United Nations, 2012). 세계의 건강과 경제 성장은 교육, 청결하고 안전한 환경, 사회적 지지와 보건의료를 통한 인류의 건강 보호 및 향상에 의존하고 있다(Chao, Carpio, De Geyndt, Shaabdullaeva, & Shi, 2011). 2011년에 OECD는 건강의 세계적 추세인 평균 수명의 현저한 증가, 건강 위험 인자의 변화, 보건의료비용 증가를 보고했다(OECD, 2011).

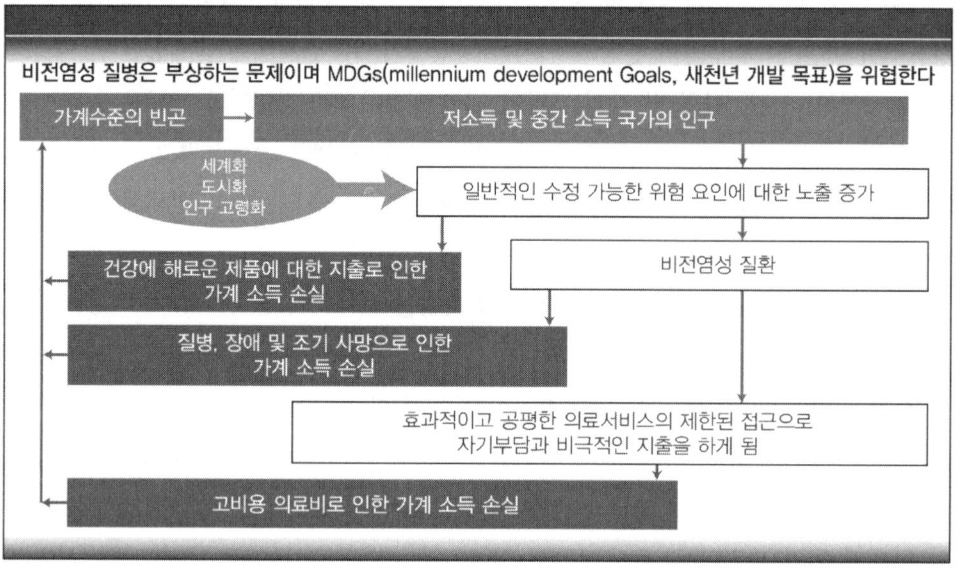


**[그림 19-1] 악순환: 빈곤은 비전염성 질병을 야기하고, 비전염성 질병은 다시 빈곤하게 만든다.**

출처: World Health Organization. (2011). Global status report on noncommunicable diseases 2010. Geneva, Switzerland: World Health Organization.

## 평균 수명의 증가

OECD(2011)에 따르면 지난 50년 동안 환경 규제와 의료 기술 및 치료법의 개선으로 기대수명이 증가한 것으로 나타났다. 이 수명의 증가는 모든 OECD 국가에서 관찰되었다. 국민 소득이 높고 건강 비용 지출이 많은 국가는 기대수명도 길었다. 이들 국가의 영아사망률은 급격히 떨어졌으며 사람들은 80세까지 살고 있다. 심혈관 질환으로 인한 사망률이 현저히 감소했다. 남성은 현재 76.7세까지, 여성은 82.2세까지 살고 있다(그림 19-2 참조).

일본인의 건강상태가 가장 많이 향상되었는데 15.2년이 증가하여 1960년 이래 83.2세의 평균 수명을 보이고 있다(OECD, 2011). 미국은 1970년 이후 다른 고소득 국가들보다도 고비용의 건강관련 지출에서 가파른 증가를 보인다(Institute of Medicine [IOM], 2002, Majette, 2011, OECD, 2011). 이렇게 고비용을 건강관련 지출로 쓰고 있음에도 미국에서의 출생시 기대수명은 78.2세이며, 이는 기대수명에서 8.3년 증가한 것이다. 미국은 OECD 건강상태 보고서에 참여하는 40개국 중 27위를 차지하고 있다(그림 19-3 참조).

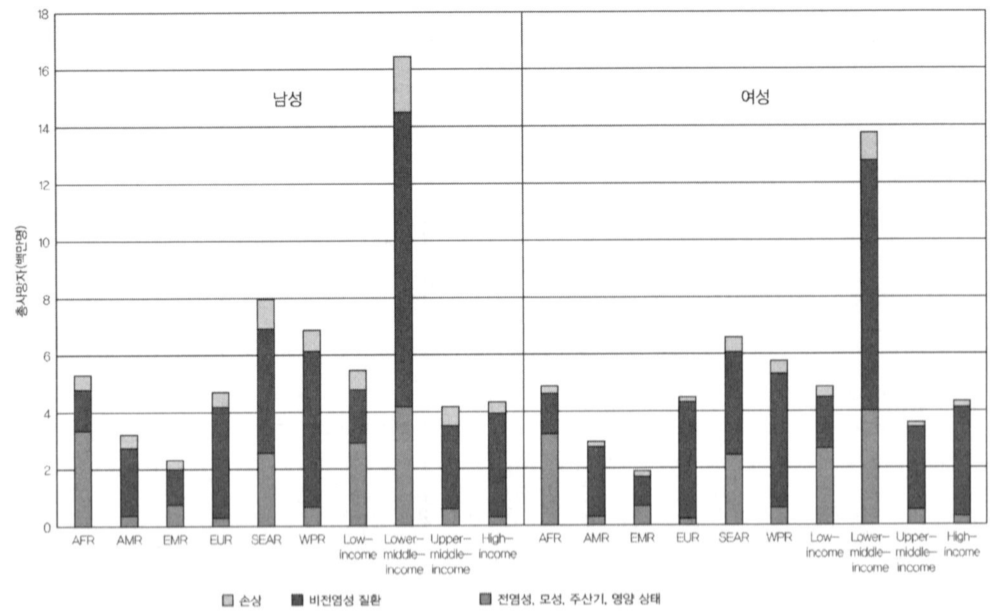


알림: AFR=아프리카 지역, AMR=미국 지역, EMR=동부 지중해 지역, EUR=유럽 지역, SEAR=동남아시아 지역, WPR=서태평양 지역

**[그림 19-2] 2008년 총 사망자수 비교: 사망원인별, 지역별, 소득별, 성별**

출처: World Health Organization. (2011). Global status report on noncommunicable diseases 2010. Geneva, Switzerland: World Health Organization.

Pham (2012)에 따르면, 미국의 평균 수명을 계산하는 것은 다양한 환경 및 생활 조건을 가진 다양한 국가에서 이주하는 거주자로 인해 다른 나라보다 더 어려울 것이라고 한다. 남녀 기대수명 77.8세(남성 77.8세, 여성 80.4세; Pham, 2012)로 보고한 질병통제예방센터(Center for Disease Control and Prevention, CDC)의 결과와 달리 1946년에서 2005년까지의 Pham (2012)의 60년간의 연구는 남녀 기대수명을 84세(남성 81.9세, 여성 84.6세)로 보고하였다. 미국의 기대수명이 얼마이든, 장수는 의료서비스 분야에 있어 노령 인구의 요구들의 해결이라는 또 다른 문제를 야기한다(OECD, 2011). 그러나 장수의 추세는 변화하고 있다.

## 건강 위험 인자의 증가

가까운 장래에 비감염성 질병 혹은 당뇨병, 암, 심혈관 질환, 호흡기 질환 및 정신건강 문제를 포함하는 NCD가 유행할 것이다(Bloom et al., 2012; Marrero, Bloom, &

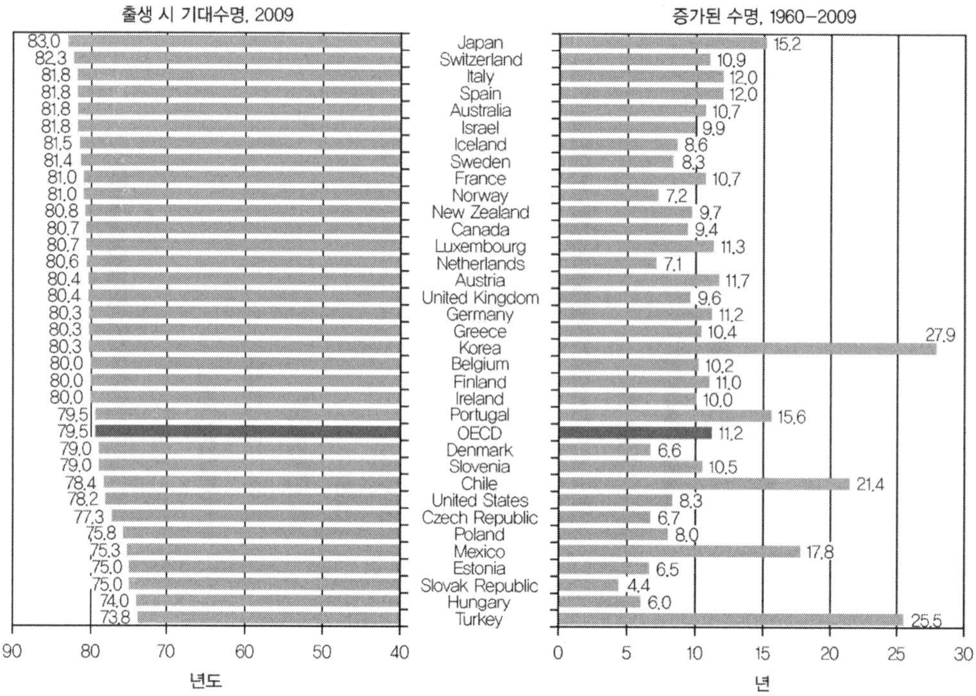


**[그림 19-3] 국가별 출생 시 기대수명과 증가된 수명**

출처: OECD, Health at a Glance 2011: OECD Indicators.

Asashi, 2012). 위험 요소가 해결되지 않으면 2030년까지 전세계적으로 수명이 감소될 수 있다. NCD의 사망자는 전염병으로 인한 사망자 수의 5배까지 증가하여 삶의 질에 영향을 미치고 세계 경제의 위기를 초래할 것으로 추정된다(Bloom et al., 2012; Marrero et al., 2012).

## 보건의료비용 증가

2010년 NCD는 세계총생산(GDP)의 75% 감소를 차지하였다. 이 당시 세계 총생산은 63조 달러였다. NCD는 아직 신생 단계에 있지만 세계적으로 노동과 자본의 성장 공급을 감소시킬 가능성이 있다(Bloom et al., 2012). 스위스 제네바에서 개최된 경제학자 회의에서 은행 위기가 NCD의 글로벌 비용(Tan, 2012)과 비교하여 중요하지 않은 것으로 보고 되었다. 개발도상국은 건강한 노동력 부족으로 가장 쇠약해질 것이다(Bloom et al., 2012). NCD 및 정신건강 문제의 비용은 향후 20년 동안 약 47조 달러의 손실을 초래할 것으로 예측된다(Bloom et al., 2012; Tan, 2012). Bloom과 그의 동료들(Bloom et al., 2012)은 NCD 및 정신건강에 대한 세계 경제 부담을 세 가지 경제 방법으로 계산했고 이는 (1) 질병 비용, (2) 세계 경제에 미치는 영향, (3) 통계적 삶의 가치이다. 그러나 건강증진 활동에 대한 투자 비용은 미국 달러로 하루당 0.4 달러 미만이다(Bloom et al., 2012).

현재 미국은 다른 나라보다 보건의료에 더 많은 돈을 지출한다(Kapustin, 2010; Majette, 2011). 2008년에 심장 질환 및 뇌졸중에 쓴 비용은 4,480억 달러, 암 비용은 890억 달러였다. 만성질환 관리는 매년 2조 달러의 연간 의료비 지출 중 75%를 차지한다(Kapustin, 2010). 그러나 미국이 건강한 생활 방식을 바꾸기 시작하면 1.6조 달러가 절약될 수 있다. 현재 미국은 배정된 의료 비용의 5%만을 건강증진을 위해 지출한다. 만성질환에 95%가 소비되고 있는 것이다(Kapustin, 2010).

보건의료 비용과 관련된 또 다른 증가는 고용주가 후원하는 건강보험이다. 보험료는 수년간 다양해졌으며 고용주와 직원의 비용이 점진적으로 증가했다. 이러한 변동은 직원 수, 지리적 위치, 혜택, 미혼 또는 결혼한 직원과의 비용 분담으로 인한 것이다. 2002년부터 2012년까지 고용주는 의료 보험료에서 97% 인상된 비용을 지불했다(2002년 8,003달러 대비 15,745달러). 직원 기여도는 102% 증가했다(2002년 2,137달러와 비교하여 4,316달러) (Claxton, Rae, Panchal, Damico, & Lundy, 2012). 50년 동안 미국의 의료비는 GDP의 5.2%에서 2010년에는 17.9%로 증가했다. 미국의 보험 및 건강 관리 비용 증가는 의료기술, 노인인구, 건강상태 및 만성질환의 변화, 환자 과잉 진료에 따른 비용 낭비로 인한 것일 수 있다(Henry J. Kaiser Family Foundation, 2012).

## Health People 2020 사업과 보건의료 사업

지난 30년간 미국 보건복지부와 질병 예방 및 건강 증진실(Office of Disease Prevention and Health Promotion)이 관리하는 Healthy People 이니셔티브는 미국 국민의 건강상태를 개선하기 위한 국가 안건을 제안했다. Healthy People은 국가의 건강 상태를 향상시키고 건강한 생활 방식을 선택하도록 개인을 교육하고 지원하기 위해 노력한다. Healthy People 2020에 따르면 사회 및 물리적 환경, 보건서비스, 개인 행동, 생물학 및 유전학의 개념을 적용하면 국민 건강 결과를 개선시킬 수 있을 것으로 보았다

(U.S. Department of Health and Human Services, 2012a).

Healthy People 2020은 12가지 주요 건강 지표들을 통해 국민 건강 향상을 측정한다.

1. 보건서비스에의 접근성
2. 임상예방서비스
3. 환경의 질
4. 상해와 폭력
5. 모성, 유아 및 어린이 건강
6. 정신 건강
7. 영양, 신체 활동 및 비만
8. 구강 건강
9. 생식 및 성 건강
10. 사회적 결정요인
11. 물질 남용
12. 담배

각 주제에는 하나 이상의 측정 가능한 결과가 있다. 또한 Healthy People 2020은 개인 및 지역사회에 건강증진과 예방을 위한 근거기반 전략을 제공한다(U.S. Department of Health and Human Services, 2012a).

미국 시민의 건강을 보호하는 것은 국가의 독립을 형성하는 시기부터 시작되었다. 1798년에 연방정부는 아픈 장애인 선원들에게 건강 관리를 제공하는 법안을 제정했다. 해상 병원 네트워크가 설립되었으며, 그 후 수백 년에 걸쳐 공중보건부(Public Health Department)로 발전했다. 1887년 연방정부는 질병 연구를 시작했으며 이것은 나중에 국립보건원(National Institutes of Health)이 되었다. 1902년에 미국은 워싱턴 D.C.에 국제위생국(International Sanitary Bureau)을 설립했다(World Health Organization, 2012a).

20세기 동안 연방정부는 미국 내 인종, 신념, 연령 또는 성별에 상관없이 모든 거주자를 보호하고 서비스를 제공하기 위해 고안된 다양한 기관을 구현했다(U.S. Department of Health and Human Services, 2012b). 전염병 학자들이 감염 질환의 원인을 찾기 위해 알려지지 않은 경로를 연구했으며 장애를 일으키는 치명적인 감염의 재발을 예방하는 방법을 발견했기 때문에 미국 국민의 건강이 향상되었다(Frieden & Garfield, 2012). 건강은 20세기에 미국에서 크게 향상되었다(Altman, 2012). 새롭고 향상된 치료 및 요법은 사망률과 장애를 감소시키고 암 또는 심장병으로 고통받는 사람들의 삶의 질을 향상시켰다(DeVol & Bedroussian, 2007).

미국의 공중보건 기관은 조지아 주 애틀랜타에 있는 CDC이다. CDC의 역할은 다양한 인구의 건강을 보호하는 공중보건 분야에 리더십을 제공하는 것과 건강한 라이프 스타일을 도모하도록 건강 관리 전문가들을 교육하는 것이다(Communication Disease Center, 2012). 미국의 공중보건은 예방 가능한 부상, 질병 및 조기 사망을 감소시키고 전국적으로 평균 수명을 연장시킴으로써 지난 100년 동안 큰 발전을 이루었다(IOM, 2002; OECD, 2011).

최근 몇 년 동안 미국 보건의료시스템은 보건의료 비용이 높고, 환자를 돕고 보호하기 위해 만들어진 시스템으로 인해 오히려 피해를 입었다(Altman, 2012; IOM, 1999). 공중보건 시스템에 관한 현재의 보고서는 적절한 자금이 부족하고 공중보건을 지원하기 위한 공동체 내에서의 부적절한 협력이 있음을 시사한다(Majette, 2011). 공중보건을 개선하기 위한 권장 사항은 국회에 제출되었다. 여기에는 건강한 라이프 스타일을 촉진하기 위한 공동 협력을 개발하고 건강을 증진하고 보호하는데 있어 지방 공공 부서가 적극적으로 지역사회를 이끌도록 지방 공공 보건 부서를 재설계할 것을 강조한다(IOM, 2002).

공중보건 전문가들은 공중보건을 향상시키고 미국 보건의료체계 내에서 건강증진과 예방 및 안녕에 기반한 틀(framework)을 만드는 것이 얼마나 중요한지에 대해 의회에서 증언했다. 전국적인 논쟁으로 의회는 환자보호 및 부담적정보험법(Patient Protection and Affordable Care Act, PPACA)이 된 건강보호법안을 지지하게 되었다. 오바마 대통령은 2011년 3월 23일 이 법안에 서명했다(Majette, 2011). 이제 건강 관리의 국가적 안건은 질병 치료 또는 치료에 초점을 둔 시스템과는 대조적으로 건강증진과 건강에 중점을 두어야 한다. 새로운 의료계획을 실행하려면 의료시스템을 정비하기 위해 함께 일하는 공공 및 민간 부문과의 파트너십이 필요하다(National Prevention Council, 2011).

CDC는 미국에서의 건강증진, 예방, 대응작업을 이끌 것이다. 공중보건 체계는 공중보건 인프라를 강화하고, 파트너십을 개발하고, 의사소통을 개선하고, 행동을 지원하기 위해 근거를 사용하고, 책임 체계를 개발하고, 지역사회를 위한 다양한 건강결정요인을 해결하기 위한 새로운 틀을 개발했다(IOM, 2002). 효과적이고 효율적이기 위해 CDC는 다섯 가지 전략적 영역을 확인했다.

1. 주 및 지방 보건 부서 지원
2. 글로벌 건강증진
3. 주요 사망 원인을 줄이기 위한 조치 시행
4. 감시 및 역학 강화
5. 건강 정책 개혁(Communicable Disease Center, 2012)

1900년대 초 고용주들은 고용주가 후원하는 직원 및 그 가족을 위한 보험을 통해 직원들의 건강에 기여하기 시작했다(Heinen & Darling, 2009). 구직자에게 건강보험을 제공하면 고용주는 회사에 충실한 인력을 고용하고 유지할 수 있게 되었다. 몇 가지 역사적 사건이 고용주, 의료시스템 및 직원들과의 관계에 기여했다(McCarter, Daly, & Cooper, 2010). 안녕(wellness)과 예방에 대한 역사적인 관점을 안다면 CNL은 미국을 건강한 국가로 만드는 데 중요한 역할을 하게 될 것이다.

대공황은 건강 관리를 받고자 하는 사람들을 제한하여 여전히 성장하고 있는 의료시스템의 붕괴를 초래했다. 또한 제2차 세계대전으로 인해 많은 청년들이 해외로 유출되면서 새롭고 건강한 노동력에 대한 요구가 창출되었다. 고용주들은 임금 인상을 할 수 없었다. 그러나 고용주들은 자신들의 비즈니스나 산업 분야에서 일하는 인센티브로 무료 의료보험을 제공하여 이로 인해 인력이 증가했다(McCarter et al., 2010). 비즈니스 및 산업은 초기 의료시스템의 안전 장치가 되었다(Heinen & Darling, 2009; Ricci & Chee, 2005).

기업과 산업계는 직원의 건강을 지키는데 이해관계가 있다. 건강한 노동력이 없다면, 국가의 경제 기반은 약화될 것이다. 1970년 연방정부는 고용주와 근로자가 안전한 작업 환경을 유지하기 위해 교육, 훈련 및 지도를 지원할 수 있도록 산업안전보건관리국(Occupational Safety and Health Administration, OSHA)을 도입했다. 고용주와 직원은 직장에서 해를 입지 않도록 위험을 확인할 권리와 책임이 있다. OHSA의 표준은 고용주에게 안전 작업장을 홍보하고 근로자에게 피해를 주지 않도록 교육하며 보고서 작성자의 기밀 유지를 도모하면서 안전 문제를 신고할 수 있는 길을 제시한다(U.S. Department of Labor, 2011).

최근 몇 년간 사업 부문은 생산성 저하와 관련하여 종업원 결근 문제에 더욱 관심을 갖게 되었다(Pelletier, 2011). 건강한 노동력은 GDP를 증가시키고 질병 관리 프로그램의 사용을 감소시킨다. 결과적으로 많은 고용주들이 작업장 내 의료 클리닉을 만들고 있다. Pelletier (2011)의 분석에 따르면 회사는 작업장 내에 건강증진 및 질병 관리에 중점을 둔 작업장 진료소를 설치하는 것이 좋다. 직원 건강 문제의 필요성을 충족시키도록 설계된 현장 클리닉은 결근을 줄이고 직원의 건강을 향상시켜 비용 효과적이다(Goetzel, Roemer, Liss-Levinson, & Samoly, 2008; Pelletier, 2011). 건강증진 프로그램에 따라 고용주들은 3년 동안 1.40에서 4.70 달러로 투자에 대한 긍정적 수익을 보고하였다 (Goetzel et al., 2008). CNL은 건강 코칭을 통해 주도적인 역할을 할 수 있으며 국가의 건강을 개선하기 위한 전환기 치료 전략을 지원한다.

## 보건의료사업과 임상간호리더 역할

의료보험은 의사가 제공하는 서비스의 현금 또는 물물 교환 시스템이었던 1900년대부터 고용주 보험 패키지, 만성 장애가 있는 연로한 미국인을 위한 연방정부 지원 프로그램 또는 민간 보험에 의해 지원되는 현재 시스템으로 발전했다(McCarter et al., 2010). 오늘날 의료시스템은 복잡하고 많은 서비스가 제공되며 내부 및 외부 감독, 의사소통, 안전 및 환경 문제, 전문가 및 환자의 행동 선택이 포함된다. 전문적인 경계는 구분하기 어려우며, 보건의료서비스 제공자가 가지고 있는 정신 모델은 공유되지 않을 수 있으며, 시스템 내의 시스템은 긴장감을 조성하고 예측 가능성을 떨어뜨릴 수 있는 오해를 불러올 수 있다(Plsek & Greenhalgh, 2001).

의료 분야에서 CNL의 리더십에 대한 주요 도전 과제는 보건의료의 질을 향상시키려고 시도하는 동시에 의료 조직의 복잡성과 맞서야 한다는 것이다. 의료시스템을 개선하기 위해서는 거시, 중간 및 미시체계 수준의 지도자가 보건의료의 격차를 없애려는 목적으로 다차원, 전문직간, 기관간 접근을 하는 것이 필요하다(Dartmouth Institute for Health Policy & Clinical Practice, 2010). CNL은 다각적 통합을 통해 팀을 하나로 구축하면서, 이러한 격차와 균열을 해결하기 위해 교육받고 사회화 된다.

CNL 협력의 중요성은 정보 및 지식의 교환과 동시에 서비스의 중복을 줄이고 의료서비스의 격차나 장벽을 피하기 위한 프로그램을 개발하거나 개선을 위한 파트너십을 구축하는 것이다(Harris, Provan, Johnson, & Leischow, 2012). CNL의 정보 및 지식 교환으로 환자에게 제공되는 서비스는 시의 적절하고 효과적이며 효율적이고 안전한 방법으로 환자의 요구에 집중하게 될 것이다(Institute for Healthcare Improvement, 2000; IOM, 2001).

그러나 IOM의 목적을 달성하는 것만으로는 국가의 건강을 향상시키는 데 충분하지 않다. 보건의료 지도자는 비만, 당뇨병 및 심장병과 같은 예방 가능한 질병을 줄이기 위해 사회 및 건강결정요인을 분석하고 연결해야 한다(DeVol & Bedroussian, 2007, Majette, 2011). Plesk와 Greenhalgh (2001)에 따르면 단순성의 영역은 문제를 발견하고 그것을 고친다는 환원주의적 사고 방식을 사용하고 있다. 대신에 합의나 행동이 명확하지 않은 곳은 리더십이 부족한 혼돈의 가장자리이다. 반면에 복잡한 영역에서는 문제해결에 도움이 되는 여러 옵션을 탐색할 수 있다. 복잡성의 영역은 깊은 생각, 도전적인 아이디어, 어려운 질문, 해결책 찾기, 지속적인 성과 향상을 요구하는 해결책에 대한 그룹 의견 일치이다(Plsek & Greenhalgh, 2001). 상급 일반 간호사(advanced generalist)로서의 CNL은 미시체계의 복잡성과 변화에 대한 예리한 이해를 가지고 있어 불균형을 줄일 수 있다.

전 세계적으로 보건의료가 조기 사망률을 감소시켰으며, 지난 50년 동안 기대수명이 증가했다(OECD, 2011; WHO, 2009). 그럼에도 불구하고 미국의학협회(1999)의 미국 보건의료 기록 카드에 따르면 보건의료체계에서의 의료오류(medical error)로 인해 매년 98,000명이 사망한다고 한다. 의료오류로 인해 병원이 지불하는 비용은 매년 170~290억 달러(IOM, 2001)이다. 미국에서 높은 의료 비용은 예방할 수 있다. 리더는 역할, 책임을 명확하게 정의하고 미시, 중간 및 거시체계 수준에서 협업하고 의사소통해야 한다(Campbell, 2009; Martin, Lloyd, & Nolan, 2007). 모든 환경에 걸쳐 의료서비스를 제공하는 것은 리더십을 개발하고, 임상실무에 근거기반 연구(evidence-based research), 환자 안전 및 측정 가능한 결과를 가진 국가와 기관 성과 지표를 수립하는 것에 초점을 맞춰야 한다(IOM, 2001). CNL은 이러한 노력의 중추적인 역할을 한다.

간호사-환자 파트너십은 리더십을 공유하며 각 멤버는 자신의 역할에 대한 책임을 진다(Cribb & Entwistle, 2011). 첫째, CNL의 역할은 환자의 관점을 듣고 환자의 건강 관련 우려, 위험 요소 및 환자를 위한 치료 선택권을 공유하는 것이다(Bensing et al., 2011; Cribb & Entwistle, 2011; Rollnick, Miller, & Butler, 2008). 환자의 말을 경청하는 CNL은 지역사회에서 살며 상호작용하는 가족의 한 구성원이자 사회의 일부인 한 사람과 치료적 관계를 형성하는 것이다(Cribb & Entwistle, 2011).

CNL은 의료 팀에서 핵심적이고 중요한 역할을 한다. 보건의료 전달체제 내에서 간호사는 다른 보건 팀 구성원들보다 환자들과 더 많은 시간을 보낸다. CNL이 임상실무에서 협업하고 교육하고 이론과 증거기반 연구를 적용할 때 양질의 치료가 환자에게 제공될 수 있다(IOM, 2003). 그러나 의사소통 및 교육은 현재 충분하지 못하며, 국제의료기관평가위원회(Joint Commission)와 메디케어 및 메디케이드 서비스 센터(Centers for Medicare and Medicaid Services)와 같은 규제 기관에 보고된 바에 의하면 특히 환자 안전, 병원 재입원율 및 약물 치료 교육과 관련된 문제들이 있다(Seidl, 2011). 전문 간호 수행 기준에서 CNL의 역할은 자원을 적절히 사용하면서 연구를 기반으로 양질의 윤리적 돌봄을 제공하기 위해 협력하고 옹호하는 교육자로서 본다(ANA, 2004).

Jallinoja 등(2007)은 간호사와 의사는 환자가 건강행동에 대한 책임을 져야 한다고 생각한다고 보고했다. 이 연구에서 간호사들은 건강행동을 변화시키는데 있어 환자를 교육하고, 동기를 부여하고, 지원하는 것이 자신들의 기본 임무라고 보고했다. 그러나 간호사의 50%는 다른 간호 업무들로 인해 위험한 생활 양식(lifestyle)을 가지고 사는 환자들에게 중재를 제공할 수 없다고 하였다. 흥미롭게도, 경력이 적은 간호사는 건강한 삶에 대한 교육을 더 많이 제공하는 것으로 나타났다(Jallinoja et al., 2007).

보건의료의 복잡성을 이해하는 CNL은 질병을 예방하고 건강을 증진하는데 초점을 두는 정부 및 비정부 기관과 보건의료시스템을 연결하기 위해 협력해야 한다(CDC, 2009; DeVol & Bedroussian 2007; Martin et al., 2007; Suhrcke, Nugent, Stuckler, & Rocco, 2006; UN, 2011b; WHO, 2008, 2011). 건강한 지역사회는 미래 세대를 위한 지속 가능한 행동 변화를 함께 만든다. 함께 협력하는 공공 및 민간 단체는 학교 시스템, 회사, 광고, 지역사회 및 공공 및 사설 의료시스템에서 건강하게 사는 것을 증진시키는 활동을 상호 연계해야 하고 지지적인 환경을 계획하는데 있어서 시민 지도자를 참여시켜야 한다. 지역사회와 개인의 참여는 저소득 또는 고소득 공동체의 수명 기간(life span) 동안 생길 수 있는 신체적, 정서적 고통을 예방할 수 있다(CDC, 2009; Gostin, 2012; UN, 2011c; WHO, 2008).

시골에서 도시 생활로의 인구 변화는 1900년대 이래로 14%에서 50% 이상으로 증가했다(Allender, Foster, Hutchinson, & Arambepola, 2008). Gracey (2002)에 따르면 2030년까지 세계 인구의 3분의 2가 대도시에 살 것이라고 한다. 도시화는 생활 양식과 질병에 중대한 영향을 미친다(Allender et al., 2008). 도시화로 인한 인구통계학적 변화로 인해 이환율과 사망률이 증가하고 있다(Allender et al., 2008; Gracey, 2002). 정부와 보건의료시스템은 지역사회의 변화하는 인구통계를 적절하게 계획하지 못하고 있다(Gracey, 2002). 건강 위험 요소의 변화를 이해하는 것은 CNL이 건강 관리 결과를 더 잘 알리고 향상시킬 수 있도록 한다.

대도시 생활로 전환하는 사람들은 식이 변화, 영양 부족, 제한된 운동, 과잉 복잡 및 스트레스를 경험하며 종종 사회적 지원 네트워크가 부족하다. 새로운 도시 거주자의 생활 양식의 변화는 과체중, 비만, 사회적 고립 및 우울증을 초래한다. 더욱이, 새로운 주민들의 상당수는 다양성 또는 상반되는 사회적 또는 환경적 시스템을 다루는 대처 기술이 부족하다. 새로운 사회적 환경에서 살아가는 대처 기술이 부족하면 새로운 문화에 대처하기 위해 학대(신체적, 성적 및 정서적) 또는 담배, 술 또는 거리 마약을 사용하는 것과 같은 행동 변화를 초래할 수 있다(DeVol & Bedroussian, 2007; Gracey, 2002; OECD, 2011; WHO, 2011).

2008년에 NCD로 3,600만 명이 사망했다(OECD, 2011; WHO, 2011). 건강과 안녕(wellbeing)을 증진시키지 않는 국가들에서는 담배 사용으로 인한 사망자가 폐암과 관련된 흡연자의 사망 비율 71%, 만성 호흡기 질환 관련 사망의 42%, 심혈관 질환 관련 사망의 10%로 2020년까지 약 7,500만 명이 사망할 것으로 예상된다. 2030년에는 암 발병률이 82%로 추정된다. 게다가 비만의 증가는 심혈관 질환, 암, 당뇨병, 만성 폐 질환과 같은 NCD에 새로운 위험 요소를 야기하는데, 이는 현재 세계 사망의 주요 원인이 되고 있다(Clarke, 2010).

미국의 주요 사망 및 장애 원인은 만성질환이다. 만성질환이 10명 중 한 명의 미국인의 일상생활 활동에 영향을 미친다는 것을 이해하면, CNL은 더 악화되는 것을 막기 위해 더 나은 계획과 중재를 제공할 준비가 되어 있다. 2007년과 2008년 사이에 미국인의 33.8%는 비만, 2360만 명은 당뇨병, 2600만 명은 만성 신장 질환, 55세에서 64세 사이 남성의 53.7 %와 여성의 55.8 %는 고혈압 환자이며, 2009년에는 292,540명의 남성과 269,800명의 여성이 암으로 사망했다(Clarke, 2010). 2006년 심장병과 뇌졸중으로 인한 사망자는 768,755명, 암 559,888명, 만성 하부 호흡기 질환 124,583명, 당뇨병 72,449명으로 나타났다(Kapustin, 2010). 2029년에 베이비 붐 세대 중 막내가 65세가 된다. 현재 만성질환의 추세가 지속된다면 미국 의료시스템은 이러한 요구 사항을 충족시키지 못할 것이다(Kapustin, 2010; Tan, 2012).

또한 153,000명의 미국 사람들을 대상으로 한 전국 조사에서 미국인의 3%만이 과일 섭취, 야채 섭취, 건강, 체중, 운동, 그리고 금연과 같은 4가지 주요 특성들을 실천하는 건강한 생활 양식을 유지하는 것으로 나타났다. 한편, 청소년의 20%, 미국 성인 4300만 명이 담배를 피운다(Clarke, 2010). NCD로 인한 이환율과 사망률은 1차 의료에서의 건강교육 및 증진, 상담을 통해 현저하게 줄일 수 있다(OECD, 2011). CNL은 건강교육 및 상담을 통해 NCD로 인한 이환율과 사망률을 줄이는데 도움이 되는 신체활동을 증가시키고 술과 담배 사용 및 스트레스를 줄이며 건강식품 섭취와 같은 행동 위험 요소에 중점을 둔다.

## 건강증진과 질병예방에서의 임상간호리더 역할

정부, 기업 부문 및 건강 분야의 글로벌, 국가 및 지역 지도자들은 NCD 위험 요소를 줄이기 위해 거시, 중간, 미시체계 수준에서 협력해야 한다(CDC, 2009; United Nations, 2011b; WHO, 2011). 조직의 지도자는 심적 모델(mental model)을 스펙트럼 전반에 걸친 건강증진 정책을 통합하는 전략적 계획과 연계된 성과 향상의 개념틀 내에서 작동하는 문화로 바꿔야 한다(CDC, 2009; Martin et al., 2007; Smith, 2001; United Nations, 2011b).

건강증진, 또는 1차 예방은 사람들이 해를 입거나 부상당할 위험을 예방하기 위한 목적을 가진 활동이다(Cypress, 2004; Institute for Work & Health, 2006). 건강과 안녕을 증진하기 위해서는 다차원적 접근과 정신건강 및 신체건강을 지원하는 정부와 비정부간 책임을 공유하는 것이 필요하다(WHO, 2009). 사회적인 결정 요인은 건강 식품, 안전한 주거, 교육, 고용, 안전하고 건강한 환경, 모든 사람을 보호하는 사회 정의를 포함하여 지역 사회간에 균등해야 한다(Perdue, Richards, Acree, & Stroup, 2005). 새로운 세계 증후군인 NCD의 유행은 예방할 수 있다. 그러나, 지도자들은 세계화와 도시화가 포화 지방과 트랜스 지방, 소금, 정제된 설탕을 많이 포함하고 있는 가공 식품으로 인한 조기 사망에 기여하고 있음을 이해해야 한다(Bloom et al., 2012; CDC, 2009; United Nations, 2011b). 정부 및 비정부 기구는 더 건강한 음식을 도모할 정책을 개발해야 한다. 예를 들어, 식품 및 음료에서 당을 제한하는 것은 비만을 줄이는데 도움이 될 수 있다. 혜택을 누리지 못하는 지역에 수퍼마켓이 들어오면 인센티브를 슈퍼마켓에 제공할 수 있으며, 건강에 좋은 음식과 음료를 그러한 지역에 제공하도록 장려될 수 있다. 지역 농민들은 농산물 직판장에서 그들이 기른 농산물을 판매하도록 장려될 수 있으며, 영양소별로 비율을 조절한 건강식(healthy portion controlled meals)을 준비하고 제공하는 전략을 제공할 수 있다(CDC, 2009). CNL은 보다 건강한 결과에 영향을 줄 수 있는 기술을 보유하고 있다.

지역사회 지도자로서의 CNL은 도보나 자전거로 등하교 하는 아이들을 위해 자전거 도로 또는 인도를 포장할 것을 제안하는 것과 같이 야외 활동을 늘리고 안전한 환경을 제공하는 정책을 수립하는 데 도움을 줄 수 있다. 그들은 학교가 비만을 줄이기 위해 체육 및 비교과 신체활동을 늘리려고 할 때 그 학교들을 옹호할 수 있다. 그리고 신체활동을 증가시키기 위해 이웃에 공적 여가 시설이나 교통 수단을 전략적으로 위치시킴으로써 학생의 가족들이 공적 레크리에이션과 교통 수단에 대한 접근성을 높일 수 있도록 할 수 있다(CDC, 2009).

공중보건 부서와 협력하는 CNL은 전염병에 대한 예방 접종을 제공하고 건강 검진 및 질병 검진을 하도록 CNL은 일반인을 교육하는 책임이 있다. 그리고 의료시스템 내에서 CNL은 학교, 기업, 정부 기관에 의해 제공되는 포괄적인 교육 요구들을 해결해 줄 수 있다. CNL은 영양과 운동의 기초를 이해하고 적용할 필요가 있는 개인 및 지역사회와 협력한다. 술, 마약, 담배 및 총기류의 위험, 집, 고속도로 및 직장에서의 안전과 위험에 대해서도 이해하고 교육할 수 있다.

건강한 생활 습관에 관한 연구 및 교육에 재정을 지원하는 것은 이환율과 사망률에 비교하면 비용효과적이다(Pelletier, 2011). CNL은 지역계획이나 재설계에 참여할 수 있다. 이러한 예를 들면, 걷기를 권장하기 위해 인도를 추가하거나 쉽게 접근할 수 있도록 근처에 버스 정류장을 만들도록 하는 것이다. 공원은 인근 지역에서 도보거리 내에 위치할 수 있어 주민들의 신체활동과 사회화를 장려하는 활동을 제공할 수 있다(CDC, 2009).

CNL은 장기간의 고통과 장애를 겪을 가능성이 있는 환자를 위한 조기 중재를 제공해야 한다(Institute for Work & Health, 2006). 보건의료(health care)는 세계의 건강을 위협하는 새로운 세계 증후군과 더불어 예방 가능한 질병으로 고통 받는 사람들을 구하려고 시도하는데 압도당할 것이다(CDC, 2009; Clarke, 2010; DeVol & Bedroussian, 2007; United Nations, 2011b). 예를 들어, 과체중이거나 비만인 사람은 심장 질환이나 당뇨병의 위험이 있다. 식이 요법 변경, 운동 및 정기적인 진찰 및 건강검진 일정 수립은 건강상태 악화를 예방할 수 있다.

CNL은 후속 구조(downstream rescuing)가 정신적 및 신체적 악화를 예방하고 관리하기에 더 복잡하다는 것을 이해한다. 재활은 인간의 고통만큼이나 비용이 많이 든다. 의료비, 건강한 노동력 상실 및 국민총생산은 미국과 세계 경제에 손실을 야기한다(Bloom et al., 2012). NCD 또는 만성질환에 대한 중재는 추가적인 신체적 또는 정신적 악화를 예방하기 위해 구체화되어야 한다(Work & Health, 2006).

CNL 역할은 진료의 연속성 내에 있는 모든 보건의료 환경의 실무현장에서 직접 환자간호를 제공하는 것이다. CNL의 역할은 다른 간호사들을 이끌고 인도하고 지시하여 모범 사례 가이드 라인에 근거한 환자 중심 간호를 제공하도록 개발되었다. CNL은 의료불평등을 줄이면서 건강 정보를 읽고 이해할 수 있는 능력을 향상시키며 동시에 측정 가능한 성과를 가진 간호를 제공한다(AACN, 2007). CNL 실무에는 미시체계 내에서 CNL 역할을 발전시키기 위한 정서 지능, 태도, 좋은 의사소통 기술이 포함된다(Bradberry & Greaves, 2009).

CNL 역할에 대한 실천은 개념적이고 이론적인 틀에 의해 뒷받침된다(Cody, 2013). 환자 중심 간호는 간호실무에서 기초가 되는 중요한 구성 요소이다(Frampton et al., 2008; IOM, 2003). 인류의 다양성을 중요하게 생각하는 간호사 및 기타 의료 전문가는 자신의 몸에 대한 전문가로 개인을 존중하고 자신들이 존중하는 환자와의 협력 관계를 발전시킨다(Cribb & Entwistle, 2011). 건강증진, 질병 예방 또는 환자 재활을 위해 CNL과 다른 간호사들은 환자의 건강 관점, 행동 변화 과정 및 환자가 위험한 건강행동을 변화시키도록 하는 동기 부여 방법을 이해해야 한다.

## 환자 중심 간호

보건의료에서 환자는 개인, 가족, 지역사회, 국가 또는 세계가 될 수 있다. 건강증진 활동을 포함한 모든 돌봄 활동의 중심에 환자를 두는 것이 성공적인 행동 변화의 열쇠이다(Frampton et al., 2008). 보건의료서비스 제공자들은 환자가 겪는 다양성(민족적, 문화적, 정신적 배경)의 세계와 그들이 경험하는 환경을 이해하고 기초 지식을 가지고 있어야 한다(Leininger & McFarland, 2006).

의료 전문가를 찾는 모든 환자는 살아온 경험, 희망, 바램을 가지고 있다(Colins & Selina,

2010). 환자의 관점을 듣는 보건의료 전문가들은 전문적인 관계를 구축한다. 의료 전문가와 환자 간의 존중, 신뢰, 자신감을 통해 환자와 의료 전문가는 의사결정을 공유하는 팀을 이룬다(Cribb & Entwistle, 2011).

환자 중심의 접근법을 사용하여 환자의 요구를 사정하면 건강행위를 바꾸기 위한 준비, 의지 및 동기 부여에 대한 통찰력을 얻을 수 있다(DiClemente, 2007; Frampton 외, 2008; Rubak, Sanboek, Lauritzen, & Christensen, 2005). 환자의 인식을 듣고 이해하고 환자의 관심사, 목표 및 원하는 결과를 확인하기 위해 협력하는 보건 의료팀은 환자가 행동 변화를 일으킬 수 있도록 한다(Frampton et al., 2008). 건강증진 또는 질병 예방은 자신의 신체와 생활 양식에 대해 전문가로 여겨지지 않으면 실패하게 된다(Seear, 2009). 치료 또는 치료에 대한 자기 관리 및 순응은 환자 전문가 및 의료 전문가 사이에 협력적 파트너십이 형성되었을 때 더 잘 된다(Kaye et al., 2010; Seear, 2009).

"특히 과학적인 전문가"(Seear, 2009)인 간호사가 가부장적 접근으로 이행하지 않은 것을 수정하려 할 때, 간호사와 환자간의 관계는 갈등이 있을 수 있다. 과학적 전문가는 환자가 지침에 긍정적으로 반응할 것으로 기대하면서 논리적이고 객관적인 방식으로 환자를 교정하려고 시도한다(Cribb & Entwistle, 2011). 그러나 환자는 그 상호 작용을 지나치게 요구가 많고 건강 관리를 하는데 있어 장애물인 것으로 여긴다. 결과적으로, 많은 간호사와 의료서비스 제공자는 의학적 치료에 순응하지 않고 회피적인 환자의 행동을 보게 될 것이다(Seear, 2009).

## 면담 : 환자 관점을 이해하는 첫걸음

신뢰로운 간호사 – 환자 관계는 간호사가 환자의 건강문제를 듣는 것에서부터 시작된다(Cribb & Entwistle, 2011; Rollnick et al., 2008). CNL은 의사소통을 하며 환자의 요구를 가장 잘 충족시키기 위해 의사소통에 환자를 참여시킨다. 동기 부여 면담(motivational interviewing, MI)은 환자 중심 간호에 이르는 대립적이지 않은 의사소통 접근이다. MI는 보건의료서비스 제공자가 환자의 관점을 이해하고 환자가 보다 건강한 생활 방식으로 나아갈 수 있도록 돕기 위해 고안된 확고한 근거기반 의사소통 기법이다(Rubak et al., 2005).

상황에 따라 세 가지 의사소통 스타일인 (1) 지시, (2) 안내, (3) 환자를 따르는 것이 환자에게 사용된다. 이런 의사소통 스타일을 사용하는 것은 환자에게 묻고 듣고 정보를 제공하는데 더 많은 시간을 할애한다는 것을 의미한다. MI에는 따르기 쉬운 기본 규칙이 있다. 일차적 "규칙"은 조언 제공을 하지 말고, 환자의 관점을 이해하고, DARN (desire 욕구, ability 능력, reason 이유, 또는 need 필요)을 나타내는 단어에 귀를 기울이고 피드백을 이끌어내는 것이다(Rollnick et al., 2008). 의료서비스 제공자는 환자가 행동 변화의 위험과 이점에 대해 깊이 생각할 수 있도록 지지적인 환경을 조성한다. 이러한 환경을 조성하는 것은 환자로부터 자신의 건강에 대한 당신의 관심을 공유해도 되는지에 대한 허락을 받은 후에나 가능하다(Rollnick et al., 2008; Rubak et al., 2005). 상황에 따라 통증, 불쾌감, 또는 문제에 어떻게 대처하는지에 대해 이야기한 다음 건강과 안전에 대한 우려를 제기한다. DARN 단어를 듣는 것은 변화를 위한 환자의 준비 상태를 나타내는 지표이다.

### 범이론적 모델(transtheoretical model) : 환자의 행동변화단계 이해

행동 변화는 변화의 중요성, 의지 및 자신감에 대해 생각하는 복잡한 과정이다(Nidecker, DiClemente, Bennett, & Bellack, 2008). 변화의 범이론적 모델은 변화의 단계를 숙고 전 단계, 숙고단계, 행동단계, 유지단계로 구분한다(DiClemente, 2007; Prochaska, 2008). 건강에 위험한 행동을 바꾸는 것은 의료서비스를 제공하려는 의료인 뿐만 아니라 환자도 어려운 일이다(Chase, Osann, Sepina, Wenzel, & Tewari, 2012; Seear, 2009).

환자들이 행동 변화를 향해 나아가기 위해서는 시간이 필요하고 격려의 말이 필요하다(Rollnick et al., 2008). 예를 들어 숙고 전 단계에 있는 환자는 변화해야 할 필요성을 인식하지 못한다. 이 단계에서 최선의 개입은 간호사가 환자의 건강문제와 위험 요인에 대한 정보를 공유하고 환자가 이것에 대해 생각할 시간을 허락하는 것이다. 환자의 필요에 따라 변화 단계에 대한 올바른 중재를 적용하는 것이 환자가 성공적인 행위 변화로 나아갈 수 있도록 도와준다. 행동 변화가 생긴 것이 다시 원점으로 돌아가더라도 환자는 유지단계를 더 오래 지속시키며 점진적으로 나아진다.

"readiness to change ruler"는 의료 제공자가 행동 변화에 대한 환자의 사고를 이해하는 것을 돕기 위한 타당하고 신뢰할 수 있는 환자 중심 접근법이다(Center on Alcoholism Substance Abuse and Addictions [CASAA], 1995). readiness ruler로 건강행위를 변화시킬 의지, 중요성 및 자신감을 확인한다. 사정은 간호사가 환자의 관점을 이해하는 것을 도우며 변화의 단계에서 올바른 중재를 적용하도록 도울 뿐만 아니라 간호사가 환자에게 힘을 북돋아주도록 한다.

일부 환자의 건강행위 증진은 사회인구학적 요인, 개인 또는 의료 제공자 문제, 행정 장벽으로 인한 회피 문제가 발생할 수 있다(Byrne, 2008). 환자의 필요와 관심에 초점을 둔 의료 제공자는 환자의 행위 변화에 영향을 미칠 가능성이 더 크다. 환자를 위한 중재는 변화에 대한 환자의 생각의 단계를 기반으로 고안되어야 한다. 환자가 적절한 단계에 있기 전에 미리 중재를 제공하는 것은 변화 과정을 중단하거나 행위 개선을 지연시킬 수 있다(Armitage, 2009; DiClemente, 2007; Miller & Rose, 2009; Prochaska, 2008; Rubak et al., 2005).

환자와 염려, 위험 또는 치료 옵션을 공유하는 의료 제공자는 환자가 처리하고 이해할 수 있는 용어로 의사소통해야 한다. 의료기관평가위원회(The Joint Commission)의 환자 안전 목표는 환자에게 이해할 수 있는 수준으로 구두 및 서면으로 된 건강정보를 제공하도록 요구한다(Snecypher, 2009). 팀은 함께 서로에게 도전이 되는 옵션을 찾아야 한다. 선택이나 협상에 관한 도전적인 대화는 환자가 그 접근법을 편안하게 느낄 때만 사용해야 한다(Cribb & Entwistle, 2011). 의료 팀의 가장 중요한 목표는 환자가 변화의 준비 정도에 따라 자신의 건강을 스스로 관리하고 건강한 결과를 위한 최선의 선택을 하도록 권한을 부여하는 것이다(Barrie, 2011; Prochaska, 2008).

## 단원요약

- 건강증진과 질병 예방은 정부 기관 및 비정부 기관과의 협력이 필요하다.
- 세계보건기구(WHO)의 현 의제는 건강 결과를 개선하기 위해 고안된 건강, 전략 계획 및 협력을 위한 6가지 계획을 수립했다: (1) 사회 경제적 발전의 증진, (2) 건강 문제의 만연 제한, (3) 보건의료시스템 및 전문가 지원 및 강화, (4) 연구, 정보 및 근거의 적용, (5) 협력 강화 및 지원, (6) 역량 및 질 향상
- 미국의 보험 및 건강 관리 비용 증가는 의료기술, 노인인구, 건강상태 및 만성질환의 변화, 환자 과잉 진료로 인한 과도한 지출 등으로 인해 발생할 수 있다.
- CNL은 지역사회 계획이나 재설계에 참여하여 신체활동과 사회화를 격려하는 활동을 위해 주민들이 걸어갈 만한 거리에 공원을 짓게 하고 주민들이 걸을 수 있도록 장려하기 위해 인도를 만들도록 하는 것과 같은 일을 옹호할 수 있다.

- CNL의 실천은 미시체계 내에서 CNL 역할을 개발하기 위해 정서 지능, 태도 및 훌륭한 의사소통 기술을 갖추어야 한다.
- 행위 변화는 변화의 중요성, 의지 및 자신감에 대해 생각하는 복잡한 과정이다.
- 일부 환자의 건강행위 증진은 사회인구학적 요인, 개인 또는 제공자 문제, 행정 장벽으로 인해 회피 문제가 발생할 수 있다.
- 의료 팀의 가장 중요한 목표는 환자의 변화 준비 정도에 따라 자신의 건강을 스스로 관리하고 건강한 결과를 위한 최선의 선택을 하도록 권한을 부여하는 것이다.

## 생각해보기

1. Gracy (2002)에 따르면, 도시화는 생활 습관 질병이나 비전염성 질병으로 특징 지어지는 신세계 증후군을 창출했다. 어떤 생활 습관병이 당신의 임상 미시체계에 영향을 미치는가?
2. 미국의 보험 및 의료 비용 증가는 의료기술, 고령인구, 건강상태 및 만성질환의 변화, 환자 과잉 진료로 인한 낭비적인 지출에서 기인될 수 있다(Henry J. Kaiser Family Foundation, 2012). 이것이 당신의 임상 미시체계에서 암시하는 바는 무엇인가?

## 학습활동

1. 동기 부여 면담과 변화에 대한 준비를 생각해보자. 이러한 이론적 토대의 도구를 사용하여 개선 전략을 설명하자.
2. 일부 환자의 건강행위를 증진시키면 사회인구학적 요인, 개인 또는 의료 제공자 문제, 행정 장벽으로 인해 회피 문제가 발생할 수 있다(Byrne, 2008). 당신의 임상 미시체계에서 예를 들어보자.

# 참고문헌

Allender, S., Foster, C., Hutchinson, L., & Arambepola, C. (2008). Quantification of urbanization in relation to chronic disease in developing countries: A systematic review. *Journal of Urban Health: Bulletin of the New York Academy of Medicine, 85*(6). doi: 10.1007/s11524-008-9325-4

Altman, D. (2012). Pulling it together: Reflections on this year's four percent premium increase. *The Henry Kaiser Family Foundation*. Retrieved from http://www.kff.org/pullingittogether/altman_premium_increase.cfm

American Association of Colleges of Nursing. (2007). *White paper on the education and role of the clinical nurse leader*. Washington, DC: Author, pp. 6-10. Retrieved from http://www.aacn.nche.edu/Publications/WhitePapers/ClinicalNurseLeader07.pdf

American Nurses Association (Ed.). (2004). *Nursing: Scope and standards of practice*. Silver Spring, MD: nursesbooks.org.

Armitage, C. J. (2009). Is there utility in the transtheoretical model? *British Journal of Health Psychology, 14*(Pt 2), 195-210.

Barrie, J. (2011). Patient empowerment and choice in chronic pain management. *Nursing Standard, 25*(31), 38-41.

Bensing, J. M., Deveugele, M., Moretti, F., Fletcher, I., van Vliet, L., Van Bogaert, M., & Rimondini, M. (2011). How to make the medical consultation more successful from a patient's perspective? Tips for doctors and patients from lay people in the United Kingdom, Italy, Belgium and the Netherlands. *Patient Education & Counseling, 84*(3), 287-293. doi: 10.1016/j.pec.2011.06.008

Bloom, D. E., Cafiero, E. T., Jane-Llopis, E., Abrahams-Gessel, S., Bloom, L. R., Fathima, S., …Weintstein, C. (2012). *The global economic burden of noncommunicable diseases. Working paper series*. Geneva, Switzerland: World Economic Forum and Harvard School of Public Health.

Bradberry, T., & Greaves, J. (2009). *Emotional Intelligenace 2.0*. San Diego, CA: TalentSmart.

Byrne, S. K. (2008). Healthcare avoidance: A critical review. *Holistic Nursing Practice, 22*(5), 280-292.

Campbell, R. J. (2009). Creating a winning organizational culture. *Health Care Manager, 28*(4), 328-343.

Center on Alcoholism Substance Abuse and Addictions, University of New Mexico. (1995). Readiness ruler. Retrieved from http://casaa.unm.edu/inst/Readiness%20Ruler.pdf

Centers for Disease Control and Prevention. (2009). *CDC's recommended community strategies and measurements to prevent obesity in the United States*. Atlanta, GA: Author. Available at http://www.cdc.gov/nccdphp/dnpao/publications/ index.html

Chao, S., Carpio, C., De Geyndt, W., Shaabdullaeva, Z., & Shi, Y. (2011). *The growing burden of noncomunicable disease in the eastern Caribbean: Human development unit Latin American and the Caribbean region*. Washington DC: The World Bank.

Chase, D. M., Osann, K., Sepina, N., Wenzel, L., & Tewari, K. S. (2012). The challenge of follow-up in a low-income colposcopy clinic: Characteristics associated with non-compliance in high-risk populations. *Journal of Lower Genital Tract Disease, 16*(4), 345-351. doi: 10.1097/LGT.0b013e318249640f

Clarke, J. L. (2010). Preventive medicine: A ready solution for a health care system in crisis. *Population Health Management, 13*(2). doi: 10.1089/pop.2010.1382

Claxton, G., Rae, M., Panchal, N., Damico, A., & Lundy, J. (2012). *Employer health benefits 2012 annual survey*. Chicago, IL: Henry J. Kaiser Family Foundation, Health Research & Education Trust, NORC at the University of Chicago. Retrieved from http://ehbs.kff.org/pdf/2012/8345.pdf

Cody, W. K. (Ed.). (2013). *Philosophical and theoretical perspectives for advanced nursing practice* (5th ed.). Burlington, MA: Jones & Bartlett Learning.

Collins, J., & Selina, H. (Eds.). (2010). *Introducing Heidegger: A graphic guide*. London, UK: Tatem Books, Ltd.

Communicable Disease Center. (2012). About CDC: Our story. Retreived from http://www.cdc.gov/about/history/ourstory.htm

Cribb, A., & Entwistle, V. A. (2011). Shared decision making: Trade-offs between narrower and broader conceptions. *Health Expectations, 14*(2), 210-219. doi: 10.1111/j.1369-7625.2011.00694.x

Cypress, M. (2004). Looking upstream. *Diabetes Spectrum, 17*(4), 249-253. doi: 10.2337/diaspect.17.4.249

Dartmouth Institute for Health Policy & Clinical Practice. (2010). Microsystems at a glance. In M. M. Godfrey (Ed.), *Developed by microsystem members for microsystem members*. Retrieved from www.clinicalmicrosystem.org

DeVol, R., & Bedroussian, A. (2007). *An unhealthy America: The economic burden of chronic disease – Charting a new course to save lives and increase productivity and economic growth*. Santa Monica, CA: Milken Institute.

DiClemente, C. C. (2007). The transtheoretical model of intentional behavior change. *Drugs & Alcohol Today, 7*(1), 29-33.

Frampton, S., Guastello, S., Brady, C., Hale, M., Horowitz, S., & Smith, S. B. S. (2008). *Patient-centered care improvement guide*. Derbee, CT: Planetree, Inc. and Picker Institute, Inc.

Frieden, T. R., & Garfield, R. M. (2012). The cover. *Journal American Medical Association, 307*(19), 2005-2006.

Goetzel, R. Z., Roemer, E. C., Liss-Levinson, R. C., & Samoly, D. K. (2008). *Workplace health promotion: Policy recommendations that encourage employers to support health improvement programs for their workers*. Washington, DC: Partnership for Prevention.

Gostin, L. O. (2012). A framework convention on global health: Health for all, justice for all. *Journal of American Medical Association, 307*(19), 2087-2092.

Gracey, M. (2002). Child health in an urbanizing world. *Acta Paediatrica, 91*(1), 1-8. doi: 10.1080/080352502753457842

Harris, J. K., Provan, K. G., Johnson, K. J., & Leischow, S. J. (2012). Drawbacks and benefits associated with inter-organizational collaboration along the discovery-development-delivery continuum: A cancer research network case study. *Implementation Science*, 7-69.

Heinen, L., & Darling, H. (2009). Addressing obesity in the workplace: The role of employers. *Milbank Quarterly, 87*(1), 101-122. doi: 10.1111/j.1468-0009.2009. 00549.x

Henry J. Kaiser Family Foundation. (2012). *Health care costs: A primer*. Menlo Park, CA: Author.

Institute for Healthcare Improvement. (2000). Improvement methods. *How to improve*. Retrieved from http://www.ihi.org/IHI/Topics/Improvement/Improvement Methods/HowToImprove/

Institute for Work & Health. (2006). Primary, secondary and tertiary prevention. *At work*, (43). Retrieved from http://www.iwh.on.ca/wrmb/primary-secondary-and-tertiaryprevention

Institute of Medicine. (1999). *To err is human: Building a safer health system.* Washington, DC: National Academies Press. Retrieved from http://www.iom.edu/~/media/Files/Report%20Files/1999/To-Err-is-Human/To%20Err%20is%20Human%201999%20%20report%20brief.ashx

Institute of Medicine. (2001). Crossing the quality chasm: A new health system for the 21st century. Washington, DC: National Academies Press. Retrieved from http://www.iom.edu/Reports/2001/Crossing-the-Quality-Chasm-A-New-Health-System-for-the-21st-Century.aspx

Institute of Medicine. (2002). *The future of the public's health in the 21st century.* Washington, DC: National Academies Press. Retrieved from http://www.iom.edu/~/media/Files/Report%20Files/2002/The-Future-of-the-Publics-Health-in-the-21st-Century/Future%20of%20Publics%20Health%202002%20Report%20Brief.pdf

Institute of Medicine. (2003). *Keeping patients safe: Transforming the work environment of nurses.* Washington, DC: National Academies Press. Retrieved from http://www.iom.edu/Reports/2003/Keeping-Patients-Safe-Transforming-the-Work-Environment-of-Nurses.aspx

Interprofessional Education Collaborative Expert Panel. (2011). *Core competencies for interprofessional collaborative practice: Report of an expert panel.* Washington, DC: Interprofessional Education Collaborative.

Jallinoja, P., Absetz, P., Kuronen, R., Nissinen, A., Talja, M., Uutela, A., & Patja, K. (2007). The dilemma of patient responsibility for lifestyle change: Perceptions among primary care physicians and nurses. *Scandinavian Journal of Primary Health Care, 25*(4), 244-249.

Jia, H., Moriarty, D. G., & Kanarek, N. (2009). County-level social environment determinants of health-related qulity of life among US adults: A multilevel analysis. *Journal of Community Health, 34*, 430-439.

Kapustin, J. (2010). Chronic disease prevention across the lifespan. *Journal for Nurse Practitioners, 6*(1), 16-24. doi: 10.1016/j.nurpra.2009.09.015

Kaye, J. D., Richstone, L., Cho, J. S., Tai, J. Y., Arrand, J., & Kavoussi, L. R. (2010). Patient noncompliance before surgery. *BJU International, 105*(2), 230-233. doi: 10.1111/j.1464-410X.2009.08760.x

Kjellstrom, T., Friel, S., Dixon, J., Corvalan, C., Rehfuess, E., Campbell-Lendrum, D., … Bartram, J. (2007). Urban environmental health hazards and health equity. *Journal of Urban Health: Bulletin of the New York Academy of Medicine, 84*(1).

Leininger, M. M., & McFarland, M. R. (Eds.). (2006). *Culture care diversity and universality: A worldwide nursing theory.* Sudbury, MA: Jones and Bartlett.

Majette, G. R. (2011). PPACA and public health: Creating a framework to focus on prevention and wellness and improve the public's health. *Journal of Law, Medicine & Ethics, 39*(3), 366-379. doi: 10.1111/j.1748-720X.2011.00606.x

Marrero, S. L., Bloom, D. E., & Asashi, E. Y. (2012). Noncommunicable diseases: A global health crisis in a new world order. *Journal of American Medical Association, 307*(19), 2037-2038.

Martin, L. A., Lloyd, E. D., & Nolan, T. W. (2007). *Whole system measures. IHI innovation series white paper.* Cambridge, MA: Institute for Healthcare Improvement.

McCarter, T., Daly, F. N., & Cooper, K. (2010). The 5 eras of healthcare finance: Wellness as a clinical model. *American Health & Drug Benefits, 3*(2), S83-S88.

Miller, W. R., & Rose, G. S. (2009). Toward a theory of motivational interviewing. *American Psychologist, 64*(6), 527-537. Retrieved from http://libproxy2. usouthal.edu/login?url=http://search.ebscohost.com/login.aspx?direct=true&db=aph&AN=44468321&loginpage=login.asp&site=ehost-live&scope=site doi:10.1037/a0016830

National Prevention Council. (2011). *National prevention strategy.* Washington, DC: U.S. Department of Health and Human Services, Office of the Surgeon General.

Nidecker, M., DiClemente, C. C., Bennett, M. E., & Bellack, A. S. (2008). Application of the transtheoretical model of change: Psychometric properties of leading measures in patients with co-occurring drug abuse and severe mental illness. *Addictive Behaviors, 33*(8), 1021-1030.

Organisation for Economic Co-operation and Development. (2011). *Health at a glance: OECD Indicators.* Paris, France: Author.

Pelletier, K. R. (2011). A review and analysis of the clinical and cost-effectiveness studies of comprehensive health promotion and disease management programs at the worksite: Update VIII 2008 to 2010. *Journal of Occupational and Environmental Medicine/ American College Of Occupational And Environmental Medicine, 53*(11), 1310-1331.

Perdue, W. C., Richards, E. P., Acree, K. H., & Stroup, D. F. (2005). Legal frame-works for preventing chronic disease. *Jounal of Law, Medicine and Ethics 33.* Retrieved from http://heinonline.org/HOL/LandingPage?collection=journals&handle=hein.journals/medeth33&div=122&id=&page=

Pham, H. (2012). Loving life longer. *Industrial Engineer: IE, 44*(4), 45.

Plsek, P. E., & Greenhalgh, T. (2001). Complex science: The challenge of complexity in health care. *British Medical Association, 323,* 625-628.

Prochaska, J. O. (2008). Decision making in the transtheoretical model of behavior change. *Medical Decision Making, 28*(6), 845-849.

Ricci, J. A., & Chee, E. (2005). Lost productive time associated with excess weight in the U.S. workforce. *Journal of Occupational & Environmental Medicine, 47*(12), 1227-1234. doi: 10.1097/01.jom.0000184871.20901.c3

Rollnick, S., Miller, W. R., & Butler, C. C. (Eds.). (2008). *Motivational interviewing in health care: Helping patients change behavior.* New York, NY: The Guilford Press.

Rubak, S., Sanboek, A., Lauritzen, T., & Christensen, B. (2005). Motivational interviewing: A systematic review and meta-analysis. *British Journal of General Practice, 55*(513), 305-312.

Seear, K. (2009). "Nobody really knows what it is or how to treat it": Why women with endometriosis do not comply with healthcare advice. *Health, Risk & Society, 11*(4), 367-385. doi: 10.1080/13698570903013649

Seidl, K. L. (2011). Patient education: Responsibility amidst mandates. *Bariatric Nursing and Surgical Patient Care, 6*(4), 165-166. doi: 10.1089/bar.2011.9941

Smith, M. K. (2001). Peter Senge and the learning organization. *The Encyclopedia of Informal Education.* Retrieved from www.infed.org/thinkers/senge.htm

Stonecypher, K. (2009). Creating a patient education tool. *Journal of Continuing Education in Nursing, 40*(10), 462-467.

Suhrcke, M., Nugent, R. A., Stuckler, D., & Rocco, L. (2006). *Chronic disease: An economic perspective.* London, England: Oxford Health Alliance.

Tan, B. (2012). Economist conferences: Cost of non-communicable disease to weigh on society more than the global financial crisis. *PRWeb Online Visibility from Vocus.* Retrieved from http://www.prweb.com/pdfdownload/10072655.pdf

Toffler, A. (1970). *Future shock.* New York, NY: Random House.

United Nations. (2011a). *Population distribution, urbanization, internal migration and development: An international perspective.* New York, NY: United Nations Department of Economic and Social Affairs.

United Nations. (2011b). *Prevention and control of non-communicable diseases: Report to the secretary-general: Follow-up to the outcome of the Millennium Summit.* New York, NY: Author.

United Nations. (2011c). *Scope, modalities format and organization of the high-level meeting of the General Assembly on the prevention and control of non-communicable diseases.* General Assembly, Sixty-fifth session.

United Nations. (2012). Millennium development Goal 8. *The global partnership for development: Making rhetoric a reality, MDG Gap task force report 2012.* New York, NY: Author.

U.S. Department of Health and Human Services. (2012a). Healthy People 2020: Leading health indicators, 2012. Retrieved from http://www.healthypeople. gov/2020/LHI/default.aspx

U.S. Department of Health & Human Services. (2012b). Historical highlights. Retrieved from http://www.hhs.gov/about/hhshist.html

U.S. Department of Labor. (2011). About OSHA. Retrieved from http://www.osha.gov/about.html

World Health Organization. (2008). *2008-2013 Action plan for the global strategy for the prevention and control of noncommunicable diseases.* Geneva, Switzerland: Author.

World Health Organization. (2009). *Milestones in health promotion: Statement from global conferences.* Geneva, Switzerland: Author.

World Health Organization. (2011). *Global status report on noncommunicable diseases 2010.* Geneva, Switzerland: Author.

World Health Organization. (2012a). Origin and development of health cooperation. Retrieved from http://www.who.int/global_health_histories/background/en/index.html

World Health Organization. (2012b). The WHO agenda. Retrieved from http://www.who.int/about/agenda/en/index.html

제20장

# 실무현장에 따른 임상간호리더 역할 변화

## 학습목표

- 급성 치료, 외래 치료, 장기간 치료환경에서 임상간호리더의 역할에 대해 설명한다.
- 임상간호리더의 역할에 있어 옹호와 윤리가 어떻게 나타나는지 토론한다.
- 임상간호리더가 질 향상, 재설계, 다각적 통합 기술을 사용하여 미시체계에서 근거를 수행하여 간호를 변화시키는 방법을 설명한다.

임상간호리더(CNL)의 역할은 증가된 기술, 복잡한 치료 조정 및 경험된 임상 근거의 성장 요구에 따라 개발되었다. CNL의 역할은 안전과 치료의 질을 다루는 상급실무의 일반간호사로 설계되었다. CNL의 초점은 미시체계에서 치료의 통합과 접점 간호이다. CNL에게 필요한 기본 기술은 간호의 전문 실무를 반영한다. CNL의 역할은 간호 관련 성과, 시스템 재설계 전문 지식 및 미시체계 수준에서 치료 조정에 대한 근거 수행에 중점을 두어 전문간호사와 구별된다. 역할을 이해하고 근거를 실무로 옮기고 업무흐름 과정, 시스템 역학 및 문화에 대한 전문적인 지식을 갖춘 치료 조정을 제공하는 CNL의 능력을 사용하면 임상 결과, 효율성 측정, 치료 조정 및 직원과 환자 만족도에서 측정 가능한 향상을 이끌 것이다(Rusch & Bakewell-Sachs, 2007).

CNL의 역할은 의사소통과 조정, 평가, 건강증진, 위험 감소, 질병 예방, 윤리, 시스템 재설계 및 건강 기술의 핵심 역량을 나타낸다. CNL은 근거기반실무를 사용하여 환자 그룹에 대한 치료를 용이하게 하고 조정하며 복잡한 상황에서 직접적인 환자간호를 제공하고 긍정적인 환자 결과를 도출하기 위해 다른 간호사와 협력하도록 하는 석사의 준비된 간호사이다. CNL은 입원 환자 급성 치료(또는 집중 치료), 일차 진료 및 장기 치료의 미시체계를 평가하기 위한 교육과 훈련을 통해 잘 배치된다.

CNL은 시스템 재설계나 의료 공학 원리에 중점을 둔 최초의 간호 역할이다. CNL은 Reid와 Dennison (2011)의 보건의료 분야에서 "환자간호 접점의 시스템 엔지니어"로 분류되었다. CNL 역할 재설계의 초점은 미국의학협회 보고서인 Crossing the Quality Chasm: A New Health System for the 21st Century (2001)에서 기원한다. 이 보고서는 간호전문직이 정보학을 사용하여 시스템을 재설계함으로써 질과 안전 문제를 해결하고, 팀워크를 향상시킬 수 있는 치료 조정 시스템을 개발하며, 환자를 팀 리더로 인정하고, 미시체계 수준에서 이 작업을 수행할 것을 제시하였다. 미시체계가 전체 조직에 비하면 작긴 하지만, 이러한 긍정적인 결과가 미시체계 수준에서 발생하지 않는다면 보건의료시스템 전반에 걸쳐 질과 안전성을 기대할 수 없기 때문에 미시체계 수준에서 이루어지는 활동 결과의 도달 범위는 크다(Nelson et al., 2003). 미시체계의 크기와 복잡성이 시스템 재설계와 질 향상 과정에 기여하기 때문에, 미시체계는 근거기반 수행과 시스템 재설계 핵심 영역이다. Kimball, Joynt, Cherner와 O'Neil (2007)에 따르면, 보건의료시스템의 혁신은 새로운 간호 역할의 개발과 기존 역할의 확장에 의해 유도된다.

임상 근거가 실무에서 확산이 지연되는 것이 질과 안전성 향상의 장애요인이다. 수행 지연의 역사를 증명하는데 가장 많이 논의된 사례는 당뇨 예방 프로그램의 결과, 심근 질환에서의 베타 차단제 사용, 병원 획득 감염을 예방하기 위한 중재가 포함된다. 미시체계 수준에서 수행이 성공하기 위해서는 간호 직원의 임상적 통찰력, 권고를 뒷받침하는 근거의 질에 대한 이해와 근거를 미시체계로 설계할 수 있는 능력이 요구된다(Sherman, Clark, & Maloney, 2008). 간호와 시스템 재설계에 대한 CNL의 상급 교육은 CNL의 직접적인 임상 역할 뿐만 아니라 수행에 대한 전문 지식을 준비하기 위한 것이다. 임상 근거를 사용하여 개선할 수 있는 간호 성과의 확인은 CNL의 업무이다. 원하는 결과를 얻기 위해 CNL이 수행하는 중재는 다양한 환경에서 간호의 질과 안전성 결과 측정을 제시한다. 간호중재의 개발과 실무를 안내하는 근거의 증가는 CNL이 적극적으로 사용하는 도구이다. 임상 근거와 시스템 재설계 접근을 사용하여 간호에 민감한 질과 안전성 지표의 향상은 CNL 역할의 주요 초점이다. CNL은 직접 간호를 제공하거나 직접 간호를 제공하는 직원을 멘토링하거나 공동 간호 계획에서 직접 간호 및 전문간호사와 협력하면서 개별 환자에게 제공되는 간호에 영향을 줄 수 있다. 건강 정보학, 간호 기술 및 자원(직원과 물품)이 임상적 역량으로 간주되지는 않지만 그럼에도 불구하고 CNL의 미시체계 탐색의 핵심 요소이다(Stanton, 2006).

CNL은 윤리와 옹호 역량을 통해 개인의 자율성을 지지한다. 비용, 언어 및 지리적 장애요인을 포함하여 환자가 필요한 보건의료를 받는 데 도움을 주는 것이 공통된 옹호 행위이다. 공식적 및 비공식적으로 환자의 권리를 인정하고 환자와 보건의료시스템 간의 연락 역할을 하는 것이 또 다른 행위이다. 미국간호사협회(American Nurses Association, ANA)(2001)의 윤리강령의 운영에서, CNL의 주요 공약은 개별 환자와 집단 환자 그룹에 있다. CNL의 시스템 재설계 업무에서의 윤리적 판단의 예로는 업무 프로세스 매핑에서의 환자의 견해, 간호위원회 구성원으로서의 환자 참여, 정보에 입각한 환자 선택을 요구하는 업무 프로세스 설계 등을 포함한다. 다양한 간호 환경에서 CNL의 역할을 운영할 수 있다. 이 장에서는 다양한 임상 미시체계에서 CNL 핵심 역량에 중점을 둔다. 내용 및 사례 연구는 급성, 외래 및 장기 치료환경에서 CNL에 의해 재설계된 근거와 시스템의 사용을 설명한다. 독자는 '생각해보기'에 대답하고 제안된 학습 활동에 참여함으로써 제시된 내용을 적용하는 것이 좋다.

CNL이 일차 진료팀 환경의 미시체계를 기반으로 할 수도 있지만 상호작용하는 미시체계에 대한 지식과 거시체계를 통한 탐색 방법도 필요하다. CNL은 시스템위원회에서 봉사하고 임상전문간호사, 간호 교육자, 간호 정보학자 및 간호 행정가와 같은 간호 파트너와의 상호작용을 통해 지역사회를 개발함으로써 영향을 미치는 시스템 간의 관계를 이해할 수 있다. CNL의 인력 배치 패턴은 직접적인 환자 간호, 근거 수행의 설계, 다른 미시체계와 거시체계에 중점을 둔 상호작용의 조정을 허용해야 한다.

## 급성 치료환경에서의 임상간호리더 역할

급성 치료환경에서 근무하는 CNL은 근거의 수행, 치료 조정 및 개별 환자 자율성의 촉진을 이끄는 프로세스 설계를 위해 기술을 사용한다. 간호와 관련된 질과 안전을 개선하기 위한 재설계에서의 CNL 역할의 예는 중심 정맥관 감염과 인공 호흡기 관련 폐렴의 예방이다. 다양한 일반 또는 전문 치료부서에서 근무하는 간호사는 위험성이 있는 사람의 감염 예방을 관리한다.

입원환자 급성 치료환경은 조직 미시체계에서 CNL에게 독특한 역할을 제공한다. 부서 기반 미시체계에서 CNL은 임상 근거, 시스템 재설계 프로세스 및 간호 민감 지표와 관련된 향상된 치료를 통합하여 간호실무와 임상 결과에 영향을 미친다. 입원환자 전문 치료환경에 있는 환자는 질병 증상, 디스트레스 상태 및 병원 획득 사건의 위험에 직면한다. CNL은 건강을 증진하고, 입원의 위험을 최소화하며, 질병 상태가 사람에게 미치는 영향을 줄이기 위해 임상 근거로 뒷받침되는 중재를 수행한다. CNL은 질과 안전을 강조하는 환자 중심 문화의 개발을 통해 환자를 지지한다. 급성 치료환경에서 간호에 민감한 중재와 결과에 대한 CNL의 영향을 조사하는 연구는 상당 규모로 진행되고 있다.

급성 치료환경에서 기능하는 CNL은 입원환자 치료에서 의미있는 개선에 중점을 둔 시스템 재설계와 결합된 교육, 도구 및 봉사 활동의 유용성을 빠르게 입증하고 있다. DeBoer (2011)는 급성 신부전 전문치료 인구집단에 대한 중재의 수행을 개선하기 위해 구조를 제공하기 위해 업무 흐름 분석과 함께 근거기반실무의 Iowa모델을 사용했다. 다음 페이지의 사례 연구는 CNL이 역할 모델을 수립할 수 있는 능력을 보여 주며 치료 전달에서의 임상적 의사결정, 환자 옹호 및 인간 존엄성의 존중을 보여준다.

미시체계 수준에서의 질과 안정성 향상과 직접적인 환자 치료 결과의 향상 외에도 CNL은 미시체계 수준에서 운영과 재정 개선에 기여할 수 있다. 미국간호사협회는 CNL에 의해 직접적으로 영향을 받을 수 있는 직원 배치와 관련된 몇 가지 운영 질 측정 방법을 개발했다.

전문간호사와 달리 CNL은 임상과 간호의 미시체계 엔지니어이다. CNL은 간호의 과학적 근거와 시스템 재설계 원칙을 결합하여 미시체계 수준에서 치료 전달을 변형시켜 임상 결과를 개선한다. 간호는 보건의료시스템의 다른 구성 요소와 마찬가지로 임상 근거와 기술의 진보로 복잡성이 증대되었다. CNL과 전문간호사는 이러한 복잡한 보건의료시스템을 위한 보완적인 자원이다. CNL은 전문간호사와 파트너십을 맺고 직접 간호 환경에서 근거를 수행하고 보급한다. 예를 들어 급성 치료 시스템에서 근거기반 피부 치료를 위한 수행계획이 있다. 박사 과정으로 준비된 전문간호사는 임상 질문을 개발하고 근거 합성을 제공하기 위해 부서 기반 CNL과 함께 일한다. CNL 그룹은 부서에 대한 미시체계의 이해를 활용하여 근거를 실행 가능한 계획에 맞춘다. CNL이 단위 기반 직원 배치의 직접 간호 요소이기 때문에, CNL은 적용 계획에 대해 역할 모델이 되고 전문가로서 최종 사용자 의견을 추가로 제공할 수 있다. 전문간호사는 간호 직원을 위한 데이터 수집과 보고 도구를 개발하는 정보 기술 거시체계 엔지니어와 협력한다.

## 외래 치료환경에서의 임상간호리더 역할

일차 진료의 외래 환경에서의 CNL 역할의 통합은 상대적으로 새로운 것으로, 과정과 결과를 설명하는 데 사용할 수 있는 근거가 적다. 이것은 주로 입원환자 급성 치료환경에서 실무를 하는 CNL의 역사적 추세에서 기인한다. 외래 진료에서 미시체계 수준에서 변화를 주도하고 질과 안전을 증진시키기 위한 CNL 역할의 확장에 대한 상당한 기회가 존재한다. 의료 개혁의 변화는 현재 미국내과학회(American College of Physicians)에 의해 기술된 바와 같이 환자 중심의 메디컬 홈(patient-centered medical homes)에 초점을 맞추고 있다. 메디컬 홈은 일차 진료 의사에게 재정 상환을 제공하기 위해 주로 개발되었다. 시간이 지남에 따라 메디컬 홈은 환자를 지원하는 시스템을 설계하기 위해 근거와 데이터를 사용하는 팀과 결합하여 건강을 지원하는 지역사회의 환자 활성화와 개발에 초점을 맞춰 전환하게 될 것이다. 일차 진료를 상환하는 시스템은 인구의 건강에 필수적이며, 성공적인 모델은 팀을 기반으로 하고 환자가 이끌 것이다. 진화하는 2세대 메디컬 홈은 성공을 위해 CNL의 역할을 요구할 것이다. Dartmouth Institute for Clinical Microsystems은 프로세스와 결과 도구를 포함한 전문 치료와 외래 치료환경에서 CNL용 도구 키트를 제공하는 미시체계 아카데미를 개발했다(Dartmouth Institute, n.d.). 외래 환경에서 CNL은 팀 프로세스, 접근성, 만족도, 안전성 및 임상 질에 대한 결과가 개선되었다는 근거를 발표하기 시작할 때 이 도구 키트를 사용하고 구축하게 된다.

일차 진료 환경에서는 만성질환 관리, 인구 건강 관리를 통한 고위험 환자의 식별, 환자의 활성화 및 건강 관리 참여, 계획되지 않은 응급 또는 응급 치료 예방에 초점을 맞춘다. 대부분의 연구는 만성질환 모델의 시스템 개선과 환자 활성화 요청에 기반하고 있다(Wagner et al., 2001). 만성질환 모델은 임상 팀의 환자 리더십과 환자 시스템 및 지역사회 자원 참여로 건강과 안녕이 개선될 것이라는 점을 인식하여 외래 진료를 전통적인 의료 모델에서 벗어나게 한다(Coleman, Austin, Brach, & Wagner, 2009). 만성질환 모델은 근거의 체계적인 수행과 치료 과정에서 임상 정보학의 사용을 필요로 한다. 에피소드와 의료 팀 간의 전환 과정을 재설계하면 비용 효과적이고 수준 높은 의료서비스를 제공하고 환자 만족도를 향상시킬 수 있다. 다음 페이지의 사례 연구는 시스템 기반

결과를 개선하기 위해 재설계 프로세스에서 근거를 수행하고 데이터를 사용하는 방법을 제시한다.

CNL은 임상 팀을 지도하고 멘토링하기 위해 근거기반실무를 사용한다. 독특한 임상 환경에 적합한 근거를 수행하는 CNL은 환자 중심성, 치유 환경, 환자 흐름, 직원 이동 및 업무 향상을 위해 실무에서 작은 변화를 이끌어 내고 일차 진료 팀 구성원 및 환자와 협력하여 개선업무를 한다(Nelson et al., 2003). CNL은 임상 지원 소프트웨어 개발, 표준화된 도구와 프로세스, 팀 구성원 교육과 훈련, 저항이 발생할 때 협상과 변화관리를 통해 성공적인 중재를 일상 업무로 전환하는 것을 돕는다. CNL은 실무 변화의 안정화를 모니터링하고 데이터 관리 시스템을 통해 원하는 질 결과를 지속적으로 모니터링하고 이해관계자에게 피드백을 제공한다. CNL은 현지, 지역 및 국가의 환경에서 근거를 실무수행에 보급하기 위해 출판하거나 제공한다.

CNL은 의료환경 전반에서 사일로(silo)를 없애고 팀워크를 촉진하여 의료의 통합적 중재자 역할을 한다(Begun, Torabeni, & White, 2006). CNL은 간호 인력을 멘토링하고 입원 환자와 전문 부서 간의 협조적 노력을 통해 진료를 조정하고 일차 진료 팀의 실상을 잘 파악하고 있으며, 변화에 대한 소규모 테스트를 통해 업무를 개선하기 위해 노력한다. 다음은 통합적 중재자로서 CNL 역할을 보여준다.

CNL은 의료 네비게이터의 역할과 미시체계 수준의 인구 관리를 위한 정보 기술 사용을 극대화하고 개인이 아닌 원하는 행동을 기본으로 하는 프로토콜을 설계함으로써 환자 치료의 안전과 질을 향상시킨다. CNL은 기존 프로세스를 분석하고, 근거와 일치하도록 실무 수정을 돕고 이 변화가 효율적으로 운영되도록 지원하며, 질병 관리에서 환자를 지원하는 프로세스를 이끌어 줌으로써 환자와 직원을 지원한다. 프로세스 개선의 우선 순위는 고위험의 복합적인 환자들이지만 CNL은 일차 치료환경에서 건강증진과 질병 예방 지향적인 프로세스를 조사한다. CNL은 근거를 사용하는 프로세스 재설계 전문가이며 숙련된 직접 간호 제공자이므로 CNL의 역할은 간호 직원을 위한 멘토링과 역할 모델링을 포함한다. CNL은 역할 모델을 세우고 직원들로 하여금 매우 신뢰할 수 있는 치료 방법을 개발하도록 조언하는 사례에 양적 결과보고와 의사결정지원 시스템과 같은 질병 등록 정보 기술 도구의 사용이 포함된다. CNL은 간호직원이 예방적 중재의 혜택을 얻을 수 있는 힘이 없는 환자뿐만 아니라 고도로 복잡하고 힘이 약하고 비효율적인 보건의료 사용자인 환자를 식별하는 것을 돕는다. CNL의 역할 평가는 환자의 활성화 및 생화학, 비용, 효율성 및 기타 양적 임상 결과를 개선하여 측정할 수 있다. CNL 역할의 성공은 또한 이직률 감소, 자격증 취득률 향상, 간호사 만족도 점수와 같은 간호실무를 지원하기 위한 조치를 통해 측정할 수 있다. CNL이 임상 간호를 지원할 수 있는 능력을 유지하기 위해 CNL은 환자 집단의 치료를 이끌 것이다. CNL은 직원들이 생각하는 것 이상의 목적을 가지고 직접 간호를 제공해야 한다. 직접 간호 제공의 역할에 있어서 CNL이 가지는 적절한 목표는 변화/프로세스 개선을 평가하기 위한 테스트에 참여하기, 개선을 준비하는 프로세스를 평가하기, 멘토링 또는 역할 모델 되기가 포함된다.

Jukkala, Greenwood, Ladner와 Hopkins (2010)는 환자와의 직접적인 상호작용을 멘토링하여 건강, 건강증진, 위험 감소 및 교육 프로그램을 극대화하기 위해 설계된 시골 환경에서의 CNL 역할에 대해 설명한다. 외래 환경에서 CNL은 체중 관리, 담배 및 약물 사용, 활동 수준, 투약 관리 및 증상 인식과 같이 환자 활성화와 관련이 높은 치료 분야의 많은 부분을 개선할 수 있는 실질적인 기회를 제공한다. 외래 치료에서의 CNL 강점은 임상적 근거의 사용, 근거를 수행하기 위한 데이터 시스템의 사용, 개개인의 건강관리자로서의 근거 적용능력이다.

## 장기 치료환경에서의 임상간호리더 역할

장기 치료환경에 거주하는 고령자를 위한 치료와 치료과정 개선에 CNL이 기여한 기념비적인 역할이 있다. CNL은 개별 환자의 선호도에 대한 임상의 질과 존중을 향상시킬 수 있다. 장기 치료환경에서 치료의 질을 향상시키기 위한 운동은 급성 치료환경에서의 질적 개선보다 더 느린 과정이었다. 1987년 Omnibus Budget Reconciliation Act는 장기 치료환경에서 질 결과에 중점을 두었고 목표한 질 결과를 달성하지 못하는 것에 대한 제재를 가하는 최초의 미국 내 법안이었다. 이 법안에 명시된 질 결과는 간호를 기록하여 질 지표 결과를 공개할 수 있도록 하는 국가 최소 데이터 세트(minimum data set, MDS) 개발에 대한 기반이 마련될 수 있도록 했다(Weiner, Freiman, & Brown, 2007). 이 MDS 임상보고 시스템은 CNL이 결과를 측정할 수 있게 해주는 새로운 도구 중 하나이다. MDS는 일반 임상 지표의 질에 대한 장기 치료환경 인구에 대한 보고서를 생성한다. 임상 결과의 동향과 결과 보고서를 작성하기 위해 수집된 특정 데이터 요소의 사용은 CNL에게 측정을 위한 데이터 시스템을 제공한다.

장기 치료환경에서 CNL의 역할 전환은 급성 치료환경보다 뒤처져 결과의 근거가 희박하다. 장기 치료환경의 최근 개선업무는 CNL 역할이 이 환경에서 필요한 간호 역할일 수 있음을 나타낸다. Rantz와 동료(2012)는 훈련과 교육, 역할 모델링 및 프로세스 개선 주기에 임상 데이터를 사용할 수 있는 임상 팀을 구성할 수 있는 전문 임상 기술을 갖춘 간호 리더를 확보하면 임상 질의 의미있는 개선을 창출하고 유지할 수 있다고 보고했다. 간호사는 질 관리에 대한 헌신과 함께 챔피언 팀 빌더(builder)로 기술된다. 장기요양시설에서 제공되는 간호는 간호보조원 및 면허실무간호인력(간호조무사)과 같은 간호사가 아닌 직원이 주로 제공한다. 간호 분야의 임상 리더십과 강력한 임상 팀 및 임상 프로세스의 개발은 인력 수나 개발자/교육자 또는 간호관리자/감독자의 인력 구성보다 질에 큰 영향을 미치는 것으로 나타났다(Rantz et al., 2004). Denham 등(2008)은 안전한 치료환경을 제공할 때 의사소통과 팀워크의 중요한 역할을 문서화했다. CNL은 노인학자, 노인 전문간호사, 정신 전문간호사를 포함하여 가능한 자원을 사용하여 간호사와 비간호 직원으로 임상 팀을 구축한다. 상처, 실금 및 간호 안전 전문가가 팀 구성원이 될 수 있다. 예를 들어 한 시설의 한 CNL은 이 전환기 후기 병원환경(transitional post-hospital setting)에서 거주 환자가 필요로 하는 치료를 제공하는 동안 영양을 증가시키고 탈수를 감소시키기 위한 환경을 조성하기 위해 재활 직원, 식당 직원, 간호사 및 간호 조무사를 모집했다(Hix, Mckeon, & Walters, 2009). 시스템 분석가는 현재의 간호 과정의 역할, 임상 근거의 사용 및 다른 전문 기술 직원과 MDS 데이터에 중점을 둔다. 과정을 이해하기 위해 CNL은 간호를 직접 제공하며 효과를 확인하는 테스트에 대한 업무 지식에 정통해야 한다. CNL이 변화에 참여해야 전체 분석이 완료되기 전에 수정할 영역을 알 수 있다.

장기요양환경에서는 MDS에서 질 관련 데이터를 변환하는 것이 CNL에게 중요하다. 데이터 입력 값, 변화를 이끄는 데이터의 힘 및 프로세스에 대한 존중을 이해하는 것은 의료산업의 재원뿐만 아니라 치료를 개선하는 데 중요하다. MDS에게 "말하는(speak)" 방법을 아는 것은 일상적인 치료를 제공하고 있음에도 불구하고 많은 직원들이 숙달하지 못하는 기술이다. MDS 평가 도구는 개별 장기요양시설 거주자에게 필요한 치료유형에 관한 정보를 수집하고, 다학제 팀이 다루거나 모니터해야 하는 관심사를 알려준다. 대부분의 경우 프로세스가 이 단계에서 완료된다. 장기요양시설의 CNL은 MDS의 목적이 단순히 평가를 완료하고 지불금을 내는 것보다 훨씬 광범위하다는 것을 알고 있다. MDS 데이터는 실제 간호에 기반한 질 지표와 측정으로 알려진 결과를 제시한다.

CNL은 장기요양시설이 "가정적인 분위기(homelike setting)"의 창출에 초점을 맞추어 장기요양시설을 보다 새로운 치료 서비스 모델로 전환하도록 지원할 수 있다. 장기요양시설에서 임상 간호사로서의 CNL의 초점은 환자의 중심성과 인간의 존엄성에 대한 존중을 효율적이고 근거중심의 프로세스와 조화시키는 것이다. CNL은 변화에 대한 소규모 테스트를 수행하기 위해 지도를 검토하고 흐름을 확인해 볼 수 있다. 이것이 자신의 "집(home)"에 거주하는 환자를 존중하여 진료 전달이 균형있게 이루어지게 하는 프로세스가 될 수 있게 한다. VHA 공동체 생활 센터(Community Living Centers, CLC)는 통증관리의 일관된 배정과 임상 개선 목표의 향상을 위해 미국 너싱홈의 Advancing Excellence에 참여하고 있다. 일관된 배정은 한 달 동안 장기 치료환경 거주자를 돌보는 간호제공자의 수를 감소시켜 인적 선호도를 높이고 혼란과 정신착란을 줄이며 임상 상태의 변화를 조기에 인지할 수 있게 한다. 이러한 노력으로 임상 미시체계 팀을 이끌고 있는 CNL은 장기 치료환경의 상주 환자의 안녕에 상당한 기여를 할 것이다.

## 단원요약

- 이 장의 사례는 CNL이 개인의 자율성을 존중하면서 인구 결과를 달성하기 위해 환자 중심적 방식으로 질 향상과 근거수행을 지원하는 방법에 대한 전반적인 개요를 제공한다.
- 침대 옆이나 간호부서 내에서 치료를 향상시키기 위해서는 더 많은 교육을 받고 직접 환자 간호에서 벗어나는 것이 비생산적인 것으로 보일 수 있으나, CNL 역할 도입은 이러한 도전에 대한 해결책을 제공한다.
- 환자간호 접점에서 경력을 쌓는 간호사는 변화를 가져 오는 데 필요한 기술을 가진 학문적인 교육을 받을 수 있는 기회가 있다.
- 모든 간호사의 궁극적인 목표는 CNL의 도움을 받거나 CNL이 됨으로써 모든 환자에게 제공되는 치료를 개선하는 것이다.

## 생각해보기

1. 간호 분야에서 가장 중요한 질과 안전 관련 간호에 민감한 분야는 무엇인가?

2. 가장 중요한 영역을 결정하기 위해 어떤 프로세스를 사용했는가?
   (예 : 양, 비용, 사망률 또는 이환 가능성)?
3. CNL의 역할이 가장 중요한 것으로 확인된 분야의 성과 향상에 어떻게 기여할 수 있는가?

## 학습활동

1. 개선 중재를 목표로 간호에 민감한 문제를 선택하자. 임상적인 문제를 해결하고 근거를 정리하기 위한 질문을 개발하자. 간호와 관련된 현재 업무흐름 프로세스를 매핑하고, 근거(원하는 상태)와 현재 업무흐름(있는 그대로의 상태)을 사용하여 변경 아이디어를 개발하고 변화의 테스트로서 PDSA(plan–do–study–act) 주기를 수행해보자. 변화의 평가에 가장 적합한 프로세스와 결과 지표는 무엇인가?
2. 입원환자 특수 간호부서에서 발생하는 간호의 질이나 안전 문제를 고려하자. 개별 환자 선택을 지지하면서 CNL과 임상전문간호사의 전문 기술을 사용하여 팀워크를 촉진하고 원하는 임상 결과를 달성하기 위한 모델을 개발하자.

## 참고문헌

American College of Physicians. (n.d). Patient–centered medical home. Retrieved from http://www.acponline.org/running_practice/delivery_and_payment_models/pcmh/understanding/index.html

American Nurses Association. (2001). *Code of ethics for nurses with interpretive statements.* Silver Springs, MD. Author.

Begun, J. W., Torabeni, J., & White, K. D. (2006). Opportunities for improving patient care through lateral integration. The clinical nurse leaders. *Journal of Healthcare Management, 51*, 19–25.

Coleman, K., Austin, B. T., Brach, C., & Wagner, E. H. (2009). Evidence on the chronic care model in the new millennium. *Health Affairs, 28*(1), 75–85. doi: 10.1377/hlthaff.28.1.75

Dartmouth Institute for Clinical Microsystems. (n.d.) Home page. Retrieved from http://clinicalmicrosystem.org/materials/worbook

DeBoer, E. C. (2011). *Continuous renal replacement therapy for acute renal failure in the critically ill.* CNL Summit. Miami Marriott Biscayne Bay, Miami, FL.

Denham, C. R., Dingman, J., Foley, M. E., Ford, D., Martins, B., O'Regan, P., & Salamendra, A. (2008). Are you listening…are you really listening? *Journal of Patient Safety, 4*(3), 148–162.

Hix, C., Mckeon, L., & Walters, S. (2009). Clinical nurse leader impact on clinical microsystem outcomes. *Journal of Nursing Administration, 39*, 71-76.

Institute of Medicine. (2001). *Crossing the quality chasm: A new health system for the 21st century*. Washington, DC: National Academy Press.

Jukkala, A., Greenwood, R., Ladner, K., & Hopkins, L. (2010). The clinical nurse leaders and rural health. *Online Journal of Rural Nursing and Health Care, 10*, 38-44.

Kimball, B., Joynt, J., Cherner, D., & O'Neil, E. (2007). The quest for new innovative care delivery models. *Journal of Nursing Administration, 37*(9), 392-398.

Nelson, E. C., Batalden, P. B., Homa, K., Godfrey, M. M., Campbell, C., Headrick, L. A., … Wasson, J. H. (2003). Microsystems in healthcare: Part two, creating a rich environment. *Joint Commission on Quality and Safety, 29*(1), 5-15.

Rantz, M. J., Hicks, L., Grando, V., Petroski, G. F., Madsen, R. W., Mehr, D. R., ... Mass, M. (2004). Nursing home quality, cost, staffing and staff mix. *Gerontologist, 44*, 24-38.

Rantz, M. J., Zwagarty-Stauffacher, M., Flesner, M., Hicks, L., Mehr, D., Russel, T., & Minner, D. (2012). Challenge of using quality improvement methods in nursing homes "needing improvement." *Journal of the American Medical Directors Association, 13*, 732-738.

Reid, K., & Dennison, P., (2011). The clinical nurse leader: Point-of-care safety clinician. OJIN: *The Online Journal of Issues in Nursing 16*(3), Manuscript 4. doi:10.3912/OJIN.Vol16No03Man04

Rusch, L., & Bakewell-Sachs, S. (2007). The CNL: A gateway to better care? *Nursing Management, 38*(4), 32, 34, 36-37.

Sherman, R., Clark, J., & Maloney, J. (2008). Developing the clinical nurse leader in the twelve bed hospital project: An education/service partnership. *Nurse Leader, 6*(3), 54-58.

Stanton, M. (2006). The health care quality challenge and the clinical nurse leader role (CNL). *Online Journal of Rural Nursing and Healthcare, 6*.

Wagner, E. H., Austin, B. T., Davis, C., Hindmarch, M., Schaefer, J., & Bonomi, A. (2001). Improving chronic illness care: Translating evidence into action. *Health Affairs, 20*, 64-78.

Weiner, J. M., Freiman, M. P., & Brown, D. (2007). *Nursing home care quality. Twenty years after the OMBA of 1987*. A Kaiser Foundation report. Retrieved from http://www.kff.org/medicare/upload/7717.pdf

제5편

# 임상간호리더 발전 과제

# 제21장

# 임상간호리더 통합실습(Clinical Immersion)

## 학습목표

- 통합실습이 시작되기 전에 임상간호리더가 요구도 사정과 갭 분석(gap analysis)을 실시하는 것이 왜 중요한지 토론한다.
- 통합실습 동안에 비즈니스 원칙을 사용하는 것에 대한 중요성을 토론한다.
- 통합실습 경험을 개발하는데 있어 간호, 임상 및 보조 부서장의 역할을 설명한다.
- 통합실습 경험에 대한 포트폴리오를 개발할 때 포함해야 할 기술과 구성 요소에 대해 토론한다.
- 통합실습을 경험하는 동안 요구도와 갭을 나타내기 위한 메트릭스의 관련성에 대해 토론한다.

다음 세대를 교육하기 위한 필수 조건은 변화하는 의료전달체계와 개혁 법안과 일치하는 철학적이고 체계적인 변화이다(Diefenbeck, Plowfield, & Herrman, 2006). 의미있고 혁신적인 통합실습은 임상간호리더(CNL) 학생이 변화하는 의료 환경에 대응할 수 있는 기술을 개발하는 데 필수적인 것이다. 통합실습 방법은 CNL 프로그램에서 학업 및 임상 경험이 축적된 것이다. 통합실습 방법은 교수, 임상 파트너, 학생이 미시체계 내에서 요구도가 서로 일치하지 않거나 개발할 기회를 만들지 못하면 제한적일 수 있다. CNL 학생의 통합실습 과정은 주어진 미시체계 내에서 환자 집단의 건강을 향상시키는 데 중점을 둔 기관 내의 갭(gap)과 요구도를 확인하고 평가하는 것에 기반을 두어야 한다. 세밀하고 신중한 계획 없이는 통합실습 경험이 잘못 자리잡을 수 있으며 CNL 역할에 성공적으로 정착할 수 있는 기회를 놓칠 수 있다.

Nelson, Batalden과 Godfrey (2007)는 목적(purpose), 환자(patient), 전문가(professional), 과정(process) 및 패턴(pattern)을 '5P'라고 하고 각 부분이 상호작용하는 방식을 확인하여, 미시체계를 발견하는 것이 중요하다고 하였다. 측정 가능한 가장 작은 세부 사항까지도 분석해야 하며 반복적인 작업 재설계 및 학습주기가 개발되어 결과적으로 업무 프로세스를 변경하고, 미시체계 수준에서 데이터베이스와 피드백 시스템을 개발해야 한다. 따라서 단위와 조직 수준 사이의 갭이 없어져서 정보의 유용성이 향상되며 실제 작업과 관련된 관리에 초점을 맞춘다. 그러므로 작업 단위는 분석 단위와 중재 단위와 일치한다(Nelson et al., 2007; Norman, 2007).

의미있는 통합실습은 CNL 학생이 CNL 역할을 제정하여 가치있는 임상 업무에 코스 과정을 통합할 수 있을 때 수립된다. 통합실습 경험은 처음에는 CNL 학생과 미시체계, 그리고 결국 조직을 위한 전환 학습(transformative learning)을 지원하는 플랫폼을 제공하기 위한 것이다. 전환 학습은 재사회화를 지원하기 위해 과거의 경험과 전망을 새로운 학습에 합친 것이다. 재사회화는 학습자의 본질적 자아와 사고 과정을 이해하기 위한 노력의 일환으로 과거와 현재의 관점을 비판적으로 반영한다. 신념과 오래된 사고방식이 검토되고 비판적인 반성이 촉발되어 다른 사고방식과 행동방식을 유도한다. 통합실습을 경험하는 동안에는 학생들은 자신의 세계관과 역할을 변화시키고 새로운 사고방식, 의사소통 및 행동방식을 내면화하는데 적극적으로 격려받고 지지받게 된다. 학생들은 미시체계에서 지시된 통합실습 경험에 의해 지지받는다(Mezirow, 1997; Morris & Faulk, 2007). 초기 결과에 근거하여, 임상 파트너와 학생들은 가정, 신념 및 가치에 의문을 제기하고 여러 가지 관점을 고려하면서 통합실습의 이론적 근거를 확인해야 한다(Bouchard & Steel, 1980; Mezirow, 1997; Stanley, Holing, Burton, Harris, & Norman, 2007).

CNL의 역할이 새롭기 때문에 많은 CNL 학생과 기관은 적절한 통합실습 경험을 개발하는 데 어려움을 겪고 있다. 시스템 내에는 제한된 수의 CNL 프리셉터가 있다. CNL 교수진과 간호사 리더는 CNL 역량과 기존 조직의 역할을 사용하여 구조화된 통합실습 방법을 만들어야 한다. 목표는 초심자 CNL이 역량을 검증하도록 하는 지식과 기술을 사용할 수 있도록 하고, 미시체계 내에서의 조직의 요구도를 해결할 수 있도록 하는 경험 요소를 확립하는 것이다.

## 자료 및 자원의 이용

CNL 학생의 학습 목표에 해당하는 다양한 자료 및 자원은 미시체계 수준에서 분석할 수 있다. 예를 들면 균형성과표(balanced scorecard), 품질 마커(quality marker), 성과 및 목표 측정, 만족 지수, 비효율적인 실무를 줄이거나 없애기 위한 행동 등이 있다. 확인된 미시체계의 갭은 의미있는 통합실습 경험과 프로젝트로 변형될 수 있으며 이는 CNL 학생을 개발하고, 포트폴리오의 결과에 대한 추가 사례를 만들고 부서의 전반적인 기능에 도움을 줄 수 있다. 단위별 자료를 조사할 때 CNL 학생들은 관심 분야를 확인하여 미시체계에서 쉽게 파악가능한 문제를 혁신적으로 접근할 수 있다. [표 21-1]은 임상 프로젝트 자료 및 자원의 예제이다.

통합실습 방법의 선택과 범위 지정은 CNL 학생과 통합실습을 후원하는 조직의 성공에 중추적인 역할을 한다. CNL 학생, CNL 교수진 및 리더 간호사가 함께 모여 세부적인 계획안을 작성하는 계획 프로세스가 핵심이다. 결과 자료는 CNL 학생과 교수진이 변화가 필요한 분야를 발견할 수 있지만, CNL의 중요한 성공 요인은 "오래된 문제"에 새로운 도구와 지식을 적용하는 능력이다. 통합실습 경험에 있어서 잠재적으로 위험이 되는 것은 문헌에서 발견된 근거기반중재에서 유래된 혁신적이고 창조적인 도구와 방법을 사용하는 것이라기보다는, 과거의 문제해결 전략으로 현재 상황을 다루는 것이다.

CNL 역할에 대한 미국간호대학협회(American Association of Colleges of Nurses, AACN)의 보고서(AACN, 2007), CNL 직무 분석 연구(AACN, 2011) 및 간호 및 부속 부서에서 발견된 현재의 조직 역할 역량의 전략적 검토는 통합실습 경험을 개발하는 데 중요하다. 종종 실무의 측정, 리더십, 통합에 대해 아무도 책임을 지려하지 않는다. CNL 교수진과 간호사 리더의 지원을 받으면서, 통합실습 과정에 있는 CNL 학생은 미시체계 관련 문제에 이르기 위한 새로운 관계, 새로운 대화, 새로운 팀 및 새로운 방법을 수립할 수 있다. 현재의 과정과 실무에 대한 상세한 검토와 문서화 및 조정과 능력을 확인하면 CNL 학생들이 복잡한 환경과 조직문화와 규범을 다루는 통합실습 환경에 있도록 할 수 있다. 철저한 갭 분석은 작업의 출발점이다. 갭을 확인한 후, CNL 학생은 통합실습 교육과정에서 목표의 필요성을 충족시키면서 조직의 중요한 관심사를 동시에 해결하는 통합실습 프로젝트를 구성할 수 있다. 통합실습 프로젝트 계획에 대한 미시체계 이슈나 관심사를 연계하면 학생과 조직 모두에게 이익이 된다. 교과 과정에서 제공되는 단위 평가 도

[표 21-1] 임상 프로젝트 자료와 출처

| 자료 종류 | 자료 출처 | 자료 수집 방법 | 목표 이행도 | 실제 이행도 |
|---|---|---|---|---|
| 지시 후 60분 이내 검토 및 조치를 위해 의료진에게 트로포닌(Troponin) 수치를 보고한 비율 | 급성관상동맥증후군 성과지표 | 균형성과표 | 100 | 90 |
| 입원기간 동안 적어도 한 번 금연교육을 받은 환자의 백분율 | 입원환자의 금연 성과지표 | 입원환자 교육 추적 자료 | 80 | 50 |
| 심부전환자의 퇴원 시 5가지 모든 항목에 대한 지침(교육)을 받은 백분율 | 입원환자의 심부전 퇴원 지침(교육) | 균형성과표 | 100 | 15 |
| 심부전환자의 30일 이내 재입원률 | 입원 당시와 도중의 환자 교육, 퇴원 후 1주일 내의 전화 연락 | 균형성과표 | 100 | 85 |
| 입원 당시와 도중의 피부 사정률 | 입원 시 매일의 피부 사정 문서 | 입원환자 피부 사정 도구 | 100 | 92 |
| 입원과 퇴원 과정에서의 전반적인 환자의 만족도 | 환자만족 메트릭스 | 환자만족도 점수 | 5* | 4.2* |

*5점 리커트 척도, 1=매우 만족스럽지 않음, 5=매우 만족스러움

구를 사용하면 CNL이 미시체계에서 기회를 분석하기 위한 틀이 된다. 평가 도구는 특정 문제를 식별할 수 있는 발판을 제공하며, 이는 품질 개선 방법론, 팀 참여 및 팀 리더 기회뿐만 아니라 성과를 입증할 수 있는 구체적인 측정 및 지표를 제공한다. 이것은 또한 CNL 학생 포트폴리오의 결과에 대한 추가 사례를 작성하고, 환자 간호 제공 및 환자 결과에 도움을 주며, 궁극적으로 지속적인 개선 문화를 창출하는 시스템 전환을 만든다.

프로젝트 상황을 요약할 때, 다학제팀 구성원 간의 협력 측면에서 학생이 관찰하는 과정과 유형에 유의해야 한다. 구성원에는 질 향상 부서, 조직의 타부서원, 환자, 가족 및 다른 인력이 포함된다. CNL은 팀 또는 프로젝트 리더가 될 것으로 예상되기 때문에 학생들이 상호작용을 반영하고 리더십 기술을 확장하면 통찰력이 길러진다. CNL 학생들은 교과 과정 혹은 후원 기구에서의 도구를 사용하여 향후 동일 작업 및 조직에서의 학습이 나타날 수 있다. 팀 및 프로젝트 리더의 경우 리더십 기술은 프로젝트와 지원 구조 및 과정으로서 필수적이며, 이는 주어진 미시체계 내에서 협업과 의료전달 재설계의 진화를 촉

**프로젝트 요약:**

| 문제 | 수행된 행동 | 목표 달성 |
|---|---|---|
| 1. | 1. | 1. |
| 2. | 2. | 2. |

다음 보고 기간의 활동 및 목표 계획:

**[그림 21-1] 프로젝트 요약**

진한다(Cebel, Rebitzer, & Taylor, 2006; Porter-O'Grady, Clark, Wiggins, 2010). [그림 21-1]은 프로젝트 요약지의 형식 예제이다.

## 비즈니스 모델 적용

임상 환경에서 종종 통제할 수 없는 문제는 문제해결 및 작업 재설계를 혁신적으로 접근하려는 개발단계를 방해할 수 있다. 직원들은 여러 가지 작업을 수행하면서 비효율적이며 쓸모없는 기존의 비즈니스 모델 및 과정에 갇히게 된다는 것을 알게 된다. 통찰력이 없다면 CNL 학생의 통합실습 경험은 의미가 없으며 새로운 기술과 방법을 통합하는 것을 보여주는 혁신이 부족할 수 있다(Hwang & Christensen, 2008). 이는 비즈니스 모델의 요소를 사용하여 CNL 통합실습 경험을 유도하는 방법에 대한 의문을 제기한다.

Hwang과 Christensen (2008)에 따르면 모든 비즈니스 모델은 가치 제안, 자원 및 과정, 수익 계산식의 세 가지 구성 요소로 구성된다. 가치 제안은 개인이 원하는 목표와 목적을 달성하는 데 도움이 되는 서비스(품질 및 안전한 환자 관리)이다. 통합실습 경험을 성공적으로 수행하려면 전문적이고 지식을 갖춘 직원, 학술적 파트너의 참여 및 환자 관리를 제공하는 데 필요한 장비를 비롯한 다양한 자원을 투입해야 한다. 과정은 원하는 성과를 야기하는 활동과 조치가 개발 및 시작되고, 자료 수집 및 향후 추세 파악을 하기 위함이다. 마지막 구성 요소는 모든 조직에서 시간이 지남에 따라 유지할 수 있는 비용과 이점을 결정하는 수익 공식이다. 기관은 다른 서비스가 구상되고 궁극적으로 제공될 때 이 모델을 사용할 수 있다. CNL 학생과 프리셉터는 이 모델을 통합실습 경험을 개발하는 데 있어서 로드맵으로 사용할 수 있다.

CNL 학생은 임상 의사와 관리자와 협력하여 과정 목표와 연계하여 비용 편익 분석을 개발할 수 있다. 이 프로젝트는 전체 통합실습 기간 동안 계속될 수 있다. 비즈니스 모델

[표 21-2] 통합실습 프로젝트 : 내과/정신의학과 병동

| 가치 제안 | 자원 및 과정 | 수익 공식 |
|---|---|---|
| 내과 및 정신의학적 치료에 전문적인 학제간팀이 행하는 급만성 및 정신의학 치료를 필요로 하는 환자를 포괄적으로 돌볼 내과/정신의학과 병동 | 환자 교육 자료가 포함된 부서단위 설계 및 건축, 직원 개발, 장비 구매, 직원 교육, 마케팅 전략 | 과거 1 : 1 돌봄제공자가 필요했던 급성 및 만성 의학적 문제를 가진 정신의학과 환자가 이동할 필요가 없는 포괄병동에 대한 초기 비용과 비용 절감을 포함하는 비용편익분석 |

의 세 가지 구성 요소 각각을 통합한 CNL 학생의 통합실습 교육 경험의 예제는 [표 21-2]에 나와 있다.

## 포트폴리오

가치 중심의 관리에 더 초점을 맞추는 의료 환경과 변화하는 시장의 동적 특성으로 인하여 교육자는 학습 성과를 측정하기 위해 혁신적인 방법을 사용해야 한다. 전문적인 포트폴리오는 그러한 방법 중 하나이다. 포트폴리오는 성과를 보여 주며 지속적인 개선사항을 문서화 한 수집된 문서의 요약 및 기록이다. 포트폴리오는 다양한 직업의 역할 기능의 요소가 어떻게 관련되어 있는지를 보여 주며 시간의 경과에 따라 어떻게 역량과 역할이 개발이 되었는가를 강조한다(Billings & Kowalski, 2008; Sherrod, 2005). CNL 프로그램에서 교과 과정을 시작할 때부터 학생들은 지정된 교실 활동에서 문서를 수집하고 작성 및 성취 사례를 보관한다. 이 예는 이력서에서 고용주에게 자신이 성취한 바를 증명할 수 있는 도구가 된다. 또한 학문적 지식이 미시체계를 개선하는 데 사용할 수 있는 의미있는 행동과 중재로 변환되었다고 장래 고용주와 의사소통하는 수단이 된다. 졸업 후 포트폴리오는 고용주 또는 감독자에게 CNL이 AACN의 CNL 프로그램 과정 종료 시 역량을 제정할 수 있으며(AACN, 2006), 학생이 자신의 이력서에 주장된 것을 뒷받침할 수 있는 경험이 있음을 설득하는 데 사용된다.

통합실습 경험의 결실로 제시된 포트폴리오는 캡스톤 프로젝트(졸업 프로젝트, capstone project)를 성공적으로 완수하는 데 사용된 과정과 증거를 기록하는 것이다. 통합실습에 대한 포트폴리오 문서에는 다루어질 미시체계 문제, 프로젝트 목표, 결과물, 타임라인(시간표, timeline) 및 자료 또는 측정 지표를 알 수 있는 상세한 계획이 포함된다. 미시체

계의 모집단에 대한 치료의 임상 결과와 다학제간 팀을 성공으로 이끄는 데 필요한 리더십 노력을 향상시키기 위해 수행되는 재설계 노력은 훈련이 덜 된 경우에는 눈에 잘 띄지 않는다.

CNL의 교육, 면허, 근무 경험 및 자격과 관련된 정보 외에도 효과적인 포트폴리오 설계를 작성하기 위한 추가 정보는 다음과 같다.

1. 잘 디자인 된 표지 만들기
2. 내용을 정리하기 위해 탭 뒤에 정보 배치하기
3. 다양한 차트나 그래픽을 사용하여 달성한 영향이나 결과를 보여주기
4. 비용 절감과 혁신을 보여주는 사례를 포함하기(Elbow & Belanoff, 1997)

CNL이 졸업하고 직위를 얻게 되면 성과 계약은 역할의 기대치와 영향 및 성공 지표를 정의하는 데 사용되는 공통된 메커니즘이다. 포트폴리오 문서는 미래의 고용주에게 과거 실적에 대하여 빠르게 참고할 수 있도록 하는 자료로, CNL 성과가 과거에 입증되었고 장래에 예상될 수 있다는 증거이다. 성과 계약의 예시는 [그림 21-2]이다.

CNL 학생과 실무에 있는 학생들의 과제는 지속 가능한 영향과 임상 결과를 측정하는 방법을 설계하는 것이다. Nelson과 동료의 연구(2007)에서는 측정이 진척되고 있으며 미시체계 내에서 업무를 하는 임상 리더는 모든 직원이 혁신적이고 창조적이며 의료전달 개선에 참여해야 한다고 언급했다. 교과 과정과 통합실습은 CNL 학생이 실습 환경에 적

평가기간 : ____________-____________
이름 : ______________ 담당부서 : ________________

| 측정치 | 목표 | 분기별 검토 내용 |
|---|---|---|
| 감염성질환:<br>첫 항생제 투여 전 채취된 혈액배양 | 93% | |
| 예방접종:<br>인플루엔자 유행 기간 동안에 예방접종을 받은 환자 | 90% | |
| 입원환자 만족도:<br>만족감을 보인 입원환자의 매일 인원수 | 95%<br>(CNL 도입 후 6개월) | |

[그림 21-2] 임상간호리더 성과 평가표

용 가능한 측정 도구를 이해하고 공동으로 개발할 수 있도록 해야 한다. 모든 미시체계에는 발견되고, 분석 및 표시되기를 기다리는 수많은 자료 지점이 있다. 자료를 "데이터 보드"로 표시할 영역에 생성하면 CNL은 미시체계 구성원이 관찰할 수 있는 각 메트릭을 시각적으로 보여줄 수 있다. 이것은 CNL의 핵심 역할이다. 자료는 현재의 값 또는 일정 기간 동안의 대상과 그 영향을 나타낸다. 이 정보로 임상 및 품질 개선을 주도할 수 있으며 조직의 목표, 규정 요구 사항 및 궁극적으로 품질 및 진료 제공을 향상시키는 특정 미시체계의 개선을 충족시키는 데 필요한 다른 개선 프로젝트를 식별할 수 있다.

그러나 CNL은 적절한 메트릭스를 어떻게 식별하는가? 출발점은 단위 목표, 주어진 모집단과 서비스를 검토하는 것이다. 예를 들어, 장기요양시설에 배정된 CNL은 직원이 제공하는 일상 활동 참여를 측정함으로써 입소자의 기능 상태를 향상시키는 데 초점을 맞출 수 있다. 외래 수술실에 배정된 CNL은 취소 건수와 이에 따른 재정적 영향을 측정 할 수 있다. 이것은 추가적으로 측정되고 개선될 수 있다. 이 정보는 질 개선팀이 효율성을 향상시키기 위한 전략과 전술을 개발하는 데 사용될 수 있다. 이는 CNL이 측정할 수 있는 많은 프로젝트 중 두 가지 예일 뿐이며 미시체계 내에서 재정적 및 품질 성과를 향상시키는 데 영향을 미친다.

## 단원요약

- CNL 임상 경험은 학생에게 창의적으로 개발되어 학생들에게 의미가 있어야 하고, 조직에 가치를 부여해야 한다.
- 통합실습 프로젝트를 개발할 때 CNL 학생들이 쉽게 접근가능한 여러 자료 및 기타 자원이 있다.
- CNL 프로젝트의 비즈니스 사례는 결과 및 근거기반 자료에 의해 뒷받침되어야 한다.
- CNL 프로젝트의 포트폴리오는 학교 관계자와의 협력을 맺는 의료기관에 질적 결과를 보여주고 CNL이 직위를 신청하는 데 가치가 있을 수 있다.
- 성과 계약은 CNL과 기관이 성공을 추적하고 개선 기회를 확인하는 데 유용한 방법이다.

## 생각해보기

1. 통합실습 프로젝트의 어떤 부분이 가장 잘 준비되었다고 생각하는가? 어떤 부분이 가장 준비가 덜 되었다고 생각하는가?
2. 통합실습 프로젝트의 핵심 요소는 무엇인가?
3. 통합실습 교육을 완료하는 데 도움이 되는 자원은 무엇인가?
4. CNL 역할에서 나의 기술과 성과를 보여주는 문서는 무엇인가?

## 학습활동

1. 전문적인 포트폴리오를 만들 문서를 수집하자. 정보를 어떻게 정리할 것인지 생각하자. 동료와 함께 아이디어와 문서를 공유하고 동료 평가를 요청하자.
2. 2-3명의 다른 학생들과 함께 그룹을 구성하고 자신의 포트폴리오에 포함시키기에 적합한 과제물에 대해 브레인스토밍을 하자.
3. 이전에 시행한 프로젝트 중 완료한 프로젝트를 확인하자. 프로젝트 계획에는 상세한 조치 단계가 포함된 시간표, 담당자/책임자 및 결과물이 포함되어야 한다. 통합실습 교육을 위한 프로젝트 계획이 이전 프로젝트 계획과 어떻게 다른지 설명하자.

## 참고문헌

American Association of Colleges of Nursing. (2006, May). *End-of-program competencies & required clinical experiences for the clinical nurse leader*. Retrieved from http://apps.aacn.nche.edu/CNL/pdf/EndCompsgrid.pdf

American Association of Colleges of Nursing. (2007). *White paper on the role of the clinical nurse leader*. Retrieved from http://www.aacn.nche.edu/publications/white-papers/cnl

American Association of Colleges of Nursing. (2011). CNL job analysis study. Retrieved from http://www.aacn.nche.edu/cnl/publications-resources/job-analysis-study

Billings, D., & Kowalski, K. (2008). Developing your career as a nurse educator: The professional portfolio. *Journal of Continuing Education in Nursing, 39* (12), 532-533.

Bouchard, J., & Steel, M. (1980). Contract learning. *Canadian Nurse, 76*(1), 44-48.

Cebel, R., Rebitzer, J., & Taylor, R. (2006). Organizational fragmentation and care quality in the US health care system. *Journal of Economic Perspectives, 22*, 93-111.

Diefenbeck, C. A., Plowfield, L. A., & Herrman, J. W. (2006). Clinical immersion. A residency model for nursing education. *Nursing Education Perspectives, 27* (2), 72-79.

Elbow, P., & Belanoff, P. (1997). Reflections on an explosion: Portfolios in the 90's and beyond. In K. Yancey & I. Weiser (Eds.), *Situating portfolios: Four perspectives* (pp. 21-33). Logan, UT: Utah University Press.

Hwang, J., & Christensen, C. M. (2008). Technology: New technologies demand new business models. In *Futurescan: Healthcare trends and implications 2008-2013*. Chicago, IL: Health Administration Press.

Mezirow, J. (1997). Transformative learning: Theory to practice. *New Directions for Adult and Continuing Education, 74*, 5-12.

Morris, A. H., & Faulk, D. (2007). Perspective transformation: Enhancing the development of professionalism in the RN-to-BSN students. *Journal of Nursing Education, 46*(10), 445-461.

Nelson, E. C., Batalden, P. B., & Godfrey, M. M. (2007). *Quality by design. A clinical micro-systems approach*. San Francisco, CA: Jossey-Bass.

Norman, L. (2007). Lecture, Vanderbilt University, Nashville, TN.

Porter-O'Grady, T., Clark, J. S., & Wiggins, M. (2010). The case for clinical nurse leaders: Guiding nursing practice into the 21st century. *Nurse Leader, 8*, 37-41.

Sherrod, D. (2005). The professional portfolio: A snapshot of your career. *Nursing Management, 36*(9), 74-75.

Stanley, J., Holing, J., Burton, D., Harris, J., & Norman, L. (2007). Implementing innovation through education practice partnerships. *Nursing Outlook, 55*(2), 67-73.

## 제22장

# 임상간호리더 실무전환

### 학습목표

- 임상간호리더의 인턴십/실무전환 프로그램에 대해 설명한다.
- 임상간호리더의 인턴십/실무전환 프로그램의 이론적 근거와 바람직한 성과, 프로그램에 포함된 핵심요소를 확인한다.
- 임상간호리더의 인턴십/실무전환 프로그램 내용을 설명한다.

임상간호리더(CNL) 역할을 시행하는 의료기관은 역할에 대한 기관의 지식과 경험 수준이 다양하다. 지방에 위치한 많은 기관은 신입 CNL이 가지고 있는 지식 이상으로 CNL 역할 구현과 관련된 정보 및 전략에 쉽게 접근하기 어렵다. CNL 교육 프로그램이 강력한 통합실습 교육을 포함하고 있지만, 이러한 특수한 통합실습 환경은 일반간호사로서는 숙련자인 신입 CNL로 전환되는데 있어 적절한 지원이 부족하게 할 수도 있다.

명확하고 폭넓게 인정되는 실무표준이 없는 실무 환경에서 새로운 역할을 규정하는 것은 신입 CNL에게 성공적으로 역할을 설정하고 조직에 통합되는 데 과도한 부담을 준다. 기관은 신입 CNL에게 실무의 미시체계 내에서 역할을 정의하고 설명하는 데 책임을 둔 프리셉터 혹은 멘토로서의 역할이 가능한 충분한 수의 CNL을 확보하지 못할 수 있다. CNL 학습 프로그램에 대한 원격교육이 보편화됨에 따라 학계와 실무부문 협력관계 유형에 따라 CNL 학생의 적극적인 참여를 제한할 수 있으므로 통합실습을 향상시키는 것이 더 중요하다.

실무전환 프로그램을 개발하고 이행함으로써 기관은 모든 이해관계자 그룹 사이에서 CNL 역할에 관한 비전을 공유하고, 이해 및 기대를 통합할 수 있는 기회를 제공한다. 이는 기관에 의미있는 방법으로 역할을 특정 기관에 포함시키기 위한 구체적인 전략을 제공하며 CNL 역할에 대한 학술적 준비와 의도에 부합한다. 이 장에서는 CNL 실무전환을 위한 체제를 논의하고, CNL 실무전환 프로그램의 핵심요소와 바람직한 성과를 확인하고, 의료전달체계에서의 CNL 실무전환 교육과정에 포함된 요소의 사례를 제공한다.

## 실무전환 프로그램 개발

학생이 간호제공자가 되는 전환 과정과 관련된 전문 개발 활동을 설명하기 위하여 몇 가지 용어가 사용된다. 이러한 활동은 인턴십 혹은 실무전환 프로그램이라는 명칭이 붙을 수 있다. 여기서는 두 용어가 동등한 것으로 간주된다. 두 용어 모두 학업 프로그램을 수료한 후 초기의 연습 기간을 지칭한다. 새로운 대학원 간호사를 위한 간호사 인턴십 프로그램의 가치는 잘 알려져 있으나 그 가치는 신입 간호사가 충분하게 독립적으로 안전한 간호를 제공할 수 있는지에 달려있다. 준비된 일반간호사로서의 신입 CNL은 실무에서는 신입 간호사로 여겨지지 않는다. 그래서 새로운 역할에서 충분한 실력을 개발할 수 있는 동등한 기회가 주어지지 않을 수 있다. CNL 실무전환 프로그램은 공유된 비전과 기대치를 제공하고, 새로운 역할에서의 신입 CNL을 인정하며, 새로운 CNL이 환자간호 접점에서 자신감 있고 효과적인 실무로 전환할 수 있는 지원 구조를 제공한다.

5가지 핵심요소는 (1) 체제, (2) 교과과정 개발, (3) 교과과정 내용, 형식 및 학습 활동, (4) 프로그램 구조, (5) 평가 체제이다.

### 체제(framework)

간호사 인턴십 프로그램의 근거에 대한 검토에서 Anderson, Hair와 Todero (2012)는 간호 교육 노력에서의 이론과 설계 사이의 연관성을 강화할 수 있는 기회를 확인하였다. 이 기회는 개별 프로그램의 효과 평가 뿐만 아니라 조직 변화 및 경험-상호작용 학습 분야의 지식 구축과 관련이 있다. 체제 기반 프로그램은 개별적인 실무의 발전을 촉진하면서 긍정적인 조직 성과를 달성하는 데 있어 CNL 역할의 효율성을 측정하는 능력을 향상시킨다.

CNL 역할 전환을 위한 적절한 체제는 역할에 대한 초기 비전을 이끌어 내고 의료 혁신과 혁신 리더십을 지원하고 임상전문가 수준의 학습 및 역량 개발을 지원하는 학업 프로그램 개발을 이끌어내는 이론적 체제에서 도출되어야 한다. 간호의 시점에서 영향력 있는 CNL로서 역할에의 초점과 전환의 필요성은 새로운 졸업생 간호사의 그것과 다를 수 있지만, 개념은 적용 가능한 설계의 구현, 평가와 유사하고 적용이 가능하다. 특정 교과과정 요소와 경험적 학습활동은 CNL 역할의 구성 요소와 간호 시점에서의 유형에 따른 역할에의 영향에 초점을 두어 설계할 수 있다.

미국간호대학협회(AACN)가 CNL의 역할에 관한 보고서에서 제공한 지침 체제에서는 CNL 역할의 구성 요소와 일반 간호사로서의 실무에 대한 기대를 설명하고 있다(AACN, 2007). AACN의 CNL 직무 분석 연구는 실제 사례에서 나온 측정 가능한 역량 요소를 확인했다(AACN, 2012). 임상에서의 미시체계는 CNL 실무에 초점을 두는 체제를 제공하며 의료 전달 및 조직 변화에 영향을 미치는 곳이다(Nelson, Batalden, & Godfrey, 2007). Anderson 등(2012)이 지적한 바와 같이, 현재의 의료 제공 환경에서 전환을 위한 지침 체제는 전문성이 뛰어난 협력 학습 관계가 특징인 임상 학습 환경에서의 참여를 지원해야 하며 양질의 안전한 간호와 실무에서의 탁월성을 지원하는 학습을 포함해야 한다.

CNL 실무전환을 위한 지침 체제를 선택하는 데 있어 중요한 고려 사항은 전환기의 바람직한 성과이다. 신입 간호사 인턴십 프로그램의 성공 척도는 독립적인 안전한 실무와 새로운 간호사의 조직 유지를 지원하기 위한 개인 역량 개발에 초점이 맞추어져 있지만, 성공적인 CNL 실무전환을 측정하는 경우에는 미시체계에서의 수행과 문화를 반영하는 유형과 과정에 영향을 미치는 CNL의 능력에 더 중점을 둔다. 미시체계에서의 실습의 맥락에서 상급 지식과 실무를 적용하려면 상급 실무에 대한 본질을 인정하는 것 뿐만 아니라 기관의 우선 순위와 성과 측정의 맥락에서 그 영향을 평가할 수 있는 수단을 제공해야 한다. CNL의 실무전환을 안내하는 체제를 명확하게 전달하게 되면, 기관에 학습 기회를 제공할 수 있고 CNL 실무의 본질과 해당 기관에 그 중요성과 관련된 공통의 언어뿐만 아니라 공유 비전과 기대 형성을 촉진할 수 있게 된다.

CNL 실무전환 프로그램에서 최종적으로 고려하는 것은 여러 개념 도메인에서 통합된 지식 기반을 확장하여 초점을 맞출 수 있는 기회이다. 과거와 현재의 노력에서 도출하고 구축함으로써 체제 중심의 CNL 실무전환 프로그램 개발 및 평가는 CNL 역할, 임상 미시체계, 의료 전환 및 전문 직업인 간의 협동 학습 및 실습에 관한 지식에 기여할 수 있다.

### 교과과정 개발

CNL 실무전환 프로그램을 위한 교과과정 구성 요소의 개발에 특히 중요한 것은 콘텐츠와 설계를 선택하는 것이다. 교과과정은 학업 과정을 반복하지 않고 학업 프로그램 및 통합실습교육 이상으로 학습과 개발을 확대해야 한다. 실무와 훈련의 기초를 연결하는 데 상당한 주의가 필요하다. 이것은 CNL 역할에 대한 경험이 없거나 신입 CNL의 요구도에 대한 명확한 이해가 부족한 조직에서, 튼튼한 기반에서 파생된 잘 정의되고 공유된 비전에 기반한 교과과정 개발의 중요성을 입증하는 데 어려움이 될 수 있다.

기관이나 실무 미시체계와 관련된 학습 콘텐츠는 새로운 CNL이 도구를 사용하고 학업 훈련에서 얻은 지식을 실무 및 역할 개발에 적용할 수 있는 기회를 제공해야 한다. 선정된 내용은 기관에 특별한 의미를 갖는 CNL 역할 구성 요소를 보강해야 하며, 미시체계의 성과에 있어 CNL이 미치는 영향의 기초로서 전문 직업 관계를 통합하는 것을 촉진해야 한다(Herbert, 2005; Scarvell & Stone, 2010). 다양한 파트너 및 여러 이해관계자가 새로운 CNL의 성공적인 전환에 대해 공유할 수 있는 기회를 활용하면 교과 내용에서 조직 학습을 지원할 수 있다.

CNL 역할에 대한 미시체계의 초점은 실무 교과과정 개발로의 전환을 위한 추가적인 도전과 고려 사항을 제시한다. CNL의 특정 활동은 주로 실무가 실행되는 미시체계의 요구에 의해 주도된다. 기관의 우선순위에 대한 일반적인 내용은 개별 CNL이 해당 지식을 미시체계와 관련시킬 수 있는 방식으로 제시할 수 있다. 내용에는 신입 CNL이 미시체계의 실행 및 결과에 영향을 미치는 데 필요한 역량 요소를 강화하는 능력을 향상시키는 조직 구조 및 자원을 알 수 있는 기회가 포함된다. CNL 역할 중 상당 부분은 처음에는 변혁적 임상 리더십의 영향을 촉진하기 위해 미시체계에 실무를 포함하는 데 중점을 두었으므로(Moore & Leahy, 2012; Sherman, 2010), 실무 교과과정에 CNL 전환이 이상적으로 적용되면 신입 CNL이 이 과정을 시작하게 된다.

### 교과과정 내용, 형식 및 학습활동

신입 CNL을 능숙하고 의미있는 실습으로 전환하는 개념은 간호실무 프로그램으로의 임의의 전환이라는 개념과 유사하다. Anderson 등(2012)에 의해 확인된 효과적인 전략에는 훈련된 프리셉터, 코호트 관계를 구축하기 위한 활동, 일반적으로 직면하게 되는 도전에 대한 사려 깊은 접근을 할 수 있는 시간, 실무팀과 관련된 복잡한 시나리오의 사용이 포함된다. 고려해야 할 추가 전략으로는 반사적인 실무와 전문가적 사회화를 촉진하는 활동과 전문가간 실무 학습 공동체를 증진시키는 활동이 있다(Anderson et al., 2012; Scarvell & Stone, 2010). 신입 CNL을 위한 학습활동은 이해관계자를 역할에 노출시키고, 단순히 CNL이 참여하는 프로젝트를 대표하기보다는 CNL 실무가 반영되도록 고안되어야 한다. CNL 역할을 최소한으로 하는 기관에서는 이것이 특히 중요하다. 학습활동은 CNL 역할 구성 요소를 다차원적 간호 시점 전환형 임상 리더십 실무로 통합되도록 촉진해야 한다.

졸업한 간호사가 성공적으로 프리셉터가 되는 것은 중요하며, 프리셉터의 지지 특성은 신입 간호사의 성과를 예측하는 요인이다(Anderson et al., 2012). 기관이 직면한 한 가지 과제는 그 역할이 새롭거나 새로운 CNL의 수가 노련한 CNL의 허용범위를 초과하는 경우 적절한 프리셉터를 찾는 것이다. 신입 간호사를 위한 프리셉터는 일반적으로 전문가 간호사이지만, 신입 CNL을 위한 프리셉터는 반드시 전문가 CNL일 필요는 없다. 이상적인 프리셉터는 그 역할과 기대를 충분히 이해하고 프리셉터로서 적절한 전문성을 개발해야 하며 새로운 CNL의 학습과 역량 개발을 촉진할 수 있는 위치에 있어야 한다. 가능하다면, 신입 CNL은 숙련된 CNL과 연결되어야 하며 적절한 안내를 제공하는 프리셉터가 지원되야 한다. 학계-실무 파트너십은 CNL 프리셉터를 개발하고 지원할 수 있는 훌륭한 자원이다.

실무 프로그램으로의 CNL 전환을 위한 학습활동은 중요한 기술과 성공의 척도를 지정하는 지침 체제에서 쉽게 알 수 있다. 신입 CNL이 전문가간 실무 학습 공동체에서 적극적으로 참여함으로써 미시체계의 맥락에서 역량과 확신을 얻도록 활동이 설계되어야 한다. 관계 형성을 촉진시키는 활동은 숙련된 CNL이 간호 시점에서 변혁적 리더로서 실무의 유형에 영향을 미치는 능력으로 가는 열쇠이다. 이해관계자를 CNL 역할에 노출시키는 기회는 CNL의 리더로서의 신뢰를 높이고 역할의 잠재적 영향에 대한 조직적 지식을 향상시킨다. 실무 기간으로 전환하는 동안 집중적인 학습 과정을 통해 학문적 지식을 실제 업무로 전환하고 미시체계 사정, 위험 사정 및 지속적인 개선 방법론과 같은 핵심 영역에서의 역량을 향상시킬 수 있다. 구조화되고 전략적인 학습활동에 참여하면 신입 CNL이 추가 개발이 필요한 분야를 파악하는 데 도움이 된다.

학습 전략(Anderson et al., 2012)으로 확인되었지만 실무 환경에서 충분히 평가되지 않은 두 가지 활동은 실무 프로그램에서 CNL 전환에 포함시키기 위해 고려해야 할 가치가 있다. 일지기록(저널링, journaling)은 CNL 연습의 기초가 될 수 있는 성찰적 관찰의 한 형태로(Anderson et al., 2012) 변화와 전환으로 이끄는 행동을 촉진하는 방법이다. 두 번째 활동인 전문적 포트폴리오를 수립하고 유지하는 것은 개인 및 미시체계 개발을 추적하는 메커니즘을 제공하며 성과 및 투자 수익과 관련된 정보를 제공한다.

## 프로그램 구조

실무 프로그램에서 CNL 전환 구조에 대한 고려 사항에는 접근, 용량, 조정, 감독, 모니터링 및 자원이 포함되지만 이에 국한되지는 않는다. 프로그램 구조의 몇 가지 차원은 초보자의 성격, 실무에 대한 기대, 주어진 시간에 초보자 CNL의 수, 지역 자원 및 전문가의 가용성으로 인해 간호사 인턴십 프로그램과 상당히 다를 수 있다. 전문가가 되기 위한 준비된 초보자로서 새로운 CNL은 신입 간호사와 동일한 수준의 임상 감독 또는 프로그램 구조를 요구하면 안 된다. 기관의 맥락 내에서 실무 미시체계는 신입 CNL이 자신의 역할을 내포하고 영향력 있는 임상 지도자로 부상할 수 있도록 역량 개발 활동이 이루어져야 하는 곳이다(Morrison & Symes, 2011). 교과과정 구성 요소에 대한 온라인 접근 및 자가 학습 선택권은 CNL의 초점을 미시체계에서 벗어나게 하는 예정된 활동보다 더 적합할 수 있다. 지속적인 감독보다는 정기적인 토론으로 프리셉터에게 쉽게 접근하는 것이 독립적인 문제해결과 미시체계 전문가팀과의 주요 관계의 개발을 촉진하는데 더 좋다. 숙련된 CNL, 특히 유사한 미시체계 환경에서 가상으로 접근하면 신입 CNL이 이 역할을 완벽하게 수행할 수 있는 능력이 향상된다.

## 평가 체제

실무전환 프로그램을 위해 몇 가지 수준의 평가가 나와 있다. 프로그램의 성공 여부를 측정하는 방법에는 프로그램을 성공적으로 마친 신입 CNL의 수, CNL 및 프리셉터로부터의 평가 피드백, 핵심이 되는 미시체계 이해관계자의 CNL 성과 관련 요소에 대한 만족도 지표가 포함될 수 있다. 성공적인 실무전환을 측정하는 방법은 미시체계의 성과, 실무 유형 및 직원의 전문적 참여, 성과로 입증된 미시체계에서의 영향에 초점을 두는 것이다(Vender, Connelly, Glaser, & Brown, 2012; Harris, Tornabeni, Walters, 2006;

Hix, 2009; Sherman, 2009). CNL 실무전환 프로그램을 실행하기 전에 조치를 확인하고 평가 체제를 개발하면 자료와 정보의 출처를 설정하고 성공을 입증할 수 있는 능력이 향상된다.

## 임상간호리더 실무전환 프로그램 사례

2011년 미국 보훈보건청(VHA) 간호국(ONS)은 CNL 및 교육 분야의 전문가 팀을 구성하여 CNL 실무전환 프로그램을 개발 및 구현했다. 핵심팀은 교육과정의 개념 체제를 재정의하고, 교육과정 구성 요소를 개발하며 교육과정 형식을 설계하고 6개월 간의 실무 프로그램 전환을 위한 프로그램 구조에 대한 권장 사항을 공식화하는 업무를 했다. 핵심 그룹이 소집되어 추가 과목 전문가를 포함시켰으며, 교육과정 내용에서 VHA CNL의 연습, 학습활동 및 평가 전략 등을 시행하였다. 완료 시 ONS CNL 수행 및 평가 서비스는 CNL 실무전환 프로그램의 검토, 수정, 테스트 및 전면적인 개시에 대한 책임을 맡았다. 이 섹션에서는 이러한 노력의 발전에 대해 설명하고, 모든 의료시스템에서 CNL 실무전환을 위해 적용할 수 있는 학습 콘텐츠 및 활동의 예시를 제공한다.

### 학습 영역, 모듈 및 목표

5개의 학습 영역이 신입 CNL을 VHA CNL로 전환시키는 핵심 요인으로 확인되었다. [표 22-1]에 나와있는 교과과정 체제는 역할의 핵심 구성 요소를 나타내는 학습 영역 아래 구성되어 있으며, 이 영역에서 학술 콘텐츠를 응용하거나 확장하면 효과적인 실무로의 전환이 용이하게 된다. 5개 영역은 초기 역할 구현 과정에서 VHA에 고용된 CNL의 학습 요구도와 관련하여 CNL 및 간호 리더가 제공한 정보로부터 나타났다. CNL 및 교육 분야 전문가의 핵심 작업 그룹은 확인된 학습영역이 CNL 전환을 위한 콘텐츠 개발 및 프로그램 평가를 위한 지침 체제로서 모든 의료시스템에서 실행될 수 있음을 최초로 증명했다.

5개의 학습영역 각각에서 4개에서 6개의 학습 내용 모듈이 개발되었다. 내용은 핵심 작업 그룹인 CNL 및 교육 주제 전문가와 함께 브레인스토밍 및 개념 통합을 통해 확인되었다. 각 내용 모듈 내에서 학습목표는 미시체계 맥락 내에서 CNL 실무를 안내하기 위해 확인되었다. 핵심 실무 그룹은 학습목표 및 해당 학습 내용의 주요 초점이 기관의 우선순위뿐만 아니라 개별적인 실무전환을 의미있는 방식으로 할당된 미시체계에 자신의 실무를 포함시키는 데 지원하는 것이라고 결정했다. 학습 내용과 학습활동의 개발에 앞서 학습영역, 학습 모듈 및 학습목표에 대한 초안 개요를 내외부 이해관계자 그룹에게 제출하여 검토하고 토의하도록 하였다(학습영역, 내용 모듈 및 각 모듈의 학습목표 목록은 [표 22-1]을 참조).

**[표 22-1] 미국 보훈보건청(VHA) 간호국(ONS)의 실무전환 교과과정 틀**

| 학습영역 | 내용 모듈 | 학습목표 |
|---|---|---|
| 역할 차별화 | ONS CNL의 전략적 계획 및 확산 계획 개요 | 1. CNL 역할에 대한 ONS 전략 비전을 기술하기<br>2. ONS 비전이 AACN의 CNL 보고서와 어떻게 일치하는지 확인하기<br>3. ONS의 비전과 관련하여 개별적인 CNL 역할을 정의하기<br>4. 미시체계가 기관의 전략 계획을 어떻게 지원하는지 결정하기 |
| | 전문직 간 협력적인 관계 구축 및 유지 | 1. 미시체계의 핵심 협력 관계를 확인하기<br>2. 협력 관계를 수립할 때 전문적인 의사소통, 리더십 및 촉진 기술의 가치를 이해하기<br>3. 협업 기술 개발에 도움이 되는 자원을 확인하기 |
| | 역할 차별화 | 1. 다른 간호 역할과 CNL 역할을 구별하기<br>2. CNL 역할 수행 시 부가가치를 창출하는 방법을 기술하기<br>3. CNL 역할을 구별하는데 도움이 되는 자원을 확인하기 |
| | 미시체계의 요구도 사정 및 역할 확립 | 1. 임상 미시체계 사정을 완료할 팀원을 확인하기<br>2. 워크북을 이용한 미시체계 분석하기(5 Ps) : 환자, 목적, 전문가, 프로세스 및 패턴에 중점을 둔 사정, 진단 및 치료<br>3. 워크북을 완료하는 데 필요한 자원을 확인하기 |
| | 실무 승인 | 1. 전문가로서의 자신을 기술하기<br>2. 포트폴리오를 개발하기<br>3. 자신의 CNL 역할에 관한 정보를 배포하기<br>4. 전문적 승인 문화의 요소를 확인하기 |
| 임상 성과 관리 | 관리 협동 | 1. 간호의 전환을 기술하기<br>2. 환자관리팀의 연속체를 확인하기<br>3. 안전하고 효과적인 인계의 요소를 기술하기<br>4. 원활한 간호 전환을 촉진하는 자원을 확인하기 |

[표 22-1] 미국 보훈보건청(VHA) 간호국(ONS)의 실무전환 교과과정 틀(계속)

| 학습영역 | 내용 모듈 | 학습목표 |
|---|---|---|
| 임상 성과 관리 | 환자/가족 교육 | 1. 환자 및 가족 중심의 치료 원칙 및 기대치를 요약하기<br>2. 교육을 통해 환자 및 가족 중심의 치료 결과를 달성하는 데 필요한 기술을 파악하기<br>3. 환자 및 가족 중심의 치료를 지원하는 자원을 확인하기 |
| | 직원 교육과 학습 환경 | 1. 미시체계에서 최적의 성과를 달성하는데 필요한 역량을 확인하기<br>2. 역량을 개발하고 유지하기 위한 전략을 기술하기<br>3. 직원의 기술을 개발하고 지속적인 학습 환경을 조성할 수 있는 자원을 확인하기 |
| | 임상성과-기술 | 1. 미시체계에 영향을 미치는 성과 기술을 확인하기<br>2. 자원 관리를 개선하기 위한 전략을 확인하기<br>3. 지원가능하고 효율성과 효과를 최적화 할 수 있는 자원을 확인하기 |
| | 환자 주도 간호 프로토콜 | 1. 임상 결과 관리를 개선할 기회를 확인하기<br>2. 임상 실무 결과에 영향을 미치는 과정과 구조를 정의하기<br>3. 최적의 성과를 달성할 수 있는 자원을 확인하기 |
| | 건강증진 및 질병 예방(HPDP) | 1. HPDP가 간호 연속체의 모든 측면에서 어떻게 통합되어 있는지 설명하기<br>2. 미시체계와 관련된 성과 측정치를 확인하기<br>3. 미시체계와 관련된 HPDP 내부 및 외부 자원을 확인하기 |
| 간호환경 관리 | 팀 조정 | 1. 미시체계 내의 팀 구조를 확인하기<br>2. 팀 구조의 의사소통 경로와 유형을 평가하기<br>3. 팀 기능을 지원하는 자원을 확인하기 |
| | 인증 준비 | 1. 미시체계에 대한 인증 과정을 설명하기<br>2. 인증 준비에 대한 팀 승인을 증진시키는 전략을 확인하기<br>3. 인증 자원을 확인하기 |
| | 성과 향상, 안전, 위험회피 | 1. 미시체계에서 위험에 기여하는 요소를 설명하기<br>2. 미시체계에서 최적의 결과를 도출하기 위한 고유한 위험을 확인하기<br>3. 위험 기대 전략을 기술하기<br>4. 성과, 안전 및 위험회피를 지원하는 자원을 확인하기 |

[표 22-1] 미국 보훈보건청(VHA) 간호국(ONS)의 실무전환 교과과정 틀(계속)

| 학습영역 | 내용 모듈 | 학습목표 |
|---|---|---|
| | 변화 | 1. 개념 모델과 변화 이론을 확인하기<br>2. 변화에 접근하고 관리하기 위한 다양한 전략을 확인하기<br>3. 변화 관리를 지원하는 자원을 확인하기 |
| | 공유관리/고신뢰조직 | 1. 공유관리를 정의하기<br>2. "고신뢰조직"을 정의하기<br>3. 미시체계 관리 구조를 활용하기 위한 전략을 확인하기<br>4. 공유관리를 지원하고 고신뢰조직을 개발하기 위한 자원을 확인하기 |
| 자료 관리 | 자료 – 일반적인 고려 사항 | 1. 유용하고 적절한 자료의 출처를 확인하기<br>2. 자료 수집 전략의 요소를 설명하기<br>3. 자료 보호에 대한 고려 사항을 기술하기 |
| | 자료 관리 | 1. 자료를 체계화하기 위해 사용 가능한 시스템을 확인하기<br>2. 자료의 소유권 및 책임에 관한 고려 사항을 기술하기 |
| | 자료 분석 및 해석 | 1. 자료 분석 및 해석을 위한 전략을 설명하기<br>2. 다양한 유형의 자료 보고에 적합한 대상을 확인하기 |
| | 배포 | 1. 배포 방법을 결정할 때 고려해야 할 사항을 기술하기<br>2. 배포하기 적절한 기회와 장소를 확인하기<br>3. 배포에 필요한 검토 및 승인 수준을 확인하기 |
| 실무 안내를 위한 근거 사용 | 근거기반실무(EBP) 교과과정 사용 : 실무 프로그램으로 전환 | 1. EBP를 정의하기<br>2. EBP가 어떻게 환자의 안전과 질적인 환자 치료를 향상시킬 수 있는지 확인하기 |

## 학습 내용 및 활동

VHA 시스템 전반에 걸쳐 CNL 실무에 대한 경험과 지식은 명시된 학습목표와 관련된 학습 모듈 내용 및 활동을 개발하는 데 사용되었다. 핵심 작업 그룹의 구성원은 내용 주제 전문가에게 특별한 관심을 가지거나 접근할 수 있는 지정된 모듈 그룹의 저작권을 조정했다. 기존의 자원은 학습 내용을 강화하기 위해 조사, 검토 및 사용되었다. 할당된 미시체계에서 새로운 CNL의 토대를 마련하고 VHA의 사명 및 전략적 계획에 중요한 실무 분야에서 역량 개발을 촉진하기 위한 학습활동이 고안되었다. [표 22-2]는 실무 교과과정으로 전환할 때의 여러 학습목표에 대한 학습활동을 설명한다.

[표 22-2] 미국 보훈보건청(VHA) 간호국(ONS)의 CNL 실무전환 교과과정의 학습목표와 활동의 예

| 학습목표 | 학습활동 |
|---|---|
| 다른 간호 역할과 CNL 역할 구분 | 1. 자신의 미시체계 내에서의 CNL의 역할과 간호사 역할을 비교하시오.<br>2. 자신의 미시체계 내에서 CNL 역할과 행정 관리자의 역할을 비교하시오.<br>3. 자신의 조직에서 CNL 역할과 기능적으로 겹칠 수 있는 다른 간호 역할을 확인하고, 이들과 협력적인 실무를 수립할 방법을 논의하시오. |
| 미시체계의 주요 협업 관계 파악 | 1. 환자치료 제공팀 구성원은 누구이며 CNL은 각 구성원 및 팀 전체와 어떻게 협력할 수 있나?<br>2. 구체적으로, CNL은 이 미시체계에서 환자들과 어떻게 파트너가 될 수 있나?<br>3. 다각적 통합을 이끄는 CNL의 역할에서, 어떠한 협업 관계가 핵심요소인가?<br>4. 미시체계 외부의 이해관계자와 CNL 협력을 위한 기회에서 최적의 결과를 달성하는 데 필수적인 것은 무엇인가? |
| 공유관리를 지원하고 고신뢰조직(HRO)을 개발하기 위한 자원 확인 | 1. 자신의 미시체계에 있는 간호사에게 간호 공유관리의 정의와 지식에 대해 문의해보시오.<br>2. 미시체계의 일반 간호사와 관리위원회 간의 의사소통 수단을 확인해보시오.<br>3. '고신뢰조직 되기 : 병원 지도자를 위한 운영 조언'(http://psnet.ahrq.gov/resource.aspx?resourceID=7076에서 구할 수 있음)의 요약서, 소개 및 개요를 읽어보시오.<br>4. HRO를 개발하는 방법에 관한 부서 토론에 참여해보시오.<br>5. 자신의 미시체계 및 시설부서는 오류에 어떻게 대응하는가? 미시체계의 반응 상태를 보여주는 근본원인분석(RCA) 흐름도를 작성하시오. 보건의료실패유형사건분석(health failure mode event analysis, HFMEA)을 통해 교정할 수 있는 갭이 있는가? 시스템 오류를 분석하고 검토하는 기관의 과정을 확인해보시오. 학제간 RCA 회의에 참석해보시오. |

## 프로그램 형식

의료전달 시스템에 대한 교과과정을 실습하기 위한 CNL 전환 개발에는 접근, 조정 및 자원 영향과 관련한 특별한 고려가 필요했다. 핵심 팀은 계획 과정 초기에 이 프로그램이 자습 기반이고, 자기 주도적이며, 프리셉터가 안내되고, 실질적으로 접근가능하며, 피드백과 평가를 위한 정기적인 기회를 포함할 것이라고 결정했다. 이러한 유형의 설계는 시설 수준에서 맞춤화 할 수 있는 교과과정을 보급하고 VHA 시스템 내의 다양한 조직에

적용하기에 충분한 유연성을 보장했다.

내용 및 평가 자료는 CNL 실무의 국내 가상커뮤니티(virtual community)에 배치되었다. 신입 CNL에게 프리셉터와 함께 실무전환 프로그램에 등록하도록 초청장을 보냈다. 등록 시, CNL과 프리셉터는 교과과정 자료에 대한 완전한 접근권을 갖게 되었다. CNL은 학습영역 I을 먼저 완료하도록 요청 받았는데, 이 모듈은 역할 차별화 및 통합을 위한 기반을 형성하기 위한 것이었다. 간호 리더십에도 교육과정에 대한 모든 권한이 부여되었다. 경험있는 CNL과의 가상 원격 멘토링 관계를 위한 옵션이 마련되었다. 업무를 시작한 CNL, 프리셉터 및 숙련된 CNL은 실무 네트워크를 연결하고, 물어보고, 공유하고, 공동 작업하고, 혁신하고, 통합할 수 있는 가상커뮤니티에서 함께 일했다.

CNL 실무전환 프로그램을 시행하기 전에 필요한 자원의 유형을 고려해야 한다. 자원에는 CNL 및 프리셉터의 시간, 지원 인프라 및 투자 기대 수익이 포함된다. 만약 시설이나 미시체계가 새로운 CNL이 성취해야 할 것으로 기대되는 것에 대해 미리 결정한 경우라면, 새로운 CNL이 실무전환 학습활동에 참여하는 능력은 제한될 수 있다. 이러한 경우 기대가 역할에 대한 공유된 비전과 일치하는지 여부, 기대가 실무전환 학습연습 완료와 개발된 숙련도와 관련되는지 여부, CNL 역할에 대한 인식이 AACN의 비전과 의도와 일치하는지 여부를 평가하는 것이 중요하다.

### 프리셉터 가이드

CNL이 프리셉터 참여가 필요하거나 요구되는 교과과정 요소가 VHA의 프리셉터 가이드에서 강조되었다. 프리셉터 가이드에는 프리셉터에 대한 일반적인 지침과 국가 시스템에서 사용할 수 있는 추가적인 자원에 대한 링크가 포함되어 있다. 각 프리셉터는 전체 교과과정에 대한 접근권한이 제공되며 조직 학습뿐만 아니라 CNL 개발에 대한 내용 적용을 위한 권고안을 제시받았다. 그 분야에서 CNL 역량 개발을 향상시키는 교수법과 활동의 사례와 함께 어느 학습이 가장 중요한가에 대한 교과과정 요소인가를 확인하였다. 프리셉터는 다른 프리셉터에 대한 접근과 함께 국가 프로그램 및 학문적 자원에 대한 접근을 제공 받았다. 프리셉터는 신입 CNL, 실무전환 교과과정과 프리셉터 지원 요소를 평가하고, 실무와 미시체계 영향으로 성공적으로 전환했음을 입증하는 지표를 제공하도록 요청받았다.

## 평가

VHA의 CNL 실무전환 프로그램의 성공여부 측정지표는 다음을 포함한다.

- 지정된 후 6개월 이내에 VHA CNL 실무전환 프로그램을 이수한 신입 CNL 백분율
- 접근성, 유용성 및 교과과정의 의미에 대한 CNL의 피드백 측정치, 프리셉터 지원, 국가의 지원 자원에 대한 접근 수준에 대한 평균 점수
- 접근성, 유용성 및 교과과정, 프리셉터 지침서에 대한 프리셉터의 피드백 측정치, 신입 CNL의 실무에서의 지식 응용 정도, 국가의 지원 자원에 대한 접근에 대한 평균 점수
- 역할, 체계 내에서의 유지 및 만족도에서의 CNL 유지

실무로의 성공적인 전환(미시체계에 대한 초기 영향) 측정지표는 다음을 포함한다.

- CNL 역할 및 CNL 성과에 대한 미시체계 팀의 지식 및 만족도 향상
- 의사소통 및 관계에 관한 미시체계 유형의 개선
- 지속적인 개선과 근거기반 실무활동에서 미시체계 팀의 참여 증가

## 단원요약

- CNL 실무전환 프로그램은 공유된 비전과 기대치를 제공하고, 새로운 역할을 가진 초보자로서 새로운 CNL을 인정하며, 새로운 CNL이 간호 시점에서 자신감 있고 효과적인 실무로 전환할 수 있는 지원 구조를 제공한다.
- CNL 실무전환 프로그램의 다섯 가지 핵심요소는 (1) 체제, (2) 교과과정 개발, (3) 교과과정 내용, 형식 및 학습활동, (4) 프로그램 구조, (5) 평가 체제이다.
- VHA의 CNL 실무전환 교과과정은 CNL 역할의 핵심 구성 요소를 나타내는 학습 영역 하에서 구성되며, 이 영역에서 학습 내용의 적용과 확장은 효과적인 실무로의 전환을 가장 용이하게 한다.
- VHA의 CNL 실무전환 프로그램은 자가 학습 기반, 자기 주도적, 프리셉터 지도, 실질적으로 접근 가능하며 정기적인 피드백 및 평가 기회를 포함한다.

## 생각해보기

1. 실무전환 경험에서 가장 원하는 결과를 가장 잘 나타내는 지침 체제의 핵심요소는 무엇인가?
2. 실무전환 경험을 가장 잘 강화할 수 있는 학습활동의 핵심 특징은 무엇인가?
3. 신입 CNL의 성공적인 실무전환을 측정하기 위한 중요한 지표 또는 측정 방법은 무엇인가?

## 학습활동

1. 신입 CNL의 실무전환을 지원하는 방법에 대한 정보를 여러 의료시스템에서 얻자. 이 접근법은 이 장에서 확인된 핵심요소를 얼마나 잘 반영하고 실무전환 경험에 대한 기대치를 어느 정도 충족하는지 토론하자.
2. VHA의 CNL 실무전환 프로그램 틀에서 하나의 학습목표를 선택하고, CNL 학업 프로그램에서 학생으로서 학습하는 것과 신입 CNL로서의 학습과 역량 개발을 구별하자.

## 참고문헌


American Association of Colleges of Nursing. (2007). *White paper on the role of the clinical nurse leader*. Retrieved from http://www.aacn.nche.edu/publications/ white-papers/cnl

American Association of Colleges of Nursing. (2012). CNL job analysis study. Retrieved from http://www.aacn.nche.edu/cnl/publications-resources/job-analysis-study

Anderson, G., Hair, C., & Todero, C. (2012). Nurse residency programs: An evidence- based review of theory, process, and outcomes. *Journal of Professional Nursing, 28*(4), 203-212.

Bender, M., Connelly, C. D., Glaser, D., & Brown, C. (2012). Clinical nurse leader impact on microsystem care quality. *Nursing Research, 61*(5), 326-332.

Harris, J. L., Tornabeni, J., & Walters, S. E. (2006). The clinical nurse leader: A valued member of the healthcare team. *Journal of Nursing Administration, 36*(10), 446-449.

Herbert, C. P. (2005). Changing the culture: Interprofessional education for collaborative patient-centered practice in Canada. *Journal of Interprofessional Care, 19* (Supple. 1), 1-4.

Hix, C. (2009). Clinical nurse leader impact on clinical microsystems outcomes. *Journal of Nursing Administration, 39*(2), 71-76.

Moore, L.W., & Leahy, C. (2012). Implementing the new clinical nurse leader role while gleaning insights from the past. *Journal of Professional Nursing, 28*(3), 139-146.
Morrison, S. M., & Symes, L. (2011). An integrative review of expert nursing practice. *Journal of Nursing Scholarship, 43*(2), 163-170.
Nelson, E. C., Batalden, P. B., & Godfrey, M. M. (2007). *Quality by design: A clinical micro-systems approach.* San Francisco, CA: Jossey-Bass.
Scarvell, J. M., & Stone, J. (2010). An interprofessional collaborative practice model for preparation of clinical educators. *Journal of Interprofessional Care, 24*(4), 386-400.
Sherman, R. O. (2009). The role of the clinical nurse leader in promoting a healthy work environment at the unit level. *Critical Care Nursing Quarterly, 32*(4), 264-271.
Sherman, R. O. (2010). Lessons in innovation: Role transition experiences of clinical nurse leaders. *Journal of Nursing Administration, 40*(12), 547-554.

# 제23장

# 임상간호리더십

## 학습목표

- 임상간호리더십을 정의한다.
- 미시체계에서 변화를 이끌 수 있는 핵심 기술을 확인한다.
- 임상간호리더십의 예를 들어 숙련된 리더십 탁월한 지도력의 영향을 설명한다.

임상간호리더(CNL)는 임상 리더십을 발휘한다. 임상 리더십은 조직 과정과 개인 간호 실무 모두에서 혁신과 개선을 통해 의료의 질과 안전을 알리는 의료전문가에 관한 것이다. 임상 리더십은 의사, 간호사, 관련 의료 전문가, 임상 약사 및 구급 요원을 포함한 환자 관리에 직접적으로 관련있는 누구나 수행할 수 있다. CNL은 질 향상, 측정, 시스템 및 리더십 전략 변경, 실제적인 간호 제공에 대한 지식을 향상시키므로 질을 평가하고 개선 방향을 제시할 수 있는 위치에 있다. CNL이 의료시스템에서 어떤 위치에서 일하든, 임상 지도자로서 CNL은 결과와 관련한 치료 과정을 비판적으로 평가할 수 있다. CNL은 "우리가 일을 올바르게 하고 있습니까?"라고 묻기도 하고 "우리는 옳은 일을 하고 있습니까?"라고 더 근본적인 질문을 하기도 한다. 때로는 "우리가 하고 있는 일을 해야 합니까?"라고 묻는다. Bleich (2012)는 미국의학협회(IOM)의 보고서인 "간호의 미래 : 변화 주도, 건강증진"(IOM, 2010)에서 리더십에 대한 토론에서 책임있는 치료의 모델로서 간호사가 너무 부족하다는 점을 지적했다. "간호사는 모든 간호사에게 영향력을 행사하여 전체적이고 문맥적으로 양쪽 모두를 다루는 유일한 건강 분야로서의 우리 고유한 역할에 목소리를 내고 행동해야 한다."(Bleich, 2012)

미국간호대학협회(AACN, 2007)는 CNL 교육이 의료팀 내에서 수평적 리더십을 확보하는 데 필요한 기술을 졸업생에게 제공한다고 가정한다. 수평적 조직은 최소한 특정 부서 내에서는 분산된 권력 또는 통제권을 가지며 보다 많은 의사소통 및 협업 흐름을 지원한다. 수평적 리더십에서는 공통된 목표를 달성하기 위해 다수의 개인이 한 팀 또는 여러 팀의 리더십을 생각할 수 있다. 대조적으로, 수직적 리더십에는 리더가 하나 있으며, 종종 중앙화된 통제가 있다. 수평적 조직내의 임상 리더인 CNL은 개인을 하나로 모으고 의견을 내며 의사소통 및 피드백을 낼 수 있는 안전한 환경을 조성할 수 있는 기회와 책임을 가지고 있다. 이와 같이 리더십 이론을 이해하고 적용하는 것은 강력하고 효과적인 임상 리더십을 입증하는 CNL 역할의 중요한 측면이다(Woo, 2013).

## 임상 리더십

미국의 부실한 의료시스템이 긴급한 개혁을 필요로 하기 때문에 임상 리더십에 대한 보다 체계적이고 전략적인 접근이 필요하다. 많은 사람들이 임상의의 책임과 관리자의 책임이 완전히 별개라고 생각하지만 실제로는 임상 리더십과 행정 리더십의 구분이 흐려지는 경우가 많다. 이 장에서는 이러한 각 역할 내에서 고유한 요소가 있지만 일반적으로 문헌에 기술된 것보다 훨씬 많은 공통성이 있다고 가정한다. 형식적 또는 비공식적인 리더십의 범위를 넘어 CNL과의 잘못된 이분법적 사고를 연결함으로써 연속선상에 있는 전달 변화를 지원하는 전환점을 제공한다.

Porter-O'rady (1997, 1999)는 변화하는 의료시스템이 새로운 리더십 특성과 역할을 어떻게 필요로 하는지 설명하면서 리더십에 대한 새로운 사고방식을 제안했다. 그는 기술 지식이 리더십의 전통적인 위계를 변화시켰다고 지적했다. 즉, 간호사가 명령의 계통을 올리면서 간호 지식이 수직적으로 증가했다. 역사적으로 지식 기반이 늘어남에 따라 간호사가 자신의 위치에서 경험하는 요구와 책임도 증가했다. 리더십과 그와 관련된 지식이 변했다. CNL은 정보 및 성과 관리자로서 급성장하고 있다. CNL은 기술을 사용하여 다각적 통합으로 이끈다.

감염병 치료에 있어서 미국 의료체계의 성공, 사회 경제적 환경 변화, 현대적인 생활 방식 및 인구 고령화는 급성질환에서 만성질환으로 치료 부담을 급격히 전환시켰다. 일부 암, 당뇨병, 심혈관질환 및 천식과 같은 만성질환은 이제 전체 질병의 부담의 약 80%를 차지한다(National Health Priority Action Council, 2006). CNL은 만성질환 관리에 필요한 학제 간 팀과의 협조 및 협력을 위한 리더십을 갖출 준비가 되어 있다. 임상리더십은 환자, 이해관계자 및 제공자에게 이러한 점을 함께 제공한다.

임상의는 조직적 지위의 일부로서 그리고/또는 그들의 동료 관계를 통해 공식적으로 또는 비공식적으로 여러면에서 이끌어 나갈 수 있다. 임상 리더로서 활동할 수 있는 다양한 방법은 다음과 같다.

- **개인적 자질 개발** : 자기 인식, 자기 반성, 자기 관리, 전문성 및 자기 계발과 같은 자질
- **다른 사람들과의 협력** : 네트워크 개발, 관계 구축 및 유지, 팀 구축, 타인의 개발, 고객 및 소비자 참여, 다른 서비스 제공자와의 협력
- **서비스 개선** : 환자안전 보장, 비판적 평가, 혁신 촉진, 서비스 평가, 의료 프로세스 개선, 새로운 서비스 및 역할 개발
- **서비스 관리** : 계획, 자원 관리, 사람 관리, 성과 관리
- **방향 설정** : 변화를 위한 기회 파악, 지식과 근거의 적용, 의사결정, 영향 및 결과 평가

CNL은 안전 및 질 향상 추진을 이끌 수 있는 좋은 위치에 있으며, 실용적인 수준에서는 전문가와 팀 차원에서 적절한 안전 및 질 관리 활동을 시작하고 추진할 수 있도록 지식과 기술을 갖추는 등 다양한 활동으로 이어진다.

CNL의 부가적인 업무는 다음과 같다.

- 상위 수준의 조직 전략을 운영 개선 활동으로 전환한다.
- 품질 및 안전 계획, 시스템 및 활동의 개발, 구현 및 평가를 선도하고, 안전 및 품질 문제 및 부작용에 대해 공개적으로 보고하고 해결책 개발에 참여한다.
- 위해사건 예방, 보고 및 공개를 위한 정책 및 절차를 준수하고, 가장 적합한 근거, 보건서비스 프로토콜 및 정책에 따라 관리 및 서비스가 제공되도록 보장한다.
- 효과적인 시스템을 통해 안전 및 품질 위험을 능동적으로 식별하고 관리하고, 책임

을 위임하고 적절한 훈련을 받고 자격을 갖춘 직원을 채용한다.

- 개별 진료 과정 뿐만이 아닌 예방, 치료, 부작용 논의, 환자 치료에 대한 팀접근 주도, 질 향상, 문제해결에서 환자와 보호자와의 파트너십 접근방식을 개발하고, 이것이 참가자들의 기관이나 전문적인 지위에 추가되도록 보장한다.
- 비난하지 않는 문화를 육성하지만, 문제를 해결하고 그 문제로부터 배우고, 이 과정에서 직원을 지원하는 문화를 육성한다.
- 관리 및 서비스를 모니터링하고 향상시키는 데 포함되는 모든 수준에서 직원에게 권한을 부여하고 책임을 지게 한다.
- 환자 치료에서 효과적인 팀 의사소통의 중요성을 인식하고 이 분야의 직원을 교육하고 개발을 지원한다.
- 개별 환자 간호 시 최상의 실무를 지원하고 보급하기 위한 시스템을 개선하고 전문적인 근거기반 의료제공 접근법을 모델링한다.

## 패러다임 바꾸기

임상적 참여는 환자 치료가 포함된 변화 주도의 중요한 성공 요인으로 인식되고 있다. 그러나 임상의와 관리자는 서로 다른 변화 패러다임을 가질 수 있다. 임상의는 진보를 원하지만 급변하는 패러다임에 대한 경험을 통해 익숙한 방식으로 제공될 것으로 기대한다. 그러나 조직 변화의 맥락에서 그러한 모델은 실용적이지 못하다. 기관의 지도자들은 점진적인 변화와 혁신적이고 파괴적인 변화라는 두 가지 범주로 변화를 둔다. 둘 다 가치와 목적을 가지고 있지만 매우 다르게 고려해야 할 사항이 있다. 점진적 변화는 대부분의 사람들이 편안하게 느끼고 기대하는 변화이다. 이는 부분적에서 중간 정도의 개선을 가져 오는 변화이며, 대개 기반 구조의 변경 및 목표를 정의하거나 대상을 충족시키지 못한 임상 결과에 대한 응답으로 그룹의 초점을 변경함으로써 지원된다.

반면 혁명적인 또는 파괴적인 변화는 생각, 존재, 그리고 행동에서의 급진적인 변화를 나타낸다. CNL 역할 덕분에 CNL은 변화를 이끌 것으로 예상된다. 몇 가지 변화 이론은 강점기반 조직개발, Lewin의 이론, Lippitt의 변화 이론을 포함하여 몇 가지 변화 이론이 그 작업을 이끌 수 있다. 각각은 고유한 장점과 단점을 지니고 있지만, 변화 과정에서 저항을 관리하고 열정과 참여를 촉진하기 위해 변화의 원인을 지원하기 위한 공통의 체계적이고 정의된 규범적인 행동을 유지한다. 이 이론들 각각에 대한 간략한 요약이 제공되는데, 이는 많은 다른 변화 이론들이 존재하고 사용될 수 있다는 것을 인식하기 위함이다.

### 강점기반 조직개발

강점기반 조직개발(Appreciative inquiry, 이하 AI)은 사람, 그들의 조직, 그리고 그들 주위의 관련 세계에서 최고를 위한 공진 탐색에 관한 것이다(Cooperrider, 1990). 그 중심에서 AI는 긍정적인 잠재력을 파악, 예측 및 증가시키는 시스템의 능력을 강화하는 질문을 하는 예술과 실무에 중점을 둔다. AI는 다양한 분야의 개인을 포함할 수 있는 "무조건적인 긍정적인 질문"을 만들어 냄으로써 조사를 유도한다. AI의 개입은 부정적, 비판적 또는 비관적인 궤적보다는 상상력과 혁신에 도움이 된다. AI는 영감과 활기를 주는 시스템과 디자인을 발견하고, 꿈꾸며, 창조할 수 있는 기회를 제공한다. 또한 AI는 과거와 현재의 역량, 성공, 자산, 개발되지 않은 잠재력, 혁신, 강점 및 기회 등을 통해 집합체와 전체에 대해 이야기하는 전체를 건설적으로 통합하고자 한다. 벤치마크, 영향력이 큰 순간, 진정한 가치, 전통 및 의식, 전략적 역량, 담화, 경험의 표현, 기업 정신에 대한 성찰 및 가치에 대한 통찰력 등이 고려 사항이다. 전반적으로 볼 때, AI는 긍정적인 입장을 추구하는데, 이는 현존하는 시스템에 긍정이 개발되지 않은 잠재력을 지닌 풍부하고 깊이 있게 중요하다는 것을 반영한다. 이 시너지 효과의 에너지가 변화를 향한 방향으로 나아갈 때, 결코 생각할 수 없었던 혁신이 진정한 기회가 된다.

Hubbard (1998)는 AI를 새로운 세기의 현실을 고려한 의식적 진화의 패러다임으로 정의했다. 이 패러다임은 은유와 이야기, 지식의 관계형, 언어에 중점을 두고 현실의 사회적 구성을 극단적으로 묘사함으로써 일종의 생성 이론, 행동 연구의 발전(Bushe & Pitman 1991), 긍정적인 사회과학에 대한 Maslow의 비전에 대한 찬사(Chin, 1998; Curran, 1991; Westbrook et al., 2007)를 제공하였다. AI는 또한 참여 과학(Harman, 1990)을 위한 틀 뿐만 아니라 강력한 2세대 조직 개발 실무(French & Bell, 1994; Porras, 1991)로 간주되어 왔다. AI는 문제 기반 관리에서 벗어나 전략 계획 및 조사 방법을 보다 통합적인 방법 및 품질 관리, 측정 시스템 및 사회 공학 시스템에 대한 접근방식으로 전환하는 긍정적인 방법이다(White, 1996). AI는 리더십과 인간 개발에 대한 접근방식으로 사용될 수 있는 변화 관리의 개념화와 알기에 대한 이론적 접근이다(Cooperrider, 1990).

AI에 대한 Cooperrider의 연구는 독창적이다(1990). 그는 AI의 네가지 단계인 발견, 꿈, 디자인 및 운명에 대해 설명한다. 발견은 긍정적인 변화 핵심에 대한 전체적인 조사 시스템을 동원하는 것이다. 꿈 단계는 발견된 잠재력을 통해 투명한 결과 지향적 비전이 창안되고 더 높은 목적을 제공하는 질문이 제기될 때 발생한다. 디자인은 사람들이 긍정적인 핵심을 확장하고 진정한 새로운 꿈과 개념을 만들 수 있다고 생각하는 이상적인 조직의 가능성이 실현될 때 발생한다. 운명은 전체 시스템의 긍정적인 역량과 용량을 강화하고 더 깊은 목적에 중점을 둔 희망과 추진력을 기르고 그로 인해 학습, 조정 및 즉석 해결을 위한 프로세스를 창출한다.

### Lewin의 변화 모델

Lewin의 업적은 인간 시스템의 변화를 설명하기 위해 개념화되고 관찰되어야 하는 변수에 주의를 기울이는 모델을 만드는 그의 능력에 있다(Schein, 1999). 계획된 변화 모델과 개념화된 인간 시스템의 변화 과정은 Lewin의 계획된 변화 모델에서 개념화되어 계획된 변화의 이론에서 관리된 학습의 과정으로 조직적 사고가 진화할 수 있는 토대를 만들었다(Schein, 1999). Lewin의 변화 모델은 개인과 집단 차원에서 인간의 변화가 심리적이고 역동적인 과정을 포함한다고 강조했다(Lewin, 1951). 이 과정에는 자아의 정체성을 잃지 않고 배우는 행동을 포함하고 생각, 인식, 감정 및 태도를 재구성하려는 재학습 과정이 포함된다(Schein, 1999, p.59).

사용된 개입과 관계없이 변경은 시스템 관성을 극복하기 위해 에너지를 필요로 한다. Lewin (1951)은 변화가 개인, 집단 또는 조직 수준에서 3단계 과정으로 발생한다고 제안했다. Lewin은 이 단계를 해빙, 변화, 재동결로 언급했다(Burnes, 2004; Marquis & Huston, 2006; Tomey, 2010). 해빙단계는 변화를 유발할 만큼 충분할 정도로 사회적 평형을 붕괴시키는 개인적 차원에서 긍정적 및 부정적 힘의 변화를 필요로 한다. 변화는 개인이 태도 변경 또는 역할 모델을 통해 선택권을 제공받을 때 발생한다. 이러한 노력은 규범이나 문화가 변화를 지원할 것이라는 신호와 결합되어야 한다. 재동결은 새로운 행동이나 태도가 기존의 관계에 통합되고 사회적 지지의 새로운 안정성이 평형을 만들 때 발생한다(Burnes, 2004; Marquis & Huston, 2006).

해빙 또는 새로운 행동 습득 능력은 개인이 뭔가 잘못되었거나 불완전하다는 인식하에 학습 또는 변경 프로세스에 참여하는 능력에 달려 있다. 이것은 제한과 변화가 일어나면 개인의 정체성과 자존감의 일부가 사라질 수도 있다는 효과가 의심될 수도 있다는 받아들임을 필요로 한다. 실패하거나 자기 존중감을 상실하는 것보다 기대에 미치지 못하거나 적응하지 않는 것이 더 바람직하다. 이 학습 불안은 정보를 할인하고 변화에 저항함으로써 평형을 유지하는 주요 억제력이다(Schein, 1999, p.60). 1951년 Lewin에 의해 발표된 역장균형모델(force-field equilibrium model) 개념은 개개인이 변화를 시도하는 또 다른 힘과 비교하여 현재의 행동 패턴을 계속 유지하도록 격려하는 이유 또는 힘을 묘사했다(Burnes, 2004; Lewin, 1951; Tomey, 2010). 역장에 대한 Lewin의 설명은 추진력 및 억제력에 의해 지원되는 평형에 기반한 인간의 행동을 검사하는 구조를 제공한다. 변화가 일어나기 위해서는 추진력(지지 행동) 또는 억제 요인(실제 또는 인지된 위협)을 변경해야 한다. 변화에 대한 원동력을 추가함으로써 종종 균형을 유지하기 위한 반발이 도입된다. 이러한 관찰은 구속력이 제거되면 평형이 보다 쉽게 이동될 수 있다는 통찰을 이끌어 냈다. 불행하게도, 구속력은 개인적인 심리적 방어 또는 조직 문화에 포함된 집단 규범이다(Schein, 1999).

### Lippitt의 변화 이론

Lippitt의 연구는 유용한 변화 이론으로 자주 인용된다(Lippitt, Watson, & Westley, 1958). Lippitt의 변화 이론은 변화의 대리인 역할을 하는 사람에 초점을 맞추어 Lewin의 작업을 발전시키는 7단계 과정을 말한다. Lippitt는 성공적인 변화의 열쇠는 올바른 사람이 변화의 목소리를 내고 힘을 주는 과정을 만들어내는 것이라고 했다. 올바른 사람이 변화의 목소리를 가지고 변화를 지원하면 그 과정에 한층 힘을 실어 줄 수 있다. CNL은 지연이나 장벽을 만드는 프로세스의 일부가 아니기 때문에 이 변경의 대리인으로 활용될 수 있다. 오히려 CNL은 과정 변화의 필요성을 인식하는 다른 간호 및 학제 간 역할을 지켜보고 있다(Lippitt et al., 1958).

Lippitt의 이론 7단계는 다음과 같다.

1. 문제를 진단하고 변경에 영향을 받는 사람들을 포함시킨다.
2. 변화에 대한 동기 부여를 평가하고 변화의 장단점에 대한 소그룹 토론에 참여한다.
3. 변화가 필요한 사람들의 자원과 동기 부여를 평가한다.
4. 변경이 필요한 요소를 선택하고 개발하고 변경을 처리할 타임 라인을 계획한다.

5. 변화를 이끌고 팀의 역동성과 발생하는 갈등을 관리할 팀원을 선택한다.
6. 변화를 유지하고 정책과 절차를 수정한다.
7. 지원 관계를 끝낸다.

각 단계는 순차적인 방식으로 진행되며 성공을 위해 팀 또는 그룹 구성원의 참여가 필요하다. 각 단계에서는 리더가 있으면 팀 내의 많은 구성원이 팀의 업무 성공에 필요한 지식과 기술을 제공할 것이라고 강조한다. 언제라도 그룹 활동이 중단되면, 장애물을 관리하는 방법에 대한 권장 사항을 논의하기 위해 프로젝트 후원자를 참여시키는 것이 중요하다(Lippitt et al., 1958).

## 리더십 관련 이론

리더십 이론을 이해하는 것은 효과적인 지도력 역할을 전제로 CNL의 기본이다. 다음에서는 다양한 유용한 리더십 이론의 원리에 대한 간략한 개요를 제공한다. 리더십 이론에서 모든 개인이 신념의 모든 요소를 구체화 할 수는 없지만 모든 간호사는 특정 리더십 이론에 리더십을 부여해야 한다. 상황에 따라, 간호사는 욕구를 다루기 위해 행동을 바꾸고, 원칙에 기반한 유연성을 강조하며, 이론에 구체화되고, 성격의 기능보다는 의도적인 것으로 가정했다.

### 서번트 리더십

Greenleaf (1977)는 서번트 리더를 이끄는 사람을 섬기기 위하여 거기에 종사한다고 설명하면서 종업원은 종말점(최종선)보다는 종착점임을 암시한다. 서번트 리더십은 명령과 통제 스타일에 대한 대안일 수 있으며, 다른 사람들이 어떻게 봉사할 수 있는지와 그들의 필요에 더 중점을 둔다.

Greenleaf (1977)는 청취, 공감, 치유, 인식, 설득, 개념화, 예지, 스튜어드십, 사람들의 성장에 대한 헌신, 공동체 구축과 같은 봉사 지도력의 10가지 원칙을 제시한다.

**청취(Listening)** : 서번트 리더는 그룹의 필요를 확인하고 명확히 하기 위해 다른 사람들을 열심히 경청하는 데 깊은 헌신을 기울인다. 그들은 말한 것과 함께 말하지 않는 것에 대한 비언어적인 단서를 받아들인다. 서번트 리더는 자기를 인식하고 있으며, 자기 자신을 통해 전달된 몸과 마음과 정신의 연결을 더 잘 이해하려고 노력한다.

**공감(Empathy)** : 서번트 리더는 동료의 선한 의도를 가정하고 자신이 누구인지에 대해 다른 사람들을 받아들이면서 인도하는 사람들의 독창성을 받아들이고 인식한다.

**치유(Healing)** : 치유는 팀을 변화시키고 통합시키는 강력한 힘을 의미한다. 이것은 서번트 리더의 가장 큰 강점 중 하나로 간주된다. Greenleaf (1977)는 "서번트 리더와 주도자 사이의 간결함에 암묵적인 것이 전체성에 대한 추구가 가지고 있는 것으로 이해한다면 봉사하고 인도하는 사람에게 전달된 미묘한 것이 있다"(p.345)고 말했다.

**인식(Awareness)** : 자기 인식은 서번트 리더가 치유와 지원 환경을 제공하는 자신의 강점과 능력을 인식하는 데 있어 초석이 된다. 서번트 리더의 성공에 내면의 보안 기능을 개발하는 것이 무엇보다 중요하다.

**설득(Persuasion)** : 설득은 영향력으로 묘사된다. 서번트 리더는 의사결정에 위치적인 권한을 사용하는 대신 과정을 설득하는 데 중점을 둔다. 서번트 리더는 강압적이기보다는 합의를 추구한다. 이것은 보다 전통적인 권위주의 모델과 구별되는 특징이다.

**개념화(Conceptualization)** : 서번트 리더가 큰 그림을 보기 위해 유도하는 사람들을 돕는 것이 특히 중요하다. 개념화 관점에서 이슈(문제)를 보는 기술은 일상적인 업무를 넘어서는 초점을 필요로 한다. 이를 위해서는 비전과 실제 사고의 균형이 필요하다.

**선견(Foresight)** : 이 원리를 사용하여 서번트 리더는 다른 사람들이 과거의 경험으로부터 얻은 교훈을 이해하고 현재의 현실을 바라보고 미래의 결정에 영향을 미칠 수 있도록 도와준다. 이 원리는 자기 지식에 기초하고 직관적이며 목소리를 신뢰한다.

**스튜어드십(Stewardship)** : 조직의 더 큰 이익을 고려하기 위해 자신을 초월하는 것이다. 시간, 인성, 그리고 정신 자원에 대한 훌륭한 스튜어드십이 되는 것은 설명된 모든 원리에 헌신해야 한다는 것을 필요로 한다.

**성장에 대한 헌신(Commitment to the Growth of People)** : 다른 사람들을 성장시키는 것은 서번트 지도자가 봉사하는 사람들이 노동자로서의 "직업 가치" 이상으로 본질적인 가치를 가지고 있다고 믿는 것을 의미한다. 서번트 리더는 조직 내 개인적, 직업적, 영적 성장에 깊이 헌신한다.

**커뮤니티 구축(Building Community)** : 서번트 리더는 대규모 기관이 되면 지역사회에 대한 상실감과 봉사하는 사람들과의 유대감을 형성할 수 있다는 날카로운 인식을 가지고 있다. 지역사회를 건설하는 서번트 리더는 개인과 조직의 이익을 위해 사람들을 모으는 방법을 모색한다(Greenleaf, 1977).

강력하고 효과적인 임상 리더로서의 역할을 통해 CNL은 서번트 리더 원칙을 사용하여 협업 팀을 통해 환자 결과의 효율성을 향상시킬 수 있다.

## 거래적 및 변혁적 리더십

거래적 리더십은 리더와 리더 간의 거래 또는 교환을 기반으로 하며, 계약과 성취에 기여할 경우 보상과 혜택이 부하 직원에게 제공된다(Avolio & Bass, 2002; Bass, 1990). 거래적 리더는 간병인이 되는 경향이 있지만, 종종 추종자와 거의 가치가 없거나 가치가 거의 공유되지 않는다(Avolio & Bass, 2002; Barker, Sullivan, & Emery, 2006). 거래적 리더는 과제 또는 과제 완료에 중점을 두고 성과의 질을 점진적으로 향상시키고 유지하는 방법, 한 목표를 다른 목표로 대체하는 방법 및 특정 행동에 대한 저항을 줄이고 의사결정을 수행하는 방법을 고려한다(Avolio & Bass, 2002). 변혁적 리더는 혼란이나 대화가 거의 없는 의사결정을 수행하려고 노력한다(Klainberg & Dirschel, 2010). 이것은 스트레스를 받고 있는 그룹에 효과적일 수 있으며 즉각적인 해결책을 통해 만족을 제공한다. 그러나 장기적인 효과가 변혁적 과정의 결과인 경우가 종종 아니다(Tomey, 2010). 환자를 즉각적으로 또는 예기치 않게 돌보는 데 필요한 즉각적인 대응이나 조치가 필요한 의료기관에서는 거래적 리더십이 종종 나타난다. 또한 목표 설정, 우선순위 수립, 실천 계획 수립 및 위임(Barker et al., 2006; Tomey, 2010) 등 전통적인 경영 정의와도 일치한다.

거래적 리더십의 확장으로서, 변혁적 리더십은 리더와 추종자의 변화 또는 변화를 포함한다(Avolio & Bass, 2002; Barker et al., 2006; Tomey, 2010). Bass (1990)는 변혁적 리더십을 리더십이 변화 과정을 통해 다른 사람에게 영향을 미치는 변화의 주체로 행동할 때 발생하는 우수한 리더십 형태라고 설명한다. 변화하는 지도자들은 실천 공동체의 목표와 사명에 대한 인식과 참여를 증대시킴으로써 직원들의 영향력 영역을 확장시킨다. 변화의 지도자들은 직원들이 자신의 이익을 초월하도록 지도함으로써 현재의 현실을 넘어서서 생각할 수 있는 수단을 제공하는 데 중요한 역할을 한다.

변화하는 지도자는 추종자가 사고와 태도의 변화를 통해 정상적인 기대 이상으로 수행하고 비전 달성에 노력하면서 비전의 중요한 지지를 얻도록 동기를 부여한다. Avolio와 Bass (2002)와 Tomey (2010)는 귀납적 카리스마(모델링 행동), 영감 동기 부여(미래 비전 창출), 지적인 자극(가정에 의문을 제기하고 새로운 관점에서 문제 재조정 등), 개별화된 배려(개인의 요구, 능력 및 열망에 따른 위임 작업)가 변혁적 리더십에 포함된다고 했다. 변혁적 리더십은 장기적으로 초점을 맞춘 시각적 리더십 스타일이다. 결과적으로 변화는 조직의 시스템과 문화에 초점을 맞춘다. 변화하는 지도자는 지도자와 추종자 모두를 변화시키는 대리인 역할을 한다. 그들은 강한 긍정적인 감정을 불러 일으키고 다른 사람들의 신념, 행동, 태도 및 인식에 영향을 준다. 이러한 리더십 스타일을 사용하여 발생하는 변화는 지도자와 추종자 간의 상호작용을 통해 사고, 신념 및 가치의 패턴을 변화시키기 때문에 오래 지속되는 효과가 있다(Avolio & Bass, 2002; Bass, 1990; Tomey, 2010).

변혁적 리더십은 지도자가 지도자와 추종자의 공통적인 또는 공통된 욕구에 대한 인식을 가져올 때 발생하는 탁월한 리더십 형태로 정의되어 왔다. 그룹이나 조직의 목적과 사명에 대한 이러한 인식, 의지 및 수용은 추종자들이 자기 이익을 넘어서서 그룹의 이익을 위해 변화를 수용할 때 받아들이는 동기 부여 요소이다(Klainberg & Dirschel, 2010; Tomey, 2010). 이러한 목표는 앞서 언급한 바와 같이 귀납주의 카리스마 또는 모델링 행동, 미래에 대한 영감을 주는 동기 부여 또는 능력, 질문에 대한 가정을 포함하는 지적 자극 및 새로운 관점에서의 문제 재구성, 개인의 요구, 능력 및 열망에 참석하면서 대표단과 권한을 부여하는 그룹에 의한 개별적인 고려를 포함한다(Klainberg & Dirschel, 2010; Marquis & Huston, 2006; Tomey, 2010), 이것은 자신의 업무에서 만족감과 의미성을 높이는 데 기여한다(Tomey, 2010; Marquis & Huston, 2006).

변혁적 리더십 이론은 사람들이 거래와 인간 관계를 뛰어 넘는 사명감을 필요로 함을 시사한다(Avolio & Bass, 2002; Barker et al., 2006; Marquis & Huston, 2006; Tomey, 2010). 이것은 CNL 역할에서 특히 그렇다. CNL의 역할은 질 및 안전 향상 노력을 이끌어내는 관리와 봉사의 지점에 머물러 있다. 간호사는 흔히 인류에게 더 큰 이익에 대한 헌신을 보여주고 전달하는 수단으로 직업을 선택한다. 변혁적 리더십 행동은 공통된 비전과 영감을 사용하는 것이 CNL 역할의 근간을 이루는 더 큰 목적에 초점을 맞추었지만(Barker et al., 2006; Tomey, 2010) 통일성, 전체성 및 집단적 목적을 만든다.

## 임상간호리더십의 실천

진료 시점에서의 임상 리더십에 내포된 것은 CNL과 팀원들간의 통합 및 협력이다.

IOM (2003)은 'Health Professions Education: A Bridge to Quality'에서 21세기 의료전달 시스템에 전문직종간 협업과 의사소통이 필요한 것을 확인했으며, 대부분의 문헌에서 개인의 선택과 개개인의 전문성 개발을 이 변화의 필수 요건으로 삼고 있다.

의료전달 시스템, 조직 구조 및 조직 문화에 따라 CNL은 팀, 특히 부서 간 또는 장소 간 관련성이 있는 임상 결과 향상을 담당하는 학제간 팀에 중대한 영향을 미칠 수 있다. CNL은 근거기반의 실무와 안전 및 질 향상 노력에 중점을 두고 미시체계 내에서 학제간 팀을 이끌고 있는 팀은 팀이 결정한 측정 기준을 통해 결과를 개선할 수 있다.

미국 건강관리향상기구(Institute for Healthcare Improvement, IHI)는 전문 기술과 일상적인 리더십을 발휘하면서, 조직과 시스템 내에 다양한 전문성과 리더십을 나타내는 효과적인 팀의 특성을 강조하였다(IHI, 2011). 팀의 성공에 중요한 것은 변화를 테스트하고 구현할 수 있는 임상 리더, 변화의 주제를 속속들이 알고 치료 및 품질 개선 도구 및 전략의 프로세스를 이해하고 일상적인 것을 이해하는 기술 전문가이다. 리더는 변화 프로젝트를 주도하고 감독하여 시스템의 변화를 촉진한다. CNL은 이러한 각각의 활동에 적합한 위치에 있다.

임상지도자로서 CNL은 행동 지향적이며 임무와 목적에 영향을 미치는 결과에 연결된다. CNL은 미시체계의 더 큰 이익을 위한 리더 역할을 한다. 전문직종간 팀과 협력하여 CNL은 근거를 양질의 실행으로 옮긴다. 그들은 진심과 확신으로 인도한다. CNL은 강점기반 조직개발, 변혁적 리더십 및 변화 전략과 같은 도구를 사용하여 신중하고 신중한 조사를 통해 프로세스에 영향을 미친다. 그들은 긍정적인 커뮤니케이션 전략과 관계 기반의 케어를 모델링한다. 그들은 환자, 시스템 및 공급자가 교차하는 지점에서 미묘하나 차이를 보인다. 탁월한 지도력의 사례는 욕창을 줄이고 해를 줄이며, 만성질환을 자가 관리하고 생활 방식을 개선하는 환자의 능력을 향상시키는 것을 포함하여 본문 전반에 걸쳐 뒷받침한다.

성공적인 임상 결과를 달성하기 위한 핵심은 대표적인 임상 리더가 대표 테이블에 권한을 부여한 자리를 마련하여 진료 제공에 영향을 미치는 전략 계획에 참여할 수 있는 임상 참여 모델을 개발하는 것이다. 결과적으로, 이 임상 리더는 그들의 임상 공동체 내에서 변화 주도에 대한 인식을 유도함으로써 임상 참여를 촉진시킬 수 있다. 이 임상 대표 임원은 임상의와 경영진 간의 분열을 치유하여 성공적인 변화를 촉진할 수 있다.

변화를 창출하기 위해 학제간 팀 구성원을 포함시킴으로써 CNL은 팀 구성원의 강점을 활용하여 공동 목표, 공유된 공약 및 공유된 성공을 강조한다. 팀 촉진자로서 CNL은 그룹 역학을 관리하고 모든 팀원의 참여를 보장하며 신뢰와 존경을 조장한다. 팀을 이끌어 나가는 데 있어 주요 과제는 회의가 정각에 시작되고 끝나도록 보장하는 것이다. 또한 여러 프로세스를 관찰하는 것을 포함하여 여러 가지 자료수집 방법이 팀 상호작용에 포함된다.

CNL에 대한 여러 연구에서 질적 검사(Hartranft, Garcia, & Adams, 2007)에 대한 직원만족은 물론 환자만족도가 증가한 것으로 나타났다(Bender, Connelly, Glaser & Brown, 2012; Hix, McKeon, & Walters, 2009). 또한 팀, 직원만족도 및 참여도에 대한 연구는 의사소통을 향상시키고 팀 구성원의 상호 의존성을 증진시키는 전략이 수립되면 건강한 작업 환경이 개발된다는 것을 보여준다(Amos, Hu, & Herrick, 2005). 이를 감안할 때, 학제간 팀을 이끌어가는 데 CNL 시간을 투자하면 만족도가 향상되고 건강한 환경을 지원할 수 있다.

임상 리더십은 조직 프로세스와 개인 간호실무 모두에서 혁신과 개선을 통해 치료의 질과 안전성을 알리는 CNL에 관한 것이다. CNL은 실제로 진료를 제공하기 때문에 질을 평가하고 개선할 수 있는 위치에 있다는 전제위에 있다. 임상 리더십은 의사, 간호사, 관련 의료 전문가, 임상 약사 및 구급 요원을 포함한 환자 진료의 모든 직접적인 제공자가 수행할 수 있다.

## 단원요약

- CNL은 의료전달모델 및 결과에 영향을 미치는 주요 위치에 있다.
- CNL은 미시체계에 영향을 미치는 다양한 리더십 전략을 사용하여 긍정적 결과를 가져온다.
- CNL은 다양한 역할 기능을 수행할 때 임상적 리더십 행동을 보여준다.
- CNL은 선도적인 혁신에 관한 다양한 변화 이론을 고려한다.
- CNL은 개선 과정을 이해하는 데에 이해관계자를 참여시킨다.
- CNL은 개선과 팀 과학을 활용하여 보다 체계적인 조정과 협업을 도모할 학제간 팀을 만든다.

## 생각해보기

1. CNL 학생, 졸업생, 그리고 그 이후의 역할에 대한 전형적인 경험을 생각해 보시

오. 임상적 리더십을 보여줄 예를 하나 이상 제시하자. 다른 사람들과의 의사 소통에 의도적이었는가? 자신을 어떻게 평가하겠는가? 자신의 행동에 대해 생각할 시간이 있고, 다른 사람들이 자신에게 어떻게 반응했는가? 그런 다음 지난 주에 관찰한 의사결정의 결과에 리더십이 중요했던 상호작용(회의, 태스크 포스 등)에 대해 생각해 보시오. 특정 리더십 스타일이 있었는가? 이 예에서 리더십은 무엇인가?

2. 리더십 평가 도구를 사용하여 리더십 스타일을 평가하자. 당신의 강점은 무엇인가? 개선이 필요한 부분은 무엇인가? 미래 성장을 위한 실천 계획을 수립할 때 멘토와 평가를 공유하자.

## 학습활동

1. 변화를 지속할 수 없는 병동의 임상 상황을 생각해 보고, 현존하는 리더십 요소는 무엇이며, 어떤 요소가 빠졌는지 생각해보자.
2. 부서단위 임상 지표를 조사하고, 임상 리더십의 이익을 볼 수 있는 지표를 선택하여 이를 해결하기 위해 팀을 설립하는 방법을 제안하자. 팀에 소속된 인력과 변화 계획에 활용되는 도구가 무엇이며, 변화를 뒷받침하는 근거는 무엇인지 생각해보자.
3. 부서단위 및 임상 결과에 영향을 미치는 과정을 분석하고, 임상 리더십이 있는지 결과에 대한 책임이 있는 학제간 팀 또는 태스크 포스가 있는지 조사해 보자. 임상 중재의 성공 또는 실패는 무엇 때문인지 생각해보자.
4. 행정적 리더와 임상적 리더의 속성과 공통점 및 차이점을 기술하자. 자가 평가 리더십 도구를 사용하여 리더십 능력을 평가하고, 개선해야 할 분야에 대한 실천 계획을 수립하자.

## 참고문헌

American Association of Colleges of Nursing. (2007). *White paper on the role of the clinical nurse leader*. Retrieved from http://www.aacn.nche.edu/publications/white-papers/cnl

Amos, M. A., Hu, J., & Herrick, C. A. (2005). The impact of team building on communication and job satisfaction of nursing staff. *Journal of Nurses Staff Development, 21*(1), 10-18.

Avolio, B., & Bass, B. (2002). *Developing potential across a full range of leadership: Cases on transactional and transformational leadership*. Mahwah, NJ: Lawrence Erlbaum

Associates, Publishers.

Barker, A., Sullivan, D., & Emery, M. (2006). *Leadership competencies for clinical managers: The renaissance of transformational leadership*. Sudbury, MA: Jones and Bartlett.

Bass, B. (1990). *Bass & Stogdill's handbook of leadership: Theory, research, & managerial applications* (3rd ed). New York, NY: The Free Press.

Bender, M., Connelly, C. D., Glaser, D., & Brown, C. (2012). Clinical nurse leader impact on microsystem care quality. *Nursing Research, 61*(5), 326-332. doi: 10.1097/NNR.0b013e318265a5b6

Bleich, M. R. (2012). Leadership responses to the future of nursing: Leading change, advancing health IOM report. *Journal of Nursing Administration, 42*(4), 183-184. doi: 10.1097/NNA.0b013e31824ccc6b

Boonstra, A., & Broekhuis, M. (2010). Barriers to the acceptance of electronic medical records by physicians from systematic review to taxonomy and interventions. *BMC Health Services Research, 10*, 231. doi: 10.1186/1472-6963-10-231

Burnes, B. (2004). Kurt Lewin and complexity theory: Back to the future? *Journal of Change Management, 4*(4), 309-325.

Bushe, G. R., & Pitman, T. (1991). Appreciative process: A method for transformational change. *Organization Development Practitioner, 23*(3), 1-4.

Chin, A. L. (1998, Spring). Future visions. *Journal of Organization and Change Management.*

Cooperrider, D. L. (1990) Positive image, positive action: The affirmative basis of organizing. In S. Srivastva & D. L. Cooperrider (Eds.), *Appreciative management and leadership* (pp. 91-125). San Francisco, CA: Jossey-Bass.

Curran, M. (1991). Appreciative inquiry: A third wave approach to OD. *Vision/Action, December*, 12-14.

Diamond, E., French, K., Gronkiewicz, C., & Borkgren, M. (2010). Electronic medical records: A practitioner's perspective on evaluation and implementation. *Chest, 138*(3), 716-723.

French, W., & Bell, C. (1994). *Organization development: Behavioral science interventions for organization improvement* (5th ed.). Englewood Cliffs, NJ: Prentice Hall.

Garling, P. (Ed.). (2008). Final report of the Special Commission of Enquiry. Acute care services in NSW public hospitals. Retrieved from http://www.lawlink.nsw.gov.au/lawlink/Corporate/ll_corporate.nsf/pages/attorney_generals_department_acsinquiry

Greenleaf, P. (1977). *Servant leadership: A journey into the nature of legitimate power and greatness*. Mahwah, NJ: Paulist Press.

Harman, W. W. (1990). Shifting Context for Executive Behavior: Signs of Change and Revaluation. In S. Srivastva, D. L. Cooperrider, & Associates (Eds.), *Appreciative management and leadership: The power of positive thought and action in organizations* (pp. 37-54). San Francisco, CA: Jossey-Bass, Inc.

Hartranft, S. R., Garcia, T., & Adams, N. (2007). Realizing the anticipated effects of the clinical nurse leader. *Journal of Nursing Administration, 37*(6), 261-263.

Hix, C., McKeon, L., & Walters, S. (2009). Clinical nurse leader impact on clinical microsystems outcomes. *Journal of Nursing Administration, 39*(2), 71-76.

Hubbard, B. M. (1998). *Conscious evolution: Awakening the power of our social potential.* Novato, CA: New World Library.

Institute for Healthcare Improvement. (2011, April 24). Science of improvement: Forming the team. Retrieved from http://www.ihi.org/knowledge/Pages/HowtoImprove/ScienceofImprovementFormingtheTeam.aspx

Institute of Medicine. (2003). *Health professions education: A bridge to quality*. Washington, DC: National Academy Press.

Institute of Medicine. (2010). The future of nursing: Leading change, advancing health. Retrieved from http://www.iom.edu/Reports/2010/The-Future-of-Nursing-Leading-Change-Advancing-Health.aspx

Klainberg, M. K., & Dirschel, K. M. (2010). *Today's nursing leader: Managing, succeeding, excelling*. Sudbury, MA: Jones and Bartlett.

Lewin, K. (1951). *Field theory in social science: Selected theoretical papers*. K. Lewin & D. Cartwright (Eds.). Boston, MA: MIT Research Center for Group Dynamics; New York: Harper and Brothers Publishers.

Lippitt, R., Watson, J., & Westley, B. (1958). *The dynamics of planned change*. New York, NY: Harcourt, Brace and World.

Marquis, B., & Huston, C. J. (2006). *Leadership roles and management functions in nursing: Theory and application*. Philadelphia, PA: Lippincott Williams & Wilkins.

National Health Priority Action Council. (2006). *National Chronic Disease Strategy, Australian Government, Department of Health and Ageing, Canberra*. Retrieved from http://www.health.gov.au/internet/main/publishing.nsf/content/7E7E9140A3D3A3BCCA257140007AB32B/$File/stratal3.pdf

Porras, J. I. (1991). Organization development and transformation. *Annual Review of Psychology, 42*, 51-78.

Porter-O'Grady, T. (1997). Quantum mechanics and the future of healthcare leadership. *Journal of Nursing Administration, 27*(1), 15-20.

Porter-O'Grady, T. (1999). Quantum leadership: New roles for a new age. *Journal of Nursing Administration, 29*(10), 37-42.

Schein, E. (1999). Kurt Lewin's change theory in the field and in the classroom: Notes toward a model of managed learning. Reflections: *The SOL Journal, 1* (1), 59-74.

Tomey, A. (2010). *Guide to nursing management and leadership* (8th ed). Terre Haute, IN: Mosby-Elsevier.

Westbrook, I., Braithwaite, J., Georgiou, A., Ampt, A., Creswick, N., Coiera, E., & Iedema, R. (2007). Multimethod evaluation of information and communication technologies in health in the context of wicked problems and sociotechnical theory. *Journal of American Medical Information Association, 14*, 746-755. doi:10.1197

White, T. W. (1996). Working in interesting times. *Vital Speeches of the Day, LXII* (15), 472-474.

Woo, T. (2013). Horizontal leadership. In C. King & G. O'Toole (Eds.). *Clinical nurse leader certification review*. New York, NY: Springer Publishing Company.

Yackanicz, L., Kerr, R., & Levick, D. (2010). Physician buy-in for EMRs. *Journal of Healthcare Information Management: Journal of Health Management, 24* (2), 41-44.

# 찾아보기


【ㄱ】

간호 라운드 248

간호리더십 9

간호사 레지던시 프로그램 23

간호조정 9

간호환경관리 9

강점기반 조직개발 65, 90

개선 과학 253

개선과학연구네트워크 253

갭분석 31

거래적 리더십 354

거버넌스 101

건강증진 22, 279

계속교육 20

고신뢰 135

고신뢰조직 135

공유 거버넌스 247

관리도 171

권고사항 19

근거기반실무 22, 135

근본원인분석 150

【ㄴ】

네트워크 62, 270

【ㄹ】

런차트 170

린 식스 시그마 83

【ㅁ】

맥킨즈의 7-S 39

메타분석 211

멘토링 310

면담 296

모범사례 37

미국 간호행정기구 6

미국 건강관리향상기구 14
미국간호대학협회 3, 5
미국간호사시험주관기관협의회 5
미국간호사협회 307
미국간호행정가협회 99
미국병원협회 4
미국보건의료위험관리협회 148
미국의학협회 4
미시체계 8
미충족 요구 31

【ㅂ】

범이론적 모델 297
변혁적 리더십 354
보건의료전달체계 9
비전염성 질병 281

【ㅅ】

사례 보고서 226
산업안전보건관리국 288
상관관계 177
서번트 리더십 352
성과 계약 325
성과 38
성과연동지불제 155
성명서 240
성찰 160
성찰적 글쓰기 160
성찰적 사고 159
실패유형 및 영향분석 150

【ㅇ】

역할 모델링 310
옹호자 22
원인결과도 150
위험 감소 22
유럽 질관리재단 30
의료 개혁 22
의료기관평가기관 4
의료조정 14
의사결정 50
의사결정지원 187
의사소통 기술 66
의사소통 58
인턴십 330
임상간호리더 3
임상간호리더십 345
임상성과 12
임상성과관리 9
임상의사결정지원 시스템 193
임상적 리더십 9

【ㅈ】

자기인식 274
자기성찰 160, 274
자기평가 159
자기효능감 205
자문회의 123

재무 관리 103
전문가 합의 226
전문직간 실무 52
전문직간 55, 70
전사적 위험관리 149
전환 관리 모델 271
전환 학습 320
정보학 187
주요 이해관계자 44
중개 과학 256
지표 38
질 향상 데이터 226
질 향상 9, 14
질병 예방 22
집단 역학 87

【ㅊ】

참고문헌 관리 소프트웨어 217
체계적 문헌고찰 211

【ㅌ】

통합실습 9

【ㅍ】

파트너십 29
포트폴리오 47, 324
프로세스 엑설런스 136
프리셉터 109
프리셉티 109
피쉬본 다이어그램 170

【ㅎ】

핵심 메시지 19
협업 88
환자 선호도 222
환자 중심 실무 8
환자간호 접점 9
환자간호결과 12
환자안전 148
흐름도 170

【A】

AACN 3, 5
Agency for Healthcare Research & Quality 257
AGREE II 210
AHA 4
AHRQ 257
AI 65, 90
American Association of Colleges of Nursing 3
American Hospital Association 4
American Nurses Association 307
American Organization of Nurse Executives 6, 99
American Society of Healthcare Risk Management 148
AMSTAR 213

ANA 307
AONE 6, 99
Appraisal of Guidelines Research and Evaluation II 210
appreciative inquiry 65, 90
ASHRM 148
Assessment of Multiple SysTemAtic Reviews 213

【C】
CDSS 193
CHUBB 148
clinical decision support system 193
Clinical Nurse Leader 3
CNL Association 7
CNL 통합실습 112
CNL 협회 7
CNL 3
CNLA 7
control chart 171

【D】
DARN 297

【E】
EBP 135
EFQM 30
Enterprise Risk Management 149
ERM 149
European Foundation for Quality Management 30
evidence-based practice 135

【F】
failure mode and effects analyses 150
fishbone diagrams 150
FMEA 150

【G】
Governance 101

【H】
high reliability 135
High-Reliability Organization 135

【I】
IHI 14
Improvement Science Research Network 253
Institute for Healthcare Improvement 14
Institute of Medicine 4
interprofessional practice 52
interprofessional 55
introspection 160
IOM 4
ISRN 253

lean six sigma 83

【N】

National Council of State Boards of Nursing 5
NCD 281
NCSBN 5

【O】

Occupational Safety and Health Administration 288
OSHA 288

【P】

P4P 155
pay for performance 155
PDCA 155
PICO 224
PICOT 224
Preferred Reporting Items for Systematic Reviews and Meta-Analyses 210
PRISMA 210
process excellence 135

【R】

reflection 160
reflective thinking 159
reflective writing 160
residency program 23
root cause analyses 150
run chart 170

【S】

self-evaluation 159

【T】

The Joint Commission 4, 146
TJC 146
transformative learning 320
translational science 256

【6】

6S 모델 206

**공역자 소개**

**박 정 윤** (울산대학교 임상전문간호학)
**김 정 혜** (울산대학교 임상전문간호학)
**김 철 규** (충북대학교 간호학과)
**유 영 미** (백석대학교 간호학과)
**이 은 혜** (서울아산병원 간호부)
**최 윤 경** (한국방송통신대학교 간호학과)
**최 혜 란** (울산대학교 임상전문간호학)

**임상간호리더** 역할과 실무지침 값 25,000원

2018년 4월 16일 제1판1쇄 인쇄
2018년 4월 20일 제1판1쇄 발행

공저자 : James L. Harris · Linda Roussel
Patricia L. Thomas
공역자 : 박정윤 · 김정혜 · 김철규 · 유영미
이은혜 · 최윤경 · 최혜란
발행인 : 주 영 일
발행처 : **계 축 문 화 사**

서울특별시 종로구 통일로12길 16-17
우편번호 : 03029
TEL : 735-2257 · 738-9746
FAX : 723-9025
E-mail : gyechuk@hanmail.net
홈페이지 : http://gyechuk.co.kr
1973. 10. 31 등록번호 제300-1973-8호
ISBN 978-89-5629-510-7 93510